临床诊断与治疗方案系列

眼科疾病临床诊断与治疗方案

主　编　廖瑞端　骆荣江

副主编　陈雪梅　霍丽君　黄静文

秘　书　苏毅华

编　者　（按姓氏笔画为序）

甘世斌　冯涓涓　田　臻

朱文珲　陈雪梅　陈咏冲

苏毅华　骆荣江　洪　俊

黄静文　廖瑞端　霍丽君

穆　剑

科学技术文献出版社

SCIENTIFIC AND TECHNICAL DOCUMENTATION PRESS

图书在版编目(CIP)数据

眼科疾病临床诊断与治疗方案/廖瑞端,骆荣江主编.-北京:科学技术
文献出版社,2011.9
(临床诊断与治疗方案系列)
ISBN 978-7-5023-6599-8

Ⅰ.①眼… Ⅱ.①廖… ②骆… Ⅲ.①眼病-诊疗 Ⅳ.①R77

中国版本图书馆 CIP 数据核字(2010)第 030466 号

眼科疾病临床诊断与治疗方案

策划编辑:薛士滨　　责任编辑:薛士滨　　责任校对:唐　炜　　责任出版:王杰馨

出 版 者	科学技术文献出版社
地　　址	北京市复兴路 15 号　邮编 100038
编 务 部	(010)58882938,58882087(传真)
发 行 部	(010)58882868,58882866(传真)
邮 购 部	(010)58882873
网　　址	http://www.stdp.com.cn
发 行 者	科学技术文献出版社发行　全国各地新华书店经销
印 刷 者	富华印刷包装有限公司
版　　次	2011 年 9 月第 1 版　2011 年 9 月第 1 次印刷
开　　本	787×960　1/16 开
字　　数	673 千
印　　张	38.5　彩插 8 面
书　　号	ISBN 978-7-5023-6599-8
定　　价	98.00 元

丛书编委会

总 主 编　王深明
丛书编委　（按姓氏笔划排序）

丛书序

　　随着现代科学技术和医学科学的飞速发展,传统医学理论受到严峻挑战,新的医学理论层出不穷,人类对疾病的认识不断深化,加之医学模式的转变,新的医疗设备、材料和科学仪器不断涌现,导致许多疾病的诊断方法和治疗方案发生巨大变化。而如何正确诊断和治疗疾病是每个医生不可回避的、必须深思的问题。因此,亟待新的、系统的、权威的、有关不同疾病诊断和治疗方案的参考书出现。有鉴于此,王深明教授组织了以中山大学附属第一医院为核心的300多位临床医学专家共同编写了《临床诊断与治疗方案》系列丛书。我非常高兴地看到该丛书的出版,它将为提高我国医务工作者的临床诊治能力作出重要贡献。在该系列丛书出版之际,我谨表示热烈祝贺。

　　《临床诊断与治疗方案》系列丛书由各临床学科领域内的优秀学术骨干根据多年的临床实践经验体会,并参阅大量国内外文献和科研成果编写而成。它凝集了数百位来自临床一线的医学专家的智慧和辛勤劳动。纵览全书,该系列丛书共21分册,包括心血管内科疾病临床诊断与治疗方案、血液病临床诊断与治疗方案、呼吸内科疾病临床诊断与治疗方案、风湿及内分泌科疾病临床诊断与治疗方案、消化病临床诊断与治疗方案、神经内科疾病临床诊断与治疗方案、肾内科疾病临床诊断与治疗方案、精神科疾病临床诊断与治疗方案、普通外科疾病临床诊断与治疗方案、骨科疾病临床诊断与治疗方案、胸心血管外科疾病临床诊断与治疗方案、泌尿外科疾病临床诊断与治疗方案、神经外科疾病临床诊断与治疗方案、整形外科疾病临床诊断与治疗方案、皮肤病临床诊断与治疗方案、妇产科疾病临床诊断与治疗方案、儿科疾病临床诊断与治疗方案、耳鼻咽喉科疾病临床诊断与治疗方案、口腔科疾病临床诊断与治疗方案、感染病临床诊断与治疗方案和眼科疾病临床诊断与治疗方案，共1 000多万字，涵盖了临床各主要学科，系统论述了各科疾病的概述、诊断和鉴别诊断、治疗方案、随访与预后等方面，尤其注重新进展、新方法的介绍。本系列丛书立足于临床，实用性很强，内容系统、新颖、重点突出，是一套全面而实用的临床参考书，对临床工作具有良好的指导意义。它的出版定会受到广大医务工作者的欢迎。

我欣然为此系列丛书作序，并热忱地将它推荐给广大临床医生、研究生和医学生，特别是年轻医生。

丛书前言

　　当今,医学的发展日新月异,医学理论不断创新,新理论、新技术不断涌现。随着人们对疾病的认识不断深化,有些疾病的诊断和治疗规范也在不断改变中。为了适应现代医学的快速发展,我们编写《临床诊断与治疗方案》系列丛书。

　　《临床诊断与治疗方案》系列丛书的编写采取主编负责制,编者完稿后由分册主编组织相关专家集体讨论定稿,最后由总主编整理。本书的编者是以中山大学附属第一医院各学科的知名专家和业务骨干为核心,编者以各自的临床实践经验和体会为基础,并参阅大量国内外最新文献撰写而成。

　　本系列丛书共 1 000 多万字,分为 21 分册,包含心血管内科疾病临床诊断与治疗方案、血液病临床诊断与治疗方案、呼吸内科疾病临床诊断与治疗方案、风湿及内分泌科疾病临床诊断与治疗方案、消化病临床诊断与治疗方案、神经内科疾病临床诊断与治疗方案、肾内科疾病临床诊断与治疗方案、精神科疾病临床诊断与治疗方案、普通外科疾病临床诊断与治疗方案、骨科疾病临床诊断与治疗方案、胸心血管外科疾病临床诊断与治疗方案、泌尿外科疾病临床诊断与治疗方案、神经外科疾病临床诊断与治疗方案、整形外科疾病临床诊断与治疗方案、皮肤病临床诊断与治疗方案、妇产科疾病临床诊断与治疗方案、儿科疾病临床诊断与治疗方案、耳鼻咽喉科疾病临床诊断与治疗方案、口腔科疾病临床诊断与治疗方案、感染病临床诊断与治疗方案和眼科疾病临床诊断与治疗方案。各分册对各专科疾病的概述、诊断步骤和对策、治疗对策、病程观察与处理、预后评价及出院后随访等方面作了系统的介绍，尤其对新理论和新技术做了较为全面的叙述。

本书具有实用、简明、内容详尽且新颖等特点，对临床各科疾病的诊断和治疗具有指导意义，适合我国各级临床医生尤其是低年资医生、研究生、实习医生阅读参考，亦可作为医学院校教学参考用书。

本书编写过程中得到了中山大学、中山大学附属第一医院和科学技术文献出版社等各级领导的大力支持，我们一并表示衷心地感谢。

由于我们的水平有限及编写时间仓促，书中错误或不当之处在所难免，敬请广大读者批评和指正。

前　言

　　眼科学是我国近 10 年来发展最快的临床专业学科之一,因此,对年轻专科医生的培养和实际临床指导显得尤为迫切。面对大量理论性、专业性很强的眼科专著,刚进入临床的年轻眼科医生可能会显得无所适从,本书的定位即为眼科初入门者。

　　一个合格的临床眼科专业医生的成长,离不开眼科扎实的基础理论、系统全面的专业基本知识的掌握和积累,以及严格规范的基本技能操作的实践和锤炼。眼科学独特细腻的专科性和直观性,使眼科医生比其他学科的医生更具有实践性和晚熟性。如何使进入实习阶段和刚毕业踏入医院眼科大门的年轻医生在实践中更好地学习、掌握"三基"(基础理论、基本知识、基本技能),如何指导他们将专业知识融会贯通,灵活地、个体化地应用于医疗临床实际工作中,根据循证医学着重培养年轻医生正确的临床思维,建立规范化的诊疗方案正是本丛书编写的目的。

　　《眼科疾病临床诊断与治疗方案》的编写是在我院该丛书总主编的总体策划指导下,主要参考眼科前辈李凤鸣的大型专业学术著作《眼科全书》、著名眼科专家葛坚、赵家良编写的 8 年制教科书《眼科学》以及中华医学会编著权威性的《临床技术操作规范眼科学分册》及其他相关文献,结合我们的临床经验,以眼科常见病、多发病的实际诊疗步骤为主线的特点进行编写,使得该书具有更强的可操作性和实用性。期盼该书对眼科初学者和基层眼科医生有所裨益。

　　参与本书编写的各位医师在繁重的临床医疗工作压力下,

不辞劳苦，付出了巨大的努力，在此表示由衷的感谢。此外，还有许多我院和兄弟医院同道、编辑秘书以及未署名的徐茵、研究生陈娟、李容需等同事，在本书各章节书稿的收集、整理等方面作了大量工作，在此一并表示感谢。

由于作者水平有限，经验不足，加之时间仓促，且学科在不断发展中，本书难免存在错漏和不足之处，恳请同行和广大读者批评指正。

廖瑞瑞

目 录

第 *1* 章 | 眼科检查法

眼科检查是眼病诊断的主要依据,在检查前,首先应听取患者的主诉,以及详细的病史询问。眼部检查必须有系统地按顺序进行,先检查眼附属器,接着检查眼前节、眼后节,必须检查双眼,先右眼,后左眼;先检查健眼,后检查患眼,在记录时先记录右眼,后记录左眼。眼是整个机体的一部分,除眼部检查外,还要注意全身的检查。

第一节 眼部功能检查

一、视觉功能检查

视力检查是对视力敏锐度的检查,视力(visual acuity)分为中心视力与周边视力,中心视力是指视网膜黄斑中心凹处的视觉敏锐度,它是形觉的主要标志,可代表分辨二维物体形状大小和位置的能力,它分为远视力、近视力。周边视力又称视野。

视力表是根据视角原理设计的,它是测定视力的主要工具。正常眼辨认目标最小距离两点间的视觉不得小于 1 分($1'$)视角。视力是根据视角换算出来的,视力是视角的倒数,如视角为 $1'$时,则视力为 $1/1'=1.0$;如视角为 $5'$时,则视力为 $1/5'=0.2$。目前常用的是国际标准视力表、对数视力表及早期治疗糖尿病性视网膜病变研究(early treatment diabetic retinopathy study,ETDRS)视力表。

国际标准视力表上的 E 字符号,每一字的每边宽度都等于五分视角,每一笔画的宽度和笔画间隙的宽度各相当于 $1'$视角,在 5 m 处正确认清 1.0 这一行的,就记为视力 1.0。有些视力表不采用小数记录而是采用分数记录。其将视力表置于

6 m 或 20 ft(1 ft=0.304 8 m)处,将视力记录为 6/6,6/12,6/30,6/60 或 20/20,20/40,20/200 等,亦可换算成小数。视力表的 E 字图形亦可用有缺口的环行符号、黑白相间的条纹和简单易识的图形代替。

视力检查包括远视力检查、近视力检查、婴幼儿视力检查、学龄前儿童视力检查等。

【检查方法及步骤】

(一)远视力检查

1. 选用视力表,目前常用的有对数视力表、国际标准视力表、ETDRS 视力表等,以对数视力表最常用。前两种视力表的检查距离为 5 m,在房间距离不足要求标准时,于患者面前 2.5 m 处放置一平面镜,视力表置于患者坐位的后上方,患者注视由镜内反映的视力表。后者 ETDRS 视力表的检查距离是 4 m。

2. 被检眼应与视力表的 1.0 一行同高。

3. 视力表的照明应均匀,无眩光,可采用自然照明。如用人工照明,照明强度为 300~500 lux,我国多采用两支 20 W 白色荧光灯。

4. 两眼分别检查,常规先查右眼,后查左眼。

5. 检查时用挡眼板遮盖非被检眼。勿压迫眼球。如被检者戴镜,应先查裸眼视力,再查戴镜视力。

6. 由上而下指点视力表上的字符,被检者应在 3 s 内指出字符的缺口方向,能完全正确认清的那一行的标志数字为被检者的视力。以国际标准视力表为例,该表分 12 行,能看清第 1 行者视力为 0.1,第 10 行为 1.0。若能辨认第 8 行全部视标,同时辨认第 9 行半数以下视标时则记 0.8$^+$;如能辨认第 8 行全部视标,同时辨认第 9 行半数以上视标时则记 0.9$^-$。

7. 如被检者不能辨认表上最大视标时,可嘱被检者向视力表靠近,记录看清第 1 行视标的实际距离,视力计算为:0.1×被检者与视力表的实际距离(m)/5,例如在 3m 处能看清 0.1,视力为 0.1×3/5=0.06。

8. 如在 1m 处不能辨认最大视标,则检查数指(counting finger,CF)。嘱被检者背光而立,检查者每次伸出数目不同的手指,记录为距多少厘米指数,如"指数/15 cm"。如距眼 5 cm 处仍不能正确数指,则查手动,在被检眼的眼前摆动检查者的手,记录能正确判断手动的距离,如"手动/5 cm"。

9. 如被检者不能正确判断手动,则查光感。在暗室内用检眼镜或手电照射被检眼,被检者判断眼前是否有光亮,如判断正确,则记录"光感/距离",否则,记录

"无光感"。检查时将对侧眼遮盖,不透光,还要检查光源定位能力。被检眼向前方注视不动,将光源放在被检眼前 1 m 处上、下、左、右、左上、左下、右上、右下等 9 个方位,检测被检眼能否正确判定光源方向,记录各方位光定位能力是否存在,"＋"表示有光定位,"－"表示无光定位。

　(二)近视力检查

1. 选用标准近视力表,可选用徐广第 E 字近视力表、耶格(Jaeger)近视力表、对数近视力表。

2. 有充足的照明,可采用人工照明或自然弥散光,避免眩光。

3. 两眼分别检查,检查时遮挡非受检眼,先查右眼,后查左眼。

4. 检查距离一般为 30 cm。

5. 对于屈光不正者,要改变检查距离才能测得最好近视力。如将近视力表移远受检眼时视力逐渐增加,该眼可能为远视眼或老视眼。如将近视力表移近受检眼时视力逐渐增加,该眼可能为近视眼或假性近视眼。

6. 以能看清的最小一行字母作为测量结果。

7. 正常近视力:徐广第 E 字近视力表为 1.0。对数近视力表为 5.0。如用耶格近视力表,从上到下则记录为 J7～J1,正常为 J1。并注明检查距离。

(三)婴幼儿视力检查

婴幼儿检查难以合作,检查视力应选择与其行为相结合的方法进行。检查者可根据条件选择其中的方法进行检查,来判断婴幼儿的视力。检查方法有追随光源或追随眼前移动目标、遮盖厌恶试验、注视反应、视动性眼球震颤、视觉诱发电位、优选注视法等。

1. 追随光源或追随眼前移动目标

(1)摆动光源或玩具。

(2)婴幼儿的眼或头能追随转动,可判断至少有眼前光感或指数视力。

(3)观察婴幼儿对周围事物有无反应及表情变化,若无,可疑为双眼视力丧失者。

(4)检查者可用一物体作打击眼球的假动作观察婴幼儿有无瞬目反应。若无可疑为双眼视力丧失者。

2. 遮盖厌恶试验

(1)令母亲把婴幼儿抱坐于膝上。

(2)分别进行单眼遮盖。

(3)当遮盖视力好的眼时,患儿表现烦躁、哭闹或用手推开遮挡物。

(4)当遮盖眼视力较差眼时,患儿则无异常表现。

(5)患儿厌恶表现不明显时表明两眼视力接近。

3. 注视反应

(1)检查者右手执活动玩具。

(2)左手固定婴幼儿头部且用左大拇指分别挡住婴幼儿左眼或右眼。

(3)观察未被遮挡眼能否跟随和注视眼前的活动玩具。例如挡住左眼右眼能注视玩具,挡住右眼左眼不能注视,反复测试数次均如此,则表明左眼视力差,应当散瞳做眼底及屈光检查。

4. 视动性眼球震颤(opticokinetic nystagmus)

(1)令母亲抱婴幼儿坐在一视鼓前。

(2)检查者转动有不同空间频率的条纹的视鼓。

(3)观察患儿是否产生眼球震颤。

5. 视觉诱发电位

(1)最好选在屏蔽隔离室中进行检查。

(2)选择刺激源,一般采用电视反转棋盘图像或反转黑白条方波光栅。

(3)在放置电极前先剪净局部头发、涂电极胶。

(4)放置电极,一般将作用电极安放在枕骨粗隆上 2 cm 处;将地电极置于额正中,将参考电极置于右耳垂。

(5)观察频率变化,记录阈值,当反转频率不变,而空间频率逐步增加时,即棋盘格逐步变小时可见 P100 波逐步变小,当棋盘格小到某一空间频率至视觉诱发电位记录不到时称为 VEP 视力的阈值。

(6)根据其前一档的空间频率推算出单眼或双眼的视力值。例如:30 周/度相当于视力 20/20 或 1.0,10 周/度相当于视力 20/50 或 0.5,3 周/度相当于视力 20/400 或 0.05。

6. 优选注视法

(1)在婴儿前方和两侧放置大的灰色纸作为屏幕。

(2)中央开一窥视孔。

(3)两侧各开一个图像呈现孔,距中央窥视孔约 17 cm 处,直径约 9 cm 大小。

(4)屏幕后有一转轮,装有成对的黑白条栅画面及灰色无图像卡片,可随机在一侧呈现条栅,另一侧呈现灰色卡片。

(5)婴儿坐在家长或医务人员的腿上距窥视孔 31 cm,固定婴儿头部。

(6)检查者由幕后经窥视孔观察并记录婴幼儿的注视反应。每画面做 10 次测试。

（四）学龄前儿童视力检查

1. 图形视力表检查

常以手指、鱼、蝴蝶、伞、小动物、小果实等图形代替各种文字视标，根据视角的原理设计，其余检查条件与国际标准视力表相同。

2. 点状视力检查仪

（1）有一定的背景灯照明。

（2）使用有大小不等的黑色圆点排列的乳白色圆盘，圆盘开一个观察孔，表面有一遮板。

（3）转动圆盘，在观察孔处出现圆点视标。

（4）让患儿识别圆点大小。

（5）根据患儿识别的圆点大小，对照设计时相应的 Snellen 值做出视力估算。

（6）适用于 2～3 岁的儿童。

3. E 字视力表检测

（1）使用两块相同的单 E 字板。

（2）检查者与儿童各执一块。

（3）要求儿童把 E 字缺口放在与检查者的相同方位。

（4）学会后再做普通视力表检查。

4. 激光干涉条纹视力计检查

（1）被检查者取坐位，头部固定在颌架上。

（2）嘱被检者单眼注视激光干涉测试仪的窥视孔。

（3）检查者旋转旋钮，使条纹的空间频率改变。

（4）检查者还可改变干涉条纹的位置为竖、横、左斜、右斜位。

（5）被检者可见到粗细不等黑白相间的条纹。

（6）根据被检者能分辨的最细条纹来换算视力，最粗条纹相当于 0.05 的视力，最细条纹相当于 2.0 的视力，每档条纹间隔视力为 0.05。

二、对比敏感度检查

对比敏感度（contrast sensitivity，Cs′）是一种视功能检查的方法，检测受检者在不同明暗背影下能看清视标所需的最小对比度。

将不同空间频率（即在一定视角内黑白相间的条纹数目不同）作为横坐标，将条纹与背景之间灰度的对比度作为纵坐标，得出不同空间频率的图形在不同背景灰度对比条件下的分辨能力,可标记为不同的点,不同点连成的线为对比敏感度曲线。

一些眼病如黄斑病变、青光眼、弱视、视神经病变和屈光不正等,在中心视力仍正常时,其对比敏感度已出现异常,这项检查有助于诊断和鉴别诊断。

【检查方法及步骤】

(一)对比敏感度检测表法

1. 如选用 F. A. C. T™远、近对比敏感度检测表。

2. 确定充分的照明(85~120 cd/m³),矫正被检者的屈光不正。

3. 远距离测量。

(1)被检者取站位,距离检测表 3 m。

(2)被检者阅读检测表下方的视标模式,理解视标的形态和辨认的方式。

(3)遮盖未被检查眼,嘱被检者从大频率 A 行开始,从 1~8 逐个辨认视标条纹的方向,直至无法辨认。

(4)在记录纸上的标示 A 纵行上视标的号码。

(5)以同样方法进行 B 行、C 行,直至 E 行的检测。

(6)检测另一眼。

4. 近距离测量。

(1)被检者取坐位,距离视标 40 cm,将下颌固定在颌托上。

(2)其余步骤同远距离测量。

5. 在记录表上登记测试结果,与正常曲线进行对照分析。

(二)采用计算机检查程序法

1. 被检者距监视器屏幕 3 m。

2. 矫正被检者的屈光不正。

3. 遮盖未被检查眼。

4. 嘱被检者注视屏幕出现的条栅。

5. 被检者手持应答器,注视监视器屏幕。

6. 嘱被检者能识别条栅时,即可按下应答器按钮。

7. 检查 5 种不同空间频率后,能自动生成对比敏感度结果的曲线。

三、暗适应检查(testdark-adaptation test)

从明处进入暗处时,开始对周围物体辨认不清,以后逐渐看清暗处物体,对暗光的敏感度逐渐增加，最终达到最佳状态，这种视觉现象称为暗适应（dark adaptation）。暗适应检查可以反映光线非常暗弱条件下的视功能。

通过能定量地控制视觉环境的昏暗程度，测定并记录视觉敏感度以及时间，通过这些参数绘出受检者的暗适应曲线。正常人最初 5 min 暗适应能力提高很快，以后渐慢，8～15 min 再次加快，15 min 后又减慢，直到 50～60 min 达到稳定的最高度。在 5～8 min 时曲线有一个转折点，表示视锥细胞暗适应过程结束，此后完全是视杆细胞的暗适应功能。

暗适应检查对夜盲这一主觉症状进行量化评定，可用于诊断和观察各种夜盲性疾病，诸如视网膜色素变性、维生素 A 缺乏症等。还可用于其他疾病的检查，如原发性开角型青光眼、白内障、玻璃体混浊、糖尿病视网膜病变等。

【检查方法及步骤】

(一)对比法

1. 被检者和暗适应功能正常的检查者同时进入暗室。

2. 在相同距离和条件下分别记录二者在暗室内可辨认周围物体所需要的时间。

3. 根据记录结果来判断被检者的暗适应功能。

(二)暗适应仪法

1. 选用暗适应仪，常用的有 Goldmann-Weeker 计、Hartinger 计以及与计算机相连的暗适应计等。

2. 向被检者解释检测方法及注意事项。

3. 将被检者的头位固定。

4. 在刺激器亮光下明适应 5 min。

5. 关闭室内所有光源，嘱被检者暗适应阶段开始。

6. 被检者保持固视，发现刺激器内光亮就按应答键。

7. 40～50 min 完成检查。记录暗适应曲线及其阈值，进行对照分析。

四、色觉检查

色觉（color vision）是区分不同波长光线成分的视觉功能。

色觉障碍按其程度可分为色盲和色弱。色盲中最常见的为红绿色盲。色觉异常包括先天性和后天性。先天性色觉异常与遗传有关。患者从出生起就患病，并遗传给后代。后天性色觉异常为获得性色觉异常，与某些眼病如青光眼、中晚期视网膜色素变性、视神经萎缩、年龄相关性黄斑变性等有关,与颅脑病变、全身疾病、中毒有关,一般不遗传。

在色盲本的设计中,在同一色彩图中既有相同亮度不同颜色的斑点组成的图形,也有相同颜色不同亮度的斑点组成的图形。正常人根据颜色分辨,色盲者只能以明暗来判断。

【检查方法及步骤】

(一)假同色图表法(又称色盲本法)

1. 在自然光线下,避免阳光直射。

2. 双眼同时检查,检查者的视线与画面垂直。

3. 被检者双眼距离图面 60~100 cm。

4. 先用"示教图"教被检者的正确读法。

5. 任意选择一组图,被检者应在 5 s 内读出图上的图形或文字。

6. 一般体检者可采用数字组,成人文盲可采用简单几何图形组,儿童采用动物图形组。特殊检查如特种兵体检可采用图形、数字的多组检查。

7. 根据检查图的规定说明,确定检查结果。检查图应保持清洁、完好,污染或退色不能使用。

(二)色向排列法

1. 选用 FM-100 色彩试验或 DY5 色盘试验。

2. 在固定照明条件下。

3. 嘱被检者将许多形状与大小一致但不同颜色的色相子依次排列。

4. 在记分纸上记录色相子背面标明的序号。

5. 画出其轴向图和计算出总错误分,据此来判断色觉异常的类型和严重程度。

(三)色觉镜法

1. 利用原色混合形成间色的原理来选择色觉镜。

2. 将红光与绿光适当混合形成黄光。

3. 嘱受检者调配红光与绿光的比例,依此判断色觉障碍的类型与程度。

五、立体视觉

立体视觉(stereoscopic vision)是视觉器官对周围物体远近、深浅、高低三维空间位置的分辨感知能力,感受三维视觉空间,感知深度的能力。包括定性检查图和定量检查图。

立体视觉锐度的正常值≤60弧秒。被检者有屈光不正时要先予矫正。

【检查方法及步骤】

(一)Titmus立体视检查图

1. 在自然光线下检查。

2. 被检者与检查图的距离为40 cm。

3. 被检者戴偏振光眼镜来观察图案。

4. 如为定性检查图,有立体视者能感知苍蝇翅膀高高浮起。

5. 定量检查图有动物图、圆圈图。

(二)TNO立体视检查

1. 被检者与检查图的距离为40 cm。

2. 红绿眼镜分离双眼。

3. 一共有7块检查板,为随机点图。板1～3用于定性检查,板4用于测定有无抑制及抑制眼,板5～7用于测定定量立体视锐值。

(三)随机点立体图(颜少明、郑竺英编制)

1. 在自然光线下检查。

2. 被检者戴红绿眼镜。

3. 被检者与检查图的距离为30～40 cm。

4. 可测定立体视锐值、交叉视差和非交叉视差。

(四)同视机检查

1. 先调整下颌托及瞳距,使双眼视线与同视机镜筒的高度相平行。

2. 用同视知觉画片分别检查主观斜视角及客观斜视角。

3. 两者近似或相同时表明存在正常视网膜对应。

4. 在融合点位置放置随机点立体图画片,主导眼放标准画片,检查有无立体功能及立体视锐值。

六、伪盲检查

伪盲检查用于临床怀疑伪盲或诈盲者。检查时注意与癔症盲和皮质盲相鉴别。

(一)癔症盲表现

1. 患者眼部检查正常。

2. 患者视力下降但仍能接受视野检查,视野显示向心性收缩。

3. 皮层视觉诱发电位正常。

4. 患者合作,暗示治疗有效。

(二)皮质盲表现

1. 患者瞳孔对光反射存在。

2. 调节集合反应消失。

3. 眼底正常。

4. 缺乏瞬目反射。

5. 皮层视觉诱发电位异常。

【检查方法及步骤】

(一)伪装单眼全盲的检查

1. 嘱被检者注视某一目标时,伪盲者多往其他方向注视。

2. 检查双侧瞳孔是否等大。检查直接和间接对光反射是否正常。如为正常则不符合单眼全盲。

3. 指眼试验 在被检者不注意时,突然用手指指向盲眼,如真盲则无反应,伪装盲者会有瞬目动作。

4. 同视机检查 用双眼同视知觉型画片,如能看到小鸡或狮子进笼,表示有双眼视,所谓盲眼为伪盲。

5. Harlan 实验

(1)在被检者好眼前放置+6.0 OD 的镜片。

(2)嘱其读近视力表。

(3)一般距离较近才能看清,检查者在不知不觉中将视力表移远,如被检者仍能读出,则使用了伪盲眼的视力。

6. 查视力时,在所谓盲眼前放置+0.25 D 镜片,好眼前放置+6.0 OD 镜片,如能看清视力表则为伪盲。

7. 视野检查

(1)检查健眼视野,但不遮盖盲眼。

(2)如果健眼鼻侧视野超过 60°,则提示盲眼为伪盲。

8. 皮层视觉诱发电位检查 如果盲眼 P100 波潜伏期正常证明为伪盲。

(二)伪装单眼视力减退的检查

1. 遮盖健眼,检查"病眼"视力,检查者改变视力表的检查距离,若视力检查结果相同,则属伪装。

2. 分别检查双眼视力后,在健眼前放置＋12.0 OD 镜片,在伪低视力眼前放置－0.5 D 镜片,同时检查双眼视力,如视力比单独检查伪低视力眼好的,则该眼为伪装视力减退。

(三)伪装双眼全盲检查

1. 行走试验　伪盲者通过障碍物时可躲开。

2. 视动性试验

(1)检查者在注视眼前迅速旋转带有黑白线条的视动鼓。

(2)伪盲者可出现水平性、快慢交替有节奏的眼球震颤。

(3)真盲者因看不到视动鼓,无眼球震颤。

3. 皮层视觉诱发电位　如果能够引出振幅和较正常的 P100 波潜伏期,则属伪盲。

七、视野

视野(visual field)是当眼向前固视某一点时,黄斑区中心凹以外视网膜感光细胞所能见到的范围。与"中心视力"相对应,视野又称为"周边视力"。

正常视野有两个含义:其一视野达到一定的范围;其二视野范围内各部分光敏感度正常,除与视盘及大血管对应的生理盲点外,正常视野内其余各点光敏感度应在正常范围。

中心视野是指距注视点 30°以内所能见到的范围。周边视野是指距注视点 30°以外所能见到的范围。这里应注意中心视野与中心视力、周边视野与周边视力是不同的概念。

在中心视野中固视点颞侧 15.5°水平线下方 1.5°处有一竖椭圆形暗点为生理盲点,垂直径为 7.5±2°,横径为 5.5±2°,是视乳头在视野屏上的投影,因此处仅有神经纤维,无视细胞,故在视野上呈现为一个暗点,属生理性暗点。视野中除生理盲点以外的任何暗点均是病理性暗点。

根据视野检查的原理有动态视野检查、静态视野检查。

动态视野检查指用同一刺激强度的视标从周边不可见区向可见区移动,不可见区与可见区的分界点为该视标的阈值,连接阈值成连线即称等视线。

静态视野检查指视标位置暂时不动,逐渐增加视标刺激强度,测量被检眼视野中某一点不可见光强度与可见光强度的阈值。

【检查方法及步骤】

（一）对比法（confrontation methods）

1. 简单易行的动态视野检查方法。

2. 嘱被检者与检查者对视，查右眼时，被检者的右眼注视检查者的左眼，并遮盖左眼，检查左眼时反之。

3. 被检者与检查者的眼位等高，相距 0.5 m。

4. 检查者将视标物（点光源、手指、棉签等）置于两人相等距离处，在上、下、内、外、内上、内下、外上、外下各方向从外周向中央移动。

5. 如受检者能在各方向与检查者同时看到视标物，则认为两者视野大致接近。

6. 可以粗略检查明显的视野缩小。

（二）弧形视野计（arc perimeter）检查

1. 弧形视野计为半径 33 cm 的半圆弧形板，又称视野弓，内面有刻度记录角度。

2. 嘱被检者一眼注视中心目标，遮盖另一眼。

3. 检查者持带柄的视标，沿视野弓的内侧面由周边向中央缓缓移动，直到受检者看见为止。

4. 记下视野弓所标的角度，再将视标继续向中心移动直到中心注视点为止。

5. 如在检查中被检者感到某处看不见视标，应记录该处角度，继续移动视标，如果以后又重新看见视标，就再记录各处的角度。

6. 依次检查 12～16 个径线，将各径线开始看见视标的角度在视野表上连接画线，即为被检眼的视野范围。

7. 将各方向看不见视标的各点连接起来，便可显示暗点。

8. 用以动态检查周边视野。

（三）平面视野计（tangent screen）检查

1. 用于检测中心视野缺损。

2. 用不反光的黑色绒布制成布屏，并标记出 6 个相间 5° 的同心圆和 4 条径线。

3. 被检眼在与视屏的距离为 1 m。

4. 常用白色视标在不同子午线上从周边向中央移动，记录视标消失和重新出现的位置。

5. 连接成线，即可显示暗点。

（四）Amsler 方格（Amsler grid）图检查法

1. 面积为 10 cm² 无反光白底的方格，其中有 400 个小方格，每方格长宽均为 5 mm，线条均匀笔直，中央有一黑色圆形注视点。

2. 检查者将 Amsler 方格图置于被检眼前 30 cm 处。

3. 一眼注视，遮盖另一眼，注视小格图形的中心，问被检者：

（1）线条是否扭曲、连续。

（2）方格大小是否相等、清晰。

（3）方格是否有缺失等。

4. Amsler 方格图主要用于中心 10°范围的视野检查，帮助判断黄斑功能或测定中心、旁中心暗点。

（五）Goldmann 视野计（Goldmann kinetic perimeter）

1. 为投射式半球形视野计。

2. 能精确控制视标大小、视标亮度。

3. 半球形背景照度均匀且能校正，明显增加了视野计检查的量化性、准确性、可重复性和敏感性。

4. 既能作周边视野检查，也能作中心视野检查。

（六）自动视野计（automated static threshold perimeter）

1. 利用电子计算机程序控制的静态视野仪。新型自动视野计也可进行动态视野检查。

2. 检测程序主要有筛选程序（为定性和阈上值筛选）、阈值程序（为定量检测）及动态视野。

3. 自动视野计能自动按照程序在视野的各个位点用不同亮度的光刺激进行视网膜光阈值定量测定，并加以记录，计算出视野丢失总量及视野缺损的深度和范围，从而增加了视野检查的准确性和敏感度。排除了检查者主观诱导的影响。

4. 检查者开启视野计，选择所需备用程序。

5. 遮盖一眼，嘱被检者头部安放在球壳前下颌托架上，固视视野屏十字中心。

6. 告知被检者，每次察觉视野屏上出现闪亮光点就立即按一下手柄按钮，无论光点明暗、大小、方位，只要出现就按一下按钮，不能多按或漏按。在检查过程中被检者始终保持注视正前方的固视点。

7. 检查完毕，机器自动监测及记录结果。

8. 将记录结果保存并打印。

9. 结果分析的常用参数：

(1)缺失变异(loss variation,LV)　判断有无局限性视野缺损的敏感指标。

(2)矫正缺失变异(corrected loss variation,CLV)　为视野缺失变异的短期波动校正值。

(3)可信度因素(reliability factor,RF)　为多次检查时回答控制及固视控制的结果,此因素的正常值应在 0.7~1.0 之间。

(4)假阳性　无光刺激时,患者回答看见。

(5)假阴性　已测量的部位用超阈值刺激,患者无应答。

【病理性视野改变】

(一)偏盲

以注视点为界,视野的一半缺损称为偏盲。对脑部疾病定位诊断极为重要。

1. 同侧偏盲　即一眼颞侧和另一眼鼻侧偏盲,多为后视路病变所致。有部分性、完全性和象限性同侧偏盲等。

(1)部分性同侧偏盲　最多见,缺损边缘呈倾斜性,双眼可对称或不对称。见于视束或外侧膝状体病变,颞叶、顶叶或枕叶病变(中风、肿瘤、动脉瘤、外伤),偏头痛(一过性)。

(2)上象限性同侧偏盲　颞叶损害(不一致性)。距状裂下唇损害(一致性)。

(3)下象限性同侧偏盲　顶叶视放射上部损害(不一致性)。距状裂上唇损害(一致性)。

(4)黄斑分裂　同侧偏盲的中心注视点完全二等分者,称为黄斑分裂,见于视交叉后视束的病变,检查时患者必须充分合作,否则不易查出。

(5)黄斑回避　偏盲时注视点不受影响者称为黄斑回避,见于后视路后部脑皮质疾患。

2. 异侧偏盲　分为双颞侧偏盲和双鼻侧偏盲。

(1)双鼻侧视野缺损　双鼻侧视野缺损不是真正的偏盲,常由一个以上病变所致,为不规则、不对称的视野缺损。见于双颞侧视网膜对称性病变(视网膜色素变性),青光眼,视交叉外侧受压(视交叉部蛛网膜炎),颈内动脉梭形动脉瘤,动脉硬化,肿瘤或动脉瘤压迫视神经或视交叉),垂体瘤伴第三脑室扩张由侧方推压,双外侧枕叶病变。

(2)双颞侧偏盲(视交叉受压)　双颞侧偏盲为视交叉病变所引起,程度可不等,从轻度颞上方视野低下到双颞侧全盲。见于视交叉病变:肿瘤,血管瘤,动脉硬化,炎症;垂体病变:垂体瘤,增生;蝶鞍周围病变:颅咽管瘤,脑膜瘤,松果体瘤,嗅沟瘤,第三脑室肿瘤或积水,额叶肿瘤,蝶鞍通路外伤,偏头痛。

(二)向心性视野缩小

周边视野缺损仅残留少许中心视野。常见于视神经萎缩,球后视神经炎(周围型),视网膜色素变性,周边部视网膜脉络膜炎,晚期青光眼,慢性视盘水肿,避开睫状视网膜动脉的视网膜中央动脉阻塞,缺血性视神经病变晚期,视神经或视交叉病变,全视网膜光凝后,痛症相关的视网膜病变,夜盲症,双侧大脑枕叶梗死伴有黄斑回避,额叶肿瘤,中毒(奎宁、氯喹、砷等)。癔病性视野缩小,有颜色视野颠倒、螺旋状视野收缩等现象。

(三)水平性偏盲

1. 为视野的上半部或下半部缺损。

2. 单侧视野缺损为视交叉前部病变所致;例如视网膜中心静脉的鼻上和颞上支阻塞,下方或上方的缺血性视盘病变,青光眼,上或下视网膜动脉分支阻塞,视神经缺损,视交叉病变,嗅沟肿瘤,枕叶外伤或供血不足。

3. 双眼上方或下方水平性偏盲见于距状裂的双侧上唇或下唇病变。

(四)扇形视野缺损

1. 扇形尖端位于生理盲点,见于缺血性视神经病变,视网膜分支动脉或静脉阻塞。

2. 扇形尖端位于中心注视点为视路疾患。

3. 象限盲为视放射的前部损伤。

4. 鼻侧阶梯为青光眼的早期视野缺损。

(五)暗点

1. 绝对性暗点(absolute scotoma) 为完全看不见视标的暗点。

2. 相对性暗点(relative scotoma) 为虽能看见但感暗淡的暗点。

3. 中心暗点 位于中心注视点,常见于黄斑疾病,视神经炎及球后视神经炎,视神经视网膜炎,中毒、代谢性疾病(烟酒中毒,甲醇中毒,药物,金属),家族性视神经萎缩,偏头痛,B族维生素缺乏,恶性贫血,大脑枕叶皮质病变(少见)。

4. 弓形暗点 为视神经纤维束损伤,见于青光眼,高度近视,有髓神经纤维,视盘先天性缺损,视盘玻璃疣,缺血性视神经病变等。

5. 环形暗点 见于视网膜色素变性,青光眼。

6. 生理盲点扩大 见于视盘水肿,视盘炎,青光眼,视盘玻璃疣,视神经缺损,视盘有髓神经纤维,药物中毒,近视眼伴视盘颞侧弧形斑。

八、视觉电生理检查

视觉电生理检查是通过视觉系统的生物电活动检测视觉功能，是一种无创性客观性视功能检查方法，包括眼电图（electrooculogram，EOG）、视网膜电图（electro retinogram，ERG）以及视觉诱发电位（visual evoked potential，VEP）。

外界物体在视网膜成像经光电转换以神经冲动的生物电形式经由视路传导到视皮层，形成视觉。视觉电生理检查是更适用于检测不合作的幼儿、智力低下患者及诈盲者的视功能；分层定位从视网膜至视皮层的病变；在屈光间质混浊时亦可了解眼底有无严重病变；选用不同的刺激与记录条件，还可反映出视网膜黄斑部中心凹的局部病变，对视杆细胞和视锥细胞的功能状况进行检测。

（一）眼电图

眼电图（EOG）为测定随着明适应和暗适应状态改变或药物诱导而使眼球静息电位发生改变的规律性变化，主要反映视网膜色素上皮和光感受器的功能，也用于测定眼球位置及眼球运动的变化。如黄斑部营养障碍性疾病的诊断和鉴别诊断、药物中毒性视网膜病变的诊断、视网膜变性疾病的诊断、用于眼球运动障碍的检查。

【检查方法及步骤】

1. 基本技术

(1)使用带有局部光源的全视野球，水平注视点夹角为 30°。

(2)电极使用非极性物质，如氯化银或金盘皮肤电极。电极电阻＜10 kΩ。

(3)光源为白色，光的亮度用光度计（photometer）在眼球所在位置的平面测量。

(4)使用交流电放大器时高频截止为 10 Hz 或更高（但要低于 50 Hz 或 60 Hz），低频截止（low frequency cut off）为 0.1 Hz 或更低。

(5)放大器应和被检者隔开。

(6)记录信号时，监视器显示原始波形，以判断信号的稳定和伪迹等。

2. 检查前准备

(1)可以散大瞳孔或保持自然瞳孔。

(2)电极置于每只眼内外眦部的皮肤。接地电极置于前额正中或其他不带电的位置。

(3)向被检者说明检查过程，嘱其跟随两个固视点的光的交替变换而往返扫视。

(4)变换频率在 0.2～0.5 Hz 之间(每 1～2.5 s 变换 1 次),不能坚持的少数被检者可将扫视放慢到每分钟 1 次,每分钟测定 1 次电位的谷和峰。

3. 检查步骤

(1)预适应　被检者开始暗阶段检测前 30 min 应避免日光、检眼镜或荧光血管造影灯光的照射,并在自然的室内光线下至少适应 15 min,预适应光保持在35～70 cd/m²。

(2)暗适应阶段

1)暗谷　测量暗谷电位时,关闭室灯,在暗中记录 15 min EOG 值。最小的电位值为暗谷,常发生在 11～12 min 之间,也可稍前或稍后些。

2)暗基线　建立暗基线要求暗适应至少 40 min,在进入明适应前 5 min 开始测量 EOG 值。

(3)明适应阶段:打开刺激光直到出现光峰、信号振幅开始下降时记录 EOG。如果光峰不出现,记录应持续 20 min,以免丢失延迟出现的光峰。背景光照明依据瞳孔状态不同而调整:自然瞳孔时,刺激光强固定在 400～600 cd/m² 范围内,瞳孔散大时,刺激光强固定在 50～100 cd/m² 范围内。

4. 测量

(1)扫描振幅　测量 EOG 振幅波时,要注意识别信号伪迹,过度注视会引起过大的信号伪迹,使用交流电会引起衰减的信号伪迹。建议取稳定值。

(2)光峰/暗谷比(Arden 比)　测量明适应阶段的最高值(光峰)与暗适应阶段的最低值(暗谷)的比值,对于常发生的无规律变化值,通过对曲线"平滑"处理,确定真正的谷值和峰值。

(3)光峰/暗基线比　暗基线值为暗适应过程中稳定基线的平均值,光峰为测量明适应阶段的最高值。光峰/暗基线比低于 Arden 比。

(4)检查的注意事项

1)注意各实验室应建立自己设备的正常值范围。

2)不使用过大的电极,避免其对皮肤的影响。

3)在电极置放皮肤前用乙醇或导电膏清除皮肤上的油性物质。

4)使用完毕后要清洗电极。

临床上视网膜色素变性、维生素 A 缺乏性病变、全色盲、药物性病变、视网膜脱离、脉络膜病变等,其色素上皮、感受器组织受到损害,EOG 光峰可降低,Arden 比降低,严重者可为平坦波形。

（二）视网膜电图

视网膜电图（ERG）是光刺激视网膜时从角膜电极记录到的视网膜电反应。视网膜受光刺激后,在视网膜上节细胞电冲动之前记录到的电反应。它代表了视感受器到无长突细胞的视网膜各层的电活动。将一接触镜式的特制电极置于角膜上,另一皮肤电极放置于靠近眼球后部的眶缘部分。当视网膜受到瞬间的闪光刺激时,通过适当的放大装置将视网膜的电位变化记录下来,即为视网膜电图。

ERG 又分为闪光视网膜电图（flash-ERG,FERG'）和图形视网膜电图（pattern ERG,PERG'）,闪辉视网膜电图（flicker ERG）和多焦点视网膜电图（multifocal ERG,mERG）。

闪光视网膜电图以闪光作为刺激,主要反映神经节细胞以前的视网膜细胞状态;图形视网膜电图以图形作为刺激,主要反映视网膜神经节细胞层的状态,二者结合起来会更加全面地反映视网膜各层细胞的功能状态。多焦点视网膜电图（mERG）是采用伪随机的二进制 m-序列的输入-输出系统,在同一时间内对视网膜多个部位进行高频刺激,由体表电极记录反应,经过计算机程序处理与分析,得到对应于每一被刺激区域的局部反应波形,而且可用立体三维伪彩图像反映视网膜的功能。进一步分析 mERG 的时间和空间非线性成分,可以了解视网膜不同层次的状态。

【检查方法及步骤】

1. 闪光视网膜电图检查

（1）基本技术

1）闪光 ERG（FERG）必须用全视野球刺激。

2）记录电极采用角膜接触电极,皮肤电极用银-氯化银脑电图电极。

3）参考电极可装配在接触镜——开睑器内,接地电极必须放在无关点上接地,如额部或耳部。

4）记录选用的标准刺激光（standard flash,SF）强度为在全视野凹面上产生 $1.5\sim3.0$ cd/$(s \cdot m^2)$ 的亮度。标准化要求将 SF 按 0.25 log 梯度减弱 3 log 单位范围。明适应的背景照明要求在全视野内产生至少 $17\sim34$ cd/$(s \cdot m^2)$（$5\sim10$ f1）的照明度。

5）放大器和前置放大器的通频带范围为 $0.3\sim300$ Hz。前置放大器输入阻抗至少为 1 m。放大器导线必须与受检者保持一定距离。

（2）检查前准备

1)充分散大瞳孔用托吡卡胺或去氧肾上腺素(新福林)滴眼液滴眼至瞳孔直径为 8 mm。

2)在暗室中适应至少 20 min。

3)在暗红光下放置 ERG 电极。

4)滴用表面麻醉药,放置角膜接触镜电极。

5)嘱被检者向前注视指示灯,保持眼位。

(3)测量 一个完整的闪光 ERG 检查应包括暗适应状态和明适应状态两个状态,先测暗适应状态,后测明适应状态。

1)暗适应状态 是记录视杆细胞反应、最大反应和 OPs:①视杆细胞反应:低于白色 SF 2.5 log 单位的弱刺激反应;②最大反应:由 SF 刺激产生,为视网膜视锥细胞和视杆细胞综合反应;③OPs:由 SF 刺激获得,将高通(high-pass)放在 75～100 Hz,低通(1ow-pass)选择 300 Hz,刺激间隔 15 s,取第 2 个以上的反应或叠加反应。

2)明适应状态 记录单闪光视锥细胞反应和 30 Hz 闪烁反应:①单闪烁视锥细胞反应:背景光为 17～34 cd/(s·m²)(5～10 f1),可抑制视杆细胞,经 10 min 明适应后,用白色 SF 刺激即获得视锥细胞反应;②30 Hz 闪烁反应:在记录单次闪光视锥细胞反应后,使用相同的背景光和 SF 刺激,每秒钟闪烁 30 次,弃去最初的几个反应,在稳定状态时测量振幅,30 Hz 闪烁反应用于测定视锥细胞功能。

(4)ERG 各波的振幅和峰时值

1)a 波和 b 波 a 波振幅是从基线测到 a 波的波谷;b 波振幅是从 a 波的波谷测到 b 波的波峰。a、b 波的峰时值是从闪光刺激开始到波峰的时间。

2)OPs OPs 振幅测量方法较多,目前绝大多数方法是在 ERG 的 b 波上先画出每个 OPs 小波的基线,再测量其高度,称"两脚规测量法"。较准确的测量是将 ERG 波形用傅里叶变换进行频谱分析,根据 OPs 在频域的分布,采用滤波技术去掉 a、b 波后再测量。

(5)将检查结果存盘并打印。

(6)摘下所有电极,眼部滴用抗菌药物滴眼液。

(7)检查的注意事项

1)各实验室要建立自己仪器的正常值。

2)先用乙醇清除皮肤的油脂后,再安放皮肤电极。

3)散大瞳孔至 8 mm 以上,瞳孔不够大会影响 a 波和 b 波振幅的大小。

4)放置角膜电极后,务必保持角膜与电极之间无气泡。

5)每次检查完成后,应将所用的电极及时清洁。

临床上如 Leber 先天黑蒙、视网膜发育不全、视网膜色素变性、视网膜脱离等 ERG 可有不同类型的改变。

2. 图形视网膜电图检查

(1)基本技术

1)选用 DTL 角膜电极。

2)将 DTL 电极置于下穹窿部。

3)参考电极置于检测眼外眦部或颞部皮肤。

4)作单眼记录,叠加次数>100 次,以便减少噪声干扰和伪迹。

(2)检查前准备

1)检查前,嘱被检者全身放松,但要精力集中。

2)记录 PERG 时瞳孔保持自然状态。

3)矫正屈光不正,能看清刺激器。

4)PERG 从视网膜中心凹和中心凹旁引出,刺激图形如果在视网膜上聚焦好,引出的振幅就大。

(3)测量

1)P_{-50} 波振幅高度的测量是从基线或从一个负相波谷(N_{-95})向上到波峰。

2)N_{-95} 波振幅高度可从基线或 P_{-50} 波峰向下到波谷。

3)各波潜伏期均从光刺激开始到各波的波峰或波谷的时间,称峰时间。

4)稳态反应测量峰谷值,或用傅里叶变换测量功率。

(4)将检查结果存盘并打印。

(5)摘下所有电极,眼部滴用抗菌药物滴眼液。

(6)检查时注意事项

1)各实验室应建立自己的正常值。

2)结果的变异较大。

3)如角膜和结膜有急性炎症时不能进行检查。

4)电极安放在皮肤前用乙醇清除皮肤的油脂。

3. 多焦视网膜电图检查

(1)检查前准备

1)用托吡卡胺或去氧肾上腺素滴被检眼充分散大瞳孔至直径 8 mm。

2)滴用表面麻醉药。

3)安放角膜接触镜双极电极。地电极置于耳垂或额正中。

4)嘱被检者在检查时注意力集中,注视屏幕中央标记。

(2)测量

1)振幅　所选定区域(六环、四象限、多位点等)a、b波的振幅(nV);a、b波单位面积的平均振幅(nV/deg²)。

2)潜伏期　所选定区域a、b波的潜伏期(ms)。

(3)记录和保存检查结果。

(4)摘下所有电极,眼部滴用抗菌药物滴眼液。

(三)视觉诱发电位检查

视觉诱发电位(VEP)是在视网膜受闪光或图形刺激后,在视皮层枕叶视觉中枢诱发出来的生物电。反映视网膜、视路、视觉中枢的功能状态。分为闪光视觉诱发电位(flash-VEP)和图形视觉诱发电位(pattetrn-VEP)。图形视觉诱发电位是最常用的检查方法。

【检查方法及步骤】

1. 基本技术

(1)电极　使用ERG盘电极。记录电极放置在枕骨粗隆上方2.5 cm处的O_2位,参考电极放置在鼻根上12 cm处的Fz位、耳垂或乳突处,地电极放置在另一侧耳垂或乳突处。如用双通道或多通道测定,记录电极也可置于O_1和O_2位(分别在O_2位左右各2.5 cm处)。

(2)刺激方式

1)图形刺激　使用瞬态翻转图形VEP。记录系统的带通为0.2～1.0 Hz、200～300 Hz;分析时间为250 ms,也可用500 ms;叠加次数100～200次。刺激野>20°,方格为50′,对比度>70%,平均亮度接近30 cd/m²,翻转间隔时间为0.5 s。平均亮度取刺激屏中心和周边几个位置亮度的平均值。

2)闪光刺激　使用氙光或发射二极管作刺激光源,亮度5 cd/(s·m²),如屈光间质混浊时亮度可达50 cd/(s·m²)。背景光亮度为3 cd/(s·m²),如屈光间质混浊时亮度可达30 cd/(s·m²)。刺激间隔为1 s。对于屈光间质混浊的患者,闪光刺激常选用7.5 Hz以上的稳态反应。

2. 检查前准备

(1)保持瞳孔自然状态。

(2)矫正被检者屈光不正。

(3)在电极安放的皮肤部位用乙醇去脂。

（4）测量安放电极处皮肤的电阻，要求电阻 $<10\ \Omega$。

（5）嘱被检查者全身肌肉放松，注意力集中。

3. 测量

（1）潜伏期　从刺激开始到反应波峰的时间。临床研究的主要参数是 P_1 波潜伏期，由于正常情况 P_1 波潜伏期接近 100 ms，故称 P_{100} 波。

（2）振幅　即峰谷电位高度，临床主要测定 P_{100} 波振幅。

（3）方格视角计算公式为：

$$<1°\text{视角时，}B=(3450\times W)/D$$

$$>1°\text{视角时，}B=(57.3\times W)/D$$

式中 B 为视角，单位为分，W 为格子宽带，单位为 mm，D 为格子到角膜的距离，单位为 mm。

（4）空间频率计算公式为：

$$F=60/1.4W$$

式中 F 为周/度，W 是图形的宽度，单位为分。

（5）对比度计算公式：$C=(Lx+Lm)\times 100$

式中 C 为对比度，Lx 为最大亮度，Lm 为最小亮度。

4. 检查的注意事项

（1）配戴合适镜片，矫正视力到最佳状况。

（2）提醒受试者检查时注意力集中，注视视标。

（3）置放皮肤电极前用乙醇或导电膏清除皮肤上的油性物质，电极用后要清洗。

（4）检测 VEP 应在未用缩瞳药或散瞳药下进行。

（5）矫正视力低于 0.3 者应查闪光 VEP，矫正视力高于 0.3 者应查图形 VEP。

（6）检查环境应安静，避免分散受检者的注意力。

（7）针状电极应当一次性使用，或经高压灭菌后重复使用，银盘电极均应氯化以防止伪迹。

临床上用于判断视神经、视路疾患；鉴别伪盲；监测弱视治疗疗效；判断合并皮质盲的神经系统病变的婴幼儿的视力预后；判断婴儿和无语言能力儿童的视力；对屈光间质混浊患者预测手术后视功能。

第二节　眼部形态检查

一、眼附属器检查

应先查健眼,后检查患眼,以免发生交叉感染。

(一)眼睑检查

1. 眼睑的一般检查可在自然光或人工照明光下进行。

2. 可在肉眼下、放大镜或裂隙灯显微镜下进行检查。

3. 注意双侧是否对称,睁眼和闭眼是否自如。

4. 注意眼睑位置、形态、睑裂大小,有无上睑下垂、缺损或眼睑闭合不全。

5. 注意眼睑皮肤有无充血、水肿、压痛,有无皮疹、溃疡、瘢痕、肿物以及皮下结节、皮下出血、皮下气肿等情况。

6. 注意睑缘有无内翻、外翻、充血、肥厚及炎症等。

7. 睫毛根部皮肤有无充血、鳞屑、溃疡和脓痂,以及睫毛有无乱生、倒睫、秃睫或睫毛脱色。

8. 若有上睑下垂,应测定提上睑肌肌力。正常提上睑肌力量在 12 mm 以上。

9. 有眼球严重外伤、角膜穿孔或即将穿孔时,翻转眼睑时要格外小心,以免眼内容物脱出。

(二)泪器检查

包括泪腺和泪道的检查。

1. 泪腺检查

(1)泪腺的一般检查

1)正常时泪腺不能触及,在炎症或肿物时,被检眼向鼻下方注视,翻转上睑,在外眦部上穹窿部结膜下可见肿大的泪腺,眶外上方可触及肿大的泪腺。

2)触摸颞上方眶缘,确定有无肿物,有无结节,判断其质地、界限、活动度等。

3)泪腺有炎症时可有压痛。

(2)泪液分泌试验(Schirmer 试验)

1)用 5 mm×35 mm 的消毒滤纸,将其一端折弯 5 mm 放置于下睑内侧 1/3 处结膜囊内,另一端垂挂于睑外。嘱被检者轻闭双眼。

2）5 min 后测量滤纸条被泪液浸湿的长度，单位为毫米（不记折叠端的 5 mm）。如果检查前没点表面麻醉药，主要评价泪腺的功能，短于 10 mm 为分泌不足；如果点了表面麻醉药，Schirmer 试验主要评价副泪腺的功能，短于 5 mm 为分泌不足。

（3）泪膜破裂时间（tear break-up time，BUT）测定

1）在裂隙灯下用钴蓝色滤光片观察。

2）在结膜囊内滴入一小滴 2％荧光素钠溶液。

3）嘱被检者眨眼数次后睁大被检眼，凝视前方不再眨眼，并开始计时，同时持续观察角膜表面，直到出现第一个深蓝色斑（泪膜缺损）时为止，记录时间，以秒为单位。测量 3 次，取平均值。若＜10 s 表明泪膜稳定性不良。

2. 泪道检查

（1）泪道的一般检查

1）在放大镜或裂隙灯显微镜下检查泪小点。注意泪小点位置、大小，有无外翻、狭窄、闭塞或赘片增生。

2）泪囊部位有无红肿、压痛、瘘管或肿块。

3）挤压泪囊部有无分泌物自泪小点流出。

（2）荧光素钠试验　将 1％～2％荧光素钠溶液滴入结膜囊内，2 min 后擤鼻，如带有黄绿色，表示泪液可以通过泪道，泪道没有阻塞。

（3）泪道冲洗

1）用沾有 0.5％丁卡因的棉签夹在上、下泪小点之间 3～5 min。

2）被检者通常取坐位，头部微后仰并固定，眼向上注视。将下睑近内眦部轻轻地向下牵拉，暴露下泪小点。

3）如泪小点较小，先用泪小点扩张器垂直插进泪小点 1～2 mm，再向鼻侧转至水平方向，轻轻捻转，扩张泪小点。

4）将泪道冲洗针头垂直插入泪小点 1～2 mm 后向鼻侧转动，使针头呈水平位，继而顺沿下泪小管走行方向将针头推进 4～6 mm，注入生理盐水。此时，应询问被检者有无水液进入咽部或鼻部，并注意注水时有无阻力及泪小点有无水液反流。

5）冲洗完毕时，滴用抗菌药物眼药水。

6）泪道冲洗结果分析　①泪道通畅：注入冲洗液时无阻力，泪道无液体反流，被检者诉有液体流入口咽部或鼻部；②泪道狭窄：下冲上返，但加压注入冲洗液后通畅；③泪小管阻塞：注入冲洗液时有阻力，冲洗液从原路返回，口咽鼻部无液体流入；④泪总管阻塞：注入冲洗液时有阻力，从下泪小点冲洗时冲洗液自上泪小点反

流,口咽鼻部无液体流入;⑤鼻泪管阻塞:注入较多冲洗液后从上泪小点反流,并可带有黏脓性分泌物,表明鼻泪管阻塞合并慢性泪囊炎。

(4)泪道碘油造影

1)了解泪道阻塞的部位及泪囊大小,为手术准备。

2)造影时,先挤压泪囊部排出泪囊中分泌物,并冲洗泪道。

3)按泪道冲洗法,由下泪小点注入 40%碘化油或 30%碘苯酯 0.3~0.5 ml,随即行 X 线摄片。

(三)结膜和半月皱襞检查

1. 上睑结膜暴露法

(1)单手翻转法 嘱被检者向下注视,检查者用拇指和示指轻轻挟提上睑皮肤,在示指向下轻压睑板上缘的同时,拇指向上方捻转,即可暴露上睑结膜。

(2)双手翻转法 用一手挟提上睑皮肤向上翻卷的同时,用另一手示指或棉棍、玻璃棒轻轻向下推压睑板上缘,即可将上睑翻转暴露上睑结膜。

2. 上穹窿结膜暴露法

(1)用拇指将已翻转的上睑向上、向后固定于眶上缘。

(2)嘱被检者向下注视即可暴露上穹窿部结膜。

(3)翻转上睑后,另一手的拇指由下睑中央将眼球轻轻往上推压,同时将上睑稍向上牵引,可使上穹窿部结膜充分暴露向前突出。

3. 下睑翻转法

(1)检查者用拇指向下牵拉下睑中部。

(2)嘱被检者向上注视,即可充分暴露下睑结膜和下穹窿结膜。

4. 球结膜暴露法

(1)检查者用拇指和示指把上、下睑分开。

(2)嘱被检者向各个方向注视,可暴露球结膜部分。

5. 检查结膜

(1)观察睑结膜及穹窿结膜的颜色、透明度、光滑性。

(2)检查睑结膜及穹窿结膜有无充血、水肿、乳头、滤泡、瘢痕、结石、伪膜和睑球粘连。

(3)检查睑结膜及穹窿结膜有无异物及分泌物潴留等。

(4)检查球结膜时主要观察有无充血、出血、水肿和染色;有无异物、疱疹、结节、溃疡、斑块和分泌物。

(5)注意区分睫状充血、结膜充血和混合充血。

二、眼前节的检查

1. 角膜检查

（1）用裂隙灯显微镜检查。条件不够时，也可用聚光手电筒光联合放大镜进行检查。

（2）注意角膜大小、形状、透明度、弯曲度以及表面是否光滑。检查角膜感觉。注意角膜有无混浊、水肿、浸润、溃疡、异物、瘢痕、新生血管或血管翳、角膜后沉着物等。

2. 巩膜检查

（1）分开上、下眼睑。

（2）嘱被检者眼球向各个方向转动后进行检查。

（3）观察巩膜颜色，有无充血、局限性结节、葡萄肿、溃疡及肿瘤等。

（4）注意巩膜是否有压痛。

（5）要区分是否由于黄疸引起巩膜黄染时，必须在自然光下检查。

3. 前房检查

（1）用手电筒侧照法或在裂隙灯显微镜下检查。

（2）观察中央和周边前房深浅以及房角的开闭。

（3）检查房水有无混浊、闪光、浮游体、渗出物、积血或积脓。

4. 虹膜检查

（1）在裂隙灯显微镜下检查。

（2）观察虹膜色泽、纹理、形态，有无色素增生及脱失、萎缩、结节、新生血管、前后粘连、永存瞳孔膜、虹膜缺损、根部离断和虹膜震颤等。

5. 瞳孔检查

（1）先用肉眼在自然光线下观察其自然状态，然后用手电筒光检查其对光反应，最后在裂隙灯显微镜下观察其细微结构。

（2）观察瞳孔大小、形状、位置，边缘是否整齐。正常成人瞳孔在自然光线下直径为 2.5～4 mm。应注意瞳孔大小与光照强弱、年龄、调节集合以及药物使用等情况有关。

（3）观察瞳孔对光反应，包括直接对光反应和间接对光反应两种。

1）直接对光反应指瞳孔在暗光环境下对光的反应程度，将手电筒光直接照射一眼瞳孔，若其立即缩小，为直接对光反应灵敏。

2）间接对光反应指瞳孔在暗光环境下，用手遮盖一眼使其不受手电筒光照射，再用手电筒光直接照射另眼瞳孔,然后打开遮盖眼,若该眼瞳孔缩小,为该眼间接对光反应存在。

(4)观察集合反射(近反射)

1)嘱被检者先注视一远距离目标。

2)然后立即注视近距离物体。

3)如瞳孔缩小,集合反射存在。

6. 晶状体检查

(1)观察晶状体的位置、密度、颜色、透明度。

(2)有无混浊及混浊的部位和形态。

(3)必要时散大瞳孔后进行晶状体检查。

(4)如无法用裂隙灯显微镜进行检查,可用手电筒光照射,根据虹膜投影来估计白内障的成熟程度。

三、眼后节的检查

1. 玻璃体检查

(1)可用直接检眼镜、间接检眼镜、裂隙灯显微镜联合前置镜或接触镜进行检查。

(2)应散大瞳孔后进行检查更详细。

(3)直接检眼镜检查

1)检查者选用+8 D～+10 D 的直接检眼镜镜片。

2)距被检眼距离为 10～20 cm。

3)光线经瞳孔射入眼内后,正常情况下瞳孔区呈橘红色反光。

4)嘱被检者上、下、左、右转动眼球数次后,立即停止眼球转动,并注视前方。

5)如有飘动的黑影在瞳孔区红色反光中出现,且其移动方向与眼球转动方向相反,表明屈光间质混浊部位位于玻璃体。

(4)裂隙灯显微镜检查

1)将裂隙灯光源与显微镜之间的夹角尽量调小,光源裂隙尽量调窄。

2)观察清晰的玻璃体光学切面。

3)若要观察后 2/3 玻璃体,须借助前置镜或三面镜,才可获得满意的检查结果。

(5)观察玻璃体有无混浊、液化、积血、后脱离,并注意玻璃体病变的形态及其与视网膜和晶状体位置的相互关系。

2. 视网膜的检查

(1)可用直接或间接检眼镜进行检查。如需详细检查,特别检查周边部眼底时,须散瞳后检查,或借助于前置镜、三面镜、检影镜在裂隙灯显微镜下进行检查。

(2)检查顺序为先后极部,再周边部。

(3)观察视网膜

1)视盘大小、形态、色泽、盘沿和凹陷。

2)视网膜血管粗细、颜色、形态、管壁反光、动静脉比例及相互关系。

3)黄斑部有无水肿、渗出、出血、瘢痕、色素改变和中心凹反光是否存在等。

4)视网膜有无渗出、出血、色素改变或脱离等。

第三节　检眼镜检查

眼球内位于晶状体以后的部位包括玻璃体、视网膜、脉络膜与视盘等的眼后节,检查时必须使用检眼镜。

其检查原理主要是借检眼镜把光线经瞳孔照射到被检者眼内,由被检者眼底所反射出来的光线成像在集光镜与检查者眼前方者为间接检查法,成像在检查者眼内者为直接检查法。

眼底检查是眼科临床基本而且重要的检查内容,其最常用的检查方法为直接检眼镜检查法、间接检眼镜检查法和裂隙灯显微镜配置前置镜或三面镜检查。一般在暗室内进行,必要时应用药物散大瞳孔,注意散大瞳孔前应了解病史,测量眼压。

一、直接检眼镜检查法

【检查方法及步骤】

1. 被检者取坐位或卧位,检查者相对立于或坐于被检者的侧前方。

2. 检查右眼时,检查者以右手持检眼镜,于被检者右前方,用右眼进行检查。检查左眼时,检查者以左手持检眼镜,于被检者左前方,用左眼进行检查。

3. 用另一只手的拇指轻拉上睑使睑裂开大并固定其头部。

4. 握镜时,以示指转动嵌有多个不同屈光度小镜片的圆盘,选取转盘上的镜片,达到看清眼底的最佳状态。

(1)先用侧照法观察眼的屈光间质有无混浊,将镜片拨到+8 D～+10 D,距眼前 10～15 cm 处透照眼底。

1)用+12 D～+20 D 观察角膜与晶状体。

2)用+8 D～+10 D 观察玻璃体。

3)正常时瞳孔区呈现橘红色反光,如红色反光中出现黑影,嘱被检者上下左右快速转动眼球,如黑影移动的方向与眼球一致,则表明混浊位于晶状体前方,如相反则位于晶状体后方玻璃体内。

(2)然后将转盘拨到 0 处,让病人双眼平视前方,将检眼镜移近到被检眼前约 2 cm 处,检查者自颞侧用检眼镜灯光射进病人的瞳孔区,看到眼底的红光反射,拨动转盘直到能清晰地看到视网膜的结构。

1)检查时先找到视盘,位于注视点的鼻侧,看到由视盘发出的视网膜中央动静脉的四大分支。

2)然后沿着颞上、颞下、鼻上、鼻下四支大血管将视网膜分为四个象限进行检查。

3)自中心向周边部逐区检查,检查周边部眼底时嘱受检者向上、下、内、外各方向转动眼球,以扩大观察范围。

4)最后嘱被检者注视检眼镜的灯光,检查黄斑部。

5. 在直接检眼镜下,一个视野里只能看到视网膜的一小部分,故需逐区检查并将观察到的影像综合成一个完整的眼底形态。

【正常眼底】

正常视乳头呈椭圆形,淡红色,边界清楚。中央有凹陷,色泽稍淡,称为生理凹陷,即视杯。视杯的直径与视乳头直径的比,称杯/盘比(C/D),正常 C/D 一般≤0.3。视网膜中央动脉颜色鲜红,静脉颜色暗红,动静脉内径之比为 2:3,视网膜透明,可透见下方的色素上皮及脉络膜,黄斑部居于视乳头颞侧两个视盘直径稍偏下处,呈暗红色、无血管,其中心有一针尖样反光点,称为中心凹反射。黄斑周围可见一反光晕。

【记录检查的内容与方法】

1. 屈光间质有无混浊,混浊的部位、大小、形状、活动度及与眼底的关系。

2. 视盘(视乳头)大小、形状、颜色和凹陷(杯),记录其与视盘垂直径的比例,即杯盘比(C/D)。

3. 视网膜血管的管径大小、颜色是否均匀一致,动静脉比例、形态,中心光反射情况,有无搏动及交叉压迫征。

4. 黄斑部及中心凹光反射的情况。

5. 周边部的情况。

6. 是否有出血、渗出、水肿、色素增生或脱失,描述其大小、形状和数量。

【病变的描写】

1. 位置,以视盘、黄斑或某一血管做标准,并说明在视网膜血管第几分支之前、后、上、下、左或右。

2. 大小,以视盘直径(PD)或某一血管之横径为标准。

3. 高度,以眼底镜之镜片屈光度(D)为标准。

4. 颜色。

5. 形状。

6. 边缘。

7. 如有寄生虫时应记录有无蠕动。

8. 绘图或照相,绘图采用国际统一标准颜色表示。

(1)视网膜动脉或出血为红色。

(2)视网膜静脉为蓝色。

(3)正常视网膜为淡红色。

(4)脱离之视网膜为淡蓝色。

(5)视网膜裂孔为蓝色轮廓、内涂红色。

(6)视网膜变性为蓝色线条。

(7)视网膜变薄为蓝色表示范围,其间画红线。

(8)视网膜色素为黑色。

(9)脉络膜病变为棕色。

(10)渗出为黄色。

(11)屈光间质混浊为绿色。

9. 检查的注意事项

(1)直接检眼镜下所见并不是眼底的实际大小,检查所见比实际物像放大14~16倍。

(2)应在无赤光下,观察视网膜神经纤维层的改变。

（3）检查结束时应将检眼镜的转盘拨到 0 处，防止转盘上的镜片受到污染。

（4）一般检查时可不散大瞳孔。

（5）若要详细检查眼底需要散大瞳孔后再检查。

（6）如怀疑闭角型青光眼患者或前房浅者，散瞳时要格外谨慎，以免导致闭角型青光眼发作，检查完毕应测量眼压，如眼压增高应予以缩瞳。

二、间接检眼镜检查法

双目间接检眼镜由照明、目镜、物镜（集光镜）及附件组成。由于间接检眼镜的照明光线可调，可视范围大，如辅以巩膜压迫器可看到锯齿缘。而且，可在较远距离检查眼底，从而使视网膜可见范围明显加大。临床上对玻璃体或眼底有病变，视网膜、玻璃体手术中观察眼底，部分屈光间质混浊、高度屈光不正、无晶状体眼患者，以直接检眼镜检查眼底有困难时，可应用间接检眼镜进行检查。

【检查方法及步骤】

1. 首先充分散大被检眼瞳孔，取卧位或坐位。

2. 检查者位于被检者对面或被检者头部方位，戴上双目间接检眼镜（biocular indirective ophthalmoscope）扣住头带，调整瞳孔距离及反射镜的位置，使间接检眼镜目镜与检查者双眼的水平相接近。

3. 检查者一般用左手持物镜，物镜的凸面向检查者。物镜为非球面镜，有 +20 D 及 +28 D 两种，其物像的放大倍率和视野各不相同。一般常用 +20 D 物镜。瞳孔不能散大，需查之病变范围大或偏远周边部者可用 +28 D 物镜。

4. 距该眼 5 cm，检查者的视线与目镜、物镜及受检眼的瞳孔和被检查部位在一条直线上。根据患者屈光情况、病变高度及检查者屈光情况等微微前后移动，以调节所成之影像的清晰度。

5. 检查者用左手无名指协助分开受检眼眼睑，固定于眶缘。右手不持巩膜压迫器时，用其中指辅助牵开受检眼眼睑。

6. 用弱光照被检眼，使之明适应，被检者可以较好地配合，此时在红光背景上可以看到有无混浊。

7. 进行眼底检查

（1）根据屈光间质混浊程度调整检眼镜的照明强度。

（2）根据瞳孔大小选择直径照明光斑。

（3）根据眼底病变情况选择不同度数的非球面镜。

（4）在物镜中心找到以视盘为中心的眼底后极部。从视盘开始，沿着某一眼底血管走向从后极部向周边部眼底观察，直至最大限度能观察到的周边部眼底范围。然后再沿其邻近部位由周边部眼底向着视盘观察。嘱患者分别注视上、下、鼻、颞、鼻上、鼻下、颞上和颞下 8 个检查眼位，以便检查全部眼底。

（5）对于病变或可疑病变部位进行重点检查。

（6）检查眼底锯齿缘和睫状体平坦部等远周边部眼底时，需用巩膜压迫器辅助检查。

8. 尽量减少光照黄斑的时间，以免造成光损伤。

9. 绘图　因所见眼底之物像为上、下、左、右相反的倒像，故记录图纸放于受检查者胸部，图纸方向与患眼上、下相反。将检查者观察之影像直接绘于同侧图纸上，如此所得眼底图即为眼底实际情况。

10. 检查的注意事项

（1）对于浅前房者和闭角型青光眼患者，散瞳时要格外谨慎，以免导致散瞳后眼压升高。

（2）由于间接检眼镜所见图像放大倍数较小，因而不易发现细微病变。

（3）严禁手指或各种纺织物触及、擦拭镜面，以防磨损物镜。

（4）检查完毕，首先将物镜放入盒内，再摘头灯。

三、裂隙灯显微镜眼底检查法

用裂隙灯显微镜检查眼底需联合不同的物镜，常用的有前置镜和接触镜。

（一）前置镜（supplementary lenses）

传统的前置镜为 $-55\sim58.6$ D 的平凹镜，装置于裂隙灯上，被检眼前方。前置镜所见眼底为立体正像，视野小，放大倍率高。仅适用于观察眼底的后极部及靠近眼球中央轴的玻璃体。

临床上经常使用的前置镜还有 $+90$ D、$+78$ D 的双凸透镜，又称为生物显微镜镜头，是近年来新发展的检查方法。它所见眼底为倒像，视野大，立体感强。放大倍率比间接检眼镜大。

【检查方法及步骤】

1. 检查前应用短效散瞳剂充分散瞳。

2. 患者的位置同裂隙灯检查。

3. 在裂隙灯上调整好前置镜装置，并注意投射光轴与视轴间的角度在 30°

以内。

4. 将裂隙灯显微镜向被检眼方向推进,直至光线聚焦在视网膜上。

(二)接触镜

接触镜中常配置的为 Goldmann 三面镜,三面镜中央为凹面镜,所见为正像,三面反射镜的斜度分别为 59°、67°、75°,用三个反射镜分别可观察前房角和眼底周边部、赤道部至周边部、眼底 30°内至赤道部的视网膜,用中央部可观察眼底的中央部分。

【检查方法及步骤】

1. 被检眼先作表面麻醉。

2. 被检者坐位,头部固定。

3. 调整投射光轴与视轴间的角度在 30°以内。

4. 三面镜接触眼睛的镜面应放置 1% 甲基纤维素或生理盐水,使角膜无气泡残留便于进行眼底检查。

5. 先用中央部分检查,然后用三个反射镜分别旋转一周检查不同部位的眼底。

四、玻璃体细胞检查

【检查方法及步骤】

1. 充分散大被检眼瞳孔,在暗室进行检查。

2. 用裂隙灯高倍镜检查前部的玻璃体

(1)光带高度要小于瞳孔直径。

(2)调窄光带以通过瞳孔。

(3)照明调至最亮。

(4)操纵手柄向前移动裂隙灯,调整光带角度,以使在晶状体后可看到前部玻璃体。

(5)观察多个光学切面,并嘱被检者左右转动眼球,以便识别飘动的玻璃体细胞。

3. 可利用前置镜(首选),眼底接触镜或 60 D 透镜检查中、后部玻璃体

(1)将光聚焦于视盘。

(2)缓慢移动操纵手柄,将裂隙灯向离开眼球的方向拉。

(3)再将光线聚焦到后玻璃体。

(4)嘱被检者向左、向右看,然后回到原位,使细胞运动以便容易识别出来。

第四节　裂隙灯显微镜检查

裂隙灯显微镜(slit-lamp microscope)是眼科最重要、最常用、最基本的检查方法之一。主要由光路和电路两大部分构成。光路部分由照明系统和双目显微镜两部分组成,照明系统装有裂隙装置、光栏盘及滤光片等。双目显微镜由目镜和物镜组成,更换目镜或物镜倍率可变,常用倍率为 10～25 倍。显微镜的瞳孔距离可以调整。转动镜筒上的调整环,可调整目镜的焦点,矫正检查者的屈光不正,获得清晰的像。不同类型的裂隙灯还备有前置镜、前房角镜、三面镜等附件。如加上压平眼压计、前房深度计、角膜内皮检查仪、照相机摄像系统和激光治疗仪,将明显扩大其应用范围。

裂隙灯照明方法有直接焦点照明法、弥散光线照明法、间接照明法、后部照明法、镜面反光照明法、角巩膜缘分光照明法等,临床上各种方法可结合使用。

【检查方法及步骤】

1. 在暗室或半暗室内进行检查。

2. 嘱被检者坐在裂隙灯前,调整检查台、座椅、颌架及裂隙灯显微镜的高度,使被检者下颌舒适地置于下颌托上,前额紧贴于头架的额带横档上。

3. 检查者调节目镜间距及目镜的屈光度。

4. 将操纵杆向前后、左右及上下调节,使裂隙灯光线聚焦于检查的部位。

5. 一般先用低倍镜进行检查。光源一般从受检眼的颞侧射入,按照从前到后的顺序从颞侧到鼻侧逐一行光学切面检查。同时根据需要,调节裂隙灯与显微镜之间的夹角、光线强弱和裂隙光的宽窄。

6. 根据检查部位和病变情况,选择适当的检查方法

(1)直接焦点照射法

1)最常用,操作时应使裂隙灯光线的焦点与显微镜的焦点合二为一。

2)将光线投射在结膜、角膜及巩膜上,仔细地观察该区的形态。

3)将裂隙光线投照到透明的角膜或晶状体,形成光学切面,观察这些屈光间质弯曲度、厚度、透明度及有无异物、混浊、沉着物、浸润、溃疡等,以及前 1/3 玻璃体的状态。

4)将光线调成细小裂隙射入前房,可检查房水闪辉。

（2）弥散光照射法

1)在低倍镜下将弥散宽光源以较大角度斜向投向眼前部组织。

2)对结膜、角膜、虹膜等表面进行全面观察。

（3）角膜缘分光照射法

1)将光线照射在一侧的角膜缘。

2)在角膜缘上形成一个光环和因巩膜突所致的环形暗影。

3)角膜应呈黑色,此时能清晰见到角膜薄翳、斑翳及穿孔等。

（4）后部反光照射法

1)将灯光照射到所要观察组织的后方。

2)把显微镜聚焦到检查部位。

3)借助后方组织反射回来的光线检查透明、半透明、正常或病变组织。

4)适用于角膜和晶状体的检查。

（5）间接照射法

1)将裂隙灯光线聚焦到所要观察部位旁边的组织上。

2)观察虹膜细小变化和角膜新生血管等。

3)借助三面镜或前置镜,可以观察视网膜细小的改变。

（6）镜面反光照射法

1)将光线自颞侧透照。

2)在角膜可出现两个光亮区,即鼻侧的光学切面和颞侧出现的反光区。

3)嘱被检眼稍向颞侧注视,再将裂隙灯向颞侧偏移,当光学切面与反光区重合时,检查者就会感到有光线刺目。

4)将显微镜焦点对好,进行观察。

5)适用于检查角膜和晶状体的前、后表面。

第五节　前房角镜检查

前房角镜(gonioscope)是专门检查前房角的一种接触镜,通过光线折射（直接房角镜）或反射（间接房角镜）观察前房角的各种结构。判断前房角的宽窄和开闭,前房角是否有外伤、炎症、异物或肿瘤,对青光眼的诊断、分类、治疗及预防具有重要意义。

前房角的前壁起于角膜后弹力层的终点 Schwalbe 线,为灰白色略突起的细线;继之为小梁网,半透明、浅棕灰色小带,宽约 0.5 mm,其外侧为巩膜静脉窦;前壁终点为巩膜突,呈灰白色细线;隐窝由睫状体前端即睫状体带构成,呈灰黑色,后壁为虹膜根部(图 1-1)。

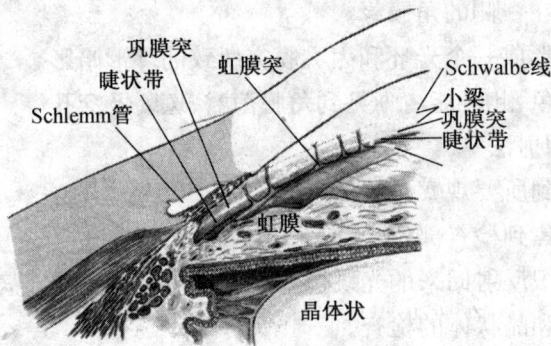

图 1-1　前房角镜所见

中华眼科学会推荐用 Scheie 房角宽窄分类法,将房角分为宽、窄两型。宽角(W)为眼处于原位即静态时,能看清房角全部结构;窄型又分 4 级:窄 I(N I)静态下能看到部分睫状体带;窄 II(N II)静态下能看到巩膜突;窄 III(N III)静态下能看到前部小梁;窄 IV(N IV)静态下能看到 Schwalbe 线。

一般选用间接型前房角镜,如 Goldmann 前房角镜,也可选用 Zeiss 四面镜或直接型前房角镜。以 Goldmann 前房角镜为例介绍于下。

【检查方法及步骤】

1. 准备好 Goldmann 前房角镜、照明放大设备如裂隙灯活体显微镜及接触液如 1% 甲基纤维素滴眼液。

2. 给被检眼滴入表面麻醉药,如 0.5% 丁卡因滴眼液 2 次。

3. 嘱被检者坐在裂隙灯前,调整座椅、检查台、颌架及裂隙灯活体显微镜的高低。使被检者下颌舒适地置于下颌托上,前额紧贴头架的额带上。

4. 安放前房角镜

(1)在前房角镜凹面内滴入接触液,检查者右手拇指和示指稍倾斜持前房角镜,使其凹面向上。

(2)嘱被检眼稍往上注视,检查者右手的中指或环指将被检眼下睑向下轻拉,将前房角镜靠近眼睑的边缘置入下穹窿部,同时检查者左手拇指提起被检眼上睑,再嘱被检眼向前注视,并以下穹窿部的前房角镜边缘为支点,迅速将前房角镜向上转动90°,使其凹面与角膜面接触。

(3)避免气泡残留。

5. 检查顺序　将前房角镜的反射镜置于上方,然后沿颞侧旋转前房角镜和移动裂隙灯,依次连续检查下方、鼻侧、上方和颞侧前房角。

6. 进行静态下的检查　静态是指被检者向正前方注视,前房角镜保持在角膜中央位置,不向角膜施加任何压力。检查范围包括瞳孔缘、周边部虹膜、睫状体带、巩膜突、小梁网和前界线。注意观察前房角宽度和入射角、小梁网色素,有无虹膜周边前粘连、前房角血管等。

7. 进行动态下的检查　动态指转动被检眼球改变注视眼位及转动前房角镜改变反射镜面的角度。在改变眼球位置或少许施加压力的动态下检查房角的开闭。如果能见到后部小梁为房角开放,不能见到后部小梁为房角关闭。

8. 压陷式前房角镜检查

1)确定前房角关闭是粘连性或附着性、关闭及粘连的位置和范围、有无虹膜根部离断或睫状体分离裂隙。

2)如以 Goldmann 前房角镜进行检查,则可利用其边缘在一侧向眼球施加压力,使对侧前房角增宽或开放,以便更好地窥见前房角深处。

3)如以 Zeiss 前房角镜检查,可将其底部压陷中央部角膜,压迫房水进入前房角,使周边部虹膜后移,加宽前房角。

9. 记录检查结果。

10. 检查的注意事项

(1)前房角镜使用前后,应认真清洗和消毒。用手指沾少许软肥皂溶液擦洗,然后以自来水流水冲洗干净,最后以 70%乙醇棉球或 3%过氧化氢棉球擦拭。

(2)安放前房角镜时动作应轻柔,防止擦伤角膜。

(3)静态下的房角检查时,应防止加压眼球,以免改变前房角的形态,造成假象。

第六节　三面镜检查

三面镜常用为 Goldmann 三面镜（Goldmann three-mirror lens），外观呈圆锥形，内含三个不同倾斜角的反射镜及一中央凹面镜，其倾斜角分别为 75°、67° 和 59°。能一次完成前房角、全部眼底以及睫状体平坦部的检查。

【检查方法及步骤】

1. 准备好三面镜、照明放大设备如裂隙灯活体显微镜，以及接触液，如 1% 甲基纤维素滴眼液或凝胶剂眼膏。

2. 散大被检眼瞳孔，滴表面麻醉药如 0.5% 丁卡因滴眼液 2 次。

3. 嘱被检者坐在裂隙灯前，使其下颌舒适地放置于下颌托上，前额紧贴头架的额带上。

4. 安放三面镜

（1）将接触液滴入三面镜凹面内准备安放。

（2）检查者右手拇指和示指稍倾斜持三面镜，使其凹面向上。嘱被检眼稍往上注视，检查者右手中指或环指将受检眼下睑向下轻拉，将三面镜靠近眼睑的边缘置入下穹隆部，同时左手拇指提起被检眼上睑，再嘱被检眼向前注视，并以下穹隆部的三面镜边缘为支点，迅速将三面镜向上转动 90°，使其凹面与角膜面接触。

（3）避免气泡残留。

5. 检查顺序

（1）一般按照先检查眼底后极部，再检查眼底周边部的顺序进行检查。

（2）检查时，通过旋转三面镜和移动裂隙灯，依次连续检查整个眼底的情况。

（3）先用中央凹面镜检查眼底后极部，所见为正面影像。

（4）用 75° 镜看后极部到赤道部之间的区域。

（5）用 67° 镜以检查周边部。

（6）用 59° 镜看锯齿缘、睫状体及前房角部位。

（7）通过三个反射镜所见为反射的像即对面的影像。如镜面在上方，则所见为下方影像；若镜面在鼻侧，所见为颞侧影像。

（8）每一面镜均旋转 360° 进行检查。灯镜夹角为 10°～15°。

（9）裂隙灯的倍数开始不要大，找到病变后可换大倍数镜来观察。

（10）三面镜可以联合眼球压陷器使用。

6. 检查完成后，用抗菌药物滴眼液滴被检眼。

7. 记录检查结果。

8. 检查的注意事项

（1）三面镜使用前后，检查者应认真将其清洗和消毒。一般先用手指沾少许软肥皂溶液擦洗，然后以自来水流水冲洗干净，最后以70％乙醇棉球或3％过氧化氢棉球擦拭。

（2）安放三面镜时检查者动作应轻柔，防止擦伤角膜。

（3）安放三面镜后，如发现角膜与三面镜之间有气泡存在，应重新安放三面镜。

第七节 眼压检查法

眼压是眼内容物对眼球壁及内容物之间相互作用所产生的压力。

正常人的眼压值是10～21 mmHg。眼压是青光眼诊断和治疗中必须的临床资料。眼压测量的方法有指测法和眼压计测量法。

【检查方法及步骤】

一、指测法

1. 测量时让被检者两眼尽量向下注视。

2. 检查者将两手中指、小指置于被检者前额作支撑，示指指尖放在上睑板上缘的皮肤面。

3. 检查者两示指向眼球中心方向交替轻压眼球，当一指压迫眼球时，另一指即可感触波动感。

4. 根据指尖感觉到的眼球波动感，来估计眼压的高低。

5. 眼压正常记录为 Tn；眼压轻度、中度和高度减低分别记录为 T_{-1}、T_{-2} 和 T_{-3}；眼压轻度、中度和高度增高分别记录为 T_{+1}、T_{+2} 和 T_{+3}。

临床上多用于不能用眼压计测量眼压的情况，例如角膜白斑、角膜葡萄肿、圆锥角膜和扁平角膜等引起角膜曲度明显改变者。此方法只能粗略地了解眼压，注意不可过度用力压迫眼球。

二、眼压计测量法

应用眼压计来测量眼压。分为压陷式眼压计、压平式眼压计和非接触式眼压计。

（一）Schiotz 眼压计测量法

Schiotz 眼压计（Schiotz tonometer）属压陷式眼压计，放在角膜上的底板中轴以一定重量的砝码压迫角膜中央，根据角膜被压陷的深度间接反映眼内压。

【检查方法及步骤】

1. 准备眼压计

（1）在眼压计的试板上测试眼压计的指针是否指向零位，并检查指针是否灵活。

（2）眼压计的足板部分先用 75％乙醇棉球擦拭，再以消毒干棉球擦干。

2. 被检眼滴入表面麻醉药，如用 0.5％丁卡因滴眼液滴眼 2 次。

3. 嘱被检者仰卧直视上方，并举起左手伸出示指作为注视点，通过此注视点双眼直视上方，角膜切面保持水平位。一般先测右眼，后测左眼。

4. 测量

（1）检查者右手持眼压计持柄，左手指轻轻分开被检者上、下眼睑，分别固定于上、下眶缘。

（2）缓慢地将眼压计足板放置于角膜中央，保持垂直。

（3）可见眼压计指针随着眼球搏动在刻度尺前微微摆动。

（4）先用 5.5 g 砝码读指针指示的刻度，如读数小于 3，则需换 7.5 g 的砝码，再行检测；依此类推，用 10 g 的砝码测量，再以 15 g 的砝码测量。

（5）每眼同一砝码连续测量 2 次，其读数差值应不超过 0.5 格刻度数。

5. 换算记录眼压值

（1）根据测量眼压时所用的砝码重量，从眼压计所附的换算表中查出对应的眼压值。

（2）记录值为：砝码重量/指针偏转刻度数＝换算后眼压值，单位为 mmHg。

6. 测完眼压，用抗菌药物眼药水滴被检眼。用乙醇棉球立即将眼压计足板清洁干净，放回眼压计盒内。

7. 检查的注意事项

(1)检测者不要人为地向被检眼加压。

(2)测量眼压时,眼压计足板压陷角膜的时间不宜过长,否则会引起眼压下降或角膜上皮损伤。

(3)如发现角膜擦伤,应滴用抗菌药物眼膏后遮盖,一天后复查是否痊愈。

(4)考虑异常巩膜硬度的影响,必要时测校正眼压。用两个不同重量的砝码测量同一眼所得的指针偏转刻度值,对照专用"校正眼压与眼壁硬度负荷读数"表查找,得出眼球壁硬度和校正眼压值。

(二)Goldmann 眼压计测量法

Goldmann 眼压计(Goldmann tonometer)属于压平式眼压计,其原理为用可变的重量将一定面积的角膜压平,根据所需的重量与被检测角膜面积改变之间的关系判定眼压。受眼球壁硬度和角膜弯曲度的影响甚小,是目前准确性较可靠的眼压测量方法。

有裂隙灯上装附式的压平眼压计以及手持式压平眼压计。手持式压平眼压计的优点是不需裂隙灯显微镜,被检者坐卧位均可测量。以前者常用。

【检查方法及步骤】

1. 对测压头进行清洗和消毒,先用手指蘸少许软肥皂溶液擦洗测压头,然后以自来水流水冲洗干净,最后以 75％乙醇棉球或 3％过氧化氢棉球擦拭。

2. 将消毒后的测压头放置于眼压计测压杠杆末端的金属环内。

3. 将测压头侧面轴向刻度 0°或 180°置于水平方位,即对准金属环的白线。如果被测眼有 3 D 或以上的散光时,则需将散光的弱主径线刻度置于 43°轴向方位,与金属环的红线对准。

4. 将裂隙灯显微镜的钴蓝滤光片置于裂隙灯光前方,并将控制灯光的裂隙充分开大,使蓝光照射在测压头部。裂隙灯置于显微镜一侧,呈 35°～60°角。

5. 被检眼滴表面麻醉药,如用 0.5％丁卡因滴眼液滴眼 2 次。

6. 被检眼结膜囊内滴 0.25％～0.50％荧光素钠溶液或以消毒荧光素纸条放置于被检眼下穹窿结膜囊内,使角膜表面泪液染成黄绿色。

7. 测量

(1)嘱被检者坐在裂隙灯显微镜前并调好位置。

(2)一般先测右眼,后测左眼。

(3)将测压头置于显微镜前方。

(4)嘱被检者放松,向前注视,尽量睁大睑裂。必要时检查者用手指轻轻牵拉上睑,帮助被检者开大睑裂。

(5)将眼压计的测压旋钮转至0°刻度位置。

(6)调节裂隙灯显微镜操纵杆,缓慢地将裂隙灯显微镜向前移动,使测压头刚刚接触被检眼的角膜。

(7)此时在钴蓝光照射方向的对侧角膜缘会出现蓝光,停止向前推进裂隙灯显微镜。

(8)用裂隙灯显微镜低倍目镜观察,可见两个黄绿色半圆环。左右、上下调节裂隙灯显微镜操纵杆,使两个半圆环位于视野中央,并使其左右、上下对称,宽窄均匀。缓慢转动测压旋钮,直到两个半圆环的内界刚好相切,此时为测压终点。

(9)从测压螺旋上读出至测压终点时所用压力的刻度数,乘以10,即得眼压值,单位为毫米汞柱(mmHg)。如以眼压值再乘以0.133,则单位为千帕(kPa)。

(10)重复测量2~3次,所得结果相差值不超过0.5 mmHg,可取平均值。

8. 测量完毕后清洁测压头,用抗菌药物眼药水滴被检眼。

9. 检查的注意事项

(1)测压头与角膜接触时间不宜过长,否则可引起眼压下降,或引起角膜上皮损伤。

(2)滴用荧光素不宜过多过浓,荧光素半环太宽,测出的眼压可能比实际偏高,此时应吸除过多泪液后再测量。

(3)异常角膜厚度和曲度会影响测量结果。

(三)非接触眼压计测量法

非接触眼压计(non-contact tonometer)测量法的原理是利用一种可控的空气脉冲,气流压力具有线性增加的特性,将角膜中央部恒定面积(3.6 mm)压平,借助微电脑感受角膜表面反射的光线和压平此面积所需的时间测出眼压计数值。

其优点是避免了通过眼压计与受检者角膜直接接触引起的交叉感染,无需表面麻醉。

【检查方法及步骤】

1. 被检者坐于非接触眼压计之前,嘱其将头部固定于眼压计头架上,向前注视,尽量睁开睑裂。

2. 调节调焦手柄,将眼压计测压头对准待测眼角膜,此时眼压计监视屏上自动显示待测眼眼别。

3. 测量

（1）在眼压计控制板上选择"auto"系统进行启动测压。

（2）嘱被检眼注视测压头内的绿色注视灯，调节焦点至适当时，监视屏上两个方框重叠，系统自动发出一阵气体压平角膜，监视屏上自动显示出眼压值和几次测量的平均值。

（3）如果被检者欠合作，或测量方法有误，所显示的数值自动标上"＊"号，或不显示数值。

4. 测量完成后在控制板上按"print"，可将测量结果打印出来。

5. 检查的注意事项

（1）非接触眼压计与 Goldmann 压平眼压计相比，在正常眼压范围内的测量值是可靠的，但在高眼压时其测量值可能出现偏差，角膜异常或注视困难的被检者中可能出现较大误差。

（2）由于测压时非接触眼压计不直接接触眼球，因而减少了应用其他眼压计测压可能引起的并发症，如角膜擦伤、对表面麻醉药过敏和播散感染。

（3）对角膜异常者应慎用，因为不但测量值可能不准确，而且还可能引起角膜上皮下气泡。

第八节　视网膜动脉压测量

视网膜动脉压测量是用视网膜血管血压计（ophthalmodynamometer）加压于眼球，借助于检眼镜观察视网膜中央动脉搏动情况，通过人工加压眼球造成一时性眼压升高，使视网膜中央动脉出现搏动，从而计算出动脉压力。

视网膜动脉收缩压正常值为 60～80 mmHg，舒张压为 30～40 mmHg。

【检查方法及步骤】

1. 先用 0.5％丁卡因或利多卡因眼液对眼表面做表面麻醉 2～3 次。

2. 嘱被检者取仰卧位，测量眼压，同时测量肱动脉收缩压和舒张压。

3. 在弹簧式视网膜血管血压计头部用 75％乙醇棉球消毒后，将其垂直放置于眼外直肌止端的巩膜上。逐渐施加压力，同时用检眼镜观察测量眼视盘上视网膜中央动脉的动态。

4. 在视网膜中央动脉出现搏动的一瞬间，记录下加压的克数，此即为视网膜动脉舒张压;然后继续加压,记录下视网膜中央动脉血流中断出现的一瞬间所施加力的克数,即为视网膜动脉的收缩压。

5. 将所得到的加压克数,利用 Bailliart 曲线换算表换算为毫米汞柱。

6. 测量结束后,对视网膜血管血压计头部进行清洁处理。

7. 检查的注意事项

(1)视网膜血管血压计顶端应与巩膜垂直,加压方向应正对眼球中心。

(2)加压时要迅速准确,除血管血压计加压外,在眼球上不要施加其他压力。

(3)测量舒张压时,可连续测量 2~3 次,取其平均值。

(4)为了避免中央动脉不张的危险,一般只测舒张压。

(5)晚期青光眼患者除非必要,一般不用本法测量视网膜动脉压,以免加重视盘的损伤。

临床上用于视盘水肿、视盘炎、视神经萎缩、青光眼、导致颅内高压性疾病、某些心血管性疾病,如主动脉瓣关闭不全、颈内动脉血栓等检查。对眼部急性炎症、眼部严重外伤者不应作此检查。

第九节　角膜的特殊检查

一、角膜厚度测量

【Haag-Streit 厚度测定法】

(一)检查方法及步骤

1. 先将裂隙灯显微镜右侧目镜换上裂隙分影目镜。

2. 调整裂隙灯使其与显微镜呈 $40°\sim45°$,并使裂隙光束通过厚度测定器的裂隙光阑,垂直聚焦于瞳孔中央的角膜表面。

3. 嘱被检者注视裂隙光带。

4. 检查者转动厚度测定器上方的刻度盘,调整裂隙灯显微镜的高度,使分裂影像分成上下相等的两半,且位于瞳孔领内。

5. 检查者将刻度盘恢复至"0"位。转动刻度表,使分裂影像的上方后表面(角膜内皮层)与下方前表面(角膜上皮层)相交。

6. 读取刻度盘上读数。

7. 重复测量 2～3 次,取平均值。

8. 检查的注意事项

(1)判断测量终点时由于受测量者主观因素的影响,准确性和重复性低于超声波测量法。

(2)由于 Kappa 角的影响,左右眼测量结果常不一致,通常左眼偏高,右眼偏低。

临床上用于指导佩戴角膜接触镜及戴镜后随诊;屈光性角膜手术前检查;评价一些角膜疾患,如圆锥角膜、角膜水肿、角膜基质炎、边缘性角膜溃疡等;间接地了解角膜内皮细胞层的功能;高眼压症。

【A 型超声角膜厚度测量法】

(一)检查方法及步骤

1. 被检者取平卧位或坐位。

2. 结膜囊滴表面麻醉药。

3. 消毒超声探头。

4. 嘱被检者向正前方注视。先查右眼,后查左眼。

5. 检查者一手分开受检者眼睑,一手持超声检查探头测量各点角膜厚度。保持超声探头垂直于角膜,并维持适度压力。

6. 测量角膜厚度,同一测定点重复 3 次,取平均值,打印结果。

7. 检查的注意事项

(1)检查时保持超声探头与角膜垂直。

(2)超声探头对角膜的压力应适中,因为超声探头对角膜的压力太大时会导致检测角膜厚度变薄,压力太小时则无法显示结果。

(3)要保持角膜表面一定的湿度,过干或过湿均会影响检查结果。

(4)注意消毒超声探头。

(5)测试后嘱患者不要用力揉眼,以免发生角膜上皮损伤。

(6)应定期检测超声探头。

二、角膜曲率计检查法(keratometry)

【检查方法及步骤】

1. 遮盖一眼,检查另一眼,双眼分别测量。

2. 嘱被检查者下颌放在架托上,前额顶靠头架,下颌与台面垂直,双眼平视前方,调整被检者眼位,使检查镜筒射出的影像刚好位于被检眼角膜正中,相当于瞳孔区。

3. 检查者通过目镜调整落在被检者角膜上的影像,对准焦点直至图像清晰。

4. 不同角膜曲率计的影像设计不同

(1)有红色方格与绿色台阶(Javal 散光计)。

(2)有两个轴向垂直的带十字的圆圈(Bausch-Lomb 角膜曲率计)。

(3)有空心"十"字与"十"字标。

5. 检查者在目镜观察下转动镜筒,先确定接近水平位的第 1 主径线后,旋转微调使两像恰好相接触或重合(根据仪器设计要求),记下标尺上的屈光度或曲率半径值;再将镜筒旋转到与第 1 主径线垂直位(旋转 90°),微调使两影像恰好相接触(红方格与绿台阶)或重合(两十字),记下标尺上的屈光度或曲率半径值。

6. 分别记录两条轴线的曲率,有散光者标出散光轴。

7. 进行结果分析。

临床上用于判定有无散光及散光性质;某些疾病的诊断,如圆锥角膜、扁平角膜或大散光等;角膜手术后的追踪观察;指导配戴角膜接触镜;指导屈光性角膜手术;人工晶状体植入术前准备。

三、角膜知觉检查

【检查方法及步骤】

1. 要求检查环境安静、无风。

2. 嘱被检者向前方注视,或向着要检查的方向轻轻转动眼球。

3. 角膜知觉的定性检查

(1)将消毒棉签头端的棉花捻出一细长的棉丝,并折弯与棉棍呈 45°。

(2)用棉丝尖端从被检眼侧面接近并轻轻触及角膜。

(3)结果判断

1)角膜知觉正常者,可立即出现反射性瞬目或有感知。

2)角膜知觉减退,出现瞬目反射迟钝或感知不敏感或低于对侧眼。

3)角膜知觉消失为不发生瞬目反射或无感知。

4. 角膜知觉的定量检查

(1)选用角膜知觉测定计的尼龙丝。

(2)从 60 mm 开始在被检眼的颞侧以纤维细丝轻轻触及角膜。

(3)结果判断

1)角膜知觉正常者,尼龙丝弯曲可立即出现反射性瞬目或有感知。

2)角膜知觉消失为不发生瞬目反射或无感知。

3)角膜知觉减退为将尼龙丝从 60 mm 依次减少直至 40 mm,若低于 35 mm 出现瞬目反射迟钝或感知不敏感者。

临床上用于检查角膜病患眼的角膜知觉,以便诊断和鉴别诊断。

四、角膜染色检查

【检查方法及步骤】

根据需要可以选用荧光素钠、孟加拉红等常用的染色剂。

1. 荧光素染色法

(1)用荧光素纸条或 0.5%~2% 荧光素钠溶液将荧光素涂于结膜囊内。

(2)在裂隙灯显微镜下用钴蓝光观察。

(3)角膜上皮如有缺损表现为黄绿色着染。

2. 孟加拉红染色法

(1)结膜囊内滴入 1% 孟加拉红溶液。

(2)用无赤光在裂隙灯显微镜下观察。

(3)角结膜上皮的变性和死亡细胞着染为玫瑰红色。

3. 检查的注意事项

(1)荧光素钠溶液最易受污染,尤其绿脓杆菌污染,使用时应格外注意。

(2)因为孟加拉红溶液有明显刺激性,染色时同时滴少许表面麻醉药可以减少这种眼部烧灼感的不良反应。

临床上用于检查角膜上皮是否损伤;怀疑为眼干燥症患者;怀疑角膜瘘者;观察角膜移植术后伤口状况。了解角膜接触镜配戴是否合适。观察青光眼眼外滤过术后滤过泡渗漏情况。

五、角膜内皮检查

正常角膜内皮细胞呈六角形,镶嵌连接成蜂巢状。随年龄增加细胞趋于变性,细胞密度逐渐降低,细胞面积逐渐增大。正常人 30 岁前,平均细胞密度为 3 000～4 000/mm^2;50 岁左右 2 600～2 800/mm^2;69 岁以上为 2 150～2 400/mm^2。

角膜内皮层检查以角膜内皮显微镜检查法(specular microscope)常用,它可分为非接触型和接触型检查法两种。也可以通过共聚焦显微镜(confocal microscope)进行检查。

非接触型检查法所得图像的放大倍率较低,照相范围较大,所见内皮细胞数目多。但对角膜内皮细胞的分辨率较差,仅可宏观了解角膜内皮细胞密度及有无空泡或滴状赘疣。接触型检查法成像清晰,且图像放大,便于观察。

【检查方法及步骤】

1. 非接触型检查法

(1)被检眼滴用表面麻醉药。

(2)嘱被检者头部放置托架上。

(3)机器自动取像,根据所拍摄的照片分析角膜内皮的形态、大小。

(4)点击细胞数目分析角膜内皮的细胞密度。也可应用计算机直接分析角膜内皮的细胞密度及大小。

(5)对角膜上、中、下、鼻侧、颞侧几个点的内皮进行检查。

(6)分析后打印结果。

2. 接触型检查法

(1)先测量角膜厚度。

(2)作角膜表面麻醉,用 0.5% 丁卡因滴眼液滴眼。

(3)被检者头部固定于托架上,物镜须接触患者角膜。

(4)检查者调节焦点使图像清晰。

(5)进行摄像或录像。

(6)分析检查结果。

3. 检查的注意事项

(1)进行角膜内皮层检查之前,需常规行裂隙灯显微镜检查。

(2)对儿童、心理紧张或角膜有术后新鲜伤口的患者可选用非接触型检查法作角膜内皮检查。

（3）对配合检查的成年受检者可选用接触型检查法。

（4）结果定性分析的内容包括：细胞大小一致性、细胞形态一致性、细胞内或细胞间有无异常结构。

（5）定量分析的内容包括：细胞密度、平均细胞面积、细胞面积变异系数、六角形细胞百分比等。

临床上用于角膜内皮层检查，估计其功能状态。诊断某些眼病，如多形性角膜营养不良、Fuchs 角膜内皮营养不良。评价某些疾病对角膜内皮的损害。指导角膜接触镜的材质选用和佩戴方式。评价内眼手术可能造成角膜内皮功能失代偿的风险。指导前房内给药。为穿透性角膜移植术优选高质量供体材料。

六、角膜地形图检查

角膜地形图（corneal topography）是记录和分析角膜表面形态、曲率、折光特点的检查方法。

其原理是用 Placido 盘投射系统将 25～34 个同心圆环投射到角膜各部，这些规则的环形图像在角膜表面的映像经监测系统、摄像系统及计算机分析系统处理后不同数字及不同色彩的伪彩直观图像显示出来。

一般可将正常角膜地形图分为圆形、椭圆形、蝴蝶形和不规则形 4 种，角膜中心区的屈光力为 43.2 D～43.7 D。

【检查方法及步骤】

1. 先输入被检者的有关资料，如姓名、年龄、性别、诊断等。

2. 被检者取坐位，下颌放置在下颌托上，必要时用头带固定。

3. 嘱被检者睁大被检眼，注视角膜镜中央的固视灯光。

4. 检查者操作摄影把手，使荧光屏上的交叉点位于瞳孔中央，即角膜镜同心圆中心与瞳孔中心点重合，并调整好焦距，直至见到屏幕上的 Placido 盘同心圆影像清晰，按下按钮固定图像。

5. 选择最佳影像存盘并打印。

6. 结果分析

（1）色彩图

①以不同的颜色代表相应的屈光度，即暖色表示屈光力大，而冷色表示屈光力小。

②具体等级位于图像的左侧。

（2）统计数据

①角膜表面不规则指数（SAI）。

②角膜表面规则指数（SRI）。

③角膜预测视力（PVA）。

④模拟角膜镜读数。

⑤最小角膜镜读数。

⑥这些数据通常位于彩色图像的下方。

（3）对多项相关参数进行定量分析。如不同扇形区域指数、中央指数、周围指数、不规则指数、分析面积等。

临床上用于角膜屈光力的测算和提供角膜屈光手术前设计及手术后复查时的相关资料。异常角膜的地形图表现为局部区域突然变得陡峭，呈现为局限性的圆锥形状。

第十节　眼球运动检查

一、眼球运动客观检查

（一）眼球运动一般检查

【检查方法及步骤】

1. 单眼运动检查

（1）正常单眼运动，内转时瞳孔内缘可达上下泪小点连线；外转时外侧角膜缘达到外眦角；上转时，下角膜缘与内外眦连线相切；下转时，上角膜缘与内外眦连线相切。

（2）遮蔽一眼，另眼向各方面运动，观察眼球运动是否到位。

2. 双眼同向运动检查

（1）嘱被检者双眼向各诊断眼位方向分别注视，观察两眼运动的协调性。

（2）注意内眦赘皮和睑裂不对称对判断眼球运动正常与否的影响。

（二）遮盖法

【检查方法及步骤】

1. 遮盖－去遮盖法

(1)遮盖一只眼,仔细观察对侧眼是否发生移动。

(2)如果出现移动,说明患者存在显斜视,根据运动方向判断斜视类型。

(3)如非遮盖眼不动,再以同样的方式遮盖另一眼,观察对侧非遮盖眼的移动状态。如果未遮盖眼也不动,则表明被检者无显斜视。

(4)去遮盖时观察被遮盖眼有无移动,如果有移动表明有隐斜,可根据移动方向来判断隐斜类型。

(5)主要用以判断是否存在显斜视。

2. 交替遮盖法(alternative cover test)

(1)反复交替遮盖两眼

①先遮盖一眼再迅速移至另一眼。

②在每眼前停留数秒,破坏双眼融合。

(2)观察被遮盖眼的运动方向

①如果两眼由外向内移动,说明被检者可能存在外隐斜或外斜视。

②如果由内向外移动,说明受检者可能存在内隐斜或内斜视。

③如果观察到眼球出现垂直方向的运动,则说明被检者可能存在垂直性显斜视或垂直性隐斜。

(3)所查出的斜视包括显斜视和隐斜视两部分。

3. 三棱镜加交替遮盖法

(1)检查者把三棱镜放在一只眼前,三棱镜尖端方向与斜视方向一致。

(2)遮眼板交替遮盖两眼,在遮盖眼停留数秒。

(3)进行数次交替遮盖。

(4)继续交替遮盖两眼,并调整三棱镜度,直至交替遮盖时不再出现眼球移动,此时所用三棱镜的度数即为患者的斜视度数。

(5)在视远、视近、戴镜及裸眼的状态下分别进行检查。

(6)为定量检查斜视角的方法。所查出的斜视度含隐斜度数。

4. 三棱镜加单眼遮盖法

(1)将三棱镜放在偏斜眼前,用遮眼板遮盖注视眼,重复遮盖注视眼。

(2)调整三棱镜的度数,直至偏斜眼不再出现移动。

(3)改变注视眼,重复上述检查。

(4)在视远、视近、戴镜及裸眼的状态下分别进行检查。

(5)为定量检查斜视角的方法,所查出的斜视度数不含隐斜度数。

(三)角膜映光法

角膜映光法只对斜视角进行大致估计,如需精确地测量斜视角度,还应结合其他方法。适用于婴幼儿的斜视检查。

【检查方法及步骤】

1. Hirschberg 角膜映光法

(1)把灯光放在被检者正前方 33 cm 处,观察被检者角膜上的映光点。

(2)观察非注视眼角膜映光点的位置。

①映光点位于瞳孔缘,相当于眼位偏斜 15°。

②映光点位于瞳孔缘与角膜缘中间,相当于偏斜 30°。

③映光点位于角膜缘,相当于偏斜 45°。

2. Krimsky 角膜映光法

(1)将点光源置于患者正前方 33 cm 及 5 m 处。

(2)让被检者用视力较好眼注视灯光,将三棱镜放置于注视眼前,不断增加三棱镜的度数,直到偏斜眼的角膜映光点移到瞳孔的中央为止。

(3)注视眼前的三棱镜度数近似于偏斜眼的斜视度数。

(四)Parks 三步法

【检查方法及步骤】

1. 先应用遮盖-去遮盖法检查,确定哪一只眼发生上斜视,如果右眼上斜视,可能为右眼下转肌组(右下直肌、右上斜肌)或左眼上转肌组(左上直肌、左下斜肌)的麻痹。

2. 再观察侧向注视的时候,垂直斜视度的变化。若向左注视时垂直斜视度数大,可排除右下直肌及左下斜肌,仅剩右上斜肌及左上直肌。

3. 最后行 Bielschowsky 歪头试验。令被检者的头部迅速向高位侧倾斜,如果上斜视明显增加,则上斜肌为原发麻痹肌,否则,考虑对侧眼上直肌为原发麻痹肌。

临床上用于鉴别一眼上斜肌麻痹还是另一眼上直肌麻痹。注意眼位的微小变化。

(五)被动牵拉试验和主动收缩试验

【检查方法及步骤】

1. 被动牵拉试验

(1)作眼球表面麻醉或全身麻醉。

(2)用镊子将眼球牵拉到偏斜方向的对侧,同时令被检者向该方向注视。

(3)与对侧正常眼比较,若遇到异常的阻力,说明眼球偏斜方向存在限制眼球运动的机械性因素;若牵拉时没有异常的阻力,说明眼球偏斜方向对侧的肌肉麻痹或支配神经麻痹。

(4)注意被检眼注视方向与牵拉方向必须一致。

临床上用于鉴别眼球运动障碍的原因是神经肌肉麻痹还是机械性限制。

2. 主动收缩试验

(1)作眼球表面麻醉或全身麻醉。

(2)用镊子夹住受累肌作用方向的角膜缘外 2~3 mm 内的结膜,嘱被检者眼球向受累肌肉的作用方向注视。

(3)眼球运动牵动镊子,检查受累肌收缩的力量。

(4)与对侧眼同名肌肉收缩力量相比,可以估计是否存在神经肌肉麻痹及麻痹大致程度。

(5)测试受累眼眼外肌收缩力量,估计眼肌麻痹的程度。

(6)注意被检眼注视方向与牵拉方向相反。

二、眼球运动主观检查

【检查方法及步骤】

(一)Maddox 杆加三棱镜法

1. 嘱被检者分别注视 6 m 及 33 cm 远的点状光源。

2. 先将 Maddox 杆水平置于患者右眼前,则右眼前所见的物像为一垂直光线,左眼注视灯光。

3. 旋转三棱镜(增减三棱镜度)至点光源与亮线重合。

4. Maddox 杆水平置于左眼前,重复以上检查,分别确定两眼的水平斜视度。

5. 将 Maddox 杆垂直放在右眼前,右眼所见物像即呈一水平的亮线,旋转三棱镜至亮线与点光源重合,Maddox 杆改放左眼后重复上述检查,确定两眼的垂直偏斜度。

6. 分别检查被检者裸眼及戴镜的斜视度。

7. 分别测量左、右眼注视时的斜视度,以确定是共同性斜视还是非共同性斜视。

临床上适用于具有正常视网膜对应的隐斜视和显性斜视的定量检查。

(二)双 Maddox 杆法

1. 将双 Maddox 杆分别垂直放置于试镜架上,如果被检者无垂直偏斜,在一眼前放置一 6$^\triangle$ 度底向下的三棱镜使两亮线分离。

2. 嘱被检者注视 33 cm 远处光源。如果一条线平直,另一条线倾斜,则调整马氏杆的位置至两线平行,镜架刻度上读出的马氏杆旋转度数即旋转斜视的度数。

3. 同样方法检查视远(6 m)的旋转度数。

临床上适用于旋转斜视定量检查。一定要保证镜架位置端正,头位始终直立。根据需要,以上检查可在任一诊断眼位实施。

(三)底相对双 4$^\triangle$ 三棱镜法

1. 检查时将双 4$^\triangle$ 三棱镜的底线水平置于瞳孔中央区。

2. 嘱患者注视一条横线,放三棱镜的眼将会看到两条平行线。如果患者两眼所见的三条线互相平行则证明无旋转斜视。如果放三棱镜的眼所见两平行线倾斜,则该眼有旋转斜视。如果两平行线无倾斜,而对侧眼单线倾斜,则对侧眼有旋转斜视。

适用于旋转性斜视的定性检查。注意与斜轴散光的鉴别。

(四)复视像检查

1. 在暗室中进行。

2. 检查者手持条形光源或点光源,与被检者相距 1 m。

3. 嘱被检者将一红玻璃片置于右眼前,保持头部正位。

4. 询问被检者见到几个光源

(1)如果看到两个光源,所看到的两个物像是水平抑或垂直。

(2)如为水平复视,分别将光源向左右移动,询问在哪侧分离距离最大。

(3)如为垂直复视,将光源向左上、左下、右上和右下方移动,了解哪个方向复视像分离最远。

5. 根据检查结果分析得出结论

(1)水平复视还是垂直复视,是交叉复视还是同侧复视。

(2)哪个方向复视像分离最大。

(3)周边物像属麻痹眼。

6. 适用于有正常视网膜对应的双眼复视患者。

（五）Hess 屏检查

1. 在半暗室内进行检查。

2. 被检者端坐在屏前 50 cm 处，头位正直。

3. 被检者双眼分别佩戴红、绿互补颜色的镜片，一般注视眼戴红镜片。

4. 被检者双眼正对 Hess 屏的中心，手持绿色投射灯追踪屏上的红灯，使二灯重叠。

5. 检查者控制屏上红灯，在各诊断眼位随机出现。

6. 将绿灯投射点在图纸上，记录反映的是非注视眼的眼外肌状况。

7. 交换双眼镜片，同样检查记录另一眼眼外肌状况。

8. 在图形上向内收缩，表示此方向的肌肉力量减弱，向外扩张表示肌肉力量亢进。

9. 注意被检者有正常视网膜对应，且无单眼抑制者。

临床上用于检查非共同性斜视患者，发现受累肌。

第十一节　屈光检查

屈光检查是使用不同的方法检测眼屈光不正的性质及程度，以了解眼屈光状态的方法。主要包括主觉检查法与他觉检查法。随着医学验光这个概念的提出，电脑验光仪逐步在临床使用。

一、主觉检查法

指被检者在自然调节状态下，依其诉说视力情况来选择最适宜的镜片，根据所用矫正透镜的性质与屈光度值（D）来测被检眼之屈光异常状态及其矫正视力的方法。

这种方法完全是以被检查者主觉的知觉能力、判断能力为依据，因此在使用上有一定的局限性。

【检查方法及步骤】

1. 插片法

(1)根据被检者的裸眼视力,以试镜求得最佳视力。

(2)测裸眼视力。

(3)如远视力不能达到1.0,而能看清近视力表的1.0,则可能为近视眼。检查眼底结合病史选用镜片度数,镜片度数从−0.25 D开始递增,直至被检者能清楚看到1.0。

(4)如远、近视力都不好,或者近视力<0.9,远视力正常者,则可能为远视眼,可试"+"球镜片。如果为近视眼加"+"球镜片视力肯定下降,如果是远视眼则视力提高或不变,逐渐增加"+"镜片至视力增加到最好。

(5)如只用球镜片不能满意地矫正视力,再加用凹凸柱镜片,并转动柱镜的轴位,直至达到最佳视力。

(6)如果所选择的球镜片和柱镜片已将视力矫正到1.0或1.2,仍需用下述六步法加以证实:

①+0.25 D球。②−0.25 D球。③+0.25 D柱轴相同。④+0.25 D柱轴垂直。⑤−0.25 D柱轴相同。⑥−0.25 D柱轴垂直。

逐渐将以上六步法循序加于镜片的前面来增加其屈光度,直至患者不再接受任何镜片为止。

(7)老视眼的矫正法,在近距离用主观验光法获得近用度数,再按近距离视觉需求及年龄情况来计算,开出眼镜处方。

2. 雾视法

将一大于2.0的高度凸球镜片置于受检眼前,形成人为近视,而视力明显下降、视物模糊不清,有如处于云雾之中,又称之为云雾法。

【检查方法及步骤】

(1)先给被检者戴高度凸球镜(+2.00~+3.00 D)造成近视状态。

(2)嘱被检者看远视力表,开始感觉很模糊,过数分钟后即觉较清晰,说明睫状肌的调节逐渐松弛。

(3)此时可加凹球镜片,以−0.25 D递增,必要时加凹柱镜片,直到获得最佳调节视力。

(4)从原加凸镜片度数中减去所加凹镜片度数,即为患者屈光不正度数。

临床上适用于远视或远视散光病人,也可用于假性近视的诊断,对因各种原因不能使用睫状肌麻痹剂或对麻痹剂过敏者尤宜。但不适用于估计有近视或近视散光的病人。

3. 针孔检查法

在被检眼前放置针孔片,可阻止周围光线干扰,将瞳孔人为缩小,消除眼屈光系统中周边部分的光学作用,克服部分散光,并可增加所观察外界物体的景深。

如果为屈光不正者,其中心视力会有所提高。如果为屈光间质病变、眼底病变等,则视力不能提高。

【检查方法及步骤】

(1)被检者与视力表相距为 5 m。

(2)选用镜片箱内的针孔片,为孔径 1 mm 的圆孔黑片。

(3)在被检眼前加一针孔片进行视力检查。

临床上可对屈光异常和屈光介质病变、眼底病变进行定性鉴别。但仅依此点不能确定屈光异常的性质及度数。

4. 散光的主观测定法

【检查方法及步骤】

(1)选用交叉柱镜进行测定,鉴别有无散光,调整散光度数和轴位。

(2)检查者旋转交叉柱镜把柄,改变散光轴方向,也可以翻转正面、负面。镜柄放在 45°位置,"+"轴在垂直位称第 1 位,在水平位为第 2 位。

(3)测定有无散光。

①在已矫正的球镜前放置交叉柱镜,如果第 1 位、第 2 位的视力相同,比不加镜片模糊,表明原矫正镜片已准确。

②如果放置交叉柱镜某方向清楚,其反转后模糊,说明有散光存在。

③如果"+"轴在 90°位置清楚,就在 90°位加"+"柱镜,或在 180°位加"一"柱镜。

(4)矫正散光轴位法

①将交叉柱镜放置于已矫正镜片前,使其"+"与"一"轴分居在原散光轴的左右各 45°位置。

②迅速翻转交叉柱镜,以决定在哪个位置上可增加视力。

③将试用柱镜片的轴,向所用交叉柱镜上同符号之轴的方向转动。

④根据第 1 位及第 2 位视力好坏来移动矫正镜片的轴向,直至视力不因交叉柱镜的反转而改变时为止。

(5)矫正原用散光度的准确性

①将交叉柱镜轴位加放在已矫正镜片原来的轴位上,使"+""-"号轴交替重叠于原柱镜轴向。

②嘱被检者注视散光表或视力表。

③分别根据放置第 1 位好还是第 2 位好,增加或减少原有的柱镜屈光度,使视力达到最好的水平为止。

(6)检查的注意事项

①矫正中要增加某一方向柱镜度时,应同时增加与其符号相反的半量球镜度数。

②先告知被检者,应用交叉柱镜试验不一定能增进视力,不一定能多读视力表上一行字,而只需感觉比较模糊或比较清楚即可。

③交叉柱镜加于被检眼前,每一位置只可保持数秒钟。

④交叉柱镜试验时,镜柄的转动当力求迅速,被检眼才能比出哪一位置清楚,哪一位置模糊。

⑤选用多大的交叉柱镜,应根据被检者的视力而定,视力好者,用低度交叉柱镜;视力差者,用较高度交叉柱镜。

临床上在进行以上主观屈光检查时应注意,其为高度个性化的检查,要结合多方面因素给予最合适的矫正度数。易受调节作用的影响,不够准确,但 40 岁以上者调节力已减退,可用插片法。进行主观屈光检查之前,一般先进行眼底常规检查。雾视法的主要目的是减少调节的影响。主要用于远视、远视散光或混合散光的患者。应用雾视法采用递减镜片测量远视性屈光不正时,注意在未换低一级"+"球镜片以前,不要撤掉原先加载眼前的较高度数的"+"球镜片。小孔检查是一种粗试检查,主要用以鉴别视力低下的原因。

二、他觉检查法

不需病人诉说,只由检查者根据检查的状况来测知屈光状态。还可用于主觉检查法不可能或不可信赖时,如儿童、聋哑、精神迟钝的成人等。

(一)电脑自动验光

为目前最常用的方法,操作简单、快捷,可测定屈光状态、屈光不正的性质和程度。

【检查方法及步骤】

1. 首先开启电源,预热仪器。

2. 嘱被检查者就坐,调整适宜高度,固定头位。

3. 被检查者睁开双眼,注视仪器前孔中的视标。

4. 调节仪器高度及左右方位,使被检眼位于视屏环形光标区。

5. 调节仪器焦距使视屏上的角膜影像清晰。

6. 进一步细调移动环形光标至瞳孔中央。

7. 按动记录键,打印结果。

8. 验光时每眼连续测三次。

9. 检查的注意事项

(1)检查者要熟练掌握操作技术,尽量缩短测试时间。

(2)被检者保持头、眼位的相对不动,尽量处于松弛状态,配合检查。

(3)注意仪器的保养和定期测试。

(二)视网膜检影

视网膜检影法(retinoscopy)为最常用的一种较准确的他觉屈光检查法,此法是用视网膜镜观察眼底反光的顺动和逆动,客观测量眼屈光状态的一种方法。

本检查方法的原理是根据透镜的共轭焦点理论来确定被检眼的远点位置。对正视眼而言,5 m 以外发出的平行光线,经过处于调节静止状态的眼屈光系统后,在视网膜上结成清晰的像,此时无限远处的发光点与视网膜是互为共轭焦点的,即将视网膜成像的位置作为一个发光点,它向外发射的光线是由屈光指数较高的屈光介质(眼内)向屈光指数较低的介质(空气)中进行,因此,光线射出眼外也成平行光线,同理,近视眼视网膜上一发光点向外发射光线为向远点聚合的光线,而远视眼视网膜上发光点向外发射的光线是为散开光线,即视网膜与其远点互为共轭焦点。

最常用的检影法为静态检影法。使被检眼的调节作用处于完全松弛状态下的屈光检影法。有点状光检影和带状光检影两种方法。下面以点状光检影法为例来说明。

【检查方法及步骤】

1. 青少年用睫状肌麻痹剂(如阿托品、后马托品、复方托吡酰胺等)散瞳,成人可用小瞳孔检影。

2. 在暗室内进行,检查者与受检者相距 1 m 对面而坐。

3. 检查者手持检影镜(直接或间接检影镜),将光线投射到被检者的瞳孔区内,轻轻转动镜面,观察由视网膜反射到瞳孔区的光影运动情况是顺动还是逆动,及光影移动的速度。

4. 判断光影移动情况

(1)如果光影为顺动,指瞳孔区光影运动的方向与检影镜运动的方向相一致,表明被检眼的远点位于检查者眼的后方,该眼的屈光状态可能是正视眼、-1.00 D以内的近视或远视眼,可在眼镜架上放正球镜片,逐渐增加度数至瞳孔区的光影不动,即达到中和点,由此可得出该眼的远点。

(2)如光影为逆动,指瞳孔区光影运动的方向与检影镜运动的方向相反,表明被检眼的远点位于 1 m 以内,即表示该眼为-1.00 D 以上的近视,可将负球镜片放在试镜架上,逐渐增加度数,直至光影不动,达到中和点。

5. 屈光度数的确定

(1)在出现反转点时的镜片度数上再加上检查距离造成的-1.00 D"人为近视",即为被检眼的实际屈光不正度数。

(2)如在检影中两主径线上的中和点不同,表明有散光,两条主径线是互相垂直的,则可分别找出两个主径线上的中和点,其屈光度数之差即为散光的度数,用相应的柱镜片,将轴位置于低屈光度的径线上即可矫正散光。或者根据影动中出现的散光带的方向确定散光轴位。在平行于轴的方向上放置不同的圆柱镜片,如果是顺动散光带放"+"圆柱镜片;如果是逆动散光带放"-"圆柱镜片。

(3)根据散光带影动的速度及宽窄不断改变圆柱镜的度数,直到散光带消失。则此时的圆柱镜为散光的度数。

6. 试镜

(1)根据检影结果进行试镜,将镜片放在试镜架上,纠正检影 1 m 距离的误差。

(2)可小量增减屈光度结合交叉柱镜校正散光轴位获取最佳矫正视力。

(3)小瞳孔检影者要试戴眼镜 10～30 min,感觉舒适方可开具处方。

(4)散瞳检影者需当睫状肌麻痹剂的药效完全消失后瞳孔已完全恢复时,作第 2 次复验后再开眼镜处方。

三、综合验光仪

综合验光仪首先是用来检查眼外肌功能的仪器,从 20 世纪 70 年代开始大量用于屈光不正的检查。随着医学验光这个概念的提出,综合验光仪的使用越来越普遍了。

综合验光仪的结构由 4 个控制部分组成:

1. 镜片控制部分

(1)球镜控制。

(2)柱镜控制。

2.各种辅助镜片控制部分。

3.外置补充系统控制部分

(1)交叉圆柱系统(JCCs)。

(2)旋转棱镜系统。

4.调整控制部分

(1)瞳距旋钮。

(2)水平旋钮和平衡指示。

(3)后顶点距调整旋钮。

(4)视轴倾斜调整。

【检查方法及步骤】

以用综合验光仪进行远距离主观验光为例。

(一)验光使用的仪器

1.投影视力表。

2.投影屏。

3.标准综合验光仪。

(二)综合验光仪功能转盘符号

1. O:Open,无任何镜片。

2. OC:遮盖片。

3. ±0.50 D:交叉圆柱镜,用于检测调节幅度。

4. 6 △U:底朝上的6度棱镜测双眼平衡。

5. PH:针孔镜,检查屈光不正。

6. +0.12 D:用于检测红绿表。

7. RL/GL:红/绿色滤色片,检测双眼视功能及融合力。

8. R/WMH:红色水平马氏杆镜,用于检测隐斜视。

9. R/WMV:红色垂直马氏杆镜,用于检测隐斜视。

10. P135°:偏光片,用于检测立体视觉或双眼平衡测试。

11. P45°:偏光片,用于检测立体视觉或双眼平衡测试。

12. R−+1.50:用以抵消检影工作67 cm距离所产生的屈光度。

镜片度数范围:

1.负镜片范围:−0.25~−19.00。

2. 正镜片范围：＋0.25～＋16.75。

3. 负柱镜片范围：－0.25～－6.00。

4. 三棱镜范围：1$^\triangle$～20$^\triangle$。

(三)检查前准备工作

1. 被检者舒适地坐在椅子上。

2. 调整综合验光仪上瞳距旋钮使窥孔与受检者的远距离瞳距相匹配。

3. 将综合验光仪置于受检者眼前，保持综合验光仪的水平状态。

4. 调整投影视力表，投射出带有"1.2"等细小视标的整行视标。

5. 可将静态视网膜检影的结果置入综合验光仪上，作为主观验光的起始度数。

(四)验光具体步骤

1. 初步球镜确认阶段

(1)雾视。

①雾视右眼的视力达到 0.3～0.5。

②根据屈光性质，视力＜0.3 者加度数，视力＞0.5 者减度数。

③球镜片调整幅度在 0～1.50 D，以"减负加正"为原则。

(2)右眼球镜矫正。

(3)红绿视标

①绿色字清晰：近视过矫；远视欠矫。

②红色字清晰：近视欠矫；远视过矫。

③加减±0.25 D 或以上至红绿一致。

(4)MPMVA 即最好视力的最高正镜最低负镜，若视力达到 1.0 或以上，可作下一步：红绿表测试、双眼平衡等；如视力不达 1.0，可能存在散光，需再作散光检查。

2. 散光矫正精确阶段

(1)雾视。

(2)散光线图

①判断线图清晰度。

②线图上是否有一条线特清晰，若有则表明有散光，无则没散光。

③若 90°线清晰则表示散光轴在 180°，若 180°线清晰则表示散光轴在 90°。

(3)回复球镜度。

(4)交叉圆柱镜精确柱镜轴位和度数

①把±0.25交叉圆柱镜"柄轴重叠"摆好,翻转并询问"1"或"2"好?

②在水平轴看红点上下,在垂直轴看红点左右。

③根据此调整轴向"进10°退5°"至"1"、"2"一样清,来精确柱镜的轴位。

④把±0.25交叉圆柱镜"轴轴重叠"摆好,翻转并询问"1"或"2"好?

⑤观察与轴向重叠的是红点"1"还是黑点"1"清,注意"红加黑减"。

⑥据此调整柱镜度至"1"和"2"一样清,来精确柱镜的度数。

3. 球镜的最终确定阶段

(1)红绿视标。

(2)加减球镜度。

左眼重复上述步骤。

4. 双眼平衡和双眼镜度最后确认阶段

(1)双眼平衡

①嘱被检者闭上眼睛,在被检者右眼前加 3△ 或 4△ 底向上的三棱镜,左眼前加 3△ 或 4△ 底向下的三棱镜,是否看到两行模糊的视标,调整球镜度数,直到两行视标一样的模糊。

②在被检者双眼前插偏振光片,双眼同时看视标,看二幅图,交替遮盖,了解是否一样清,哪幅图清即表示哪眼清,将清眼镜片减度数至双眼调节平衡。

(2)红绿视标。

(3)双眼同时加减球镜度。

(4)写出配镜处方。

第十二节　眼部超声检查

一、眼部 A 型和 B 型超声扫描

超声检查(ultrasonography)是利用超声波的声能反射波形或形成图像来反映人体结构和病理变化的物理诊断技术。超声波(ultrasonic waves)具有反射、折射、散射和聚焦等性质。超声波有多种不同频率。向眼部发射特定频率的超声波时,声波在组织中传播,遇到不同的界面就会产生不同的反射波。将反射波接收、转换处理,以波形图像的形式显示在荧光屏或打印纸上,用于医学诊断。

根据回波的方式,分为 A 型、B 型及三维重建等。探测方法包括直接法和间接法。进行多方位、多切面探查。

用于眼部活体组织生物测量;眼屈光间质混浊时眼内探测;眶内及眼内占位病变;眼外伤、眼内异物的探查及定位;眼球萎缩、视网膜脱离、脉络膜脱离;彩色多普勒超声可探测病变内部,进行眼和眶部血流动力学研究等。此外,可超声引导下活体组织检查及局部用药。

【正常眼部的超声图像】

1. 不同扫查方位的声束方向不同,形成的声像图也必然有所不同。

2. 轴超声声束由前至后通过眼轴,声像图始波区呈现不整齐的宽光带,依次晶状体声像图为碟形光斑,玻璃体腔声像图为暗区,眼球后壁前界面声像图为与玻璃体腔后部紧贴的圆滑弧形光面。

3. 眼球后的强反射区为球后脂肪垫声像图,其间"V"字形暗区为视神经声像图。

4. 眼球壁、球后脂肪垫和视神经共同构成一个横置"W"形光区。

5. 在脂肪垫的两侧的带状区为眼外肌图像。

【眼部异常的超声图像】

1. 后巩膜葡萄肿的超声图像为后球壁回声光带向后凹陷。

2. 视网膜及脉络膜脱离表现为球内壁异常分离之膜性回声光带。

3. 眼底肿瘤为实性隆起的回声区。

4. 玻璃体出血、异物、增生性玻璃体病变等常表现为玻璃体腔内异常团状、条索状影像。

5. 眶内脓肿或黏液性囊肿常为液性暗区,呈现实性回声区。

【检查方法及步骤】

1. A 型超声扫描

(1)将仪器设定组织敏感度(T)。

(2)嘱被检者半侧位,头部靠近屏幕。

(3)作眼球表面麻醉。

(4)将已消毒的探头置于眼球上(不需用耦合剂)。

(5)从下方 6 点位开始探查,探头从角膜缘滑向穹窿部,探测眼底和眼眶。依次扫描 8 个子午线方向。

(6)嘱被检者偏向所扫描的径线方向注视,使声束与眼球壁垂直。根据检查部位的不同,选择高、低分贝增益,高增益(T＋6 dB 或 T＋9 dB)容易发现细小的玻璃体病变,低增益(T-24 dB)可检测视网膜脉络膜厚度。对适合闭合眼睑后进行检查者如内眼手术后不久、眼外伤及感染者,应当增加增益(T＋3 dB)弥补皮肤吸收的声能。

(7)检查完毕时被检眼滴抗菌药物滴眼液。

2. B 型超声扫描

(1)患者体位及头位与 A 型超声扫描相同。

(2)嘱患者轻闭眼,将探头置于已涂耦合剂的眼睑皮肤上,或已滴用表面麻醉药的球结膜上。

(3)沿角膜缘各钟点位置,分别对眼球、眼眶进行横切、纵切扫描,最后进行轴切扫描。

(4)发现病变后要采用特殊方法进行检查

①如实性占位病变要显示其位置,形状,边界,范围,内回声,声衰减等。

②对眼眶病变要观察视神经、眼外肌、眼上静脉等,从多个角度,多个层面观察病变,以便获得一个三维印象。

③对于眼球突出而未发现占位性病变者,应观察眼外肌、视神经、球后脂肪垫和眼上静脉。

④检查眼球赤道部前的眶内或眼睑病变时,可用探头直接接触病变表面的皮肤。

⑤检查眼球赤道部前的眼内病变时,需嘱被检者眼球转向与探头相反方向,以便观察眼球周边部。

二、眼部超声生物显微镜检查

超声生物显微镜(ultrasound biomicroscope,UBM)是利用超高频超声技术,观察眼前节断面图像的一种新的影像学检查装置。

其原理与普通 B 超不同处在于其探头的频率高达 40～100 MHz,但是,探测深度为 4～5 mm,分辨率高达 20～60 um。设有频率换能器,以选择不同的探测深度和分辨率。探头进行扫描同时收集反射信号,经放大及加工后,并通过转换技术处理,在视屏监视器显示出图像。主要结构由主机、监视器、操作台等组成。

适应于角膜、房角、前房、后房、睫状体及前部视网膜脉络膜检查。

【眼前节正常 UBM 表现】

1. 角膜的前表面与后表面反射光带较强,前两带代表角膜上皮层和前弹力层,后一带代表内皮层。

2. 中间低反射带代表实质层。角巩膜缘及巩膜反射强,角膜界线清楚。

3. 前房为暗区,无反射,虹膜前表面及后表面反射强,基质反射弱,睫状体的表面和基质反射光带强度不同。

【异常眼前节 UBM 表现】

1. 角膜水肿时可见上皮层回声增厚。

2. 角膜混浊时可见混浊处角膜增厚,原结构分辨不清,表现为一致的强反射。

3. 估测青光眼患者的前房容积及前房角开放的程度,了解局部组织结构。

4. 睫状体内或虹膜囊肿内部为暗区或多囊壁蜂窝状改变。

5. 巩膜葡萄肿、结节、眼前部异物、损伤等均有特征性表现。

【检查方法及步骤】

1. 选择具有屏蔽作用的房间,并保持室内照明稳定。接通电源后,检查眼部超声生物显微镜(UBM)是否正常工作。用光笔触及屏幕,输入患者相关信息。

2. 滴用眼球表面麻醉药。

3. 嘱被检者仰卧位躺于检查床上。

4. 选择合适的眼杯置于上睑下,嘱被检者向下看,拉开下眼睑,将眼杯放置于眼球表面。在眼杯内滴满耦合剂,如 1‰ 甲基纤维素滴眼液。

5. 嘱被检者固视眼前目标。

6. 右手持换能器,把探头放置于眼杯内,使其位于被检查部位上方并靠近眼球。

7. 应用脚踩控制键,开始扫描,包括放射状检查法和水平检查法,前者将探头在 12 点开始顺时针转动一周,探头与角膜缘始终保持垂直,此法对前房角及睫状体的病变观察更具优势。后者用探头与角膜缘平行的水平探查更详尽地了解睫状体病变。

8. 扫描时,检查者应观察荧光屏,通过进一步调整扫描的方向和部位来获得最佳图像。将所获得的满意图像存盘,根据需要打印扫描结果。最后受检眼滴用抗菌药物眼药水。注意年幼儿童或过于敏感而不能很好配合的受检者,检查前给予适量镇静药,如口服水合氯醛等。注意探头和眼杯等的消毒,防止交叉感染。

三、彩色多普勒血流成像

彩色多普勒血流成像(color Doppler flow imaging,CDFI)是利用对波的频率改变测量其传播速度的多普勒原理,观察眼部血流动力学变化的技术。

其原理是超声探头发射出的声波,经过血管中流动着的血细胞发生散射,产生多普勒效应。探头接收到的返回信号产生多普勒频移,频移率与血细胞流速成正比,因此,由频移率可以推算出血流速度。

主要结构由探头、显示系统和记录系统构成。

【正常眼部CDFI频谱特征】

1. 眼动脉与睫状后动脉的波谱为三峰两谷搏动型动脉频谱,睫状后动脉为低阻性血管,波峰低。

2. 视网膜中央动脉采样于视盘中心后3 mm处,与中央静脉同步显示,视网膜中央动脉呈现高阻斜三角搏动性动脉频谱,上升支较陡而直,峰顶圆钝形,下降支较为缓慢而直呈斜坡形。

【眼部异常的CDFI表现】

1. 眼眶血管畸形
①颈动脉海绵瘘频谱显示为异常的动脉化的静脉型频谱。
②眶静脉曲张频谱为无搏动不规则的静脉型频谱。
2. 眼内缺血性疾病
①视网膜中央动脉阻塞表现为无频谱或频谱形态模糊不清。
②缺血性视盘病变为睫状后动脉的血流速度下降。
3. 眼部肿瘤
①脉络膜血管瘤于瘤体内部可见斑点状血流信号,为高速低阻的动脉型频谱。
②眶内海绵状血管瘤内部缺乏血流信号,偶见点状血流信号或低速静脉型血流信号。

【检查方法及步骤】

1. 接通电源后,检查彩色多普勒显像仪是否正常工作,并输入患者相关信息。
2. 嘱被检者取仰卧位躺于检查床上,轻闭双眼。

3. 在被检眼的眼睑上均匀涂布耦合剂,并轻轻地将探头直接放在被检眼上。

4. 用脚踩控制键,在眼睑上做横向、纵向或旋转扫描。

5. 将所获得的满意图像存盘,根据需要打印扫描结果。

6. 结果分析。采用速度显示,将朝向探头的血流定为红色,背离探头的血流定为蓝色,流速越高,色调越高。可测得收缩期峰值血流速度、舒张期血流速度和时间相关的平均峰值血流速度。进一步推算出搏动指数(pulsatility index,PI)和阻力指数(resistive index,RI)。

7. 注意调节好仪器速度的显示刻度,避免出现颜色逆转现象。

临床上适应于眼部血管性疾病、眼内肿瘤、眶内肿瘤等病变。多用于测量血流速度,判断血流方向、血管形态和分布。

第十三节　眼底血管造影

一、眼底荧光素血管造影

眼底荧光素血管造影(fundus fluorescein angiography,FFA)用于观察视网膜的血管及血液循环状态。其原理是将能进入视网膜、脉络膜血管且具有荧光特性的造影剂荧光素钠注入受检者静脉内,经血液循环至眼底血管,受到特定蓝色波长光激发后产生黄绿色荧光。同时用高速眼底摄影机连续拍摄荧光素钠在眼底血液循环的动态过程,及在组织中扩散的形态。

造影剂荧光素钠(sodium fluorescein)有荧光特性,其分子式为 $C_{20}H_{10}O_5Na_2$,分子量为 37 627,在 pH 为 8 的情况下荧光最强。静脉注射常用量为 10～20 mg/kg。一般机体对荧光素有较好的耐受性,少数人有轻微的恶心、呕吐等反应,个别病例会发生过敏反应,乃至休克死亡。事先一定取得患者或其法定监护人知情同意。

设备主要由快速连续拍摄的照相机或摄像机、照相机和计算机影像处理系统。

适应于视网膜及脉络膜疾病、前部视神经的检查。辅助眼底病的诊断。为某些眼底病的分期分型提供依据。有助于了解某些眼底病的病情程度。判断眼底病治疗的效果。

【检查方法及步骤】

1. 被检者的准备

(1)给被检者造影前常规作血、尿、血压及心电图检查,并详细询问有无过敏史。

(2)对有严重高血压、心血管疾病、肝肾功能不全者慎用。

(3)向被检者介绍造影的要点和可能的并发症,征得同意,并签署同意书。

2. 充分散大瞳孔。

3. 常规做荧光素过敏试验

(1)一般采用皮肤试验法

①在前臂腕部内侧皮肤消毒后划痕至皮肤少许出血。

②滴上未经稀释的荧光素钠液。

③观察 15 min。

④如出现局部发红、水肿隆起等皮肤反应,视为阳性。

(2)稀释荧光素钠静脉注射法

①将已经抽吸完了的荧光素钠的空安瓿注入 10 ml 生理盐水。

②将此微带黄绿色的液体抽吸入注射器中。

③由静脉缓缓注入带有极少量荧光素钠的 10 ml 黄绿色液体。

④仔细观察患者有无过敏反应,如有不适,应立即停止注射,取消造影。

4. 确认无过敏反应再注入造影剂

(1)注入静脉内用的荧光素钠剂量为 10～20 mg/kg。

(2)一般成人用 20％荧光素钠 3～5 ml,用 4～5 s 注射完毕。

(3)儿童或不宜静脉注射的成人,可口服含 2％荧光素钠的水溶液或氯化钠溶液,剂量为 25～30 mg/kg,只适于照晚期眼底像。

5. 嘱被检者坐在眼底照相机前,固定头部、调整焦点。首先拍摄彩色眼底照片和无赤光眼底照片以及未注射荧光素前的对比照片。

6. 将被检者上臂置于小桌上,常规消毒后,进行静脉穿刺。将已配制好的荧光素钠于 5 s 内快速注入静脉内。在开始注入荧光素钠的同时,开动照相机的计时器,记录造影时间。

7. 荧光素钠注入静脉 6～7 s 后,开始拍摄眼底照片。在头 30 s 内,每秒拍摄 1～2 张照片,以观察视网膜中央动脉和静脉的显影时间,然后间断拍摄,但最后应当拍摄 15～30 min 的眼底后期像。标准的眼底像片应按顺序拍摄,尽量包括全部眼底。一般拍摄 7～9 个视野,其次序为后极部、颞侧、颞上、上方、鼻上、鼻侧、鼻下、下方和颞下。

8. 造影过程中尽可能穿插拍另一眼的照片。

9. 整理和保存眼底血管造影的资料。

10. 检查的注意事项

(1)注意术前询问有无药物过敏史。

(2)检查室内应当备有常规抢救的设备和药物,如血压计、消毒的针头和注射器、肾上腺素和糖皮质激素等,以备急救所需。

(3)如果被检者晕倒、昏迷、休克,应当立即停止造影,即刻进行抢救,必要时请麻醉复苏科医师或内科医师进行会诊,共同抢救。

(4)造影完毕后嘱被检者多喝水,并告之不必介意 24 h 内皮肤和尿色发黄。

【正常眼底荧光素血管造影表现】

1. 臂-视网膜循环时间(arm-retina circulation time,RCT) 荧光素从肘前静脉注射后到达视网膜动脉的时间。通常为 10～15 s。

2. 分期,各期有一定的循环时间及空间的荧光表现

(1)动脉前期。

(2)动脉期。

(3)动静脉期。

(4)静脉期。

(5)静脉后期。

3. 黄斑暗区 黄斑区无血管,故背景荧光淡弱。

4. 视乳头荧光

(1)在动脉前期出现深层朦胧荧光和浅层葡萄状荧光。

(2)在动脉期出现表层放射状荧光。

(3)晚期沿视乳头边缘呈环形晕状着色。

5. 脉络膜背景荧光(background fluorescence)在动脉前期脉络膜毛细血管很快充盈并融合形成弥漫性荧光。

【异常眼底荧光素血管造影表现】

1. 强荧光(高荧光)

(1)窗样缺损(window defect)又称透见荧光(transmited fluorescence)。

(2)荧光素渗漏(fluorescein leakage)表现为组织着染(staning)或染料积存(pooling)。

(3)异常血管结构。

(4)视乳头及背景荧光增强。

2. 低荧光或弱荧光

(1)荧光遮蔽(blocked fluorescence)。

(2)视网膜或脉络膜无灌注区。

(3)背景荧光减弱。

3. 循环动态异常　血管狭窄或阻塞,血流缓慢或中断。表现为:

(1)充盈迟缓。

(2)充盈缺损。

(3)充盈倒置。

(4)逆行充盈等。

二、吲哚青绿脉络膜血管造影

吲哚青绿血管造影(indocyanine green angiography,ICGA)是根据脉络膜结构和循环特点,利用吲哚青绿的大分子结构特点及其显色特点进行的脉络膜造影检查技术。

其原理是运用造影剂吲哚青绿大分子结构并能充分和蛋白结合的性质及荧光特性,注入受检者静脉内,经血液循环至脉络膜血管中,在一定波长光(近红外光波)的激发下产生黄绿色荧光,与此同时用眼底摄像机摄像获得脉络膜循环图像。

造影剂吲哚青绿(indocyanine green,ICG)呈暗绿色结晶状粉末,水溶液呈深绿色,分子式 $C_{43}H_{47}N_2O_6S_2Na$,分子量为 775 000。眼科静脉注射剂量为 0.5 mg/kg。少数人可能有恶心、呕吐等,严重者偶尔有休克。产生副作用的原因主要在于碘过敏(制剂中含碘),对于肝肾功能不全者要慎用或忌用。

设备包括红外眼底摄像机和激光扫描检眼镜、图像监视及计算机处理系统等。

适合于检查脉络膜、色素上皮、视网膜下新生血管等。

具体操作参见眼底荧光素血管造影的操作步骤。

造影前需做 ICG 过敏试验,无过敏反应者可将以备好的 ICG 在 3~5 秒内迅速注入静脉,同时启动计时器,开始摄像并由监视器监视造影过程。采用计算机图像处理系统对所检结果分析处理图像打印。

【正常 ICGA 表现】

1. 臂-脉络膜循环时间　约为 14.74±4.52 s。

2. 脉络膜动脉充盈时态　后极部睫状后短动脉相继被造影剂充盈,表现为束状分支样形态。

3. 眼底后部强荧光时态　动脉充盈后 3～5 s 脉络膜血管充满脉络膜造影剂色素,荧光最强。

4. 脉络膜荧光减弱时态　染料开始排空,荧光辉度下降。

5. 脉络膜荧光消退时态　眼底为均匀的灰白色纱状,视盘表现为圆形低荧光,黄斑部亦为低荧光暗区。

【ICGA 的异常表现】

1. 持续性异常高荧光　脉络膜新生血管形成,染料渗漏等。

2. 持续性异常低荧光

(1)荧光遮蔽,如大面积出血,色素增殖等。

(2)血管延迟充盈或呈现无灌注。

(3)脉络膜毛细血管萎缩表现出纱状荧光减弱或消失。

第十四节　相干光断层扫描

光学相干断层成像术(optical coherence tomography,OCT)是一种对眼透光组织断层微细结构具有高分辨率的光学影像技术。具有非接触性、操作简单、分辨率高、成像速度快的优点,主要用于眼后节检查。前段 OCT 功能与 UBM 相近,但操作及患者接纳程度均优于 UBM。

其原理为光波投射到组织后出现吸收、反射和散射等现象。光在不同层次反射光的运行时间也不同,据此即可获得不同层次的截面图。根据光学相干的原理,通过 Michelson 干涉仪,选择性地接收和强化特定层次的反射光。获取不同的反射信息,经过计算机处理成像,以伪色形式显示视网膜的断面结构。

主要结构包括眼底摄像机、监视器、低相关干涉仪、计算机图像处理显示系统、信号探测光源(超级发光二级管),以产生 850 nm 红外低相干光。

用于屈光间质、后部玻璃体界面、视网膜(包括黄斑部)、色素上皮、视乳头及神经纤维厚度的分析及动态监测等检查。

【检查方法及步骤】

1. 小瞳孔下或滴用散瞳药散大瞳孔后进行检查。

2. 根据扫描部位的不同,选择相应的 OCT 扫描方式。

3. 嘱被检者坐在 OCT 裂隙灯显微镜前,将镜头对准被检眼。嘱被检者用被检眼注视内固视点,或对侧眼注视外固视点,调节内/外固视点,直至在眼底成像监视器上获得欲扫描部位的清晰眼底图像及 OCT 扫描线或环。

4. 开始扫描后,上下调节 OCT 控制面板上的"interferometer"滑轮,直至在电脑监视器上显示出扫描部位的 OCT 图像,冻结图像并储存。

5. 在受检者扫描所得图像列表中,选取需要分析的图像。

6. 根据扫描部位和所拟分析的组织层次,选择相应的分析工具,例如分析黄斑部的神经视网膜厚度时,可用"retinal thickness",分析视盘周围神经纤维层厚度或地形图时,应选用"RNFL thickness"或"RNFL map"等打印结果。注意由于 OCT 为断层扫描,扫描深度仅为 2 mm,对于较高的视网膜脱离和眼底肿瘤等疾病不推荐使用。

【正常眼 OCT 表现】

1. 显示角膜各层,前房为特殊结构无暗区,虹膜表层、晶状体囊膜为较强反射。

2. 玻璃体为无反射暗区。

3. 视网膜前部的红色高反射层为神经纤维层,后部的红色高反射层反映视网膜色素上皮和脉络膜毛细血管层。

4. 此前的暗色层为视锥视杆细胞层,视锥视杆细胞层之前的黄绿色为视网膜中内层组织。

5. 黄斑中心凹为绿色,视盘为黄绿色。

【异常眼 OCT 表现】

1. 可显示玻璃体界面粘连牵引、囊样变性、膜形成、裂孔、水肿及渗出等。

2. 可显示神经上皮下出现的液性暗区。

3. 色素上皮脱离时表现出其下方隆起的无反射暗区。

4. 合并神经上皮脱离时,中间夹隔着双层无反射暗区。

第十五节　电子计算机体层扫描检查

电子计算机体层扫描(computed tomography,CT)是将电子计算机与传统 X 线体层摄影相结合,具有图像分辨率高,解剖关系层次清晰的特点,除进行形态观察外,还能作定量分析。

其基本原理是用 X 线束围绕身体某一个断面进行放射扫描,同时由检测器记录下衰减信息,再将模拟量转换成数字,将数字输入电脑,计算出该层面 X 线衰减数值。再由图像显示器将不同的数据用不同的灰度等级图形显示出来。

其主要结构包括扫描器、计算机、控制台和图像显示记录系统等。

【眼部 CT 检查方法】

1. 扫描断层包括横断面(轴位、水平位)和冠状面扫描。

2. 应用含碘增强造影剂的增强扫描。

3. 扫描定位线一般选用人体基线。

4. 注意选择好 CT 图像窗位和窗宽。

5. 可用于检查眼球突出、眼球肿瘤、眶内肿瘤、眼肌肥大、眼外伤、骨及软组织损伤等。

【正常眼 CT 表现】

1. 眼眶部

(1)眶骨影像密度高,骨质和各裂与孔间反差大。

(2)清楚显示眶骨及裂和孔。

2. 眶内组织

(1)视神经呈条状软影像,中等密度。

(2)眼动脉、静脉与肌肉密度平扫时接近,注入造影剂后明显增强。

(3)平扫可显示眼外肌 4 条直肌影像。

(4)冠状面扫描各直肌的断面呈类圆形点状软组织密度影。

(5)球后眶脂体为低密度区。

(6)泪腺为中等密度。

3. 眼球

(1)眼球壁 CT 影像呈环形,称为眼环。

(2)在环内玻璃体密度低于晶状体。

【眼部异常 CT 表现】

1. 眼球部

(1)眼环内肿瘤、组织增生、异物等影像为高密度块状影。

(2)视网膜脱离、局部炎性病变等为局限性或弥漫性球壁增厚。

2. 眶部

(1)眶内占位性病变,如囊肿、泪腺多形性腺瘤和海绵状血管瘤为高密度块状阴影。

(2)与眼外肌相关疾病,如 Graves 病等。

(3)与视神经相关,如脑膜瘤、视神经胶质性瘤等。

3. 眶骨部

(1)外伤可引起眶壁骨折及断端骨移位时可见骨折线与骨碎片。

(2)异物影像依其性质表现出不同密度。

第十六节　磁共振成像

磁共振成像(magnetic resonance imaging,MRI)基本特点是启用分子物理学和组织化学的变化信息去研究疾病状态。

基本原理是利用人体组织中有自旋磁作用的氢核子,在外加磁场的作用下,产生运动现象,即氢核子自身旋转的同时沿外加磁场方向作圆周运动。此时给运动的核子加以特定的频率和方向的射频脉冲,核子吸收能量,由低能级向高能级跃迁,当切断射频脉冲时,核子又回到低能级位,放出能量。能量释放与组织中的氢核子状态相关,不同组织间存在差别。将氢核子能量释放过程中产生的磁共振信号接收并且放大,由计算机处理,以数字/模转换输出即形成 MRI 图像。

主要由磁体、射频线圈、梯度线圈、图像处理系统、计算机、显示器等构成。

除磁性异物外,凡 B 超和 CT 扫描的适应证都适合 MRI 检查,更适用于眼黑色素瘤、眶颅沟肿瘤、眶尖病变、视交叉及视神经等病变的检查。

【正常眼部磁共振成像表现】

1. 眼眶部　显示眼眶四壁，T1、T2 加权像呈低信号。显示视神经全长，在 T1、T2 加权像上呈现中等信号。眼部血管 T1、T2 加权像表现出管状低信号。眼外肌 T1、T2 加权像呈现中等信号。眶内脂肪的 T1、T2 加权像呈现高信号。

2. 眼球部　角膜和巩膜为低信号，虹膜、睫状体、脉络膜、视网膜呈现中等信号。晶状体的外层呈现较高信号，晶状体的中央呈现低信号。房水和玻璃体信号一致，在 T1 加权像上表现为低信号，在 T2 加权像上表现为高信号。

【眼异常 MRI 表现】

1. 眼球异常 MRI 表现　眼球壁及眼球内容物的变异形态特征。例如黑色素瘤的 T1 加权像信号偏高而 T2 加权像信号偏低。脉络膜血管瘤呈现中等信号，平扫容易漏诊，需要增强扫描。视网膜母细胞瘤的 T1 加权像高于玻璃体的信号，T2 加权像低于玻璃体信号，有钙化时出现极低信号。

2. 视神经异常 MRI 表现　视神经脑膜瘤的 T1 加权像为中低信号，T2 加权像为高信号；视神经转移瘤根据原发肿瘤特点不同而异。

3. 眶内异常 MRI 表现　海绵状血管 T1 加权像为中低信号，T2 加权像呈现中高信号，增强扫描表现出现"渐进性强化"。皮样囊肿内容成分差异而有信号相应地改变。

第十七节　眼部微生物检查标本的采集

正常结膜囊有多种微生物寄居，但不致病，在局部或全身防御功能低下，致结膜囊的菌群失调、眼表面防御屏障受损、眼外伤或手术创伤则构成致病条件。眼部微生物有细菌、真菌、病毒等，可直接侵袭眼部，也可通过血液、邻近器官蔓延进入眼部感染。正确掌握眼微生物检查法能更好地帮助眼部疾病的诊治。

一、细菌学检查标本采集

(一)刮片法采集检查标本

1. 眼睑及睑缘等处皮肤病变区的刮片方法

(1)若眼睑及睑缘等处皮肤病变区处分泌物多时,可先用灭菌生理盐水湿棉签将分泌物沾去,或用生理盐水冲洗,把表面分泌物去除干净。

(2)用刮刀刮取标本。

2. 结膜组织刮片方法

(1)进行表面麻醉,在结膜囊内滴用表面麻醉药,如0.5%丁卡因眼水。

(2)若结膜病变处分泌物多时,可先用灭菌湿棉签将分泌物沾去,或用生理盐水冲洗。

(3)单手或双手法翻转眼睑暴露睑结膜。

(4)右手持灭菌刮匙,左手固定睑结膜。

(5)根据病变情况和检查需要,选择刮取部位并刮取标本。

(6)刮取标本后,用抗菌药物滴眼液滴眼。

3. 角膜组织刮片方法

(1)进行表面麻醉,在结膜囊滴用表面麻醉药。

(2)若病变处分泌物多时,可先用灭菌生理盐水湿棉签将分泌物沾去。

(3)固定眼球,可用手指将睑裂开大,轻压眼球使其固定,或用开睑器撑开眼睑,以镊子或棉签固定眼球。

(4)选角膜溃疡的进行缘或基底部刮取标本。

(5)刮取标本后,用抗菌药物滴眼液滴眼。

4. 将刮取标本涂片、固定、染色后,在显微镜下观察结果并记录。

5. 注意用刮匙刮取标本时动作要轻柔、准确,刮刀与组织表面应垂直;若需刮取角膜溃疡基底组织时,勿过度向下用力,以防造成角膜穿孔;在病变组织的同一部位不要反复刮取;尽量在发病初期,使用抗菌药物之前刮取标本,以提高阳性检出率;根据细菌不同种类选择固定和染色的方法;采集标本时,注意无菌操作;标本应及时固定后立刻送检,避免标本量少易干燥,避免送检中标本受污染。

(二)拭子涂抹法采集检查标本

1. 眼睑及睑缘等处皮肤病变区的涂抹法采集标本

(1)若损害处浮游性分泌物多时,可先用灭菌湿棉签将浮游性分泌物沾去,或用生理盐水冲洗。

(2)然后用无菌拭子往返擦拭病变组织表面来采集标本。

2. 结膜组织涂抹法采集标本

(1)进行表面麻醉,对结膜滴用表面麻醉药。

(2)若结膜病变处浮游性分泌物多时,可先用灭菌湿棉签将浮游性分泌物沾去,或用生理盐水冲洗。

(3)单手或双手法翻转眼睑暴露睑结膜。

(4)左手固定睑结膜,右手持灭菌拭子,用拭子自一端向另端水平方向涂拭穹窿部结膜;旋转拭子的另一面与结膜接触,往返再涂擦1次。

(5)采集标本后,用抗菌药物滴眼液滴眼。

3. 角膜组织涂抹法采集标本

(1)采集前进行表面麻醉,滴用表面麻醉药。

(2)固定眼球,可用手指将睑裂开大,轻压眼球使其固定,或用开睑器撑开眼睑,以镊子固定眼球。

(3)在角膜溃疡基底部和溃疡进行的边缘,用灭菌拭子轻轻捻转涂拭。

(4)标本采集后,用抗菌药物滴眼液滴眼。

4. 泪道标本的涂抹法采集

(1)采集泪囊标本时,先用手在近内眦处分开上、下眼睑,压挤泪囊区,使泪囊内容物流入结膜囊,再用灭菌拭子采集结膜囊标本。

(2)采集泪小管标本时,先局部行表面麻醉,然后将一拭子放置在泪小管区后方,压迫泪小管皮肤面,用另一拭子擦取泪小点处泪小管反流物。

5. 将采集的标本涂片、固定、染色后,在显微镜下观察结果并记录。

6. 注意选用涂抹法采集标本进行细菌培养时,应同时做药敏实验。根据细菌种类不同选择固定和染色方法。采集标本的器械应消毒处理,注意无菌操作。涂片不可过厚,以免影响显微镜检查。

(三)穿刺法采集眼部检查标本

1. 前房水采集法

(1)进行表面麻醉,结膜囊滴用表面麻醉药。

(2)用生理盐水冲洗结膜囊。

(3)用开睑器撑开眼睑。

(4)在手术显微镜下,用1 ml一次性注射器针头,在角膜缘部穿刺进入前房,并抽吸房水0.1~0.2 ml。

(5)拔出针头后,用抗菌药物眼膏涂结膜囊内,包扎术眼。

2. 玻璃体标本采集法

(1)常规消毒眼睑皮肤及结膜囊,结膜囊滴用表面麻醉药。

(2)用生理盐水冲洗结膜囊。

(3)用开睑器撑开眼睑。

(4)在手术显微镜下,用 1 ml 带有 20 号或 21 号针头的注射器,在角膜缘后约 4 mm 相当于睫状体扁平部指向眼球中心方向,逐渐进针 1 cm 左右。

(5)确定针头进入无误后,抽吸玻璃体 0.2～0.3 ml。

(6)拔出针头后,用抗菌药物眼膏涂结膜囊内,包扎术眼。

3. 将所采集的标本进行涂片、细菌培养和药敏实验。

4. 注意若表面麻醉不充分时,可加局部浸润麻醉或球后麻醉。进行前房水标本采集时,注意勿损伤虹膜和晶状体。根据细菌不同种类选择固定和染色方法。采集标本的器械注意消毒,应无菌操作。怀疑厌氧菌感染时,应将标本立即接种,并送检厌氧菌培养。

二、真菌学检查标本采集

(一)眼部真菌学标本采集

参见"细菌学检查标本采集"。

(二)采集标本的直接镜检法

1. 将采集标本置于洁净的载玻片上,滴加 5％～10％氢氧化钾少许,覆以盖玻片。

2. 加温,玻片置于弱火焰上缓慢加热使杂质溶化清晰。

3. 在显微镜下直接观察菌体、菌丝、孢子等的形态。

(三)采集标本培养法鉴定

1. 将采集标本根据组织来源部位不同接种于相应的培养基上。

2. 培养基放置在培养箱内孵育 1～4 周,每周观察 3 次。培养湿度为 40％～50％,培养温度为 22～28 ℃。

3. 根据真菌生长速度、菌落外观、菌丝、孢子及菌细胞形态等参考指标来判断结果。

（甘世斌）

第 2 章 眼睑病

第一节 眼睑炎症

一、睑腺炎

【概述】

睑腺炎(hordeolum)也称麦粒肿,俗称"挑针眼",是化脓性细菌侵入眼睑腺体而引起的一种急性炎症。眼睑皮脂腺或汗腺被感染者称外睑腺炎;睑板腺被感染者称为内睑腺炎,多由金黄色葡萄球菌感染引起。

【诊断步骤】

(一)病史采集要点

1. 起病情况　起病急骤。

2. 主要临床表现　患眼局部有红、肿、热、痛等典型急性炎症表现,内睑腺炎炎症较局限,有硬结、疼痛和压痛。睑结膜面充血肿胀,2～3 日后中心形成一黄色脓点,可自行穿破睑结膜而痊愈。外睑腺炎炎症集中在睫毛根部的睑缘处,初起眼睑红肿范围较弥散,剧烈疼痛,有硬结,压痛明显,同侧耳前淋巴结可肿大。如感染靠近外眦部,可引起反应性球结膜水肿,2～3 日后局部皮肤出现黄色脓点,硬结软化,可自行溃破排出脓液,红肿迅速消退,症状缓解,多在一周左右痊愈。也可自行吸收消退。如炎症反应剧烈,可发展成眼睑脓肿,整个眼睑红肿,并波及同侧颜面部,球结膜反应性水肿剧烈,可脱出睑裂外,伴有体温升高、寒战、头痛等全身中毒症状,如不及时处理,有可能引起败血症或海绵窦血栓而危及生命。

(二)体格检查要点

1. 一般情况　感染严重时有不同程度发热。

2. 眼睑皮肤　红肿、硬结和压痛,外睑腺炎可有脓肿形成。

3. 结膜　睑结膜充血肿胀,内睑腺炎可有黄色脓点。严重时球结膜有水肿。

4. 淋巴结　同侧耳前淋巴结肿大。

【诊断对策】

(一)诊断要点

根据以下要点即可诊断:①一个眼睑的部分红肿;②明显压痛;③硬结;④病变不在泪囊和泪腺部位。

(二)鉴别诊断要点

1. 与眼睑蜂窝织炎鉴别　睑腺炎严重时整个眼睑红肿,皮肤面无脓点显露,易误诊为蜂窝织炎。睑腺炎眼睑红肿并不均匀一致,在肿块处充血及肿胀明显,压痛明显,而在其他部位压痛不明显。蜂窝织炎红肿比较弥漫,上下眼睑均可累及,毒血症状较重。

2. 与睑板腺囊肿鉴别　内睑腺炎与睑板腺囊肿同样是睑板腺的炎症,应注意鉴别。睑板腺炎是急性炎症,红肿、疼痛症状明显,在睑结膜上有脓点出现。睑板腺囊肿在睑结膜上有一个暗红色斑点,穿破后该处有半个米粒大的肉芽组织。化脓性睑板腺囊肿也呈急性炎症表现,但炎症不及睑腺炎剧烈,先有包块,而后继发感染,手术切开可见胶样内容物。

【治疗对策】

(一)治疗原则

1. 热敷　每日 3～4 次,每次 15～20 分钟。

2. 局部用抗生素眼水和眼膏。

3. 有发热、炎症反应剧烈者口服抗生素。

4. 脓肿形成后切开引流。

(二)治疗方案

1. 手术适应证　睑腺炎局限,化脓并有黄白色脓点时。

2. 手术禁忌证　睑腺炎未化脓局限时。

3. 术前准备　无特殊。

4. 麻醉　外睑腺炎无需麻醉,内睑腺炎可用表面麻醉。

5. 手术要点

1)外睑腺炎切口在皮肤表面,与睑缘平行;内睑腺炎切口在睑结膜面,与睑缘垂直;

2)脓肿较大时应放置引流条;

3)内睑腺炎有肉芽组织形成时应带蒂剪除;

4)术毕涂抗生素眼膏后盖眼垫。

6. 手术注意事项

1)切开排脓后切勿挤压排脓,以免感染扩散。

2)切口应足够大,使排脓通畅,否则可能形成肉芽组织。

3)放置引流条不宜太紧使切口阻塞。

【术后观察和处理】

1. 术后第一天换药,放置引流条者如引流的脓液较多应更换引流条,如脓液较少可拔除引流条。

2. 局部应用抗生素药物。

3. 有全身症状者或伴有其他部位的感染者,应全身给予抗生素药物。

二、睑板腺囊肿

【概述】

睑板腺囊肿(chalazion)又称霰粒肿,是睑板腺出口阻塞、腺体的分泌物潴留在睑板内对周围组织刺激引起的一种炎性肉芽肿。有一纤维结缔组织包囊,囊内含有睑板腺分泌物及包括巨噬细胞在内的炎症细胞浸润。

【诊断步骤】

(一)病史采集要点

1. 起病情况　病程缓慢。

2. 主要临床表现　表现为眼睑皮下类圆形的硬块,边界清楚,通常与皮肤无粘连,大小不等。较大的睑板腺囊肿可使局部皮肤隆起,无压痛,自觉无疼痛不适,可引起上睑下垂。睑结膜处呈暗紫色。小的囊肿可自行吸收消退,多数长期不吸收或逐渐变大变软,最后自行破溃,在睑结膜面形成肉芽肿(图 2-1)。继发感染形

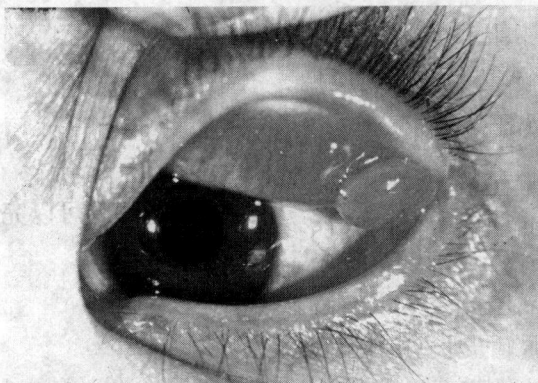

图 2-1　睑板腺囊肿(肉芽肿形成)

成化脓性睑板腺囊肿,临床表现与内睑腺炎相同。

(二)体格检查要点

1. 眼睑皮肤　皮下类圆形的硬块,边界清楚,通常与皮肤无粘连,无压痛。如继发感染皮肤红肿,有压痛。

2. 结膜　睑结膜面呈暗紫色,破溃后在睑结膜面形成肉芽肿。

【诊断对策】

(一)诊断要点

①多见于青少年或中壮年;②眼睑皮下类圆形硬块,无压痛;③睑结膜面呈暗紫色,破溃后在睑结膜面形成肉芽肿。

(二)鉴别诊断要点

1. 与睑板腺癌鉴别　睑板腺癌肿块坚实,常见于中老年女性,因此老年人眼睑一个部位反复发生的霰粒肿应怀疑睑板腺癌,病理检查可确诊。

2. 与睑腺炎鉴别　当睑板腺囊肿继发感染时与内睑腺炎临床表现一样,但睑板腺囊肿在发生内睑腺炎前已存在无痛性包块。

【治疗对策】

(一)治疗原则

1. 较小的囊肿早期热敷,局部应用抗生素药物。

2. 一般需手术刮除,应将囊肿内容物与囊壁一起清除干净。

（二）术前准备

1. 眼部滴抗生素眼水 1～3 天。

2. 检查凝血功能，女性避开月经期。

3. 洗脸，清洁面部。

（三）治疗方案

1. 非手术治疗　抗生素眼液滴眼，热敷，较小的囊肿可以完全吸收。

2. 手术治疗

（1）手术指征

1）囊肿较大在眼睑皮肤明显隆起者；

2）囊肿溃破在睑结膜面形成肉芽组织时。

（2）手术时机　非手术治疗无效，眼睑、结膜和角膜无急性炎症者。

（3）麻醉　表面麻醉，囊肿周围皮下及结膜下浸润麻醉。

（4）睑板腺囊肿摘除手术要点

1）检查囊肿位置、数目、避免遗漏；

2）用睑板腺囊肿夹夹住囊肿后翻转眼睑；

3）从结膜面以尖刀刺入并切开囊肿，切口与睑缘垂直；

4）用小刮匙伸入切口，彻底刮除囊肿内容物；

5）用有齿镊夹住囊壁，用尖头剪剪除囊壁；

6）如囊肿的囊壁靠近皮肤面，皮肤很薄，可从睑皮肤面做平行于睑缘的切口，进入囊腔。去除囊壁后缝合皮肤；

7）如囊肿破溃后形成肉芽肿，应先剪除肉芽组织后再在破口处扩大切口刮除囊肿内容物；

8）术毕手掌按压 15 分钟，确认无活动性出血后涂抗生素眼膏包眼。

【术后观察和处理】

一、一般处理

1. 术毕时可有少量出血，加压包扎后嘱患者用手掌压迫眼睑切口部 15 分钟止血。

2. 术后次日换药，涂抗生素眼膏包眼。

3. 有皮肤缝线者，术后 5 天拆除缝线。

二、手术并发症的观察及处理

1. 出血 如术后数小时发生大出血,除外全身心血管或血液病,主要是术中损伤了睑动脉弓。如有活动性出血,应翻转眼睑,用霰粒肿夹压迫切口周围,以压迫止血。如压迫无效,应清除切口内腔的积血块,仔细寻找活动性出血点,先电凝止血,再在切口直接缝合,亦可在切口一侧或两侧作缝合压迫止血。皮下瘀血斑可自然吸收。术后全身可适当予以止血药。

2. 皮肤穿破 术前应认真检查霰粒肿的特征及其与周围组织的关系,以选择睑结膜或皮肤切口。一旦皮肤穿破较大应缝合修补。

3. 泪小管断裂 靠近内眦部囊肿切除时,可在泪小管内滞留泪道探针再手术,以免术中伤及泪小管。

4. 术后皮下遗留硬结或囊肿复发 多由于深层哑铃状霰粒肿清除不彻底,较小霰粒肿被遗漏,残留肥厚囊壁或内容物所致。术前认真检查避免遗漏,术中尽量剪除干净囊壁。如术中切开霰粒肿发现内容物为实性肿物,或老年人发生睑板腺囊肿,特别是复发性囊肿,应行病理检查排除睑板腺癌。

5. 睑缘变形 近睑缘的霰粒肿在睑结膜面作切口时,常损伤睑缘后唇和前唇,造成睑缘瘢痕或损伤睫毛根部。对于睑缘霰粒肿,如位于睑板下沟附近,或在睑板腺开口处,应作睑缘间灰线切口。如从皮肤面穿破形成肉芽组织,术后睑缘皮肤也可能变形,此时可待半年后瘢痕稳定,再行修整。

三、睑缘炎(blepharitis)

【概述】

睑缘是眼睑皮肤和睑结膜汇合处,其上有睫毛毛囊和睑板腺的开口,容易导致细菌感染而发生炎症,分鳞屑性(squamous blepharitis)、溃疡性(ulcerative blepharitis)和眦部睑缘炎(angular blepharitis)三种类型。

【诊断步骤】

(一)病史采集要点

1. 起病情况 缓慢。

2. 主要临床表现 自觉痒、痛、异物感等不适症状,长久不愈者睑缘肥厚变形,有睑外翻、泪溢等。

3. 既往史　屈光不正、营养不良、贫血等。

(二)体格检查要点

1. 睑缘充血、肿胀、糜烂、有鳞屑覆盖,睫毛可脱落或倒睫。

2. 睑缘肥厚变形,可有睑外翻、结膜充血。

3. 荧光素染色检查显示角膜点状上皮染色。

【治疗对策】

1. 治疗全身慢性病、矫正屈光不正等。

2. 生活规律,减少刺激性食物及烟酒等刺激。

3. 清洁、热敷、按摩眼睑。

4. 抗生素药物及皮质类固醇药物的应用。

四、接触性皮炎

【概述】

接触性皮炎(contact dermatitis)是眼睑皮肤对某种致敏原或化学物质所产生的过敏反应或刺激反应。过敏引起的接触性皮炎是眼睑皮肤对致敏原的免疫反应,以瘙痒为特点。刺激引起的接触性皮炎是眼睑皮肤对化学物质的非免疫反应,以烧灼感或刺痛等感觉为特征。

【诊断步骤】

(一)病史采集要点

1. 起病情况,一般起病急骤。

2. 主要临床表现　急性期眼睑红肿,皮肤出现丘疹或疱疹,主觉痒及烧灼感,有渗液。急性期后,渗液减少,红肿减轻,但皮肤表面变得粗糙,有痂皮及脱屑,睑结膜肥厚、充血。有时在开始用某种药物时并无不良反应,但当连续使用一个阶段后才出现过敏反应。

(二)体格检查要点

1. 眼睑皮肤　急性期眼睑红肿,皮肤可见丘疹或疱疹,急性期后,红肿减轻,皮肤表面粗糙,有痂皮及脱屑。

2. 结膜　睑结膜可显著肥厚及充血。

【诊断对策】

（一）诊断要点

①有局部用药史及接触化学物品病史；②局部搔痒或刺痛；③眼睑皮肤湿疹样皮损，充血水肿明显，但没有疼痛感或压痛。

（二）鉴别诊断要点

主要应与睑腺炎鉴别　睑腺炎疼痛感觉明显，并有局部硬结和压痛，皮肤没有皮损。接触性皮炎以瘙痒感或烧灼感明显，没有硬结，伴有皮损。

【治疗对策】

1. 立即中断与致敏原或刺激原的接触。
2. 局部用生理盐水或 3％硼酸溶液湿敷。
3. 短期使用地塞米松眼水，皮肤面涂皮质类固醇类眼膏。
4. 全身应用维生素 C 和抗组织胺药，严重时口服皮质类固醇类药物。
5. 戴深色眼镜减少光线刺激。

五、单疱病毒性睑皮炎

【概述】

单疱病毒性睑皮炎（herpes simplex palpebral dermatitis）是常见的病毒性睑皮炎之一，是由人单纯疱疹病毒Ⅰ型感染所致的急性眼周皮肤疾病。易复发，常在高热、上呼吸道感染、紧张和劳累之后，也可见于孕妇及衰弱的老年人。

【诊断步骤】

（一）病史采集要点

1. 起病情况　急性起病。

2. 主要临床表现　病变可侵犯上、下睑，下睑多见。疱疹呈多个或簇状，半透明，周围充血、水肿、有刺痒、疼痛与烧灼感。初起水泡内含有透明黄色液体，一周左右可吸收结痂，一般不化脓，不留瘢痕。少数可由睑缘向眼球蔓延，累及角膜。

（二）体格检查要点

1. 眼睑皮肤　眼睑皮肤疱疹呈多个或簇状，半透明，周围充血、水肿。不化脓，不留瘢痕。

2. 眼表　可有结膜充血,角膜可有上皮病变。

3. 可有耳前淋巴结肿大。

【诊断对策】

(一)诊断要点

①多见于年老体弱者;②眼睑皮肤疱疹,愈合后不留瘢痕;③睑结膜可有充血,角膜可有病变。

(二)鉴别诊断要点

与带状疱疹病毒性睑皮炎鉴别:带状疱疹病毒性睑皮炎疼痛明显,皮疹不超过中线,愈合后有瘢痕,并有色素沉着。

【治疗对策】

1. 局部　皮肤面用0.1%无环鸟苷眼膏或疱疹净眼膏,结膜囊滴0.1%无环鸟苷眼水以防角膜受累。

2. 全身　严重者全身应用无环鸟苷。

六、带状疱疹睑皮炎

【概述】

带状疱疹睑皮炎(herpes zoster palpebral dermatitis)是常见的病毒性睑皮炎之一,是由于水痘-带状疱疹病毒感染了三叉神经的半月神经节或三叉神经的第一支或第二支引起。正在接受放射治疗或免疫抑制剂治疗的患者易发生。

【诊断步骤】

(一)病史采集要点

1. 起病情况　急性起病。

2. 主要临床表现　先有三叉神经分布区剧烈疼痛,数日后皮肤上出现簇状疱疹。有畏光、流泪。

(二)体格检查要点

1. 眼睑皮肤　疱疹局限在面部一侧,绝不超过中线为特点。眼神经受累时疱疹分布在患侧头皮、额部及上睑皮肤,如眶下神经受累时疱疹同时分布在下睑、颊部和上唇皮肤(图2-2)。

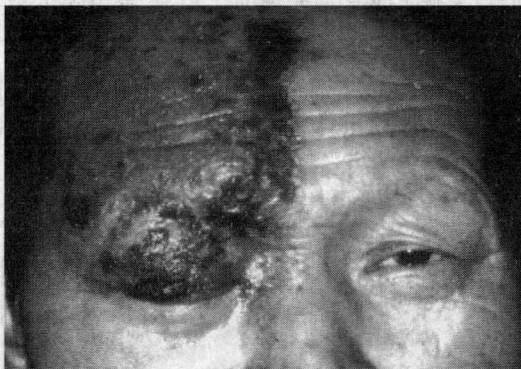

图 2-2　带状疱疹性睑皮炎

2. 结膜充血,角膜上皮或基质炎症。

3. 如疱疹出现在鼻翼等处时说明鼻睫状神经受累,发生角膜炎和虹膜炎的可能性更大。

4. 可有耳前淋巴结肿大。

5. 炎症消退后皮肤留有瘢痕,并有色素沉着。

【治疗对策】

1. 休息、避光、止痛、镇静。

2. 局部应用抗病毒眼药,应用抗生素药物预防继发感染。

3. 严重患者全身应用抗病毒药物。

4. 合并角膜炎或虹膜炎者需积极治疗。

第二节　眼睑位置与功能异常

一、睑内翻

【概述】

眼睑的正常位置是:①眼睑与眼球表面紧密接触;②上下睑睫毛指向前方,不和角膜接触;③上下泪点紧贴泪阜;④平视时上睑遮盖角膜上缘不超过 2 mm,睑裂 7～10 mm;⑤闭眼时眼球表面不外露。

睑内翻(entropion)是指眼睑,特别是睑缘朝向眼球方向卷曲的一种位置异常(图 2-3)。当内翻达到一定程度时,睫毛随之倒向眼球,刺激角膜,称为倒睫。所以内翻与倒睫通常同时存在。

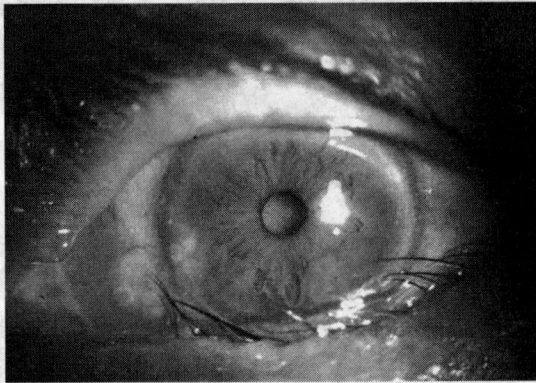

图 2-3　睑内翻

【诊断步骤】

(一)病史采集要点

1. 起病情况　瘢痕性睑内翻多由沙眼引起;痉挛性睑内翻多见于老年人或有结膜炎和角膜炎者;机械性睑内翻多见于无眼球、小眼球、眼球萎缩和眼球陷没者。

2. 主要临床表现　有畏光、流泪、刺痛、异物感和眼睑痉挛等症状。角膜上皮脱落,如继发感染发展为角膜溃疡,如长期不愈则新生血管长入,使角膜失去透明性,可严重影响视力。

(二)体格检查要点

1. 视力可下降。

2. 睑缘部朝向眼球方向卷曲,睫毛倒向眼球。

3. 结膜充血。

4. 角膜上皮荧光素着色,角膜混浊,新生血管长入。

5. 下睑松弛的评定:拉住下睑皮肤,眼球到眼睑的距离超过 8 mm 即为眼睑水平松弛;将食指放在下睑皮肤上,向上推动眼睑,睑缘可到角膜上缘以上,提示垂直松弛(下睑缩肌断裂)。

【治疗对策】

(一)治疗原则

1. 积极治疗原发病,如活动性沙眼、结膜炎和角膜炎等。

2. 瘢痕性睑内翻需手术矫正或切断瘢痕化的睑板;痉挛性睑内翻可用肉毒杆菌毒素局部注射,无效时手术切除多余的皮肤及部分眼轮匝肌;机械性睑内翻需试配义眼或义眼座植入。

3. 倒睫较少又无明显睑缘内翻者可电解法破坏毛囊,或利用冷冻或激光破坏毛囊后将倒睫拔出;倒睫较多则需手术治疗。

(二)术前准备

1. 询问病史,了解有无瘢痕体质。

2. 检查凝血功能,女性患者避开月经期。

3. 眼部滴抗生素眼水。

4. 测量血压,尽可能将血压控制在正常范围。

(三)治疗方案

1. 非手术治疗   拔除倒睫,应用抗生素及人工泪液。

2. 手术治疗

(1)手术指征

1)睑结膜瘢痕和睑板肥厚所致的睑内翻;

2)老年性痉挛性睑内翻。

(2)手术时机   睑内翻患者无眼前段明显炎症时。

(3)麻醉   表面麻醉,穹窿部及眼睑皮下浸润麻醉。

(4)手术方法   瘢痕性睑内翻矫正手术(睑板切断术、睑板楔形切除术)、痉挛性睑内翻矫正术(眼轮匝肌重叠缩短术、缝线术＋灰线切开术)。

手术方法之一,睑板切断术:

1)将睑缘分成 3 等份,分别以 3 对缝线从睑缘结膜面穿入,从距睫毛根部约 3 mm 的皮肤面出针将其作为翻转眼睑的牵拉线;

2)距睑缘 2~3 mm 与睑缘平行的睑板下沟处,将结膜与睑板切断,切口达内外眦角;

3)按三等分部位,用 3 对双针缝线,分别从睑板切口后约 2.5 mm 处穿入,从距睑缘 3~4 mm 的皮肤面穿出,缝线结扎在小纱布卷上;

4)拆除牵引线,涂抗生素眼膏,包眼。

手术方法之二,睑板楔形切除术:

1)置眼睑保护板;

2)皮肤及皮下组织切口:距睑缘 3～5 mm 做平行于睑缘的皮肤切口,切口皮肤及皮下组织,暴露睑板及睑板前的眼轮匝肌,剪除切口下唇皮下的眼轮匝肌;

3)睑板楔形切除:距睑板约 1 mm 处做一条平行于睑缘的睑板切口,深度为睑板厚度的 2/3,长度与睑板等长,在此切口上 2～4 mm 处做一相同的睑板切口,剪除上下切口之间的睑板,形成楔形切除;

4)缝合切口:用 5-0 丝线自切口下缘皮肤面穿入,经睑板斜行切口上缘及皮肤出针结扎,均匀缝合 3～5 针;

5)拆除牵引线,涂抗生素眼膏,包眼。

手术方法之三,眼轮匝肌重叠缩短术(Wheeler 法):

1)距睑缘 3 mm 做平行于睑缘的皮肤切口,切口与睑缘等长;

2)在皮下游离出一条宽 6～8 mm 的眼轮匝肌肌束,向两侧分离,使其与睑缘等长;

3)于眼轮匝肌条外 1/3 处剪断,将内眦 2/3 部分牵引至外 1/3 部分并重叠在其上,用 5-0 丝线缝合,缝线尽量靠近睑板下缘;

4)剪除多余的眼轮匝肌,剪除量为 5～6 mm;

5)根据皮肤松弛程度适量切除部分皮肤;

6)间断缝合皮肤切口;

7)涂抗生素眼膏,包眼。

手术方法之四,缝线术＋灰线切开术:

1)如果倒睫明显,可加灰线切开,在倒睫部位灰线处将睑缘剖开,深 2～3 mm,外层包括皮肤和肌肉,内层包括睑板和结膜;

2)自眼睑内、中、外缝 3 对褥式缝线,自穹窿部穿入,从睑缘皮肤穿出;

3)皮肤面结扎缝线处放棉枕后结扎缝线;

4)涂抗生素眼膏,包眼。

【术后观察和处理】

(一)一般处理

1. 术后 1 日换药,以后隔日换药。

2. 眼部应用抗生素药物,口服抗生素药物。

3. 术后 7 日拆除缝线。

(二)手术并发症的观察及处理

1. 睑板切断术

1)矫正不足或过矫 矫正不足多因睑板切断深度不够或缝线的皮肤出针点距睑缘过远,应放松缝线重新调整。睑板切断不呈垂直状态,向上倾斜于穹隆部或缝线出针点过于靠近睑缘,结扎缝线过紧,可造成睑缘外翻,应重新修整睑板切口和缝线位置,或提前拆除缝线。

2)重睑皮褶过宽 多因缝线皮肤出针点距睑缘过远,应参照非手术眼的重睑宽度重新缝线。下睑缝线时穿出皮肤点应尽量靠近睑缘,以防发生下睑重睑皮肤皱褶。

3)结扎缝线过紧 可影响睑血液循环,术后反应较重,严重者造成皮肤坏死或感染。

4)睑缘成角畸形 多因睑板切断的操作不正确所致。切断睑板时应注意:①切口应在睑板下沟的结膜面;②刀片与睑结膜垂直;③切口尽量一刀完成,使其平整;④切口应沿睑缘弧度,距睑缘应等距;⑤切睑板的深度以全层切穿为宜,但亦可根据睑内翻严重程度略加调整。

5)肉芽组织增殖 常因睑板切口不整齐或倾斜,切口深浅不一,睑板切口不平整,或术后炎症反应较重造成。可手术或激光切除增生的肉芽组织。

6)感染 少见,可在术后1～2天出现,表现为伤口疼痛,眼睑红肿,皮肤线口有脓点。应立即拆除缝线,全身应用抗生素。

2. 睑板楔形切除术

1)矫正不足或睑外翻 矫正不足的原因有:①睑板切除过窄或深度不够;②作楔形睑板切除时,上下切口的倾斜面不垂直,使楔形的尖端呈 U 形而不是 90°角;③睑板缝线过低,对睑缘牵引力较小;④楔形睑板切除对内外眦部矫正常不足,缝合时可在内外侧斜向上内和上外方,加强缝线的牵引力。过矫多因睑板楔形切除过宽,睑板切口上缘过高,可重新调整缝线位置。术后如发现过矫,可提早拆线。

2)睑缘成角畸形 可因睑板切口不齐,缝线高低不一或结扎缝线力度不均匀所致。术中发现应拆除缝线修正,术后则需切开原切口,查找向上牵拉的瘢痕组织,分离剪除后重新缝合。

3)眼睑闭合不全 由于切除睑皮肤过多,缝线位置超过睑板上缘,缝合在提上睑肌腱膜上或缝于眶隔组织,应立即重新调整缝线位置。也可由于多次睑内翻手术致眼睑缩短。术前应详细询问病史、检查睑皮肤松紧情况,眼睑闭合功能等。

4)感染 同睑板切断术处理。

3. 眼轮匝肌重叠缩短术

1)矫正不足　由于肌肉条带太窄,肌肉重叠缝合不牢固造成,故肌肉条带宽度不宜小于 5 mm,术中充分分离皮下组织和睑板前组织。

2)睑外翻和泪点外翻　切除皮肤过多。应在局麻前让患者坐位时用镊子夹起皮肤上提,判断切除皮肤的范围并画出标志线。

4. 缝线术＋灰线切开术

1)损伤睑缘前层皮肤或后层睑板　切开灰线时应在捏住的睑缘处逐刀切开,勿沿睑缘一刀切开。

2)损伤角膜　术中注意保护,可用眼睑垫板置于结膜囊内。余同缝线术。

【出院后随访】

出院时带药,包括抗生素眼药及人工泪液,门诊随诊。

二、睑外翻

【概述】

睑外翻(ectropin)是指睑缘部向外翻转离开眼球,睑结膜不同程度的暴露在外,常合并睑闭合不全(图 2-4)。

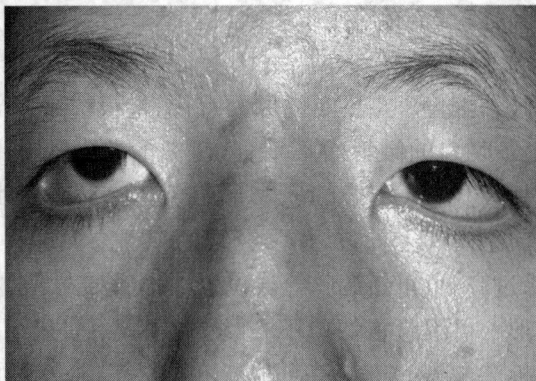

图 2-4　睑外翻

【诊断步骤】

(一)病史采集要点

1. 起病情况　瘢痕性睑外翻多由眼睑皮肤烧伤、炎症、创伤或手术后遗留瘢痕,瘢痕收缩使眼球向外翻转;麻痹性睑外翻多见于面神经麻痹或老年人眼轮匝肌和外眦韧带松弛,眼轮匝肌对睑板的压力减弱,眼睑因受重力影响而外翻,多发生于下睑。

2. 主要临床表现　溢泪是因下睑外翻导致下泪小点不能吸引泪湖的泪液所致,老年人因频繁拭泪加重外翻,下睑局部可有湿疹。炎症者睑结膜长期暴露发生角化、干燥、肥厚、充血,角膜得不到保护而干燥和上皮脱落,继发感染引起角膜溃疡,可严重影响视力。

(二)体格检查要点

视力可下降,睑缘部向外翻转离开眼球,睑结膜不同程度的暴露在外,可发生角化、干燥、肥厚、充血,角膜上皮脱落,继发感染引起角膜溃疡。

【治疗对策】

(一)治疗原则

1. 瘢痕性睑外翻需手术治疗,清除和松解瘢痕组织的牵引作用,如皮肤缺损面积过大,应同时行皮肤移植。

2. 麻痹性睑外翻可缩短外眦韧带或行睑板的楔形切除。

3. 轻度外翻可用人工泪液保护结膜和角膜。

(二)术前准备

1. 询问病史,了解有无瘢痕体质。

2. 检查凝血功能,女性患者应避开月经期。

3. 眼部滴抗生素眼水。

4. 测量血压,尽可能将血压控制在正常范围。

(三)治疗方案

1. 非手术治疗　人工泪液保护结膜和角膜。

2. 手术治疗

(1)手术指征

1)眼睑皮肤瘢痕性收缩所致的睑外翻;

2)老年性睑外翻;

3)麻痹性睑外翻。

(2)手术时机　无眼前段明显炎症时即可手术。

(3)手术方法　主要有 V-Y 法矫正术、全厚皮瓣游离移植矫正睑外翻、眼睑缩短术、阔筋膜悬吊术等。

(4)瘢痕性睑外翻矫正术手术方法之一,V-Y 法矫正术:适应于下睑中央轻度外翻而无广泛瘢痕者。

1)尽量切除下睑中央部的全部瘢痕;

2)皮肤做 V 形切口,潜行分离皮下组织;

3)缝合皮肤切口成 Y 形,使下睑上提。

(5)瘢痕性睑外翻矫正术手术方法之二,全厚皮瓣游离移植矫正睑外翻:

1)距睫毛 3 mm 处平行睑缘切开皮肤,皮下分离并切除所有瘢痕组织使眼睑恢复正常位置;

2)充分止血;

3)如睑缘过长应行睑水平径缩短,并做上下睑缘褥式缝合,使部分睑缘粘连;

4)以湿纱布印取皮肤缺损大小和形状,一般在耳后取全厚皮瓣,按放大 1/4 的比例,用亚甲蓝画出取皮范围,将皮片取下后对合缝合;

5)把皮片移植于眼睑缺损处,用 5-0 丝线间断缝合,皮片表面用敷料结扎压迫。

(6)老年性睑外翻手术方法,睑缘缩短术:

1)下睑外 2/3 灰线切开,切口深达 8～10 mm,将眼睑分为前后两叶;

2)在下睑后叶中央切除三角形睑板,基底位于睑缘,长度以使睑缘紧贴眼球为宜;

3)外眦部皮肤行三角形切除;

4)5-0 丝线缝合睑板和皮肤,前后叶褥式缝合消灭无效腔。

(7)麻痹性睑外翻手术方法,阔筋膜悬吊术:

1)于内眦部内上方鼻骨处及外眦部外上方颞肌处各做一 5～8 mm 长的垂直切口,潜行分离;

2)将筋膜条带置于皮下隧道中;

3)用 3-0 尼龙线将筋膜缝于鼻骨骨膜上,收紧筋膜使下睑外翻得到矫正,将颞侧筋膜缝于外眦韧带或颞肌筋膜上。

【术后观察和处理】

(一)一般处理

1. 瘢痕性睑外翻

(1)全身应用抗生素 5 天。

(2)睑缘缝合后双眼绷带包扎至少 5 天;术后 6 天单眼绷带包扎。

(3)术后 10～12 天拆除缝线。

(4)术后 3~6 个月剪开睑缘粘连。

2. 老年性睑外翻

(1)全身应用抗生素 5 天。

(2)术后 3 天换药,以后每日换药,涂抗生素药膏。

(3)术后 7 天拆除皮肤缝线,10~12 天拆除睑缘及睑板结膜缝线。

(二)手术并发症的观察及处理

1. 瘢痕性睑外翻

(1)皮片感染 如发现敷料有渗液或异常气味时,应及时打开敷料检查;如为皮片下积液,皮片颜色正常,可引流积液后,再加压包扎,并延长抗菌药物的使用,如皮片坏死,则彻底清除坏死组织,每日换药,待新鲜肉芽长出后重新植皮;

(2)皮下血肿 发现移植的皮片呈紫色,有波动感,可在无菌条件下吸出积血,再加压包扎,并延长抗菌药物的使用;

(3)睑缘粘连未形成 立即重新行部分粘连性睑缘缝合术;

(4)矫正不足 矫正不足多由于原瘢痕粘连分离不充分,所取皮片宽度不足够造成,术中应注意避免。术后发现矫正不足,可待 3~6 个月瘢痕稳定后再行手术。

2. 老年性睑外翻

矫正不足 睑板切除不足所致,术后发现矫正不足,可待 3~6 个月瘢痕稳定后再行手术。

3. 麻痹性睑外翻

矫正不足 术中发现可将隧道内阔筋膜的鼻侧端与额肌相吻合,借助额肌的力量矫正睑外翻。

【出院后随访】

1. 出院时带药 抗生素眼药及人工泪液。

2. 门诊随诊。

三、上睑下垂

【概述】

上睑下垂(blepharoptosis)是指提上睑肌(动眼神经支配)和 Müller 肌(交感神经支配)的功能不全或丧失,以致上睑呈部分或全部下垂。有真性和假性、先天性和后天性之分。真性上睑下垂是指因提上睑肌或交感神经障碍,上睑提举无力而下垂。假性者是皮肤过于松弛,上睑皮肤越过睑缘悬挂下来而遮挡睑裂,或因机械原因,眼睑过重或过厚,如水肿或肿块使上睑不能提举到正常高度,或因另一眼上睑退缩。

轻度(1~2 mm)有碍美观,中度(2~3 mm)遮挡上方视野,重度(3~4 mm或更多)影响视线,婴幼儿可因此造成弱视。

【诊断步骤】

(一)病史采集要点

1. 上睑下垂出现的时间,有无晨轻晚重。

2. 有无其他眼疾,如垂直性斜视、小眼球、小睑裂、眼睑肿物、沙眼等。

3. 有无重症肌无力、Horners综合征、偏头痛、多发性硬化等全身性疾病。

4. 有无长期配戴角膜接触镜、眼部外伤及手术史。

(二)体格检查要点

1. 一般情况　发育、营养、体重、精神、血压和脉搏,特别是有无全身其他部位骨骼肌无力现象。

2. 眼科检查(图2-5)

(1)重点观察睑裂大小,是否有眼睑闭合不全,上、下睑缘至瞳孔反光点距离。

(2)提上睑肌肌力测定　用拇指于眶上压住眉毛,以摒除额肌参与上睑肌的作用。令患者向下注视,眼前放一毫米尺,零点对准上睑缘,再嘱患者尽量向上看,睑缘从下向上提高的幅度即为上睑提肌的肌力。注意手指勿向上或向下压,以免阻碍上睑活动,影响检查的正确性。

(3)睑缘离上睑皱痕距离,额纹、代偿头位。

(4)眼球运动情况、是否合并有斜视,尤其是下斜视。

(5)有无眼睑水肿或肿块。

(6)Bell征是否存在。

(7)有无严重的干眼症。

3. 全身检查　不可忽视全身体格检查,应注意:

(1)四肢骨骼肌的肌力。

(2)有无呼吸困难。

(3)咀嚼张嘴时或下颌向侧方运动时下垂的上睑是否突然提起,如有提示Marcus-Gunn现象,可能是由于三叉神经与动眼神经之间发生运动支联系所致,也可能是三叉神经核与动眼神经核之间存在某种联系。

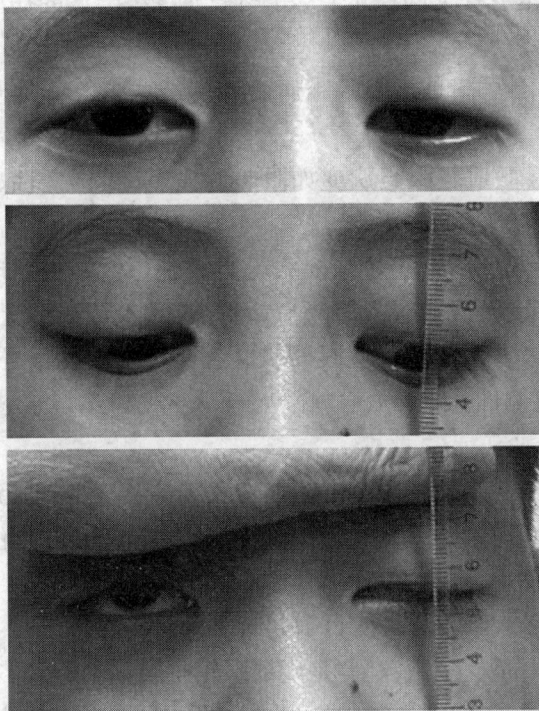

图 2-5　提上睑肌肌力检查

（三）辅助检查要点

1. 实验室及其他辅助检查　主要包括血尿常规、出凝血时间、心电图、胸透等检查排除术前有无禁忌证。

2. 新斯的明试验　排除有无重症肌无力。

【诊断对策】

（一）诊断要点

1. 病史　常见于婴幼儿及青少年患者就诊。

2. 临床表现　单眼发病多见，也可双眼发病，平视时上睑缘遮盖角膜上缘 3 mm 以上，或两眼差别大于 2 mm。

3. 辅助检查　新斯的明试验阴性。

（二）临床类型

1. 先天性上睑下垂　出生后即存在，单眼或双眼发病，可有遗传性，主要是因动眼神经核发育不全或提上睑肌本身发育不全所致,罕见的病因还有先天性眼外肌纤维化。

2. 后天性上睑下垂   是指因眼睑病变或神经系统等其他全身性病变所致的上睑不能提起。

(1)机械性上睑下垂   眼睑病变如眼睑肿瘤、淀粉样变性、严重沙眼、炎症水肿、外伤、组织增殖(象皮病)等引起。

(2)肌源性上睑下垂   常见于重症肌无力及进行性眼外肌麻痹。重症肌无力引起的上睑下垂因疲劳而加重,晨轻晚重,可伴有其他眼外肌无力现象,注射新斯的明后症状可显著改善。而进行性眼外肌麻痹症的病变在眼外肌神经核,不局限于提上睑肌,多为双侧性。

(3)神经源性上睑下垂

1)动眼神经麻痹性上睑下垂   由动眼神经或神经核受损所致,通常为单侧性;

2)交感神经麻痹性上睑下垂   表现为上睑轻度下垂、下睑位置略高形成小睑裂、眼球后陷、瞳孔缩小,构成 Horner 氏综合征;

3)核上性病变   大脑皮质病变可引起睑下垂;

4)癔病性上睑下垂   多为双侧,是睑部眼轮匝肌痉挛所致。

(4)全身性疾患——代谢性和中毒性上睑下垂   某些内分泌疾病和代谢病常引起睑下垂。

(三)鉴别诊断要点

假性上睑下垂是上睑缺乏正常支撑所致,见于无眼球、小眼球、眼前段萎缩、眼球内陷、眶脂肪萎缩、外伤性眼球下移等。其次是发生在垂直斜视较明显者,如上直肌麻痹患者使用健眼注视时另眼下斜视,上睑伴随下斜视眼出现下移,当使用患眼注视时上睑位置正常。

【治疗对策】

(一)治疗原则

1. 先天性上睑下垂以手术治疗为主,单侧者宜早矫正,以防形成弱视。

2. 后天性上睑下垂针对病因治疗。

(二)术前准备

1. 明确上睑下垂的类型,如先天性、老年性、外伤性、机械性或其他类型。

2. 检查视力及最好矫正视力,有无屈光不正和弱视。

3. 眼表疾病及眼底的检查:角膜知觉检查:角膜无知觉者不能手术;有角膜疾

患者首先治疗角膜疾病;Schirmer 试验了解泪液分泌情况。

4. 检测提上睑肌的肌力、上睑下垂的下垂量,计算术中提上睑肌缩短量。

5. 检查上直肌及下斜肌等眼外肌功能,判断有无斜视,特别是垂直性斜视。有上斜视的患者,眼球上转瞳孔被上睑遮盖,易被误诊为上睑下垂;有麻痹性斜视的患者为避免复视干扰引起的保护性闭眼也易被误诊。

6. 检查有无 Bell 现象、上睑迟滞现象及眼睑闭合不全,无 Bell 现象或原有眼睑闭合不全的患者手术量要小,暴露瞳孔区即可,以免术后引起暴露性角膜炎;有上睑迟滞现象的患者术中注意彻底分离提上睑肌的内外角及节制韧带。

7. 新斯的明试验除外重症肌无力。

(三)治疗方案

1. 非手术治疗　神经系统疾病等全身疾病或其他眼病引起的上睑下垂应进行病因和药物治疗,治疗半年以上无效者可考虑手术。

2. 手术治疗

(1)提上睑肌缩短术手术指征　提上睑肌肌力≥4 mm 的先天性、老年性、外伤性或其他类型的上睑下垂患者。

(2)额肌悬吊术手术指征

1)提上睑肌肌力在 4 mm 以下或功能丧失的先天性或后天性重度上睑下垂者;

2)各种类型的上睑下垂矫正手术未获成功需再次手术者;

3)睑裂狭窄综合征的儿童因上睑下垂严重,行提上睑肌缩短术不能改善者;

4)<3 岁的重型先天性上睑下垂,不适于行提上睑肌缩短术者。

(3)手术时机　先天性单侧上睑下垂者矫正宜早,以防形成弱视;后天性上睑下垂保守治疗半年以上无效时可考虑手术。

(4)手术方法　提上睑肌缩短术、额肌悬吊手术。

(5)提上睑肌缩短术手术要点:

1)在术眼上睑缘 5～6 mm 处画重睑线,如对侧有重睑线,设计术眼时应与其保持一致;

2)翻转上睑,结膜下麻醉,上穹隆部结膜鼻侧和颞侧端分别作一长约 4～5 mm 垂直切口,用剪刀于结膜和 Müller 肌间潜行分离,在其间置一橡皮条做为标记;

3)切开皮肤,分离皮下及眼轮匝肌暴露睑板前面的提上睑肌腱膜附着处;

4)在腱膜前间隙及腱膜之间分离直到暴露节制韧带;

5)于睑板上方剪开外侧腱膜,暴露橡皮条,用肌肉镊夹住提上睑肌向下牵拉分

离,并剪断内外角,松解肌肉;

6)分离提上睑肌,测量切除部分长度,在应切除处中、内、外做三针褥式缝线,分别缝于睑板中上 1/3 交界处,深 1/2 睑板,针距 2~3 mm,调整位置,直至满意后结扎缝线,剪除缩短部分的提上睑肌;

7)5-0 丝线间断缝合皮肤,每针均过睑板;

8)术后用绷带轻轻加压包扎术眼。

(6)额肌悬吊术手术要点

1)在术眼上睑缘 3~5 mm 处画线,在其线上和眉弓上缘附近于正中、内侧及外侧各做三个对应切口,切口长 5 mm,深至肌层;

2)从三个对应切口做皮下隧道,使眉上内外切口内的阔筋膜条经上睑内外切口,再经上睑眉上正中切口穿出后,分别返回眉上内外切口,将两条筋膜末端褥式缝合,结扎固定;

3)5-0 丝线间断缝合皮肤切口;

4)术后用绷带轻轻加压包扎术眼。

【术后观察和处理】

(一)一般处理

1. 冰敷术眼 48 小时。

2. 术后 2 日换药,注意观察:①敷料有无异常分泌物。②眼睑及额部瘀肿程度。③睑缘弧度及睫毛方向。④睑裂大小及眼睑闭合不全程度。⑤眼球运动情况。⑥是否有结膜脱垂。⑦角膜上皮有无损伤。

3. 眼部白天滴抗生素眼药水及人工泪液,睡前涂抗生素眼膏和用眼垫包眼。

4. 术后 5~7 天拆除缝线。

(二)手术并发症的观察及处理

提上睑肌缩短术:

1. 术中结膜穿破或撕裂　术中应小心分离结膜。如剪破结膜为一小孔,无需修补,如将结膜大片撕裂或剪除,则需修补。

2. 皮肤切口错误　必须在注射麻药前按拟定切口画出标记线。如切口过高,无法调整睫毛角度,可在切口下唇小心切除一皮肤条带。

3. 提上睑肌离断　由于上睑下垂患者提上睑肌较薄,可能将肌肉误作眶隔剪断,应将误断远端提起,找回断口另一端,夹住断口上缘,嘱患者张眼,有拉力的即是提上睑肌断端,在断端作缝线缝合,再从断端向上分离眶隔。

4. 误将眼轮匝肌或肌下深层结缔组织和脂肪当作提上睑肌进行缝合　术中应分清解剖结构。

5. 泪腺和上斜肌损害　沿提上睑肌两侧剪开内、外角及节制韧带时,最少离开眶内壁 8 mm,眶外壁约 5 mm。

6. 提上睑肌过度缩短　剪断提上睑肌前应仔细检查,如术毕发现,可将肌止缘向睑板上缘后退,或在提上睑肌两侧缘不同高度各作一小切口,以削弱提上睑肌肌力,如仍不理想,可用异体巩膜替代部分肌肉。

7. 术后眼睑闭合不全及上睑迟滞　术后初期出现为必然,应注意保护角膜;如眼睑局部出现闭合不全或迟滞,则为手术不当所致,应术中避免。

8. 矫正不足　如术中发现无法通过肌肉缩短或肌肉缩短加肌止缘前移来矫正,则应改用其他方法如额肌肌瓣提吊来矫正。

9. 睑裂畸形、睑缘弧度及位置异常　多为缝线分布不均和缝线过睑板时位置高低不一致所致,术中应注意调整。

10. 穹窿部结膜脱垂　术中分离结膜时将球结膜也分离所致,术中发现可用褥式缝线在睑高位或额部皮肤固定,术后早期出现可能与结膜水肿有关,可待水肿消退自然复位,不能复位则将脱垂结膜部分切除再重新缝合。

11. 缝线崩脱　术后数天内眼睑位置和外形明显改变,则应立即拆开切口,重新缝合。

12. 局限性线头脓肿　术后 4～5 天外露缝线线结处皮肤潮红,为缝线反应,可提前拆线。如术后数周埋藏缝线相应眼睑部位有硬结,甚至面部红肿,则需顺皮纹切开小口将缝线拆除。

13. 术后感染　多在术后 4～5 天出现,需大剂量应用抗生素,如脓肿形成,则拆除睑皮肤缝线,放置引流条,伤口二期缝合。

额肌提吊术

1. 损伤眶上神经　术中注意避开眶上切迹。

2. 损伤供应额肌的血管和支配额肌的神经(面神经颞支)　在颞侧向上剪开时一般在额肌游离缘向上剪 10～15 mm 尚未到达血管和神经进入位置。

3. 在额肌与皮下组织或骨膜之间分离时,注意充分压迫止血,可使用 1∶1000 肾上腺素溶液棉签止血。

4. 夹持和分离额肌时要注意防止夹伤和剪断额肌,影响术后肌力;制作肌瓣时,肌瓣要位于睑中间,否则影响术后外观;分离额肌要充分,否则肌瓣过短,将导致睑板固定困难或缝线后睑裂过大。

5. 与睑板固定缝合的并发症与提上睑肌缩短术相同。

【出院后随访】

1. 出院时带药:抗生素眼药及人工泪液。

2. 持续滴人工泪液,术前涂抗生素眼药膏,直到睑闭合不全完全消失为止。

3. 门诊定期检查角膜上皮情况,防止发生暴露性角膜炎。

四、眼睑闭合不全

【概述】

正常人闭眼时眼球表面不外露。眼睑闭合不全(hypophasis)是指睡眠或企图闭眼时部分角膜和/或结膜不能被眼睑覆盖而暴露在外,亦称兔眼。少数正常人睡眠时睑裂可留一缝隙,但角膜不会暴露,称生理性兔眼。

【诊断步骤】

(一)病史采集要点

1. 起病情况　多见于面神经麻痹的患者,其次为瘢痕性外翻,少见的原因有眼眶容积与眼球大小的比例失调,例如甲状腺病性突眼、眼眶肿瘤、先天性青光眼、角膜葡萄肿等。昏迷或深度麻醉可发生暂时性兔眼。

2. 主要临床表现　轻度者因眼球有 Bell 征而只有球结膜暴露,引起结膜充血、干燥、肥厚及过度角化。中度者则角膜受累,角膜上皮干燥、上皮脱落、角膜溃疡形成,甚至穿孔。

(二)体格检查要点

累及角膜时视力可下降,睡眠或企图闭眼时部分角膜和/或结膜暴露,结膜充血、干燥、肥厚及过度角化,角膜上皮干燥、上皮脱落、角膜溃疡形成,严重时穿孔。

【治疗对策】

1. 暂时性闭合不全最简单有效的方法是用大量眼膏将睑裂封闭,使暴露的角膜和球结膜完全被眼膏覆盖,并频滴人工泪液保持眼表湿润,滴用抗生素眼水预防感染。

2. 一时无法去除病因者,可戴接触镜保护眼球或行睑缘缝合术。

3. 矫正外翻,闭合不全也能得以矫正。

第三节　眼睑肿瘤

一、黄色瘤(xanthelasma)

多见于中老年女性病人,可能和脂肪代谢障碍有关(图 2-6)。

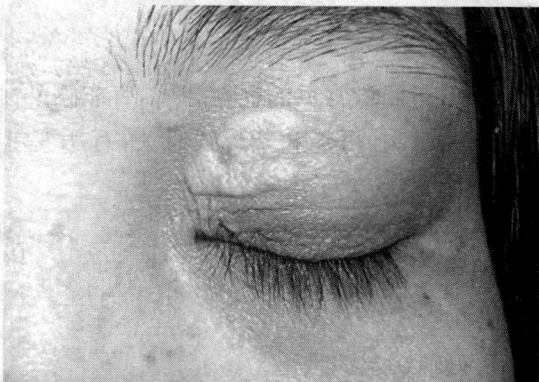

图 2-6　黄色瘤

【诊断步骤】

1. 慢性起病,生长缓慢。
2. 通常出现在内眦上方或下睑。
3. 表现为两眼睑出现对称性的黄色扁平肿块,触之柔软无肿块感觉。

【治疗对策】

手术切除,部分病人术后可复发。

二、皮脂腺囊肿

皮脂腺囊肿(atheromatous cyst)也称粉瘤,为眼睑常见病。

【诊断特征】

1. 起病情况缓慢。

2. 主要临床表现　为一隆起硬块,黄豆大小,位于皮下,与皮肤紧密粘连,部分囊肿中央有一黑点,囊肿的内容物为豆腐渣样物质,常可继发感染而呈急性炎症表现。

【治疗原则】

手术彻底切除,囊壁如不切除可复发。

三、乳头状瘤

乳头状瘤(papilloma)是近睑缘常见的良性肿瘤,有非感染性和病毒性两类,非感染性乳头状瘤是一种皮肤息肉,可能和紫外线有关,有恶变可能;病毒性乳头状瘤由人类乳头状病毒感染所致,常见于年轻人。

【诊断步骤】

病史采集要点

1. 起病缓急情况,一般该病起病缓慢。

2. 了解临床表现,该病发生于睑缘黏膜、泪阜、结膜等处,表面潮红、粗糙不平犹如桑椹或菜花状,也可发生于眼睑皮肤,表面干燥,有角化和鳞屑。形态如乳头状,有基底较小生长带茎状,也有基底较宽如半球状隆起。一般如黄豆大,可多年不变,可单发也可多发。

【诊断对策】

(一)病理诊断
确诊应根据病理检查。

(二)鉴别诊断要点

1. 与丝状疣鉴别　丝状疣表面皮肤几乎正常,呈丝状。

2. 与乳头状癌鉴别　迅速增大的乳头状瘤易误诊为乳头状癌,故切除后应送病理检查。

【治疗对策】

手术切除。

四、眼睑皮样囊肿(dermoid cyst)

多见于少年儿童,在近骨缝部位,特别是颧额缝附近常见,青春期长大较快大小不一。

【诊断要点】

1. 出生即有,较小不易察觉,生长缓慢。

2. 以外上方眼睑及其附近多见。

3. 皮下可触及光滑而有弹性的肿块,与皮肤不粘连,但与深部骨膜有粘连,活动性差。

4. 囊内含油脂样分泌物,并有毛发。

【鉴别诊断】

1. 与皮脂腺囊肿鉴别　皮样囊肿与皮肤不粘连,部位较深,内容物中有毛发。

2. 与脂肪瘤鉴别　皮样囊肿质地较硬而有弹性,边界清楚。

3. 与纤维瘤鉴别　皮样囊肿好发与骨缝部位,与骨膜粘连。

【治疗对策】

手术完整切除囊肿。

五、睑板腺癌(carcinoma of meibomian gland)

少见,多见于老年人,特别是老年女性病人,对放疗不敏感,经治疗后 5 年存活率约 96%(图 2-7)。

【诊断要点】

1. 生长缓慢。

2. 早期为无痛性硬结,易误诊为霰粒肿。

3. 睑结膜粗糙。

4. 晚期向深部侵入眼眶。

5. 可经淋巴结转移。

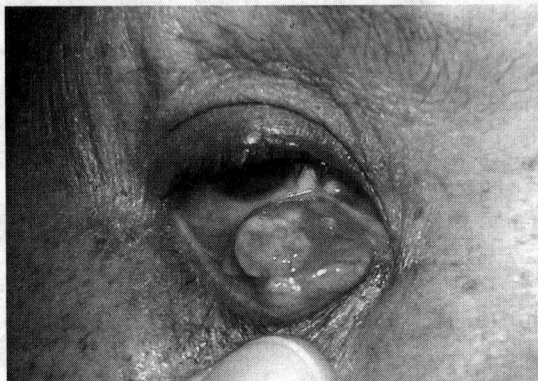

图 2-7 睑板腺癌

【诊断对策】

(一)诊断要点

早期诊断依靠病理,对老年人可疑的霰粒肿切除后必须行病理检查。

(二)鉴别诊断要点

1. 与霰粒肿相鉴别 睑板腺癌睑结膜面有粗糙乳头状瘤样肿物,手术切开的内容物不是胶冻样物质,而是豆腐渣样质硬而脆的淡黄色组织。

2. 与基底细胞癌和鳞状细胞癌相鉴别 早期易鉴别,睑板腺癌源发于睑板腺,而基底细胞癌和鳞状细胞癌源发于皮肤;晚期睑板腺癌累及皮肤时不易鉴别,需追问肿块开始发生的部位,并查看肿块是侵犯睑板为主还是侵犯皮肤为主。

【治疗对策】

1. 根据活检结果确定手术广泛彻底切除。手术时需冰冷切片控制边缘部分是否彻底切除。

2. 术后辅助放疗。

六、鳞状细胞癌(squamous cell carcinoma)

较基底细胞癌少见,与暴露紫外线有关。

【诊断要点】

1. 生长缓慢。

2. 早期为无痛性小硬结,表面较多鳞屑、粗糙不平,以后糜烂、破溃。

3. 增生较快者中央呈菜花状。

4. 易向深部侵入眼眶和鼻窦。

5. 可经淋巴结转移。

6. 早期无疼痛,侵及神经时才有剧烈和顽固性疼痛。

【诊断对策】

(一)诊断要点

晚期诊断不困难,早期诊断依靠病理,因此,对可疑的眼睑肿块切除后必须行病理检查。

(二)鉴别诊断要点

与基底细胞癌鉴别　本病较少见,发展快,对 X 线敏感度不及基底细胞癌。

【治疗对策】

1. 根据活检结果确定手术广泛彻底切除。手术时需冰冷切片控制边缘部分是否彻底切除。

2. 如侵犯眼眶,需行眶内容物剜出术。

3. 术后辅助放疗、化疗。

七、基底细胞癌

基底细胞癌(basal cell carcinoma)是眼睑皮肤癌中最常见的,是一种由表皮基底细胞不能以正常形式成熟和角化而引起的上皮癌,多见于 40 岁以上,常发生在下睑,白人比有色人种常见。

【诊断步骤】

病史采集要点

1. 起病情况　缓慢。

2. 主要临床表现　开始在皮肤或睑缘黏膜出现半透明小结,约几毫米大小,有的则在皮肤表面隆起,上有鳞屑,有的如色素痣、疣、乳头状瘤,四周有粗大血管。无痛,边缘有毛细血管扩张,溃疡出现于数周后,自肿块中央开始,向四周发展,溃疡基底及边缘较硬,边缘向内卷曲,溃疡顽固不愈,疼痛不明显,先向表面扩大,晚期才向深部破坏(图 2-8)。

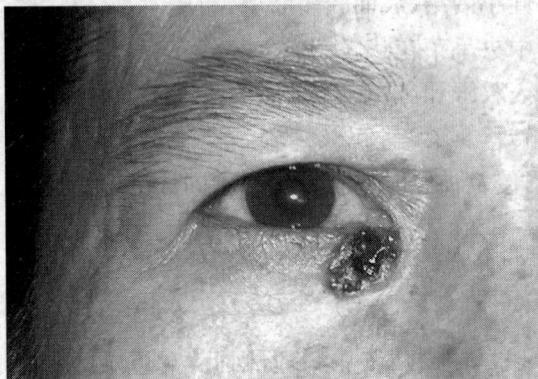

图 2-8　基底细胞癌

【诊断对策】

(一)诊断要点

睑缘附近皮肤出现的小结节,表面有痂皮、溃疡、出血者均应怀疑此病,确诊需行病理检查。病理检查时应切取正常交界较硬的边缘处组织。

(二)鉴别诊断要点

与老年疣鉴别　老年疣呈菜花状,有角化和鳞屑,周围皮肤无浸润硬结,无溃疡,但确诊要行病理检查。

【治疗原则】

手术彻底切除,也有冷凝、放疗。

八、眼睑血管瘤

眼睑血管瘤(hemangioma of lid)是一种血管组织的先天发育异常,出生即存在,部分患儿在生后 6 个月内发生。分为毛细血管瘤和海绵状血管瘤两种,有自行退缩倾向。

【诊断步骤】

(一)病史采集要点

1. 肿瘤出现的时间。

2. 肿瘤的进展情况。

3. 有无眼部外伤史及外伤的部位。

4. 有无治疗及手术史。

(二)体格检查要点

1. 一般情况,发育、营养、体重、精神、血压和脉搏。

2. 眼科检查

(1)肿瘤的特点,毛细血管瘤表浅,扁平,色泽红,常见于三叉神经的分布区,称火焰痣;海绵状血管瘤位于皮下较深层,呈紫蓝色,稍隆起,哭泣、用力、低头时增大。

(2)注意上睑有无下垂。

(3)注意肿物是否向眶内生长。

3. 全身检查

有无全身合并其他部位的血管瘤,排除 Sturge-Weber 综合征。

(三)辅助检查要点

眼部超声、CT、MRI 了解肿瘤的部位和性质。

【治疗对策】

1. 非手术治疗

(1)观察,部分患儿血管瘤可自行退缩,如 5 岁不退缩可考虑手术治疗。

(2)向血管瘤内注射长效皮质类固醇激素。

(3)冷冻或放射治疗。

2. 手术治疗

一般保守治疗无效时,才考虑手术;如因肿瘤引起的上睑下垂影响了患儿的视力发育需早期手术。

第四节 眼睑先天异常

一、双行睫

双行睫(distichiasis)是在正常睫毛根部后方相当于睑板腺开口处生长另一排多余的睫毛,如睫毛触及角膜不多,刺激症状不重,可常涂眼膏或戴软性接触镜保护,否则,可用冷冻法破坏毛囊或切开缘间部分离,暴露后排睫毛的毛囊,逐一切除,再将切口的前后唇对位缝合。

二、内眦赘皮和下睑赘皮

内眦赘皮(epicanthus)和下睑赘皮(epibiepharon of lower lid)都是比较常见的先天异常。亚洲人多见,部分内眦赘皮的患儿,可能和面部骨骼发育不全有关。

【诊断步骤】

病史采集要点

1. 起病情况 出生即有。

2. 主要临床表现

(1)内眦赘皮 是上睑皮肤向下延伸到内眦部的垂直性皮肤皱褶,覆盖内眦及泪阜,使部分鼻侧巩膜不能充分暴露,被误诊为共同性内斜视,应注意鉴别。

(2)下睑赘皮是指平行于下睑睑缘的皮肤皱褶,可以覆盖全部下睑睑缘,但多半只占据下睑睑缘内1/3,有时还经内眦部向上垂直延伸,形成逆向内眦赘皮。赘皮将下睑睫毛向内推挤,但眼球下转时,这些睫毛就接触角膜,引起角膜损伤。

【治疗对策】

1. 待鼻梁发育后,皱襞大多消失。

2. 下睑赘皮引起的倒睫如引起角膜严重损害可考虑手术,否则不需治疗。

三、先天性上睑缺损

先天性上睑缺损(congential coloboma of upper lid)为位于上睑的三角形缺损,如缺损较大使角膜失去保护而发生干燥或感染,可进行手术修补以达到保护角膜或改善仪容的目的。

四、先天性睑裂狭窄综合征

先天性睑裂狭窄综合征(congenital blepharophimosis)亦称先天性小睑裂,是一种常染色体显性遗传病。

【诊断要点】

1. 起病情况 出生即有。

2. **主要临床表现** 上睑下垂、逆向内眦赘皮、内眦距离过远、下睑外翻、睑裂缩小、鼻梁低平、上眶缘发育不良等。

【治疗对策】

可分期整形手术。

（霍丽君 苏毅华）

第 **3** 章 | 泪器病

第一节 泪液分泌系统疾病

一、急性泪腺炎(acute dacryoadenitis)

【概述】

多由病原菌感染引起,常见的致病菌有金黄色葡萄球菌或肺炎球菌,也见于某些病毒,真菌罕见。感染可经泪腺外伤创口、邻近组织炎症蔓延、远处化脓性病灶血行转移、结膜炎症的上行感染等途径。儿童患者可伴有感染性单核细胞增多症、麻疹、流行性腮腺炎、流行性感冒等传染性疾病。病因不明者称为原发性泪腺炎。

【诊断步骤】

(一)病史采集要点

1. 单侧急性起病。

2. 泪腺部疼痛、流泪、有脓性分泌物。

3. 全身不适及发热。

(二)体格检查要点

1. 一般情况,发育、营养、体重、精神、血压和脉搏,特别是有无鼻部疾患。

2. 眼科检查,主要体征有:

(1)眶外上方局部肿胀、触痛。

(2)上眼睑典型的 S 形弯曲,表面皮肤红肿。

(3)可伴有炎性上睑下垂。

(4)颞侧上穹窿球结膜充血,可伴有分泌物。

(5)眼球向下内方移位,运动受限。

3. 全身检查　不可忽视全身体格检查,应注意:

(1)有无耳前淋巴结肿大。

(2)有无发热。

4. 辅助检查要点

CT 检查显示泪腺肿大,边缘不规则,但不累及鼻窦、眶组织及周围骨壁。

【诊断对策】

(一)诊断要点

1. 病史　急性起病。

2. 临床表现　单眼发病多见,泪腺部疼痛、流泪,眶外上方局部肿胀、触痛;上眼睑典型的 S 形弯曲,表面皮肤红肿。

(二)鉴别诊断要点

主要与眶蜂窝织炎相鉴别(见眼眶病)。

【治疗对策】

(一)治疗原则

针对病因进行治疗。

(二)治疗方案

1. 非手术治疗,包括:

(1)全身应用抗生素或抗病毒药物。

(2)局部热敷。

(3)低剂量放射治疗、口服抗炎药物对治疗累及泪腺的非特异性炎症有一定疗效。

2. 手术治疗　脓肿形成时应切开引流:睑部泪腺炎采用上睑外侧皮肤切口;眶部泪腺炎从上穹窿外侧结膜切开排脓。

二、慢性泪腺炎

【概述】

慢性泪腺炎(chronic dacryoadenitis)可以是急性泪腺炎的后遗症,也可一开始即表现为泪腺的慢性炎症,可能的病因有良性淋巴细胞浸润、淋巴瘤、白血病、结核病、梅毒、沙眼等。

【诊断步骤】

(一)病史采集要点

1. 慢性起病,多为双侧。

2. 上睑外侧肿胀,轻度上睑下垂,疼痛不明显。

(二)体格检查要点

1. 一般情况,发育、营养、体重、精神、血压和脉搏等。

2. 眼科检查

(1)上睑外侧肿胀,轻度上睑下垂。

(2)眶上缘外侧可触及一质地较硬、分叶、能滑动的包块、无触痛及压痛。

(3)翻开上睑时可在外侧穹窿部见到肿胀的泪腺。

【诊断对策】

主要与泪腺肿瘤鉴别　肿瘤多为单侧,确诊需病理检查。

【治疗对策】

针对病因或原发病治疗,根据病情使用抗生素及皮质类固醇,如无效,可考虑手术摘除,并行病理检查。

第二节 泪液排出系统疾病

一、泪道功能不全

泪道功能不全(insufficiency of lacrimal passage)是指没有器质性阻塞的泪液引流不畅,即泪道冲洗通畅又有泪溢。

【诊断步骤】

(一)病史采集要点

1. 起病情况 病程缓慢。

2. 主要临床表现 单侧或双侧溢泪。部分患者因泪小点外翻,和泪湖脱离接触,泪液不能通过泪小管的毛细现象吸入泪道;部分患者因眼轮匝肌松弛,致使泪液泵作用减弱或消失,泪液排出障碍;鼻泪管瓣膜功能不全时可引起泪囊气肿,空气滞留在泪囊中,触之有捻发声,引起泪液排出不畅。

(二)体格检查要点

1. 眼睑 有无泪小点外翻、下睑是否松弛。

2. 泪道冲洗通畅。

【治疗对策】

治疗原则是去除病因。泪点位置异常者矫正相关的解剖异常,如矫正眼睑的外翻;眼睑的水平松弛可水平缩短眼睑或外眦韧带。

二、泪道狭窄或阻塞

泪道狭窄或阻塞(stenosis of lacrimal passage)常常发生在泪点、泪小管、泪囊与鼻泪管交界处和鼻泪管下口,主要症状为泪溢。

【诊断步骤】

(一)病史采集要点

1. 有无眼及鼻腔的炎症、外伤、肿瘤、异物病史。

2. 局部和全身的用药史,如全身用氟尿嘧啶类药物和局部用碘苷眼药水。

3. 是否出生或出生后不久即发现的溢泪。

(二)体格检查要点

1. 下睑皮肤是否粗糙,有无瘘管,压迫泪囊区是否有黏液或黏液脓性分泌物溢出,有无肿物。

2. 泪点的位置和形态是否正常。

3. 结膜 是否充血、有无滤泡和疤痕。

4. 鼻腔检查有无异常。

5. 确定阻塞或狭窄的部位,对治疗方案的选择十分重要。

(1)泪道冲洗 帮助判断阻塞的部位。冲洗液全部从原泪点返流者为泪小管阻塞,由另一泪点返流者为泪总管阻塞,冲洗液部分进入鼻腔,部分自泪点返流者为鼻泪管狭窄,冲洗液自另一泪点返流同时伴有黏液或黏液脓性分泌物者为鼻泪管阻塞合并慢性泪囊炎。

(2)泪道探通 对于婴幼儿患者还有治疗作用。

(3)X线碘油造影可以显示泪道阻塞的部位及泪囊大小,以便考虑手术方式。

【诊断对策】

(一)诊断要点

①多见于中年女性患者;②泪溢;③泪点、泪小管、泪囊与鼻泪管交界处和鼻泪管下口狭窄或阻塞。

(二)鉴别诊断要点

与慢性泪囊炎鉴别 慢性泪囊炎压迫泪囊区或泪道冲洗时有黏液或黏液脓性分泌物溢出。

【治疗对策】

(一)治疗原则

先保守治疗,无效时手术治疗。

(二)治疗方案

1. 非手术治疗 大部分先天性泪道阻塞的患儿可在生后 4～6 周自行开放,因此可先局部按摩和局部应用抗生素眼水。

2. 手术治疗

(1)手术指征 保守治疗无效的泪道狭窄或阻塞。

（2）手术时机　先天性泪道阻塞者半岁后可考虑泪道探通术。

（3）手术方法

1）泪道探通术　先天性泪道阻塞者一次探通有效率为 75％，另外 25％患儿需二次探通和植管。

2）先天性皮肤瘘管者手术切除瘘管。

3）泪小点膜闭者用探针或泪点扩张器直接穿刺，然后行泪道冲洗。

4）泪点狭窄者行泪点扩张或植管。

5）泪点缺如者在泪管相应的部位行睑缘切开，同时行泪囊逆行硅胶插管。

6）泪点和泪管完全缺如者行结膜-泪囊-鼻腔吻合术。

7）泪管阻塞者可留置泪道硅胶管或泪道激光。

8）鼻泪管阻塞者行泪囊鼻腔吻合术。

三、泪小管炎

泪小管炎（canaliculitis）是泪小管的慢性炎症，多由沙眼衣原体、放线菌、白色念珠菌或曲霉菌感染所致。多为下泪小管感染，常继发于眼部的化脓性结膜炎，如不及时治疗可引起泪管狭窄。

【诊断步骤】

（一）病史采集要点

1. 急性起病。

2. 多见于儿童。

3. 患眼充血、流泪，有脓性分泌物。

（二）体格检查要点

1. 一般情况，精神、体温、血压和脉搏等全身情况。

2. 眼科检查

（1）眼部轻度红肿、刺激，伴少量分泌物。

（2）内眦部睑缘和结膜轻度充血，泪小点水肿、压迫泪小管有分泌物溢出。

（3）泪囊摘除术后仍能从泪小点挤压出黏脓性分泌物是其间接证据。

（4）分泌物涂片检查有助于致病微生物的确诊。

【治疗对策】

（一）治疗原则

控制感染,使堵塞的泪道重新通畅。

(二)治疗方案

1. 非手术治疗

(1)除去病因 根据病因药物治疗,如管口有真菌结石者,应挤出或取除之。

(2)必要时以 Weber 小刀扩大切开泪小管,并滴用抗生素眼水。

(3)急性感染时可全身应用抗生素。

(4)超短波治疗 小功率超短波,每次 15 分钟,每日 1～2 次,共 5～6 次;氦氖激光局部照射,每日一次,每次 20 分钟。

2. 手术治疗 慢性泪小管炎形成囊肿者,先用探针探通,不能探通者,可做泪小管切开、泪小管成形、或囊肿摘除术。

四、急性泪囊炎

急性泪囊炎(acute dacryocystitis)是由毒力较强的致病菌感染所致,如金黄色葡萄球菌或 β-溶血链球菌引起。多为慢性泪囊炎急性发作,也可以无溢泪史而突然发生。发生在新生儿的多为流感嗜血杆菌所致,易演变为眶蜂窝织炎,需采取快速有效的治疗。

【诊断步骤】

(一)病史采集要点

1. 急性起病。

2. 患眼充血、流泪,有脓性分泌物。

(二)体格检查要点

1. 一般情况,精神、体温、血压和脉搏等。

2. 眼科检查

(1)泪囊区红、肿、热、痛,常波及眼睑及颜面部。

(2)眼睑肿胀,结膜充血、水肿,颌下及耳前淋巴结肿大。

(3)可形成脓肿,脓肿破溃后形成泪囊瘘管长期不愈。

(4)感染不能控制时可发展为眶蜂窝织炎。

(5)可导致角膜、结膜感染,或超敏性周边角膜溃疡。

【诊断对策】

(一)诊断要点

1. 病史　急性起病,既往多有慢性泪囊炎病史。

2. 临床表现　泪囊区红肿剧痛,压痛明显。

3. 辅助检查　泪道冲洗不通畅。

(二)鉴别诊断要点

1. 泪囊区疖肿　无流泪病史,泪道冲洗通畅。

2. 泪囊区皮脂腺囊肿合并感染　无流泪病史,泪道冲洗通畅。

【治疗对策】

(一)治疗原则

控制感染,缓解疼痛,使堵塞的泪道重新通畅。

(二)治疗方案

1. 非手术治疗

(1)热敷、超短波理疗。

(2)抗生素局部及全身应用。

(3)炎症期忌行泪道冲洗或泪道探通。

2. 手术治疗

(1)脓肿形成出现波动感时应切开脓肿引流并放入引流管。

(2)急性炎症一旦缓解即行泪囊鼻腔吻合术。

五、慢性泪囊炎(chronic dacryocystitis)

【概述】

是一种较常见的眼病,由鼻泪管狭窄或阻塞导致泪液潴留于泪囊内,伴发细菌感染引起。中老年女性病人多见,与沙眼、泪道外伤、鼻炎、鼻中隔扁曲、下鼻甲肥大等因素有关。感染的细菌有肺炎球菌、葡萄球菌等。泪囊黏膜有慢性炎症,产生黏液性和脓性分泌物。

【诊断步骤】

(一)病史采集要点

1. 泪溢出现的时间。

2. 分泌物的性质:脓性、黏液性、血性等。

3. 有无眼部外伤史及外伤的部位。

4. 有无眼部其他疾病及手术史。

5. 有无鼻塞等鼻部症状。

(二)体格检查要点

1. 一般情况,发育、营养、体重、精神、血压和脉搏,特别是有无鼻部疾患。

2. 眼科检查

(1)视力、裂隙灯、眼底等常规检查。

(2)注意下睑内侧是否有湿疹、泪囊区有无囊肿、压迫泪囊区时是否有黏液或黏液脓性分泌物溢出及结膜有无充血。

(3)荧光素钠试验　将1‰～2‰荧光素钠液滴入结膜囊内,2分钟后擤出鼻涕,如带有黄绿色,即表示泪道可以通过泪液。慢性泪囊炎患者此试验阴性。

(4)泪道冲洗　用泪道冲洗针垂直向下插入下泪小点1～2 mm后使针头呈水平位,顺着泪小管的行走方向把针头推入泪小管内5～6 mm。用手指在面部固定,使针头在泪小管内保持恰当的位置,然后推注生理盐水。冲洗结果判断:

1)泪道通畅　轻推注射器,患者诉有水流入口、鼻或咽部。

2)泪道狭窄　生理盐水虽然可以流至咽、鼻部,但量较少,且有大量盐水自另一泪点返流。

3)泪小管阻塞　推注时有阻力,冲洗液从原泪点返回,口咽部无液体流入。

4)泪总管阻塞　推注时有阻力,冲洗液从另一泪点返回,口咽部无液体流入。

5)鼻泪管阻塞合并慢性泪囊炎　推注时有阻力,冲洗液从另一泪点返回,伴黏脓性分泌物,口咽部无液体流入。

(5)泪道探通

1)适应证

①首次就诊的泪溢患者,经泪道冲洗不通畅或泪道狭窄者,但无明显泪道脓性分泌物溢出者;

②确定泪道阻塞或狭窄的部位、程度、病变性质的成年人泪道阻塞患者;

③半岁以上先天性泪道阻塞患儿,经泪道冲洗、保守治疗无效者。

2)方法

泪道探通术具有诊断和治疗的双重意义。诊断时成人用较粗探针,这样不容易穿破泪道出现假道。先扩大泪点,翻开下睑将探针垂直向下插入下泪小点约2 mm后探针改为水平位慢慢朝泪囊推进。直至探针插入泪囊,感觉已触及较硬的泪囊窝骨壁,以针头作为支点,将探针从水平转向垂直向下,并稍倾向后外侧,以适当力量将探针插入鼻泪管。治疗性探通后探针在泪道内停留20～30分钟拔出,并作泪道冲洗以证明泪道已通畅。

泪小管阻塞者探针在泪小管内受阻而不能前进,并碰不到泪囊窝骨壁,冲洗时水液不能进入咽部也不能由上泪小点返回,则可诊断。

3. 全身检查　不可忽视全身体格检查,应注意:

1)有无鼻部疾患;

2)有无全身其他重要脏器疾病,以评估患者能否耐受手术。

(三)辅助检查要点

1. 实验室及其他辅助检查　血、尿常规、出凝血时间、心电图、胸透等检查排除术前有无禁忌证。

2. X线检查

(四)进一步检查项目

1. X线碘油造影或超声检查　可以进一步了解泪道阻塞的部位及泪囊大小,以便考虑手术的方式。

2. 泪道内镜　可以诊断和定位,为术前诊断和确定手术方式提供更准确和直观的依据。

【诊断对策】

(一)诊断要点

1. 病史　常见中老年女性患者。

2. 临床表现　单眼发病多见,也可双眼发病,表现为泪溢、压迫泪囊区有黏液或黏液脓性分泌物自泪小点流出。

3. 辅助检查　泪道冲洗不通畅,有黏液或黏液脓性分泌物自泪小点流出。

(二)临床类型

1. 卡他性　除溢泪外,泪道冲洗时可有黏液状分泌物自泪小点流出。

2. 黏液囊肿性　如泪囊内分泌物长期不能排出,泪囊可逐渐增大形成囊肿,有时与筛窦相通,使分泌物流入筛窦,由鼻腔排出,囊肿缩小。

3. 慢性化脓性　最常见,压迫泪囊区有脓性分泌物自泪小点流出,由于泪囊内潴留液中含有大量细菌,是角膜外伤或内眼手术的隐患。

(三)鉴别诊断要点

1. 卡他性慢性泪囊炎与单纯性泪道狭窄或阻塞鉴别　前者泪道冲洗时有黏液状分泌物流出,而后者则无。

2. 与泪道肿瘤鉴别

(1)压迫泪囊区可无分泌物自泪小点溢出。

(2)泪囊区有实性包块。

(3)X线碘油造影：泪囊肿瘤造影可显示阴影。

(4)CT或超声检查：可以显示泪道有占位病变。

(5)组织病理学检查：结果最可靠。

【治疗对策】

（一）治疗原则

药物控制炎症后手术使堵塞的泪道重新通畅。

（二）术前准备

1. 检查鼻腔和副鼻窦情况。

2. 判断泪囊的大小，必要时行泪囊造影检查。

3. 术前滴抗生素眼水。

4. 术前应用抗菌药物溶液冲洗泪道1～2天。

（三）治疗方案

1. 非手术治疗

(1)积极治疗结膜炎、鼻腔及鼻窦炎症，否则容易导致复发，单纯的抗生素治疗只能控制或减轻炎症，不能达到治愈目的。

(2)泪道冲洗或探通：对轻度早期泪囊炎，抗生素液冲洗泪道有助于消除脓液，脓液消失后可试行泪道探通术，结合探通后泪道注药，少数病例可望好转，但在泪囊有脓液的情况下应绝对禁止泪道探通，以免损伤泪道黏膜，造成急性炎症或加重阻塞。

2. 手术治疗

(1)手术指征　一般保守治疗无效时，才考虑手术，手术是治疗慢性泪囊炎最有效的手段。

(2)手术时机　保守治疗无效，局部无急性炎症即可考虑手术。

(3)手术方法　常用的手术方法分为恢复阻塞的原有鼻泪管和另建泪液流出的替代旁路。常用的手术方式有：泪道挂线、泪道浚通术、激光泪道成形术、泪囊摘除术和泪囊鼻腔吻合术。

1)泪道再通术＋义管植入术：手术方法简单、有效，手术创伤小、可重复，但对部分患者无效或拔管后泪道重新阻塞。

手术要点：

①麻醉:0.5%的卡因+1%麻黄素+数滴 1‰肾上腺素混合液棉签填塞下鼻道 15 分钟;

②泪小点表麻,并作眶下神经孔、泪小管周局部浸润麻醉;

③泪小点扩张器扩张上、下泪小点;

④挂线泪道探针,从下泪小点进针,碰骨壁后逆时针摆 90°向下、向后、向外滑入泪囊,插入鼻泪管时有阻力突破感后抵达下鼻道;

⑤用挂线钩钩到探针,边注水边抽出探针,并取出挂线钩引出丝线;

⑥用从下泪小点进入的黑线牵引鼻泪管扩张条扩张鼻泪管;

⑦以黑丝线牵引鼻泪管球头管进入泪囊,在泪小点外剪断牵引缝线;

⑧冲洗泪道,检查是否通畅。

2)激光泪道成形术:激光重建的鼻泪管管径较小,术后易复发,但手术创伤小。

3)泪囊摘除术:适应于高龄、患全身病和鼻腔疾病,不适合行泪囊鼻腔吻合术者。分离泪囊是手术的关键,避免损伤内眦血管和穿破眶隔,避免泪囊穿破和残留,术中注意用刮匙将泪小管壁上皮刮净。因未能重建泪道,术后仍然溢泪。

手术要点:

①麻醉:滑车下神经和眶下神经阻滞麻醉,皮肤切口局部浸润麻醉,内眦韧带下方进针,沿前泪嵴向鼻泪管周围注射麻药;

②皮肤切口:于内眦鼻侧 3 mm,内眦韧带平面上 3 mm 处开始,作平行于泪前嵴的皮肤切口,口呈弧形,长约 15～20 mm,深达皮肤全层;

③分离皮下组织:置入泪囊撑开器,并钝性分离皮肤及皮下组织,暴露浅筋膜与眼轮匝肌。剪开浅筋膜达皮肤切口全长;

④分离肌层:分离眼轮匝肌,并压于泪囊撑开器下,可见内眦韧带和泪(深)筋膜;

⑤剪开泪囊前的泪筋膜,切断内眦韧带(也可不切断),用骨膜分离器向两侧分离泪筋膜和泪囊壁,向后达泪后嵴,上至泪囊顶部,下到鼻泪管上口,使泪囊颞侧壁除泪总管处外全部自泪囊窝分离,必要时自下泪小管插入一泪道探针,帮助识别,拉开泪筋膜,将泪囊自泪囊窝骨壁分离开,使泪囊鼻侧除顶部与鼻泪管处外全部与泪囊窝分离;

⑥剪断泪总管:用血管钳夹压泪总管,尽可能远离泪囊剪断之;

⑦剪除泪囊:提起泪囊剪断泪囊顶部联系,并深入鼻泪管骨管口处剪下泪囊;

⑧清除残存黏膜:检查摘出的泪囊是否完整,如有泪囊组织残留于泪囊窝,应用刮匙刮尽,直至鼻泪管骨管口处,用 3%碘酊或硝酸银棉签烧灼鼻泪管内、泪总

管断端及泪囊窝空腔；

⑨封闭泪小点：用尖刀片伸进泪小管内，将泪小管切开，烧灼泪小点；

⑩切口缝合、包扎：用 3-0 尼龙线缝合内眦韧带，6-0 丝线作间断缝合泪筋膜，3-0 丝线间断缝合眼轮匝肌、皮肤，在泪囊摘除部放一压迫枕，绷带单眼加压包扎。

4）泪囊鼻腔吻合术：慢性泪囊炎、泪囊黏液囊肿和单纯性鼻泪管阻塞者符复合以下情况：泪小点与鼻泪管均正常，冲洗针头各可触及泪囊窝骨壁；挤压泪囊区有大量黏液脓性分泌物由泪点返流，或术前泪囊造影证实泪囊无明显缩小，便于术中吻合。

手术要点：

①麻醉：泪小点表面麻醉，泪囊区皮下、泪囊顶部及鼻泪管上口处深部浸润麻醉，同泪囊摘除术；筛前神经麻醉中鼻道及中鼻甲前端填入蘸有 1％地卡因和 0.5％麻黄碱的棉片 10 分钟。

②于内眦鼻侧 5 mm，内眦韧带上方 5 mm 处开始作皮肤切口，平行于泪前嵴，稍向颞侧弯曲呈弧形。长约 20 mm，深达皮肤全层。

③分离皮下组织和肌肉，置入泪囊撑开器，暴露泪前嵴和内眦韧带，在泪前嵴前切开骨膜。

④用小骨膜分离器将骨膜推向两侧，先分鼻侧，推开约 4 mm；再分离泪囊窝骨膜及泪囊壁，向后达泪后嵴，向上达泪囊顶部，向下达鼻泪管上口。

⑤造骨窗，位置在泪囊窝的前下部，尽量低，前方超过泪前嵴约 2 mm；先用弯曲管钳在泪囊窝后下部顶破骨壁，成一直径约 3 mm 的小孔，用小咬骨钳伸入骨孔上下前后咬切，扩大成一卵圆形的骨孔，大小为 10 mm×12 mm，防止咬破鼻黏膜。

⑥用泪道探针自泪小管插入，将泪囊鼻侧壁顶出。用刀片在泪囊鼻侧壁顶出部作一横切口，并在泪囊部尽可能低处作另一与之平行的切口，在泪囊两横切口间，作一垂直切口，使切口成"工"形，并在鼻黏膜上作一相对应的"工"形切口，用 6-0 尼龙线缝合泪囊和鼻黏膜后瓣，间断缝合 3 针。

⑦用 5-0 丝线或尼龙线缝合泪囊和鼻黏膜前瓣，间断缝合 3 针，每针都应带到骨孔前的骨膜。为便于缝合，可在 3 针缝好后一起打结；用 3-0 尼龙线缝合骨膜，用 5-0 线缝合眼轮匝肌和皮肤。

⑧单眼加压包扎。

切开皮肤，分离皮下组织达泪前嵴骨膜，暴露泪囊，造骨孔，泪囊鼻黏膜吻合，缝合皮肤。术中应注意骨孔不能太大，以免造成鼻梁塌陷；避免撕破鼻黏膜和泪囊。

5）鼻内窥镜泪囊鼻腔吻合术：手术通过鼻内窥镜经鼻腔完成，避免了面部皮肤切口,受到年轻患者的欢迎,但手术视野小,操作困难,部分医院可开展此手术。

【术后观察和处理】

1. 泪道再通术＋义管植入术

一般处理:

(1)术后第1日行泪道冲洗。

(2)滴抗生素眼液4～6次/日,新霉素麻黄碱液滴鼻。

术后并发症及处理:

(1)泪道阻塞　需取出球头管再次植入。

(2)球头管脱出　如脱出后泪道无阻塞,可观察,定期行泪道冲洗;如泪道仍有阻塞,需再次手术植入。

2. 泪囊摘除术

一般处理:

(1)术后24～48小时常规换药,以后隔日一次,保留纱布枕至术后5天。

(2)术后7天拆除皮肤缝线。

(3)可适当服用抗菌药物。

手术并发症及处理:

(1)术中出血　多由于操作的失误损伤损伤内眦动脉和静脉,其原因主要有:①皮肤切口不正确,偏向鼻侧;②分离皮下组织操作粗暴;③解剖层次不清晰。

(2)泪囊穿破与残留　手术经验不足者可在术前由泪点注入少许美蓝溶液,使泪囊壁染色。

(3)眶隔穿破　常发生在分离泪囊外侧壁时,应将脱出脂肪回纳并修补眶隔裂孔后再继续分离泪囊。

(4)泪囊瘘管形成　多因泪囊摘除不完整、泪囊窝内遗留异物、原有泪囊瘘管切除不彻底导致。待炎症消退后重新打开皮肤切口探查,清除残留黏膜或异物,并用2.5%碘酊涂布于泪囊窝及鼻泪管口处,将瘘管通道彻底清除,重新分层缝合切口。

(5)黏液性囊肿　由于泪囊内大量滞留黏液性分泌物,导致泪囊扩张形成囊肿,可来源于筛窦或额窦,切除前应请耳鼻喉科会诊。

3. 泪囊鼻腔吻合术

一般处理:

(1)术后通常只敷眼垫。

(2)口服抗生素。

（3）新霉素麻黄碱液滴鼻。

（4）隔日换药 1 次，并作泪道冲洗。以后每隔 1～2 天冲洗一次，共冲洗 3～4 次。

（5）若有引流管，可在术后 3～4 天拔除。

（6）术后 5 天拆除皮肤缝线。

手术并发症及处理：

（1）泪囊穿破　小破口可不必处理，较大的破口应用细针线修补，或根据穿破位置在制作鼻黏膜瓣时试纸与泪囊瓣作相应吻合。

（2）造骨孔时出血　较大量出血多因中鼻道填塞不佳、骨孔位置过高、损伤中鼻甲、骨板未开好而勉强用骨钳把骨扭断、或撕裂鼻黏膜引起，骨面出血可用骨蜡止血；软组织或鼻黏膜出血，则用肾上腺素棉签压迫。

（3）鼻黏膜撕破　小穿破不影响吻合，如撕裂大，可根据撕破的情况与泪囊瓣缝合，破碎严重则可完全除去鼻黏膜，按完全不缝合法处理。

（4）泪囊过小　术中发现，可将泪囊和鼻黏膜均做成一较大前页缝合，骨孔内置引流管，留置 2 周；如泪囊已萎缩无囊腔，改行泪囊摘除。

（5）泪囊与鼻黏膜距离过远　可再分离泪囊外侧或凿去骨性鼻泪管一小段，务必避免过度紧张撕裂泪囊或鼻黏膜。若仍不能缝合，可将泪囊下部剪断。

（6）筛泡穿破　造骨孔时过分靠后或筛泡靠前均易伤及筛泡，勿误以为是鼻腔，需用小刮匙把穿破处的黏膜刮除。

（7）术后出血　多见于术后 48 小时内，少量可不处理，较大量出血可用肾上腺素纱条鼻内填塞，全身加用止血药。

（8）感染　较少见，术前术后应用抗生素冲洗泪囊，术后全身用抗生素。

（9）吻合口阻塞　一周内出现流泪多因鼻黏膜水肿或吻合口血凝块堵塞，前者鼻部滴用麻黄素，后者用透明质酸酶或糜蛋白酶溶液冲洗，可促进血凝块吸收。如术后 2～3 周冲洗不通，考虑肉芽增生阻塞。早期可采用探通及置入线束，如仍有阻塞，则需再次手术，一般术后 2～3 月可以考虑再次手术，术前最好请耳鼻喉科医生从中鼻道检查吻合口情况。

【出院后随访】

出院时带药，包括口服抗生素、抗生素眼药、麻黄素滴鼻液，门诊随诊，定期行泪道冲洗，泪道义管植入者术后 9 个月回院拔管。

（霍丽君　苏毅华）

第 **4** 章 | 结膜病与干眼

第一节　细菌性结膜炎

细菌性结膜炎(bacterial conjunctivitis)是一种常见的眼部感染,当病人有结膜炎症及脓性分泌物时即应怀疑该病。

【诊断步骤】

(一)病史采集要点

1. 起病情况　淋菌性结膜炎由淋球菌引起,成年人主要为淋菌性急性尿道炎的自身感染,单眼多于双眼;新生儿则为产道感染,常双眼同时发病,潜伏期 2～3 天,病情发展急速。急性细菌性结膜炎潜伏期 1～3 天,急性发病,两眼同时或先后相隔 1～2 天发病,发病 3～4 天病情达到高潮,以后逐渐减轻,约两周痊愈。慢性细菌性结膜炎起病隐匿,持续时间长。

2. 主要临床表现　眼红、痒、异物感、烧灼感、畏光、眼睑因肿胀难以睁开,分泌物为黏液或黏液脓性,可粘着睑缘及睫毛,晨起不能睁开眼睑。视力一般不受影响。

(二)体格检查要点

1. 一般情况　少数儿童患者可有不同程度发热。

2. 视力一般正常,如累及角膜可有轻度下降。

3. 分泌物增多,为黏液或黏液脓性。

4. 结膜充血和球结膜水肿,以睑结膜及穹窿结膜最明显,有时尚可合并球结膜水肿,眼睑红肿。由科-韦氏杆菌、肺炎球菌及流感杆菌引起者,结膜下常有出血点,球结膜水肿,可并发边缘性角膜浸润或溃疡。

5. 假膜形成,重症者分泌物中的纤维蛋白形成假膜,附着在睑结膜的表面,用镊子易剥离,留下有轻微的出血面,但无组织缺损。应与真膜区别,后者呈灰黄色,由白喉杆菌引起,为大量的纤维蛋白与坏死的结膜凝结而成,不易剥离,如强行除去,其下露出溃疡面,引起出血及组织损伤。

(三)门诊资料分析

1. 分泌物涂片或结膜刮片　染色后显微镜下显示大量多形核白细胞和细菌。

2. 细菌培养和药敏　对于有大量脓性分泌物、重症结膜炎的儿童和婴儿、治疗无效者应进行此项检查。

3. 血培养　适用于有全身症状者。

【诊断对策】

(一)诊断要点

根据结膜充血、大量黏液或黏液脓性分泌物即可诊断。

(二)临床类型

1. 细菌性结膜炎根据发病的快慢可以分为超急性(24 小时内)、急性或亚急性(几小时至几天)、慢性(数天至数周)。

(1)超急性细菌性结膜炎(hyperacute bacterial conjunctivitis)　由淋球菌或脑膜炎球菌引起,潜伏期短,病情发展急速,表现为急性化脓性结膜炎,因大量脓性分泌物又称脓漏眼。眼睑肿胀,结膜水肿,15%～40%并发角膜溃疡和穿孔而严重影响视力,因此需及时诊断和治疗。

(2)急性或亚急性细菌性结膜炎(acute or subacute bacterial conjunctivitis)又称"红眼病",传染性强,可散发也可流行,多见于春秋季节。主要由肺炎双球菌、金黄色葡萄球菌、流感嗜血杆菌感染。

(3)慢性细菌性结膜炎(chronic bacterial conjunctivitis)　急性卡他性结膜炎未完全治愈而转为慢性,或者开始时感染的细菌数量不大,病菌毒力不强,或病人抵抗力强,在发病之初症状轻微,病人不予注意,迁延为慢性。Morax-Axenfeld 双杆菌、金黄色葡萄球菌、大肠杆菌、链球菌等均可引起此病;非感染因素有不良环境的刺激,如异物、风沙、烟尘、强光等;或受其他眼病的影响,如倒睫、泪道阻塞、睑板腺分泌旺盛、睑缘炎、屈光不正、隐斜视等;另外不良的生活习惯如睡眠不足、烟、酒过度或长期应用某些刺激性眼药或化妆品,还有长期佩戴角膜接触镜,均可成为慢性结膜炎的病因。

2. 按病情的严重情况可分为轻、中、重度。

【治疗对策】

（一）治疗原则

1. 去除病因。

2. 局部抗生素药物应用。

3. 切勿包眼。

4. 超急性细菌性结膜炎需全身用药。

（二）治疗计划

1. 局部治疗

（1）分泌物较多时用生理盐水冲洗结膜囊，冲洗时操作小心，避免损伤角膜上皮。

（2）根据致病菌选择最有效的抗生素滴眼液，睡前涂抗生素眼膏：急性期 1～2 小时滴眼 1 次。革兰氏阳性菌感染者可用 5000～10000 U/ml 青霉素、甲氧苄啶-多粘菌素 B、利福平眼液和红霉素眼膏。革兰氏阴性菌感染者可用妥布霉素、氧氟沙星、庆大霉素眼液等。

2. 全身治疗 超急性细菌性结膜炎应全身应用足量的抗生素：成人使用青霉素 G 600 万～1000 万 U/d，1 次/d，连续 5 天，或头孢曲松钠 1.0 g/d，连续 5 天；新生儿用青霉素 G 5 万 U/kg·d，分 2 次静滴，或头孢曲松钠 0.125 g，每 8～12 小时 1 次，连续 7 天。

【预防】

患者须隔离。医生检查时应戴保护眼镜，并在检查后洗手，严格消毒患者和医生用过的器具。一眼患病应防止传染至另一眼。新生儿出生后，应常规立即用 1‰硝酸银滴眼液滴眼 1 次（随后冲洗），或涂 0.5％四环素眼药膏预防。

第二节　沙　眼

【概述】

沙眼(trachoma)是一种常见的感染性眼病,是由沙眼衣原体引起的一种慢性传染性结膜角膜炎。因其在睑结膜表面形成粗糙不平的外观,形似砂粒,故名沙眼。其患病和病变的严重程度与环境卫生及生活条件密切相关。解放前我国沙眼患病率在50%以上,建国以来沙眼患病已经明显下降,但仍然是我国当前致盲的主要眼病之一,因此被列为2020消灭可致盲的5种眼病之一。

【诊断步骤】

(一)病史采集要点

1. 起病情况　一般起病缓慢,双眼发病,潜伏期5~14天。病情程度轻重不同,症状隐匿,可自行缓解,不留后遗症,少数情况下急性发病。沙眼早期表现为滤泡性慢性结膜炎,以后逐渐形成结膜瘢痕。

2. 主要临床表现　早期引起不同程度的畏光、流泪、发痒、异物感、分泌物增多等不适感。结膜充血、乳头增生、滤泡形成,严重者可侵犯角膜发生角膜血管翳及耳前淋巴结肿大(图4-1)。晚期睑结膜发生严重瘢痕,因合并有睑内翻及倒睫、上睑下垂、睑球粘连、角膜混浊、实质性结膜干燥症、慢性泪囊炎等并发症,症状更为明显,并严重影响视力,甚至失明。

(二)体格检查要点

重点观察眼科情况,主要体征包括:结膜充血、乳头增生、滤泡形成、睑结膜瘢痕形成,以上穹窿及睑板上缘显著、角膜血管翳(成垂幕状)、耳前淋巴结肿大等。

(三)后遗症和并发症

1. 沙眼性上睑下垂　沙眼感染早期即可出现,上睑提举无力。早期沙眼引起的浸润、充血、水肿而使上睑重量增加和Müuller肌被侵犯所致。晚期由于Müuller肌被破坏、瘢痕形成、失去收缩能力而成永久性上睑下垂。

2. 睑内翻倒睫　常见,由于结膜瘢痕收缩和睑板弯曲畸形,使睑缘向内翻转、睫毛倒向角膜,刺激角膜引起不适。

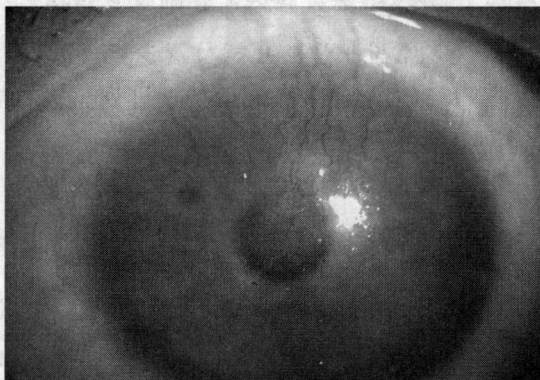

图 4-1 沙眼角膜血管翳

3. **角膜混浊** 睑内翻倒睫摩擦角膜形成。

4. **睑球粘连** 穹窿部结膜因瘢痕收缩而缩短,以下方穹窿部显著,当牵引下睑时在眼睑和眼球间的结膜可见有垂直的皱襞。

5. **实质性结膜干燥症** 由于结膜广泛瘢痕化,破坏了杯状细胞和副泪腺,泪腺导管闭塞。

6. **慢性泪囊炎** 病变累及泪道黏膜,鼻泪管发生狭窄或阻塞。

【诊断对策】

(一)诊断要点

1. **典型的沙眼** 临床上根据睑结膜有乳头和滤泡增生,角膜血管翳及结膜瘢痕的出现,较容易诊断。对早期沙眼的诊断尚有一定困难,有时只能初步诊断为"疑似沙眼"。根据 1979 年中华医学会眼科分会的决定,沙眼诊断依据为:①上穹窿部和上睑板结膜血管模糊充血,乳头增生或滤泡形成,或二者兼有。②裂隙灯检查可见角膜血管翳。③上穹窿部或/和上睑结膜出现瘢痕。④结膜刮片有沙眼包涵体。在第1项的基础上,兼有其他3项中之一者可诊断沙眼。

2. **疑似沙眼** 上穹窿部及眦部结膜充血,有少量乳头(乳头为正常组织)增生或滤泡形成,并已排除其他结膜炎者。

(二)鉴别诊断要点

1. **结膜滤泡症** 常见于儿童,皆为双侧,无自觉症状。滤泡多见于下穹窿部与下睑结膜。滤泡较小,大小均匀相似,半透明,境界清楚,滤泡之间的结膜正常,不充血,无角膜血管翳,无瘢痕发生。沙眼的滤泡多见于上穹窿部与上睑结膜,混浊不清、大小不等、排列不整齐,并有结膜充血和肥厚等症状。

2. 慢性滤泡性结膜炎　常见于学龄儿童及青少年,皆为双眼。晨起常有分泌物。滤泡多见于下穹窿窿与下睑结膜,大小均匀,排列整齐;结膜虽充血,但不肥厚;1～2年后自愈,无瘢痕形成;无角膜血管翳。

3. 春季结膜炎　此病季节性,主要症状为剧痒。睑结膜上的乳头大而扁平且硬,上穹窿部无病变,易于鉴别。分泌物涂片中可见嗜酸细胞增多。

4. 包涵体结膜炎　包涵体性结膜炎滤泡以下穹窿窿部与下睑结膜为著,无角膜血管翳,不形成瘢痕,可与沙眼鉴别。

5. 巨乳头性结膜炎　本病结膜乳头与沙眼性乳头相混淆,但有明确的角膜接触镜配戴史。

(三)沙眼分期

我国1979年全国第二届眼科学术会制定的沙眼分期:

Ⅰ期——进行期:即活动期,乳头和滤泡同时并存,上穹窿结膜组织模糊不清,有角膜血管翳(图4-2)。

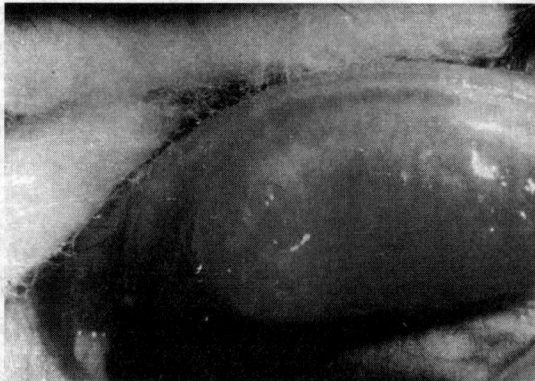

图4-2　沙眼进行期

Ⅱ期——退行期:自瘢痕开始出现至大部分变为瘢痕,仅残留少许活动性病变为止。

Ⅲ期——完全瘢痕期:活动性病变完全消失,代之以瘢痕,无传染性。

【治疗对策】

(一)治疗原则

早期诊断,以局部治疗为主。

（二）治疗计划

1. 局部治疗　0.1％利福平眼水、0.5％新霉素眼水、红霉素眼膏、四环素眼膏等，疗程最少 10～12 周。

2. 全身治疗　急性期或严重沙眼应全身应用抗生素治疗，如红霉素、强力霉素等，疗程 3～4 周。

3. 并发症的治疗　手术矫正倒睫及睑内翻，是防止沙眼瘢痕致盲的关键措施。

（三）预防

沙眼衣原体常存在病人眼的分泌物中，任何与此分泌物接触的情况，均可造成沙眼传播感染的机会。因此，应加强宣传教育，贯彻预防为主的方针，培养良好卫生习惯，不用手揉眼，毛巾、手帕要勤洗、晒干；托儿所、学校、工厂等集体单位应分盆分巾或流水洗脸，对沙眼病人所用的毛巾应严格消毒。

第三节　病毒性结膜炎

病毒性结膜炎（viral conjunctivitis）是结膜常见的感染性疾病，通常有自限性，病变程度因个体免疫状况、病毒毒力的大小不同而存在差异。

【诊断步骤】

（一）病史采集要点

1. 起病情况　急性病毒性结膜炎起病急骤，双眼发病，传染性强，可引起流行性发病。

2. 主要临床表现　主要症状有眼部充血、疼痛、异物感、烧灼感和发痒，当炎症累及角膜时，常伴有畏光、流泪和刺痛，伴有水样分泌物。

（二）体格检查要点

1. 一般情况　部分患者特别是儿童可有低热、肌肉酸痛、耳前淋巴结肿大等。

2. 眼睑水肿、结膜充血水肿，结膜滤泡形成，严重时可有结膜假膜形成。

3. 腺病毒感染者 1 周后角膜可出现斑点状上皮损害，2 周后发展为角膜上皮下浸润，可持续数月甚至数年，最终形成瘢痕，从而影响视力。

4. 结膜下出血　炎症明显时可有点片状结膜下出血。

5. 耳前淋巴结肿大　是和其他类型结膜炎相区别的特点之一。

（三）门诊资料分析

1. 结膜刮片可见大量单核细胞。

2. 病毒培养、PCR 检测、血清学检查有助于病原学的诊断。

【诊断对策】

（一）诊断要点

根据结膜充血、滤泡形成、结膜下出血或角膜上皮下浸润、耳前淋巴结肿大即可诊断。

（二）临床类型

根据病程分型：

（1）急性病毒性结膜炎　①流行性角结膜炎（epidemic keratoconjunctivitis）：由腺病毒感染所致，可由腺病毒 8、19、29、37 型引起，可出现严重流行，但多呈散发性。炎症晚期出现角膜上皮下浸润是本病特点；②流行性出血性结膜炎（epidemic hemorrhagic conjunctivitis）：由肠道病毒 70 型所致，流行性很强，可大面积迅速流行。结膜下常有点片状出血（图 4-3）；③咽结膜热（pharyngoconjunctival fever）。

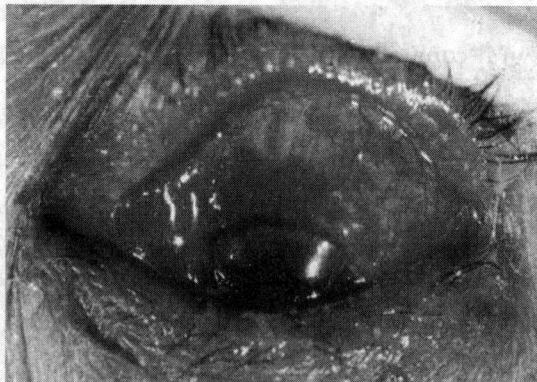

图 4-3　流行性出血性结膜炎

（2）慢性病毒性结膜炎　①传染性软疣性结膜炎（molluscum contagiosum blepharoconjunctivitis）；②水痘-带状疱疹性睑结膜炎；③麻疹性角结膜炎。

（三）鉴别诊断要点

1. 慢性滤泡性结膜炎　原因不明，常见于青少年及儿童，可无任何不适，双眼发病，多发生在下睑，无融合倾向。结膜充血不肥厚，无瘢痕形成，无角膜血管翳。

2. 急性细菌性结膜炎 有较多黏稠的脓性分泌物,结膜囊分泌物细菌培养阳性。

【治疗对策】

(一)治疗原则

1. 减少传染。

2. 局部抗病毒药物应用,如0.1%无环鸟苷眼液,0.05%环胞苷,或0.1%疱疹净。

3. 合并细菌感染时局部应用抗生素药物。

4. 合并角膜上皮下浸润时可考虑用皮质类固醇眼水,但应注意其药物的副作用。

(二)预防措施

同细菌性结膜炎。

第四节 免疫性结膜炎

一、春季角结膜炎(vernal keratoconjunctivitis)

【概述】

又名春季结膜炎,春夏季时症状加重,秋冬凉冷时症状缓解。好发于20岁以下男性,多为双眼发病。病程可持续数年至十数年,随年龄增长而逐渐减缓痊愈。预后良好。其病因不明,可能为空气中某些物质如灰尘、花粉等引起的Ⅰ和Ⅳ过敏反应。

【诊断步骤】

1. 自觉奇痒,有丝状分泌物,夜间症状加重,有家族过敏史。

2. 结膜体征

(1)睑结膜型 结膜呈粉红色,上睑结膜见大小不等淡红色乳头,如铺路石样。病变不侵犯穹窿部,下睑结膜乳头少且不典型。

(2)角结膜缘型　角膜缘附近的球结膜有粒状小结节数个或多个呈堤状围绕角膜周围,好发于上方角膜缘,呈黄褐色或污红色胶样增生。

(3)混合型　上述二型同时存在。

3. 角膜改变

(1)呈弥漫性浅层点状角膜炎。

(2)表现为角膜溃疡,治愈后角膜可有血管翳。

【诊断对策】

1. 季节性反复发作,奇痒。

2. 上睑结膜典型铺路石样或角膜缘结膜胶样改变。

3. 分泌物中嗜酸性粒细胞增多。

4. 好发于青少年。

【治疗对策】

(一)治疗原则

1. 是一种自限性疾病。

2. 局部可短期应用药物减轻症状。

3. 长期用药,特别是应用皮质类固醇药物可对眼部造成损害。

4. 寻找过敏原进行脱敏治疗。

(二)治疗计划

1. 局部治疗

(1)抗组胺药如埃美丁,肥大细胞稳定剂如色甘酸钠。

(2)非甾体消炎药如普南扑灵,双氯芬酸钠。

(3)上述药物治疗无效后可考虑应用糖皮质激素如地塞米松眼液,但应注意长期应用可引起青光眼、白内障等严重并发症。

(4)2%环孢霉素 A 可以减少局部激素的用量。

(5)人工泪液如泪然、爱丽等可以改善角膜上皮点状缺损。

2. 严重患者全身应用抗过敏药物如息斯敏、开瑞坦等。

3. 物理治疗　冷敷、居住空调房、或考虑移居寒冷地区。

二、泡性结膜炎(phlyctenular keratoconjunctivitis)

是由微生物蛋白质引起的迟发型免疫反应性疾病,常见致病微生物有结核杆菌、金黄色葡萄球菌、白色念珠菌等。多见于青少年、儿童及女性。可自愈,但易复发。

【诊断步骤】

1. 自觉轻微异物感。

2. 体征包括

(1)泡性结膜炎 球结膜上可见红色实性泡状隆起(1~3 mm),周围球结膜充血,结节破溃后形成溃疡,1 周左右愈合,不留瘢痕(图 4-4)。

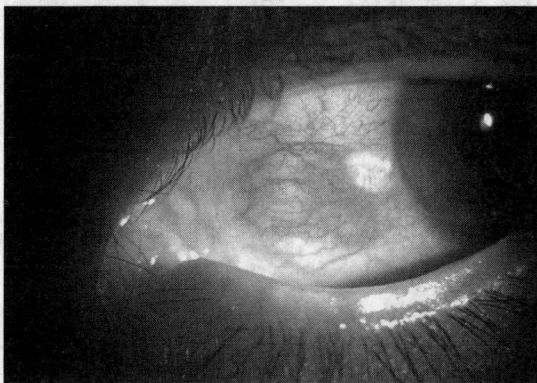

图 4-4 泡性结膜炎

(2)泡性角结膜炎 位于角膜缘,表现为灰白色圆形浸润,易形成溃疡。愈合后形成瘢痕,使角膜缘不整齐。

(3)泡性角膜炎 泡性角结膜炎累及角膜并有新生血管长入角膜时称谓束状角膜炎,愈合后角膜遗留一带状薄翳,血管逐渐萎缩。

3. 病史

(1)睑缘炎,特别是活动性睑缘炎。

(2)细菌性角膜炎。

(3)营养不良、过敏体质等。

【治疗对策】

1. 局部应用皮质类固醇激素眼水。

2. 补充各种维生素,增强体质,治疗原发病。

三、过敏性结膜炎(allergic conjunctivitis)

【概述】

过敏性结膜炎是由于眼部组织对过敏原产生的超敏反应引起的炎症,有速发型和迟发型两种,特指接触药物或其他抗原而过敏的结膜炎。引起速发型的有花粉、角膜接触镜及清洗液,引起迟发型的有药物,如阿托品和后马托品、氨基甙类抗生素、抗病毒药物、防腐剂及缩瞳剂等。

【诊断步骤】

1. 眼部瘙痒,眼睑及结膜水肿。

2. 体征

(1)速发型者眼睑肿胀和水肿、结膜充血和水肿。

(2)迟发型表现为眼睑皮肤急性湿疹、皮革样变,睑结膜乳头增生、滤泡形成、严重时可引起结膜上皮剥脱。

(3)角膜可见点状上皮糜烂。

3. 病史包括

(1)眼部用药史及接触史。

(2)接触镜配戴史。

(3)过敏体质等。

【诊断对策】

1. 有明显的过敏原接触史,脱离过敏原后症状迅速消退。

2. 眼部瘙痒,眼睑及结膜水肿等改变。

3. 结膜囊分泌物涂片发现嗜酸性粒细胞增多。

【治疗对策】

1. 查找过敏原,避免接触或停药。

2. 局部应用皮质类固醇眼液如地塞米松眼液。

3. 非甾体类消炎药。

4. 严重患者全身应用抗过敏药物如息斯敏、开瑞坦等。

第五节　变应性结膜病

一、睑裂斑

睑裂斑(pingueculae)是出现在睑裂区近角膜缘处球结膜的一种变性性损害，呈黄白色。多见于鼻侧，一般是因紫外线或光化学性损伤所致。

【诊断步骤】

(一)病史采集要点

1. 起病情况　缓慢起病。

2. 主要临床表现

(1)症状　无自觉症状，明显时影响美容。

(2)体征　睑裂区近角膜缘的球结膜出现三角形略隆起的斑块，三角形的基底朝向角膜，宽度约 2～3 mm，开始为灰色，以后逐渐变为黄白色，随时间可逐渐变大。

(二)体格检查要点

1. 视力正常。

2. 睑裂区近角膜缘的球结膜出现三角形略隆起的黄白色斑块。

【诊断对策】

(一)诊断要点

睑裂区近角膜缘的球结膜出现三角形略隆起的黄白色斑块。

(二)鉴别诊断要点

与翼状胬肉鉴别：翼状胬肉为睑裂区呈翼状增生的纤维血管组织，呈三角形向角膜侵入，可影响视力。

【治疗对策】

1. 一般无需治疗。

2. 较大影响美观、反复发炎时考虑手术切除。

二、翼状胬肉

【概述】

翼状胬肉（pterygium）俗称"攀睛"，为睑裂区肥厚增生的球结膜及其下的纤维组织呈三角形向角膜侵入，形态似翼状而得名，多在睑裂斑的基础上发展而成，户外工作的人群多见，如渔民、农民等。可能和紫外线照射、气候干燥、接触风尘等有一定关系。

【诊断步骤】

（一）病史采集要点

1. 起病情况　缓慢起病。

2. 主要临床表现

（1）症状　一般无自觉症状。翼状胬肉如延伸至角膜时因牵拉可引起散光，如遮盖瞳孔区可引起视力下降，严重者可发生不同程度的眼球运动障碍。

（2）体征　可单眼或双眼同时发病，多见于鼻侧，颞侧也可见，或两侧同时存在。初期角膜缘发生灰色混浊，球结膜肥厚增生，可有充血，以后发展为三角形的纤维血管组织。分头、颈、体三部，头部为胬肉三角形的尖端，颈部为角膜缘部，体部为球结膜上的部分（图4-5）。进行性胬肉表现为充血、肥厚、头部前端角膜灰色浸润，有时可见色素性铁线。静止性胬肉薄而不充血，颈部和体部血管不明显。

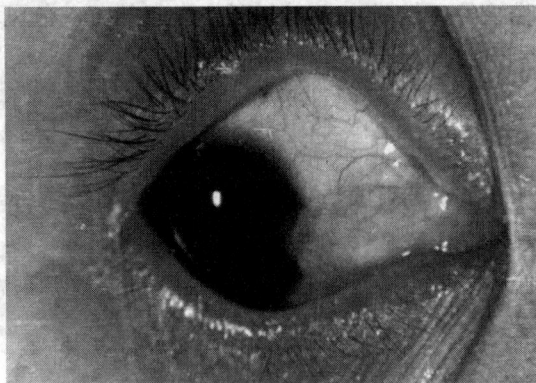

图4-5　翼状胬肉

3. 既往病史　有无眼部炎症、外伤病史。

（二）体格检查要点

1. 视力一般正常，如累及瞳孔区可下降。

2. 鼻侧或颞侧睑裂区球结膜肥厚增生，呈三角形向角膜侵入。

3. 严重者可发生不同程度的眼球运动障碍。

4. 进行性胬肉表现为充血、肥厚；静止性胬肉薄而不充血。

【诊断对策】

（一）诊断要点

睑裂区呈翼状增生的纤维血管组织，呈三角形向角膜侵入。

（二）鉴别诊断要点

主要与假性胬肉鉴别：假性胬肉见于眼部化学伤、热烧伤或炎症所致，可发生于任何部位，并且无翼状胬肉的形态特点。

【治疗对策】

（一）治疗原则

1. 较小的胬肉可保守治疗。

2. 较大影响视力和美观的胬肉可手术切除。

（二）术前准备

1. 眼部滴抗生素眼水 1～3 天。

2. 检查凝血功能。

3. 向患者充分解释术后胬肉复发及发生散光的可能。

4. 洗脸，清洁面部。

（三）治疗方案

1. 非手术治疗

（1）配戴防护镜减少日光及风沙的刺激。

（2）局部炎症明显的患者应用药物控制以减缓胬肉的生长，如双氯芬酸钠等。

2. 手术治疗

（1）手术指征

1）进行性翼状胬肉，其头部已侵入角膜 2 mm 以上者；

2）静止性翼状胬肉部分或全部遮盖瞳孔，影响视力者；

3）翼状胬肉妨碍眼球运动时；

4)翼状胬肉妨碍角膜移植或白内障等内眼手术时。

（2）手术时机　翼状胬肉较大影响视力和美观时可考虑手术。眼前段有明显炎症时应禁忌手术。

（3）手术方法　有埋藏术、单纯切除术、联合手术方法。

（4）手术要点

1)埋藏术将胬肉头颈分离，头部用 7-0 丝线褥式缝合并转移至上或下穹窿部结膜下缝合固定。

2)单纯切除术将胬肉分离，剪除头颈部及体部结膜下增生组织。

3)联合手术是在胬肉分离的基础上联合结膜移植、黏膜移植、角结膜干细胞移植、羊膜移植或角膜移植，以此处理术中暴露的巩膜或混浊的角膜，防止结膜再度增生。

4)手术最好在显微镜下进行，切除翼状胬肉的深度要适宜，清除病灶要彻底，切除胬肉的角膜表面尽量保持光滑，以减少术后角膜散光和胬肉复发。

5)术毕涂抗生素药膏，无菌纱布覆盖。

【术后观察和处理】

（一）一般处理

1.术后第 2 天起每日换药，如有组织移植片，则隔日换药 1 次。

2.眼部滴抗生素药物，角膜上皮痊愈后滴糖皮质激素眼液，3 次/日，持续 1～3 周。

3.术后 5 天拆除结膜缝线。

（二）并发症的观察及处理

1.角膜穿破　剖切翼状胬肉侵犯的角膜时进刀过深所致，一旦发生可先用10-0 尼龙线缝合后继续完成手术，如缝合有困难，应将胬肉缝回原位覆盖破口，术毕涂抗生素药膏，加压包扎 1～2 天后再考虑择期手术。因此手术尽量在显微镜下操作。

2.切断直肌　在分离或剪除复发性胬肉或变性的筋膜组织时误将内直肌损伤，如术中发现术眼不能内转时应检查内直肌止端，如被切断应寻找并缝合于肌止端。

3.角膜感染　急性结膜炎、睑缘感染、麦粒肿、慢性泪囊炎为翼状胬肉手术的绝对禁忌证。术前应彻底治疗感染性眼病方可进行手术，手术器械要严格消毒，术时应注意无菌操作，术后应保持术眼清洁，每日换药用抗生素眼药膏包眼以防止感染。如角膜创面发生感染,立即进行细菌培养和真菌涂片检查和培养,并同时加强局部抗生素应用,等培养有结果后应根据药敏选用敏感的抗生素治疗。

【疗效判断及处理】

翼状胬肉手术有较高的复方发率,因此如有条件术中可局部应用 0.2%~0.4%丝裂霉素 C,术毕时和术后 1~2 周时应 β 射线手术区,可降低术后翼状胬肉复发率。翼状胬肉充血明显时应暂缓手术防止复发。如果复发,不宜短期内行二次手术,以免加速胬肉发展。

【出院后随访】

1. 出院时带药　抗生素眼药及人工泪液。
2. 定期门诊随诊。

三、结膜结石

结膜结石(conjunctival concretion)是在睑结膜表面出现的黄白色凝结物,多见于慢性结膜炎患者或老年人,病理检查示结膜结石为充满上皮和角质素残屑的上皮性囊肿。

【诊断步骤】

(一)病史采集要点

1. 起病情况　缓慢起病。
2. 主要临床表现

(1)症状　一般无自觉症状,突出在结膜表面时可磨损结膜上皮或角膜上皮而有异物感。

(2)体征　睑结膜表面出现的黄白色、颗粒状凝结物(图 4-6)。

(二)体格检查要点

1. 视力正常。
2. 睑结膜表面出现的黄白色、颗粒状凝结物。

【诊断要点】

1. 多见于慢性结膜炎患者或老年人,可有异物感。
2. 睑结膜表面出现的黄白色、颗粒状凝结物。

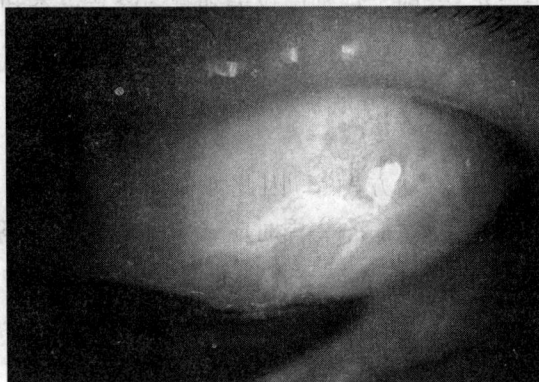

图 4-6　结膜结石和瘢痕

【治疗对策】

1. 一般无需治疗。
2. 突出在结膜表面时可在表面麻醉下用异物针剔除。

四、结膜下出血

【概述】

结膜下出血(subconjunctival hemorrhage)是结膜下血管破裂或血管的渗透性增加所致。由于球结膜下组织疏松，出血后容易集聚成片状，常单眼发病，可发生于任何年龄，偶尔与剧烈咳嗽、呕吐、外伤、结膜炎症、高血压、动脉硬化、肾炎、血液病、传染病等有关。

【诊断步骤】

(一)病史采集要点

1. 起病情况　突然发生。

2. 主要临床表现　初期呈鲜红色，以后血液逐渐吸收颜色变暗，一般 7～12 天可自行吸收。如反复发作或出血较多，应注意全身疾病的检查。

3. 既往病史　有无结膜炎症、高血压、动脉硬化、肾炎、血液病、传染病等。

(二)体格检查要点

1. 视力　本病一般不影响视力。

2. 体征 球结膜下可见片状鲜红色出血,严重时可布满眼球全周。

【治疗对策】

（一）治疗原则

1. 向患者解释病情,出血可自行吸收,消除顾虑。

2. 寻找病因,治疗原发病。

（二）治疗方案

出血早期可冷敷,2 天后可热敷,促进血液吸收。

第六节　结膜色素痣

结膜色素痣(conjunctival nevi)是来源于神经外胚层的良性错构瘤,极少恶变。

【诊断步骤】

（一）病史采集要点

1. 起病情况 先天发病。

2. 临床表现 无不适症状,增大时影响美观。

（二）体格检查要点

1. 多发于角膜缘附近及睑裂区球结膜,呈不规则圆形,大小不筹,边界清楚,稍隆起结膜面。呈黑色,色素深浅不一,无血管。

2. 如痣突然增大且表面粗燥、有血管长入者提示恶变。

【治疗对策】

本病一般不需治疗,如若影响美观可考虑手术切除。极少数患者一旦病理证实恶变则应考虑广泛切除。

第七节　干　眼

【概述】

干眼(dry eye)是常见的眼表疾病之一。国外流行病学调查发现约有 15% 老年人患有干眼,我国目前尚无流行病学资料,但发病率不会低于国外。干眼按病因可以分为四种,即水液缺乏性干眼(aqueous tear deficiency,ATD)、粘蛋白缺乏性干眼(mucin tear deficiency,MTD)、脂质缺乏性干眼(lipid tear deficiency,LTD)和泪液动力学异常。临床上,干眼的类型可交叉、同时存在。

【诊断步骤】

(一)病史采集要点

1. 起病情况　起病隐匿。

2. 主要临床表现　无特异性症状,主要表现为眼干涩,少泪,异物感,刺痛,畏光,分泌物增多,眼红、痒、烧灼感和疲劳感等。

3. 既往病史　不良的环境(如空调、空气污染较重、强光环境等)可以引起和加重干眼;注意力集中引起瞬目次数减少、睑裂增大和空气干燥加速泪液蒸发导致干眼;戴接触镜、眼表或部分内眼手术后损伤眼表的正常结构导致泪膜不完整引起干眼;严重的药物过敏引起 Stevens-Johnson 综合征可导致重症干眼;与干眼相关其他风险因素有类风湿性关节炎、系统性红斑狼疮、多发性硬化等自身免疫性疾病引起的干燥综合征、甲状腺疾病、痛风、糖尿病病史、吸烟史、使用咖啡因、多种维生素服用史及总-高密度胆固醇比增高等疾病也与干眼有关。

(二)体格检查要点

1. 一般情况　良好。如合并有全身其他疾病者有各种原发病的表现,如干燥综合征引起的口干、皮疹、皮肤干燥、肾功能异常等。

2. 视力　轻症干眼者一般无明显影响,或轻度下降;重症干眼者可导致视力明显下降甚至失明。

3. 睑缘　充血、肥厚、睑板腺开口阻塞并有黄色牙膏样分泌物。

4. 结膜　可有轻度充血、失去正常光泽、增厚有皱褶。

5. 泪河：狭窄或不连续。

6. Schirmer-Ⅰ试验　表面麻醉后或不麻醉，Schirmer-Ⅰ试验正常值为 10～30 mm，没有表面麻醉时＜10 mm/5 min 为异常，主要测量主泪腺的功能，即滤纸刺激引起的分泌；用表面麻醉药后＜5 mm/5 min 为异常，测量的是副泪腺的功能，即基础分泌。

7. 泪膜破裂时间（tear film break-up time，BUT）　被检查者坐在裂隙灯前，结膜囊中滴入 1% 荧光素 1 μl，自然瞬目几次后嘱延长睁眼时间，用 3 mm 垂直钴蓝光往返观察被检查者角膜前的泪膜，当荧光素染色的泪膜表面出现第一个黑斑（多为斑状、线状或不规则状干燥斑）表示泪膜破裂，从最后一次瞬目到出现第一个黑斑的时间为 BUT，用秒表计算，重复 3 次取平均值。正常值＞10 秒。

8. 角膜荧光素染色（fluorescein staining）　取 1% 荧光素溶液 1 μl 滴于结膜囊后嘱患者眨眼几次，然后用裂隙灯的钴蓝光观察角膜染色情况，按 0-4-12 分级，即将角膜的染色程度分为 0～3 级，0 级为荧光素染色阴性，1 级为少量点状染色，3 级为密集的点片状染色，2 级介于其间；染色部位分为鼻上、鼻下、颞上和颞下四个象限，每一个象限按染色程度分级，则角膜总染色程度分为 0～12 级。如图 4-7 所示。

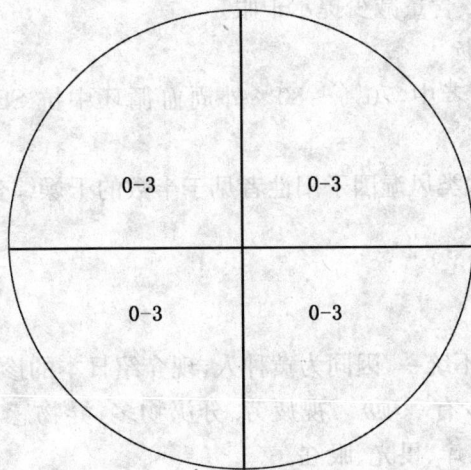

图 4-7　角膜分 4 个象限，每一象限染色分 0-3 级

9. 虎红染色（rose bengal staining）　用 0.5% 的卡因表面麻醉后滴入 1% 虎红溶液 1 μl 于结膜囊瞬目数次后用裂隙灯的白炽光观察睑裂区结膜及角膜染色，按 0-3-9 分级，即将染色的程度分为 0～3 级，0 级为虎红染色阴性，1 级为少量点状染

色,3 级为密集的点片状染色,2 级介于其间;染色部位分为睑裂区鼻侧球结膜、睑裂区角膜、睑裂区颞侧球结膜,每一部位按染色程度分级,则总的睑裂区评分分为 0～9 级。如图 4-8 所示。

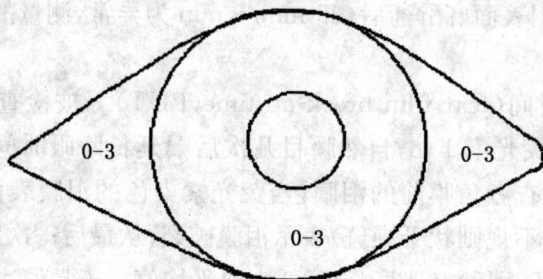

图 4-8 睑裂区分 3 部分,每部分染色分 0-3 级

10. 印痕细胞 了解眼表上皮细胞的病理改变,干眼患者表现为杯状细胞密度减少,上皮细胞不同程度变大、鳞状化生。

11. 泪液功能指数(TFI)是 Schirmer 试验和泪液清除率(TCR)的商值,比 Schirmer 试验更特异、更敏感。

12. 泪液溶菌酶 含量减少提示干眼。

(三)门诊资料分析

1. 干燥综合征患者中,70%～80%外周血循环中抗 SSA 和/或抗 SSB 抗体阳性。

2. 抗 ANA 抗体、类风湿因子阳性者见于半数的干燥综合征 SS 患者。

【诊断对策】

(一)诊断要点

干眼的诊断标准不统一,因同为黄种人,现介绍日本的诊断标准:

1. 干眼症状(最少有一项) 视疲劳、分泌物多,异物感、眼皮重、干涩、不适、疼痛、流泪、视物模糊、痒、畏光、眼红。

2. 泪液动力学检查异常 表面麻醉闭目时 Schirmer-I 试验≤5 mm/5 min,泪液清除试验,棉线试验≤10 mm/5 min,BUT≤5 sec;(3)眼表异常:虎红染色≥3,荧光素染色≥1。

(二)临床类型

1. 按病因可以分为四种 水液缺乏性干眼、粘蛋白缺乏性干眼、脂质缺乏性干眼和泪液动力学异常。

2. 1995年美国把干眼分为泪液生成不足型和蒸发过强型,前者即水液缺乏性干眼,又可分为干燥综合征引起的 ATD 和非干燥综合征引起的 ATD。

【治疗对策】

(一)治疗原则

1. 尽早明确诊断,及时治疗。

2. 明确干眼类型,采取针对性措施。

3. 积极寻找病因并治疗。

(二)治疗计划

1. ATD 的治疗

(1)病因治疗 尽量避免长期应用电脑,少接触空调和烟尘环境等干眼诱因。

(2)泪液替代治疗 人工泪液目前是治疗干眼的主要药物,临床常用的有透明质酸钠、羟丙甲纤维素等,重症患者应使用不含防腐剂的人工泪液,也可应用自家血清。

(3)延迟泪液在眼表的停留时间 常用的方法有配戴硅胶眼罩、湿房镜、治疗性角膜接触镜、泪小点栓塞、睑缘缝合等。

(4)促进泪液的分泌 口服匹罗卡品、糖皮质激素、雄激素等可以促进患者泪液分泌,但疗效不确定。

(5)手术 重症患者可考虑行自体颌下腺移植。

(6)抗炎治疗 目前认为干眼的发病机理和局部的炎症有密切的关系,因此对于重症干眼患者可应用低浓度的环孢霉素 A 眼液。

(7)如为干燥综合征需全身应用药物控制免疫反应。

2. 蒸发过强型干眼的治疗

(1)眼睑的清洁 热敷睑缘后轻轻按摩以排出分泌物,可用无刺激性的香波或专用药液清洗眼睑。

(2)口服抗生素 四环素 250mg,QID,或强力霉素 50mg,BID,要连续数周才起效。

(3)局部药物应用 治疗睑缘炎的抗生素眼液、短期应用糖皮质激素眼液、人工泪液等。

【病程观察及处理】

1. 泪液分泌量监测。
2. 睑缘的炎症是否好转、睑板腺的分泌物是否正常。
3. 结膜及角膜是否有染色。
4. 注意药物副反应。
(1)局部应用糖皮质激素眼液需监测眼压和视力。
(2)免疫抑制剂的副作用 血象像及肝功能等。

【预后评估】

1. 轻症干眼治疗后干眼的症状和体征可以完全消失。
2. 重症干眼治疗后干眼的症状和体征只能缓解不能治愈。

【随访】

①定期门诊复诊进行眼部的检查;②注意检查与干眼相关的其他全身疾患。

(霍丽君)

第 5 章 | 角膜与巩膜病

第一节　角膜炎

角膜组织的炎症反应统称为角膜炎(keratitis)。角膜炎的病因主要有以下三种：

1. 感染性　为病源微生物感染所致。是最常见的、损害视力最严重的角膜炎。

2. 内源性　某些免疫性疾病或一些全身病引起角膜炎症。

3. 局部蔓延性　临近组织炎症剧烈波及角膜引起角膜炎症。

角膜炎目前仍未有统一的分类，临床上多按致病原因进行分类，如细菌性、病毒性、真菌性、免疫性、神经麻痹性等。

角膜炎根据不同的病理改变分为四个期：

1. 浸润期　结膜血管因炎症出现睫状充血或混合充血，角膜形成局限的灰白色无光泽的混浊病灶。此时炎症若能得到控制，混浊病灶逐渐消退，角膜完全恢复透明；若炎症继续发展，角膜混浊病灶将坏死脱落形成溃疡。

2. 溃疡期　此期有2种不同转归。若病情控制，溃疡慢慢愈合，进入修复期，角膜将遗留下不同程度的瘢痕；溃疡进一步发展，角膜穿孔，房水涌。穿孔如位于角膜周边，随着房水的流出，虹膜被推向前堵塞了角膜的穿孔。穿孔如在角膜中央，房水将不断流出，形成角膜瘘，内眼与外界相通，易致眼内感染视力丧失。

3. 溃疡消退期　结膜充血减轻，溃疡凹陷渐变平，并可有新生血管长入。

4. 愈合期　溃疡区上皮再生，溃疡由白色的瘢痕组织代替修复，因溃疡有深浅，瘢痕就厚薄不一。

角膜炎症消退后可遗留以下的改变：

1. 角膜云翳（corneal nebula）　角膜最薄的瘢痕组织，指角膜浅层云雾样的混浊，透过混浊部分能看清后面虹膜。

2. 角膜斑翳（corneal macula）　角膜较厚的瘢痕组织，指角膜中后层的白色混浊，但仍能透见虹膜。

3. 角膜白斑（corneal leucoma）　角膜最厚的瘢痕组织，指角膜呈瓷白色混浊，不能透见虹膜。

4. 粘连性角膜白斑（adherent leucoma）　溃疡穿孔时，随着房水的涌出，虹膜脱出堵塞穿孔。这样在溃疡愈合过程中，角膜瘢痕组织中就嵌有虹膜组织，形成了粘连性角膜白斑。

5. 继发青光眼　粘连性角膜白斑范围较大影响了房水向房角引流，导致眼压升高，引起青光眼。

6. 角膜葡萄肿（corneal staphyloma）　混有虹膜组织的角膜瘢痕难以承受长期的高眼压，向前膨出形成状如葡萄的紫黑色的隆起。

【诊断步骤】

(一)病史采集要点

1. 有否眼红痛、有无分泌物、分泌物的量及性质。

2. 有否畏光、流泪、眼睑痉挛等刺激症状，程度如何。

3. 有无视物模糊。

4. 有无眼外伤、异物入眼病史、植物性外伤病史或感冒发烧病史。

5. 有无眼部或全身应用皮质类固醇、免疫抑制剂。

6. 新生儿要注意询问有无淋病接触史，母亲孕期有无淋菌性阴道炎。

7. 有无接触镜配戴史。

8. 是否有免疫性疾病或结缔组织病或过敏性疾病。

(二)眼部检查要点

1. 视力有否下降。

2. 结膜睫状充血或混合充血。

3. 角膜有否混浊浸润及注意角膜溃疡的大小、形态、颜色特点。

4. 分泌物的多少及颜色。

5. 角膜溃疡有否逐渐加深，有无角膜穿孔征象。

6. 有无反应性的虹膜炎症、前房有无积脓。

7. 角膜知觉有无下降。

8. 耳前淋巴结有无肿大压痛。

（三）辅助检查要点

1. 病变区角膜组织刮片镜检。

2. 病变区角膜组织刮片微生物培养及药敏试验。

3. 角膜组织活检。

【诊断对策】

（一）诊断要点

1. 症状　角膜炎的症状为眼红痛、畏光流泪及视力下降。询问时要注意细菌性角膜炎起病最急，症状最重；病毒性角膜炎次之；真菌性角膜炎最轻，常是角膜溃疡已严重但患者的感觉却很轻。细菌性角膜炎常分泌物增多且黏稠；绿脓杆菌性角膜溃疡分泌物呈淡绿色或黄绿色，淋菌性角膜溃疡分泌物最多。

2. 临床检查　注意角膜病变的形态深浅。角膜病变严重者要观察有否合并虹膜炎症，是否出现虹膜后粘连。真菌性角膜炎常合并前房积脓；单疱病毒性角膜炎注意检查角膜知觉。注意检查患者有无睑闭合不全或面神经麻痹。

3. 病史　注意了解有无异物入眼或角膜异物剔除史，与绿脓杆菌性角膜溃疡有关；植物性眼外伤与真菌性角膜炎有关；接触镜配戴与棘阿米巴角膜炎有关。

4. 辅助检查　临床上根据病史、症状结合角膜病灶的特征可作出初步诊断。淋菌性角膜溃疡可做分泌物涂片染色镜检，找到 Gram 氏染色阴性双球菌确诊。真菌性角膜炎可做组织刮片镜检找到真菌菌丝确诊。微生物培养及药敏试验可用于指导治疗。另角膜组织活检及原位 CPR 技术对于微生物的分离特异性及敏感性更高。

（二）临床类型

1. 细菌性角膜炎（bacterial keratitis）

（1）匐行性角膜溃疡　是常见的急性化脓性角膜溃疡，肺炎双球菌、金黄色葡萄球菌、溶血性链球菌等均可致病。其特征：①起病急，症状重，发展快；②初期角膜呈黄白色浸润、溃疡，后溃疡出现一侧修复，边缘干净清晰，而另一侧却继续向前向深发展的典型改变；③常伴有虹膜炎症，前房积脓。

（2）绿脓杆菌性角膜溃疡　是暴发性的角膜急性化脓性炎症，由绿脓杆菌感染引起，常发生在角膜异物剔出术后或戴接触镜感染。其特征：①潜伏期短，数小时至 1 天，症状极重，发展迅速；②早期角膜上皮下基质层内可见环形或盘状的化脓病灶,继而病灶坏死脱落溃疡形成,并迅速向周边及深处扩展,易引起角膜穿孔,溃疡表面、结膜囊可见淡绿色分泌物;③常伴有虹膜炎症,多伴有前房积脓。

(3)淋菌性角膜溃疡 是淋球菌感染引起的急性化脓性角膜炎症。其特征:①来势凶猛,传染性极强,发展迅速;②眼睑高度红肿,结膜充血水肿明显,很快出现角膜浸润溃疡;③溃疡面及结膜囊大量白色脓性分泌物——脓漏眼;④新生儿淋菌性角膜溃疡因母亲产道感染引起,常出现在生后2~3天,表现与成人相似,但极易引起角膜穿孔;⑤分泌物涂片找到革兰染色阴性双球菌可确诊;⑥治疗首选青霉素、头孢曲松、头孢他啶。

(4)其他细菌性角膜炎 包括单纯性角膜溃疡、卡他性角膜溃疡、厌氧菌角膜溃疡等,它们均没有典型的角膜改变,溃疡组织刮片进行病原体分离找到致病的细菌确诊。

2. 病毒性角膜炎(viral keratitis)

(1)单疱病毒性角膜炎(herpes simplex keratitis) 主要为单纯疱疹病毒Ⅰ型感染引起。原发感染发生在儿童,此后病毒长期潜伏在三叉神经节,当机体抵抗力下降,如感冒、发热、过度疲劳或使用免疫抑制剂、皮质类固醇,病毒将重新释放出来引起角膜炎症。单疱病毒性角膜炎的特点是刺激症状明显,病程长,易复发,角膜知觉减退。角膜病灶有以下典型改变:①树枝状角膜溃疡(dendriform corneal ulcer),起病初期角膜上皮下出现小疱样角膜疱疹,常成行或簇集排列,随后上皮脱落,病灶融合伸展形成典型树枝状角膜溃疡(图5-1)。②地图状角膜溃疡,树枝状角膜溃疡继续发展形成边缘纡曲的岛屿状或地图状角膜溃疡,溃疡基底部基质浅层混浊(图5-2、图5-3)。③盘状角膜炎(disciform keratitis),常见于复发病例,一般认为是对病毒抗原的免疫反应所致。角膜中央出现灰白色圆盘状基质水肿混

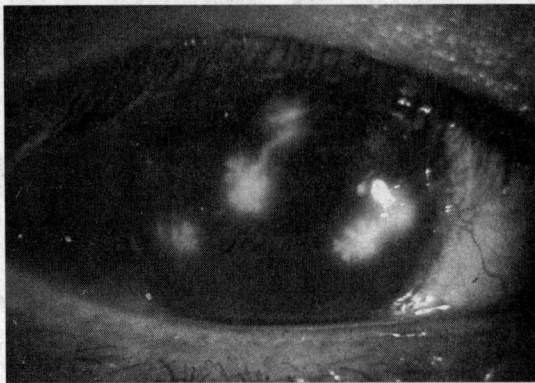

图5-1 树枝状角膜溃疡(染色)

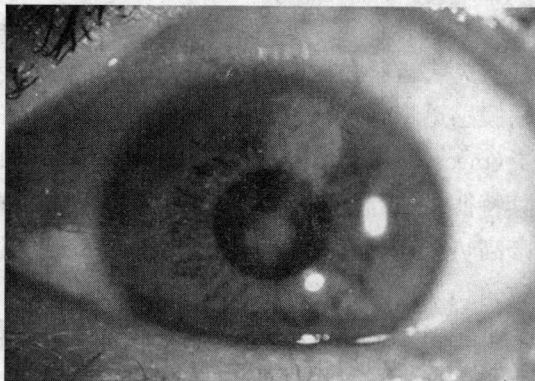

图 5-2　地图状角膜溃疡

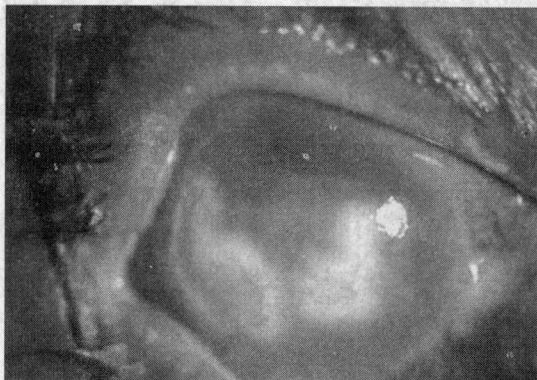

图 5-3　地图状角膜溃疡(染色)

浊,上皮一般正常,内皮可见角膜后沉着物(KP),盘状角膜炎对皮质类固醇反应良好。④坏死性基质性角膜炎,一般见于多次复发的树枝状角膜溃疡患者或正在使用皮质类固醇治疗的盘状角膜炎患者,对此病目前仍未找到有效的治疗方法,预后差。角膜表现为基质内单个或多个白色的坏死浸润病灶,虹膜炎症反应明显。

(2)腺病毒性角膜炎(adenovirus keratitis)　由腺病度 8 型感染引起的传染性的角结膜炎(详见流行性角结膜炎)。其特征:①起病急,症状重,传染性强;②先有急性结膜炎改变,约 1 周后角膜出现簇集样病变。

(3)带状疱疹病毒性角膜炎(herpes zoster virus keratitis)　由水豆带状疱疹病毒感染引起,面部眼睑带状疱疹感染病例约一半出现包括角膜、虹膜、视神经、视网膜、眼外肌的眼部病变。其角膜病变的特征:①上皮性浅层点状角膜炎症,部分出现树枝状角膜炎,树枝状为微隆起,与单疱病毒性角膜炎凹馅状树枝病变相鉴别;②少数出现角膜基质炎或盘状角膜炎改变;③角膜知觉下降;④神经营养性角膜病变,部分患者因角膜感觉障碍,角膜干燥上皮脱落,严重可致角膜溃疡。

(4)麻疹性角膜炎(measles keratitis) 麻疹是幼儿期常见的急性病毒性传染病,易合并角膜炎。其特征:①刺激症状明显;②角膜出现散在的或聚集的点状浸润或上皮脱落;③出疹高热患儿易营养不良,维生素 A 缺乏,角膜软化上皮大片脱落,合并细菌感染会致角膜溃疡,角膜穿孔。

3. 真菌性角膜炎(fungal keratitis) 是真菌侵入角膜引起感染。真菌存在于自然界植物的枝叶中,感染者常有农作物外伤史。其特征(图 5-4):①起病缓慢,症状与体征不一致,症状较轻,病程长;②角膜病灶呈灰白色粗糙的牙膏状或苔垢样,梢隆起,病变与健康角膜组织分界清晰;③主要病灶周围有小病灶——卫星灶;④常有严重的虹膜炎,前房积脓;⑤常用的确诊方法:真菌涂片及真菌培养,其中真菌涂片简单、快捷、阳性率高。方法:滴表麻药后用手术刀片刮取少许溃疡坏死组织,涂于玻片上,滴 5%～10%氢氧化钾溶液 1 滴于坏死组织上,使组织透明,加盖玻片,略加压将玻片压薄,即用 100 倍显微镜检查,找到真菌菌丝为阳性。

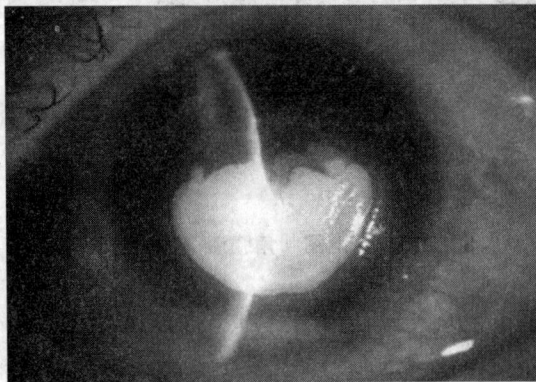

图 5-4 真菌性角膜炎

4. 棘阿米巴角膜炎(acanthamoeba keratitis) 由棘阿米巴原虫感染引起的进行性的角膜溃疡。主要见于角膜接触镜配戴者,诱因是角膜上皮擦伤,病因是角膜接触棘阿米巴原虫污染的水源,常见是护理液被污染或戴角膜接触镜游泳洗澡时受污染。其特征:①常单眼发病,刺激症状明显,后期角膜知觉减退,病程长达数月;②早期角膜病变表现为上皮混浊,树枝状荧光染色,渐发展成地图样上皮缺损;③进展期病变呈典型进行性感染性基质浸润。浸润从角膜旁中心基质开始延神经分布向角膜中心呈放射状发展（放射状角膜神经炎）；④晚期形成化脓性角膜溃疡。

本病的诊断要点：①早期无特殊体征，但患者常有戴接触镜史，或直接接触土壤、自来水病史；②常用确诊方法：角膜病灶取材涂片染色或角膜刮片培养找到棘阿米巴原虫。常用的染色方法有 PAS 染色、Giemsa 染色和革兰染色。培养要使用大肠杆菌覆盖的非营养性琼脂培养基。

5. 非感染性角膜炎

（1）角膜基质炎（interstitial keratitis） 是角膜基质深层的非化脓性炎症，主要表现为不同程度不同形状的角膜基质水肿。梅毒、结核、麻风、单纯疱疹病毒、带状疱疹和腮腺炎是本病的常见病因，发病机制可能是感染原导致血循环抗体抗原在角膜基质内发生剧烈免疫反应。

1）梅毒性角膜基质炎 是先天梅毒最常见长的迟发表现，初期单眼发病，逐渐发展到双眼。后天梅毒性角膜基质炎多单眼发病，炎症反应轻。梅毒性角膜基质炎病程长，预后良好。90% 为先天梅毒，3% 为后天梅毒。临床分三期：浸润期、新生血管期及退行期。临床特征：①刺激症状明显，视力下降；②角膜基质广泛浓厚的毛玻璃状混浊，1 个月后进入新生血管期；③新生血管从周边侵入深层基质呈红色毛刷状，当整个角膜血管化后，退行期开始；④退行期角膜混浊从周边起渐吸收，最后大部分角膜变透明，恢复良好的视力，基质内萎缩的血管呈灰白细丝样，亦称幻影血管；⑤先天梅毒患者若同时有梅毒性角膜基质炎、Hutchinson 齿及重听（或聋），称 Hutchinson 三联征。

本病的诊断包括病史、临床表现及梅毒血清学检查。父母或本人有梅毒史、眼部基质炎症、牙齿、听力等异常，加上梅毒血清学检查阳性可确诊。梅毒血清学检查常用方法有补体结合试验（Wassermann 试验）和沉淀试验（Kaln 试验）。若阴性不能完全排除梅毒，应考虑做特异性抗体反应试验（螺旋体活动抑制试验或螺旋体蛋白补体结合试验）。

2）结核性角膜基质炎 结核性角膜病目前少见。其临床特征：①起病缓慢，刺激症状较轻；②角膜基质浸润呈灰白浓厚结节状斑块；③诊断依靠眼部体征、结核菌素试验阳性及全身结核感染病史。

3）腮腺炎引起的角膜基质炎 临床特征：①常单眼发病，起病快；②病变以角膜水肿为主，基质呈弥漫均匀混浊，角膜缘周围一圈稍透明；③角膜知觉减退。本病的诊断主要依据流行性腮腺炎病史结合临床特征改变。

（2）暴露性角膜炎（exposure keratitis） 是角膜失去眼睑保护，长期暴露在空气中引起干燥、上皮脱落严重继发感染的角膜炎症。常见引起角膜暴露的病因：眼睑缺损、眼睑外翻、眼球突出、深度麻醉、昏迷及手术后睑闭合不全。临床特征：①刺激症状明显；②病变在角膜下方，常呈角膜点状上皮炎，干燥时间长角膜上皮剥脱，基质浅层混浊，若继发感染可引起角膜溃疡。本病的诊断主要依据有角膜暴露的病因及角膜病变在下方。

(3)神经麻痹性角膜炎　是三叉神经遭受损害，角膜的正常感觉及营养障碍，瞬目运动及反射性泪液减少导致角膜上皮干燥。造成三叉神经损害的常见病因有：听神经瘤、头面部外伤、单疱病毒及带状疱疹性角膜炎、手术损伤等。临床特征：①角膜知觉下降，自觉刺激症状轻；②病变常在睑裂部，呈点状角膜上皮炎，时间长角膜上皮干燥脱落，继发感染可致化脓性角膜溃疡。诊断依据：角膜知觉下降，角膜病变常在睑裂部，有三叉神经损害的疾病。

(4)蚕蚀性角膜溃疡（rodent ulcer）　又称 Mooren 溃疡，目前研究表明 Mooren 溃疡可能是一种自身免疫性疾病，细胞介导及自身体液免疫均起重要作用。临床上分两种不同类型：①良性型：多见于中老年人，常单眼发病，症状相对较轻，易治愈。②恶性型：多见于年轻人，常双眼发病，症状重，发展快，部分造成角膜穿孔，较难治疗。

Mooren 溃疡的临床特征：①刺激症状重，尤其疼痛明显，难以入睡；②慢性进行性角膜炎，病程长，约半年到一年整个角膜完全受到侵润；③病变从角膜缘开始，先浸润后形成溃疡，溃疡一边向中央推进，一边向周边发展，进行缘形成具有特征的潜行缘，即溃疡内缘的深部组织先脱落而浅表组织还保留。

本病的诊断主要依据：刺激症状，尤其疼痛明显；慢性进行性角膜炎及典型的角膜病变即环状病变及潜行边缘；前房无积脓等。鉴别诊断：①与感染性角膜溃疡鉴别：蚕蚀性角膜溃疡刺激症状严重，尤其疼痛剧烈，病程较感染性角膜溃疡长但发展不如感染性者迅速，蚕蚀性角膜溃疡沿角膜缘扩展，有潜行缘，无前房积脓。②与 Wegner 肉芽肿病鉴别：Wegner 肉芽肿病，目前认为该病是一种自身免疫性疾病，该病任何年龄均可发生，但以青壮年常见。角巩膜缘的溃疡极似蚕蚀性角膜溃疡，但 Wegner 肉芽肿病常合并全身多组织器官损害，可有鼻炎、鼻窦炎、肺炎等呼吸道的急性坏死性病变；各组织器官的坏死性血管炎；血尿、蛋白尿、肾小球肾炎及尿毒症等肾损害。Wegner 肉芽肿病的眼部病变处理原则与蚕蚀性角膜溃疡相同。③与 Terrien 角膜边缘变性鉴别：该病多为男性发病，变性混浊区形成剧烈，溃疡内缘有潜行缘特征改变。

蚕蚀性角膜溃疡目前缺乏特效的治疗方法。轻症采用以免疫抑制剂为主的药物治疗，重症或药物治疗无效考虑手术治疗：①皮质类固醇：局部用含皮质类固醇的眼水点眼,每 1～2 小时 1 次,同时联合抗生素眼药水预防感染;全身口服泼尼松 60～80mg/d,或静脉滴注氢化可的松 100mg,加 10％葡萄糖,每天 1 次。病情缓解逐渐减量。②胶原酶抑制剂:3％半胱氨酸眼药水,2 小时 1 次点眼;或自家血清点眼,每 2 小时 1 次。胶原酶抑制剂可抑制胶原酶活性,防止角膜溶解坏死,并能刺激角膜上皮再生。③环磷酰胺:可单独或联合皮质类固醇应用。200mg 加入生理盐水 20ml,缓慢静脉注射,每天 1 次,总用量不大于 2g。用药前、后注意查血常规,若白细胞总数小于 4000 个/ mm^3 应停止用药。④合并葡萄膜炎时要散瞳。

(5)Thygeson 浅层点状角膜炎(keratitis punctate superficialis)　Thygeson 浅层点状角膜炎病因未明,有认为是病毒所致,有认为与变态反应有关:

1)临床表现　①轻度的刺激症状;②双侧角膜粗大的粉笔灰样的浅层混浊,且多在角膜中央,荧光素染色阳性;③不伴有结膜炎;④角膜知觉减退;⑤病程长,反复发作;⑥愈后良好,不留瘢痕;⑦抗生素治疗无效,对皮质类固醇敏感。

2)鉴别诊断　①流行性角结膜炎:流行性角结膜炎起病急,病程短,先有结膜炎而本病病程长,没有结膜炎。②疱疹性角膜炎:早期的疱疹性角膜炎应与本病鉴别。疱疹性角膜炎刺激症状明显,常单眼发病,逐渐发展可出现树枝样、地图样角膜炎。

3)治疗　①皮质类固醇点眼,3～6 次/天,疗效极好。②角膜接触镜,软性角膜接触镜可使上皮病变短时间消退,改善症状。

(6)丝状角膜炎(filamentary keratitis)　角膜表面出现剥脱变性的上皮细胞和黏液物质组成的卷丝称丝状角膜炎。常见的病因有结膜、角膜感染性炎症,引起角膜干燥的疾病,角膜外伤等。

1)临床特征　①刺激症状严重;②卷曲的丝状物一端附着在角膜上皮,一端游离,荧光素染色阳性;③易复发。

2)治疗　①查找病因,治疗原发病。②卷丝清创术:0.5％地卡因表面麻醉后,有消毒棉签轻轻拭去丝状物,然后在结膜囊涂上抗生素眼膏,包眼 1 天。③应用人工泪液及角膜上皮营养液点眼,4～8 次/天。④适当应用抗生素眼药水及眼膏,预防感染。⑤病情顽固者可考虑配戴治疗性角膜接触镜。

(7)角膜软化症(keratomalacia)　维生素 A 缺乏引起的角膜病变,多发生于婴幼儿,常因麻疹、消化不良、慢性腹泻等消耗疾病未及时补充维生素 A。患儿重度营养不良,极度消瘦,声嘶,腹泻,皮肤干燥。眼部表现分三期:①夜盲期:暗适应能力下降,夜间不能视物。②结膜干燥期:泪液分泌减少,结膜角膜失去光泽,上皮脱落。眼球转动时,球结膜出现向心性皱折;睑裂部内、外侧近角膜缘的球结膜上出现基底朝向角膜缘的三角形泡沫状干燥斑,称 Bitot 斑。③角膜软化期:角膜灰白色混浊,自溶坏死脱落形成溃疡,常合并感染,出现前房积脓。

本病的临床特征包括:①双眼缓慢起病,婴幼儿发生;②患儿呈恶液质,极度消瘦营养不良;③夜盲;④双眼角结膜干燥无光泽,有 Bitot 斑;⑤角膜灰白色混浊;⑥角膜溃疡形成,伴前房积脓。

治疗包括:①全身治疗:口服鱼肝油,严重肌注维生素 A 2.5 万～5 万 u/天,治疗 7～10 天,另注意补充营养。②眼部治疗:人工泪液改善角结膜干燥,抗生素眼药水及药膏预防和治疗角膜感染。③治疗原发病。

(8)复发性角膜上皮糜烂　角膜上皮剥落形成缺损称上皮糜烂,复发性角膜上皮糜烂指角膜上皮反复发生剥脱,导致角膜上皮缺损的一种疾病。原因是角膜上皮黏着力不良,使上皮无足够的黏力与前弹力层牢固的黏合。常见的病因有角膜外伤、各种原因引起的角膜干燥、角膜营养不良等。

临床特征:①夜间或清晨睁眼时,突然明显角膜刺激征。②裂隙灯检查发现角膜上皮缺损,荧光素染色阳性。可伴有轻度的角膜水肿混浊。

治疗:①涂抗生素及人工泪液眼膏,包眼或加压包眼,一般 24～48 小时上皮愈合,愈合后仍需用人工泪液眼水和人工泪液眼膏 3～6 月。角膜水肿可加用高渗滴眼液如 5% 氯化钠眼水 4 次/天,氯化钠眼膏睡前 1 次,用 3 个月。②角膜上皮清创术经过药物治疗角膜上皮仍不愈合可采用清创术。表面麻醉后,用消毒小面签轻轻抹去松松未附着的上皮。③角膜接触镜,早期上皮缺损可配戴软性角膜接触镜;反复上皮糜烂经药物和清创术无效,可选择戴绷带接触镜数月。④准分子激光浅层角膜切除术,反复发作、进行发展或以上治疗方法无效者可考虑此方法。

(三)鉴别诊断要点

三种角膜炎的主要鉴别鉴别要点见表 5-1。

表 5-1　三种角膜炎的鉴别

	细菌性角膜炎	树枝状角膜炎	真菌性角膜炎
诱因	外伤、慢性泪囊炎	单疱病毒、带状疱疹病毒感染	谷类、植物性外伤
病程	短	长且易反复	长
刺激症状	明显	明显	较轻

	细菌性角膜炎	树枝状角膜炎	真菌性角膜炎
溃疡特点	圆形、表面光滑	树枝状	形态不规则、灰白色牙膏样隆起基质水肿增厚明显,有卫星灶、基质增厚不明显
角膜知觉	无影响	减退	无影响
前房积脓	大多有,浅黄色	无	常有,白色黏稠
病原体检查	有细菌生长	有病毒生长	有真菌生长
刮片找菌丝	—	—	+
治疗	抗生素有效	抗病毒有效	抗真菌有效

【治疗对策】

1. 治疗原则　病原体感染性角膜炎抗病原体治疗,同时保护营养角膜,促进溃疡愈合,保守治无效或溃疡遗留瘢痕明显影响视力行角膜移植手术。与全身病有关的角膜病变除眼部治疗外,还应积极治疗原发病。

2. 治疗方案　各类角膜炎的具体治疗措施见以上相关内容。

【病程观察及处理】

角膜炎症的观察要注意结膜充血、角膜病灶及是否伴有前房积脓、虹膜睫状体炎等。若结膜充血减轻,角膜病变缩小变平,表明病情转好,治疗有效。结膜充血加重,角膜病变向深及周围扩展,前房积脓明显,表明病情恶化,治疗无效,及时调整治疗方案。如保守治疗无效,角膜将要穿孔或已穿孔需行角膜移植手术。

第二节　角膜变性与营养不良

角膜变性与营养不良是临床上性质不同的两类角膜病。角膜组织退化变质并使功能减退,称角膜变性(corneal degeneration)。角膜变性常为后天获得,继发于眼部疾病,原因不明,与遗传无关。角膜变性发病时间较晚,单眼或双眼均可发病,可伴有角膜新生血管,角膜变性的临床意义多数不很重要。一般来说,角膜变性多无症状,不影响视力者无需治疗,严重危害视力者需角膜移植手术。角膜营养不良(corneal dystrophy)指角膜组织受某种异常基因的决定,结构或功能受到进行性损害的过程。角膜营养不良与生俱来,原因不明,属遗传性眼病,多为常染色体显性遗传。角膜营养不良发病早,但病程进展缓慢且有自限倾向,双眼对称发病,不伴角膜炎症及新生血管。角膜营养不良多无症状,偶有刺激症状、角膜周围充血者对症处理,严重危害视力者需角膜移植手术。

【诊断步骤】

(一)病史采集要点

1. 发病的年龄,是生来即发病还是青少年发病或成年起病。

2. 起病的缓急,是突然起病还是逐渐发病。

3. 病程发展的情况,一般病程较长,进展缓慢。

4. 有否伴随症状,常无症状,个别可有轻度刺激症状。

5. 有否家族遗传史,注意检查家庭成员有否相似角膜病变。

6. 有否原发眼病史,起病前有否眼病病史,是单眼还是双眼发病。

7. 有否相关全身病史。

8. 是否影响视力,多数患者视力不受影响,少数视力下降。

(二)眼科检查要点

1. 查视力及矫正视力。

2. 裂隙灯显微镜　是确诊的关键检查,注意病变的层次、形态,是否有充血、新生血管。个别患者需高倍镜下检查。

(三)进一步检查项目

1. 角膜厚度。

2. 组织病理及组化。

3. 电子显微镜。

【诊断对策】

(一)诊断要点

1. 起病年龄。

2. 有否有家族病史。

3. 起病前有无眼部疾病。

4. 单眼还是双眼发病。

5. 病变是否在角膜的中央部。

(二)鉴别诊断要点

1. 角膜变性　后天起病,常见于成年人,继发于眼病,单眼或双眼均可发病。

2. 角膜营养不良　先天遗传性疾病,常见幼年或青少年,为角膜的原发疾病,双眼发病,病变好发在角膜的中央部。

(三)临床类型

1. 角膜老年环(arcus senilis)　角膜周边部基质内的类脂质沉着。常见于老年人,可能与角膜缘血管通透性增加或高脂蛋白血症有关。若在青壮年出现,称青年环。临床特点:①双眼对称发病;②先在角膜缘上、下方出现灰白色混浊弧,逐渐扩展形成宽1～2 mm环状;③老年环与角膜缘之间可见一条宽0.3～1 mm的透明隔离带。本病无需治疗。

2. 带状角膜病变(band keratopathy)　是主要累及前弹力层的钙质沉着性角膜变性。常见发生于如慢性葡萄膜炎的慢性眼病或患有钙、磷代谢紊乱的全身病后。角膜因钙沉着于前弹力层而出现毛玻璃样混浊。病变先在睑裂部角膜缘鼻侧出现,后在颞侧出现,最后向中央缓慢进展会合成带状。混浊病灶与角膜缘有一透明带相隔,裂隙灯高倍下混浊带中有空泡样透明小孔,为三叉神经穿过 Bowman 层的通道,以后混浊渐增厚而使其表面角膜上皮隆起、脱落、缺损。本病可发生在任何年龄,单、双眼均可出现,早期无症状,混浊带跨过瞳孔使视力下降,上皮缺损时还有刺激症状。

(1)临床特点　①角膜灰白钙化混浊斑;②早期在睑裂部角膜缘 3 点或/及 9 点处呈岛状出现,高倍镜下可见病灶有透明小孔,无症状;③后期3点及9点病灶向中央发展形成带状,视力下降;④晚期角膜上皮可发生缺损,刺激症状明显。

(2)鉴别诊断　与老年环鉴别。与老年环早期出现在上方或下方角膜缘,弧形,双眼对称出现。

(3)治疗　①治疗原发眼病;②保持角膜湿润,保护角膜上皮,点人工泪液 4 次/天,睡前人工泪液眼膏;③清除钙质。通过依地酸二钠耦合作用去除钙质,轻者局部点依地酸二钠眼药水;重者角膜表面麻醉后,用消毒棉签除去角膜上皮,用浸泡 3%依地酸二钠的棉片湿敷角膜,10～30 分钟可除去钙质;④手术治疗。严重影响视力者考虑板层角膜移植术或准分子激光治疗。

3. 边缘性角膜变性　又称 Terrien 边缘变性,是一种病因未明的角膜变性性疾病。青壮年时期发病,多见于男性,通常双眼发病,但程度可不一致,本病病程长且病情进展缓慢,常达十几二十年。病变首先起于角膜缘上方,角膜缘内实质层出现混浊小点,渐形成弧形,如老年环,混浊区外有一透明带,病变开始就有新生血管长入混浊区。病变区组织逐渐变薄,形成弧形的凹沟,最后变薄的角膜组织不能抵抗眼内压而向前膨隆突出。一般无症状。当角膜病变引起明显散光可致视力下降。

(1)临床特征 ①多见于青壮年男性,常双眼发病;②上方角膜缘出现灰白色弧形混浊带,伴有新生血管长入;③病变区角膜变薄,凹陷呈沟状;④后期下方角膜缘也出现相同病变;⑤可有视力下降。

(2)鉴别诊断 与蚕蚀性角膜溃疡鉴别,要点是蚕蚀性角膜溃疡有剧痛、上皮缺损及溃疡潜行状改变。

(3)治疗 目前没有特效的药物。应尽早手术治疗,常用的手术方法有板层角膜移植术或角膜表面镜术。

4. 大疱性角膜病变(bullous keratopathy) 是角膜内皮细胞严重受损,内皮细胞功能失代偿,内皮细胞液体屏障和主动液泵功能丧失,导致角膜基质及上皮下持续水肿的一种疾病。发生于有长期严重眼病的患者,常见的病因有:恶性青光眼、角膜内皮营养不良的晚期、病毒性角膜炎(单纯疱疹或带状疱疹)、眼内手术损伤角膜内皮、角膜移植手术失败等。患者常有虹视、雾视,晨起明显,午后可减轻。刺激症状轻,但当角膜水疱破裂时,有剧痛、流泪,刺激症状轻严重。裂隙灯检查见角膜上皮及基质水肿增厚,上皮呈雾状有大小不等的水疱,大疱一般2～3天破裂,破裂后原处又形成小疱,慢慢又融和成大疱,再破裂。晚期角膜新生血管形成,视力明显减退,此时大疱消失,刺激症状缓解。

(1)临床特征 ①患者有以上严重的眼病;②有虹视、雾视,晚期视力严重丧失,常只有手动;③刺激症状时轻时重;④裂隙灯检查见角膜上皮及基质水肿,表面有水疱。

(2)治疗 ①高渗剂50%GS40ml＋维生素C 0.5静脉推注,1～2次/天;局部点5%NaCl眼药水,4次/天,睡前眼膏。②营养角膜,口服维生素A、维生素B,局部点营养角膜的滴眼液。③抗感染若水疱破裂点抗生素眼药水,4次/天,睡前抗生素眼膏。④手术,视功能明显下降者应考虑穿透角膜移植术。

5. 类角质性角膜变性(keratinoid corneal degeneration)

又称球样角膜病变、慢性光化学性角膜病变。本病与紫外线照射有关,好发于日照时间长的地区,通常中年起病,多见于男性尤其是户外工作者。检查可见双眼睑裂部角膜缘上皮下黄色细小油滴状物,成簇排列,以后逐渐向中央进展形成带状。本病常无症状,晚期带状病变垮过瞳孔区可使视力减退。

(1)临床特征 ①中老年男性多见;②常无症状,晚起视力减退;③裂隙灯检查可见双眼睑裂部角膜缘上皮下黄色细小簇状油滴状物。

(2)鉴别诊断 带状角膜变性,两病都起于睑裂部角膜缘,逐渐向角膜中央发展形成带状。不同的是带状角膜变性是钙质沉着,病变区灰白混浊并见透明小空泡;而类角质性角膜变性病变呈金黄色成簇排列的油滴状物。

(3)治疗 一般无需治疗,明显影响视力可考虑角膜移植术。

6. Kayser-Fleischer 铜环 由 Kayser 及 Fleischer 报告描述,常简称 K-F 环,见于 Wilson 病(肝豆状核变性),是该病有特征性的体征。K-F 环是因体内铜代谢障碍铜沉积于角膜后弹力层所致。K-F 环双眼同时出现,患者无任何眼部症状,裂隙灯检查见角膜周边部后弹力层内棕色或黄绿色环,环通常宽 1~3 mm,铜最早在上半部角膜缘沉着,后在下半部沉着,最后融合连成一环(图 5-5)。

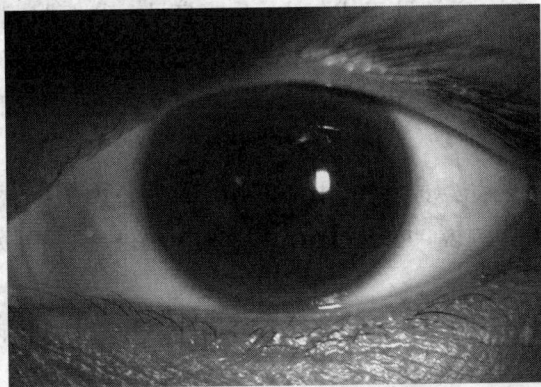

图 5-5 K-F 环

(1)临床特征 ①双眼起病,无眼部症状;②裂隙灯检查见角膜周边部后弹力层内棕色或黄绿色环;③实验室检查铜代谢障碍。

(2)鉴别诊断 铜质沉着症,铜质沉着症是铜质异物进入眼内引起铜末沉着所致,检查所见与 K-F 环相似,但有眼球穿通伤病史。

(3)治疗 治疗原发病。

7. 角膜上皮铁线沉着(corneal epithelium iron deposition) 角膜上皮铁线沉着是指角膜上皮层的棕色细线,是铁质沉着于基底细胞所致,早在 1906 年由 Fleischer 首先描述。目前认为铁线沉着与泪液的积聚或分布不均有关,泪液的铁质沉着于角膜表面低洼处,形成棕色铁线,因不同角膜病的前表面形态不一,所以临床上出现形状各异的角膜上皮铁线。

(1)临床特征　裂隙灯下观察可见以下铁线:①Fleischer 环,见于圆锥角膜,在圆锥的底部上皮细胞内有含铁血黄素沉积,形成淡棕色的环。②角膜瘢痕周围,隆起的角膜瘢痕边缘可见棕色铁线。③Stocker 线,翼状胬肉头部所附着的角膜组织可见棕黄色的垂直线。④Ferry 线,青光眼滤过手术后大滤疱下方的角膜组织可见横行淡黄色铁线。⑤Hudson-Stahli 线,老年人的睑裂部的角膜上皮层内可见水平行走的棕黄色线,线条中央清晰,两端渐模糊消退,不达角膜边缘。

(2)治疗　改善泪液积聚或泪液质量,上皮铁线有可能消退。

8. 上皮基底膜营养不良(epithelial basement membrane dystrophy)　又称地图状-点状-指纹状角膜营养不良,是一种常见的前部角膜营养不良。除少数病例为常染色体显性遗传外,本病多无遗传表现。本病的病因是上皮细胞基底膜异常,导致上皮细胞与基底膜黏附不良。

(1)临床特征　①本病常见于成年人,女性多见。②双眼起病,但病变的形态及程度可不一致。③主要症状是反复发作的患眼畏光、疼痛、流泪及短暂的视力膜糊。④角膜上皮反复剥脱。⑤角膜病变为上皮下点状、地图状混浊和上皮下同心弯曲的指纹样细线。

(2)治疗　①促进上皮愈合局部用人工泪液及生长因子等营养液点眼,上皮脱落明显可戴软性角膜接触镜,也可加压包眼。②抗感染:使用刺激性少的抗生素眼水及药膏。

9. 颗粒状角膜营养不良(granular corneal dystrophy)　本病是常染色体显性遗传病,主要病变是角膜基质浅层出现点状、颗粒状混浊。患者童年起病,逐渐发展,到中年明显,大多数患者早期视力正常,中年后开始下降。

(1)临床特征　①双眼的角膜基质浅层颗粒状沉着物,并渐融合扩大。②双眼角膜病变对称。③病变不扩展到角膜缘。④颗粒状病变边界清楚,病变间角膜透明。

(2)治疗　早期视力好,不需治疗;晚期病变融合扩大影响视力,考虑行穿透或板层角膜移植。

10. Fuchs 角膜内皮营养不良(Fuchs endothelial dystrophy)　本病病因仍不明确,可能与常染色体显性遗传有关。本病病变的形成主要是角膜内皮细胞进行性破坏,生物泵功能受损,房水渗入角膜,导致基质及上皮层水肿变性。本病常见于老年人,女性多见,双眼发病,但程度可不对称。临床上将此病分三期。

Ⅰ期:角膜滴状疣　角膜中央后弹力层散在细小的向后突起的滴状赘疣。此期患者无自觉症状。

Ⅱ期:基质及上皮水肿期 角膜内皮生物泵功能失代偿,角膜基质毛玻璃样混浊,上皮微小囊状水肿,最后角膜上皮及上皮下水肿圹大成大泡,大泡破裂后出现角膜刺激症状。此期患者视力下降,眼睛疼痛、畏光、流泪。

Ⅲ期:瘢痕期 角膜上皮下弥漫的结缔组织生长,上皮水肿减轻,角膜周围有新生血管形成。此期患者角膜知觉严重减退,视力极差,但刺激症状减轻。

(1)临床特征 ①双眼发病。②角膜中央滴状赘疣。③角膜基质层及上皮层水肿,角膜大泡形成。④上皮下弥漫的结缔组织层。

鉴别诊断:Ⅱ期病变应与单纯疱疹病毒性盘状角膜炎相鉴别。相同之处是都有视力下降,角膜刺激症状,角膜知觉减退及中央基质水肿混浊;但盘状角膜炎单眼发病,有角膜后沉着物(KP),角膜先出现树枝状病变。

(2)治疗 早期无症状可不治疗,角膜水肿、上皮缺损可用高渗剂和角膜营养剂(参照大疱性角膜病变),严重影响视力者需行角膜移植术。

11. 先天性遗传性内皮细胞营养不良(congenital hereditary endothelial dystrophy) 又称先天性角膜水肿、先天性角膜混浊,是一种原发于角膜内皮最后累及全层角膜的严重角膜营养不良,本病属常染色体显性或常染色体隐性遗传。隐性遗传者出生即发病,病情稳定,无眼部刺激症状;显性遗传者一般在生后1岁角膜开始出现病变及症状。

(1)临床特征 ①双眼发病,程度可不一致。②视力下降。③全角膜不同程度弥漫水肿混浊,以中央部明显。④常伴有内斜视及眼球震颤。

(2)治疗 早期轻度水肿混浊病例可用高渗剂,水肿混浊严重者需行穿透性角膜移植术。

12. 圆锥角膜(keratoconus) 圆锥角膜是一种局限性角膜扩张呈圆锥样突起,突起区角膜基质变薄的先天性角膜发育异常。圆锥角膜确切病因未明,大部分学者认为与角膜中央部分胶原纤维韧性降低有关。此病常出现在青春期前后,男性多于女性,90%双眼发病,但程度不同。圆锥角膜的早期诊断主要依靠角膜地形图的检查,中晚期裂隙灯检查可见特殊体征。

(1)临床特征 ①早期患者自觉近视度数加深,戴镜可矫正。角膜地形图特征改变;中央屈光力>47 D,角膜中心下方3 mm与中心上方3 mm的屈光力差1.26 D。②中期患者视力明显下降,散光明显增加,除接触镜外一般眼镜不能矫正视力。裂隙灯下可见以下体征:角膜中央变薄,呈圆锥状突出;Vogt线——角膜基质层皱褶增多,形成垂直走向的灰白细线;Fleischer环——圆锥底部黄色或绿色的环,是泪液浸渍后铁质沉着。③晚期患者畏光、流泪、眼痛,视力锐减。此时圆锥顶部角膜后弹力层破裂,角膜发生急性水肿,称急性圆锥。一般数周至数月水肿消退,遗留角膜瘢痕。

(2)治疗 ①消除水肿,保护角膜患者避免揉眼,使用高渗眼药水和眼膏,加压包眼。②眼镜矫正视力,包括框架眼镜、软性角膜接触镜及高透氧硬性角膜接触镜。③角膜移植术,接触镜不能矫正视力者或角膜瘢痕明显影响视力者需行手术治疗。

【治疗对策】

1. 治疗原则 保护角膜,减轻症状,预防感染,保守治疗无效考虑手术治疗。
2. 治疗方案 各类角膜变性与营养不良的具体治疗措施见以上相关内容。

【病情观察及处理】

1. 病情观察要点 注要观察角膜病灶有否扩大或变小,视力是否逐渐下降。
2. 疗效判断与处理 治疗有效,角膜变性病灶缩小;若角膜变性病灶继续扩大或加深,视力严重下降,表明保守治疗无效,应考虑角膜移植手术。

第三节 角膜的先天异常

角膜的先天异常一般指角膜与生俱来的形状的异常,常有遗传性,可独立存在,或伴有眼部其他先天发育异常。

【诊疗步骤】

1. 病史采集要点
(1)角膜的异常是否出生就存在。
(2)家族成员是否有类似眼病。
(3)视力是否下降。
2. 眼部检查要点 肉眼及裂隙灯检查注意观察角膜形状、透明性及是否存在眼部其他结构的异常。
3. 辅助检查 一般不需要。

4. 进一步检查项目

(1)眼压。

(2)角膜地形图。

(3)眼部超声波。

【诊断对策】

1. 诊断要点

(1)角膜的形状异常。

(2)角膜的异常为先天性。

(3)常有遗传家族史。

2. 鉴别诊断要点　见临床类型。

3. 临床类型

(1)大角膜(megalocornea)　指角膜直径比正常人大而眼压、眼底和视功能正常的角膜先天发育异常。为性连锁隐性遗传。常见于男性,双眼发病,病情不发展。检查发现角膜横径＞13 mm,垂直径＞12 mm。常并发白内障、高度近视。

先天性大角膜应与先天性青光眼相鉴别。先天性青光眼除角膜扩大外,还有角膜混浊、眼压升高。治疗:近视可配戴眼镜,白内障明显可考虑手术治疗。

(2)小角膜(microcornea)　角膜直径＜10 mm 的角膜称小角膜。常伴有其他眼部异常,为常染色体显性或隐性遗传。单眼或双眼均可发病,无性别差异,部分病例伴发青光眼。小角膜应与小眼球相鉴别。小眼球除有小角膜外,超声波检测眼轴缩短。

(3)无角膜(absence of the cornea)　无角膜在临床极罕见,为常染色体隐性遗传病。常合并无前房、无晶体,同时常伴有全身的异常,如头部发育障碍、泌尿生殖系统异常及并指(趾)畸形。

【治疗对策】

角膜的先天异常通常不需治疗,当出现眼部其他并发症时,才做相应处理。

1. 治疗原则　尽量提高视力,挽救视功能。

2. 治疗方案　轻度的角膜先天异常,视力影响不大,定期观察,部分合并屈光异常可配镜矫正;合并其他有手术指征的眼部异常,手术治疗。

【病情观察及处理】

1. 病情观察要点　一般角膜先天异常不需治疗,若合并其他眼部异常需治疗。注意观察有否合并其他眼部异常。

2. 疗效观察及处理　合并其他眼部异常时,经保守治疗视功能无改善,考虑手术治疗。

第四节　接触镜引起的角膜并发症

接触镜戴在角膜上,可引起种种并发症,严重者威胁视力。接触镜引起的角膜并发症常见有以下表现:

1. 浅层点状角膜病变　常因戴、取镜时损伤角膜或戴镜时间过长致上皮缺氧。轻度病变无症状,严重者角膜刺激症状明显,应停戴接触镜,点人工泪液及抗菌素眼药水、药膏。

2. 中毒性角结膜炎　常因接触镜清洁或保存液的化学物质刺激角结膜。可引起结膜充血、角膜上皮糜烂、上皮下浸润,严重致角膜溃疡。应停戴接触镜,更换接触镜溶液。

3. 过敏反应　清洁或保存液中的某些成分引起的眼部迟发型变态反应。主要表现为结膜充血、角膜上皮点状着色、角膜上皮下浸润。应更换接触镜溶液,点用抗过敏和抗感染眼药水。

4. 角膜水肿　常因角膜缺氧或泪膜低张力所致。主要表现为角膜中央上皮内圆形灰白水肿或后弹力层皱襞。应配戴透氧性高的接触镜,尽量缩短戴镜时间,适当点人工泪液。

5. 角膜新生血管　常因长期戴接触镜引起角膜缺氧,血管生长因子释放,新生血管形成。主要表现为角膜浅层新生血管。

6. 巨乳头结膜炎　因接触镜上沉着的变性蛋白引起过敏反应。表现为上睑结膜巨大乳头增生(图5-6)。应停戴接触镜,抗过敏治疗。

7. 感染性角膜炎　感染性角膜炎是接触镜最严重的并发症。常见革兰阴性菌角膜炎,也有真菌或棘阿米巴性角膜炎。应注意镜片及容器的消毒,一旦出现角膜感染,应按感染性角膜炎积极治疗。

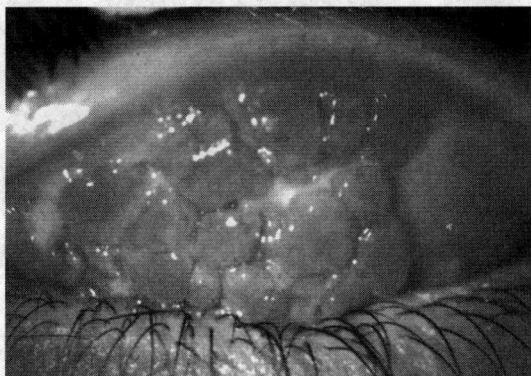

图 5-6　巨乳头性结膜炎

第五节　巩膜病

巩膜是眼球壁的最外层,由致密的胶原纤维和弹力纤维交织而成,表面被球结膜及筋膜所覆盖,不直接与外界相通,因此巩膜很少患病。巩膜疾病中以炎症最常见,此外,尚有少数先天性巩膜异常者。

一、巩膜炎

巩膜炎(scleritis)容易发生在表层血管较多的浅层巩膜;其次是变性性疾病。巩膜血管少,自我修复能力差,发生炎症后病程长,易复发,治疗效果差。巩膜炎严重时还可波及临近组织,引起角膜炎、白内障、葡萄膜炎及继发青光眼。

巩膜炎的病因多不明确,甚至有可能找不到原因。一般临床上将巩膜炎的病因分为以下三种:①外源性感染;②内源性感染,包括化脓性转移感染及非化脓性的肉芽肿(结核、梅毒、麻风);③自身免疫性疾病的眼部表现。

巩膜炎一般分为以下几种类型:

1. 表层巩膜炎,又分:①单纯性表层巩膜炎;②结节性表层巩膜炎。

2. 前巩膜炎,又分:①结节性前巩膜炎;②弥漫性前巩膜炎;③坏死性前巩膜炎。

3. 后巩膜炎。

【诊疗步骤】

（一）病史采集要点

1. 单眼或双眼起病。

2. 注意眼红眼痛是轻度还是剧烈。

3. 有否视力下降。

4. 有否眼球突出、运动障碍及复视。

5. 有否眼外伤史。

6. 有否合并全身免疫性疾病。

7. 注意了解病情是否有自限性及复发性。

（二）眼部检查要点

1. 查视力，正常或下降。

2. 注意结膜充血是否暗红，是弥散或局限，有否形成结节，充血区有无压痛。

3. 是否合并有虹膜睫状体炎症。

4. 眼底检查视盘有否水肿，网膜有否渗出脱离。

5. 眼球有否突出，眼位、眼球运动是否正常。

（三）辅助检查

主要了解有否结缔组织病、血管炎或其他全身免疫性疾病。注意检查以下项目：

1. 抗 O，血沉。

2. 抗核抗体。

3. 类风湿因子。

4. 补体 C3。

5. 梅毒血清学检查。

6. 结核菌数皮内试验。

（四）进一部检查项目

1. X 线检查　包括胸部、脊柱、骶髂关节。

2. 超声波扫描检查　用于后巩膜炎的诊断，B 超可见眼球后壁增厚，球后水肿。

3. CT 扫描检查　无超声波扫描检查可用 CT 检查，同样显示球后壁增厚，球后水肿。MRI 扫描不及 B 超和 CT 扫描。

4. 眼底荧光血管造影。

【诊断对策】

(一)诊断要点

1. 患眼红痛、有时伴视力下降,复视及眼球突出。

2. 充血常呈暗红色,巩膜面可见暗红隆起结节,有压痛。

3. 严重的巩膜炎可伴有眼球运动障碍。

4. 眼底检查可见视乳头水肿、渗出性网膜脱离、玻璃体混浊。

5. 常伴有全身免疫性疾病,如结缔组织病、血管炎等。

(二)鉴别诊断要点

1. 浅层巩膜炎症状轻,常无眼痛及视力下降,有自限性,易复发。

2. 巩膜炎症状重,疼痛剧烈伴视力下降,部分前部巩膜炎患者并发角膜炎或葡萄膜炎;后巩膜炎有眼球突出、眼球运动障碍和复视,常并发眼底病变。

(三)临床类型

1. 浅层巩膜炎(episcleritis) 巩膜表面的薄层血管结缔组织的炎症发应,良性、自限性、易复发,好发于年轻女性,常单眼发病。主要表现:①睑裂区巩膜表面暗红充血;②暗红隆起结节,2~3 mm大小;③无疼痛及视力下降。

2. 巩膜炎(scleritis) 巩膜炎是巩膜基质层的炎症,病情及预后比浅层巩膜炎严重。好发于中轻年女性,多双眼起病,超过半数患者合并有全身免疫性疾病。主要表现:①眼部疼痛剧烈;②可有视力下降、眼压升高;③巩膜深层血管扩张、充血,呈紫红色;④前部巩膜炎常可合并角膜炎或葡萄膜炎;⑤后部巩膜炎常合并视乳头水肿、玻璃体炎及渗出性网脱。

根据发病部位,巩膜炎又分为前部和后部巩膜炎。

(1)前部巩膜炎(anterior scleritis) 前部巩膜炎位于赤道前,可分以下几种类型:

1)结节性前巩膜炎(nodular anterior scleritis) 表现为病变区巩膜单个或多个深红色的隆起结节,有压痛,不能推动。

2)弥漫性前巩膜炎(diffuse anterior scleritis) 是巩膜炎中常见的类型,比较良性,很少合并全身疾病。表现为突发的巩膜弥漫性紫蓝色充血,可伴有球结膜水肿。

3)坏死性前巩膜炎(necrotizing anterior scleritis) 是临床少见的巩膜炎,也是最有破坏性的巩膜炎,为全身严重胶原疾病的先兆。主要表现巩膜局限性炎性斑块,病变快速扩散,导致角膜溃疡、葡萄膜炎及青光眼,严重眼球穿孔。

(2)后部巩膜炎(posterior scleritis)　是赤道后部及视神经周围巩膜的炎症,较前巩膜炎少见,对眼球后部组织极具破坏性,常单眼发病。主要表现:①常有眼痛、视力下降、复视;②眼球运动受限;③常有葡萄膜炎及视神经视网膜病变;④B超及CT扫描可明确诊断,提示后部巩膜增厚。

【治疗对策】

(一)治疗原则

明确病因,积极对因治疗,增强营养,预防复发。

(二)治疗计划

1. 浅层巩膜炎　浅层巩膜炎有自限性,病程一般1～2周,可不用药物治疗。亦可局部点用皮质类固醇或非皮质类固醇抗炎剂,4次/天,缩短病程及缓解症状。

2. 巩膜炎　弥漫性和结节性巩膜炎病程较长,除局部使用皮质类固醇滴眼液外,应加服糖皮质激素如泼尼松0.5～1.5mg/(kg·d)。合并葡萄膜炎应及时散瞳。

3. 坏死性巩膜炎　坏死性巩膜炎病情严重,应积极寻找病因,并针对病因特效治疗原发病;全身应用皮质类固醇激素包括口服、静脉滴注或肌注;严禁结膜下注射,以防巩膜穿孔,可球后注射皮质类固醇以缓解症状;严重病例需使用强的免疫抑制剂如环孢霉素A或FK-506;巩膜穿孔行异体巩膜修补联合眼球筋膜加固术。

【病情观察及处理】

(一)病情观察要点

注意观察视力、充血及巩膜结节情况,后巩膜炎还要观察眼底情况。

(二)疗效观察及处理

症状及充血减轻,视力提高,巩膜结节消失,表示病情好转;反之,表明病情恶化应加强药物,必要时手术治疗。

二、先天性巩膜异常

巩膜的先天异常少见,临床可见以下表现:

1. 巩膜色素斑　巩膜表面淡蓝色或灰褐色边界清楚的色素斑,推动球结膜色素斑不移动,临床无特殊意义。

2. 蓝色巩膜　巩膜全面呈蓝白色,是巩膜变薄,透见深部葡萄膜所致。本病多伴有骨发育异常，易骨折，有神经性耳聋，此病有遗传性。幼年儿童巩膜也可见局部蓝色斑，不属本病。

第六节　角膜移植总论

角膜移植是利用他人的正常角膜组织，取代置换患者病变的角膜组织，使患眼复明、美容或控制角膜病变。自 1906 年 Zirm 报告第一例角膜移植成功至今已有 89 年历史。随着手术显微镜的出现和改进，精细缝针缝线的发明和显微手术器械等进展，近代角膜移植术的成功率已显著提高。

（一）影响角膜移植术成功率及预后的主要因素

1. 受体移植床的情况　主要包括：患眼的泪液及泪膜状态是否正常；是否有角膜新生血管及其严重程度；角膜的厚度是否正常；角膜内皮细胞功能是否正常；有无眼前段病变（如角膜炎症、虹睫炎、继发青光眼等）等。

干眼病患者，因术后移植片无正常泪膜保护，可发生移植片持续性上皮缺损，终至移植片溃疡，甚至穿破。因此，干眼病被列为角膜移植的禁忌证。

受体眼角膜如果有较多的新生血管或广泛的虹膜前粘连，就可使角膜失去"免疫赦免"状态，易于发生移植免疫排斥反应。

角膜内皮密度正常的受体眼，其周边内皮可扩展移行补充移植片内皮，而内皮已失代偿的患眼角膜，其内皮细胞修复的储备力很差，故移植片有时不能长期维持透明。

角膜或虹膜睫状体有活动性炎症者，一般应先控制炎症后才作角膜移植手术，除非必须急症行治疗性角膜移植术者（如角膜溃疡穿孔）。

此外，术眼的眼压增高，不仅会导致不可逆的视神经损害，而且还可能由于角膜移植片的内皮细胞在高眼压作用下日渐受损，最终导致移植片变混浊。因此，术前或在手术的同时应处理好青光眼。

2. 患者的免疫状态　患者对移植片发生免疫排斥反应的可能性，在术前难以准确检测。即便是供体和受体 HLA 组织配型相匹配，亦可出现移植排斥。临床经验表明，以前发生过免疫移植排斥者，再次行角膜移植术会有较高的移植排斥发生率。

3. 角膜原发病变对移植片的影响　主要是某些原有角膜病变可以在移植片

上复发。例如,患单纯疱疹病毒性角膜炎的患眼,作角膜移植后并不能完全制止单纯疱疹病毒角膜炎的复发。此外,某些角膜营养不良性疾病在行角膜移植术后若干年,角膜营养不良病变可以在移植片内复发。

4. 其他因素对角膜移植术预后的影响 角膜移植术是精细的屈光性显微手术,其术后即可能发生移植片排斥,又可能随着伤口的愈合,出现屈光状态的动态改变。因此,手术后的药物治疗及随访检查极其重要。通过密切随访,使可能发生的移植片排斥得到尽早发现及处理;手术后的拆线时机亦可根据创口愈合中的角膜散光变动而选择性地拆除间断缝线。因此,患者的个人卫生、对手术后治疗随访的理解和合作程度等对预后均有重要影响。

此外,患过眼部瘢痕性类天疱疮、Stevens-Johnson 综合征、严重沙眼后遗症或严重化学伤的后遗症等患者,均会遗留睑球粘连和干眼症。此类患者如果施行角膜移植,术后移植片几乎均出现持续性上皮剥脱、伤口愈合不良和进行性新血管形成,最终导致移植片混浊。

总之,决定角膜移植术成功率有客观及人为二大因素。客观因素主要包括受眼的条件和供眼角膜的质量。人为因素包括手术者的显微手术技术水平及经验,及其对角膜移植术理论的掌握水平。

(二)角膜移植术成功率预后分组

不同的角膜病及其所致的角膜解剖及病理生理方面的变化等各种因素,使角膜移植术的预后不同,根据陈家祺等教授意见,分组如下:

1. 预后优良组 其透明成功率可达 70%～90%。

优良Ⅰ级:圆锥角膜、无血管的角膜瘢痕、各类角膜炎其病变痊愈在 6 个月以上且无新生血管者。这些患眼可望取得 90%以上的透明成功。

优良Ⅱ级:无新生血管的角膜基质营养不良(如结节状、斑点状、网格样和结晶样营养不良),其透明成功率也接近 90%。

优良Ⅲ级:主要包括有轻度新生血管的瘢痕、中等度病情的 Fuchs 营养不良、单纯疱疹病毒性角膜炎后遗留瘢痕等情况,其透明成功率大于 70%～80%。

2. 预后中等组 透明成功率约为 40%～60%。

中等Ⅰ级:包括晚期 Fuchs 营养不良、部分内皮缺损而无青光眼的先天性异常。

中等Ⅱ级:中度的眼前段病变和青光眼。

中等Ⅲ级:中度基质新生血管和瘢痕、中度眼干燥症、中度化学伤(指表面或局限性角膜化学伤)等。

3. 预后不良组 其透明成功率很少超过 40%～50%。

不良Ⅰ级 很薄或很厚的角膜、活动性角膜炎、葡萄膜炎、严重的角膜新生血管、全角膜坏死、先天性角膜水肿、严重的干眼症等。

不良Ⅱ级：严重化学伤、严重的青光眼或虹膜前粘连、放射性角膜炎、前房上皮植入等眼部病变。

(三)角膜移植材料的选择与取材

1. 供眼者年龄 研究表明,正常人角膜内皮细胞密度是随着年龄的增加而逐渐减少的。因此,原则上应该选用新鲜、较年轻的供眼角膜。但是,也有研究显示,各年龄组正常人角膜内皮细胞密度的变异范围较大;植片透明率与供眼年龄无明显关系;临床上也有采用 80 岁以上供眼作穿透性角膜移植术并取得成功的例子。所以,目前多认为角膜移植材料并无明显的年龄限制。

在实际应用上,我们建议采用 65 岁以下的供眼材料,仅在应急的情况下使用 65 岁以上年龄的供眼角膜;一般不要将老年供眼用于老年受者。

由于角膜移植手术过程本身对移植片的内皮细胞有损伤,联合植入人工晶状体后的眼内炎症反应等对植片内皮亦有损伤。所以,手术后一段时间内植片内皮细胞密度有下降的趋势。因而,对于 Fuchs 角膜内皮营养不良、大疱性角膜病变、先天性角膜内皮营养不良等角膜内皮细胞情况欠佳的病眼,或穿透性角膜移植同时作白内障囊外摘出及后房型人工晶状体植入的三联手术等情况下,更应该选择新鲜及较年轻的供体角膜。

足月妊娠(40～42 周)的新生儿其角膜曲率大(屈光力高达 53～56 D),用于穿透性角膜移植术,可完全矫正无晶状体眼的屈光异常;1 岁以内的婴儿角膜也可以矫正无晶状体眼屈光的 50%。因此,新生儿角膜作供体的适应证为：①无晶状体眼或需同时作白内障摘出的角膜移植的患眼;②角膜极度扁平或眼轴短的患眼。由于婴幼儿的角膜内皮细胞密度高,且其内皮细胞具有核分裂能力,故此应用婴幼儿角膜作穿透性移植后,植片内皮细胞密度偶可增加。

2. 供眼者的疾病情况 某些疾病可经角膜移植片传染给受体,务必高度重视。有报道视网膜母细胞瘤患者的供眼角膜移植后一年半,受者术眼也发生前段视网膜母细胞瘤;另有 4 例报告误将狂犬病患者供眼角膜移植给受者,术后 22 天到 50 天受者全死于狂犬病。所以,对供眼适应证的选择应非常慎重,以确保患者的安全。

以下所列为绝对禁忌证(此类供者眼球绝对不能用作移植手术):①死亡原因不明者;②死于不明病因的中枢神经系统病变者,诸如急性感染性多发性神经炎

（格林-巴利综合征）和早老性痴呆、慢性衰弱性神经性病变及精神颓废症等；③艾滋病；④痉挛性假硬化症（Creutzfeldt-Jakob 病）；⑤亚急性硬化症全脑炎；⑥先天性风疹；⑦进行性多灶性脑白质病；⑧Yeye 综合征；⑨巨细胞病毒性亚急性脑炎；⑩病毒性肝炎；⑪狂犬病；⑫白血病；⑬霍奇金病；⑭淋巴肉瘤；⑮脊髓灰质炎；⑯某些固有眼病，如：眼前段恶性肿瘤、视网膜母细胞瘤、感染性眼病、青光眼、角膜病以及作过内眼手术者。

相对禁忌证（此类供者眼球提供作移植手术要非常慎重）包括：①多发性硬化；②帕金森病；③肌萎缩（脊髓）侧索硬化；④非病毒性肝炎性黄疸；⑤慢性淋巴性白血病；⑥糖尿病；⑦尿毒症；⑧梅毒；⑨长期应用免疫抑制剂者；⑩死前较长时间用人工呼吸作维持者；⑪恶性肿瘤，特别是长期作放射治疗或长期应用化学治疗者；⑫败血症。

3. 死后摘出眼球的时间　人体死亡后，角膜内皮的存活时间与温度有关。研究表明，温度每降低 10℃，可使新陈代谢率减少 1/2，内皮细胞的存活时间则延长一倍。在 39℃ 时离体眼球角膜内皮细胞只能存活 6 小时，以后因房水中葡萄糖的耗竭而坏死。如将温度降至 27℃ 时，则内皮可存活 12 小时，17℃ 时可存活 24 小时，7℃ 时可存活 48 小时。

为确保内皮活力，必须尽快在死后摘出。在室温下，夏季限于 6 小时内摘取供眼，冬季于 12 小时内摘出。延迟摘出眼球可能导致：①角膜内皮细胞的存活率降低，直接影响术后植片的透明成功率；②增加了细菌和真菌污染的可能性，术后感染的机会也增多；③供眼的眼内压降低，眼球变软导致手术操作困难。

4. 眼球的处理　无菌操作摘出眼球，立即用 1/8 000 硫柳汞溶液冲洗，再用生理盐水冲洗，然后用抗生素滴眼液洗涤，置入消毒容器湿房内（容器底放置一小块纱布，并用生理盐水湿润，加盖密闭即成为湿房）。将容器放入冰壶内，其周围放入冰块，尽快送至手术或眼库处理。

取回的眼球应在无菌条件下将表面残留的结膜、筋膜及眼外肌残端剪除干净，以减少细菌藏匿之所。按如前所述方法，再用硫柳汞、生理盐水冲洗后，浸入含抗生素溶液中 3～5 分钟。抗生素溶液常用新鲜配制的 2 000 u/ml 的庆大霉素生理盐水，也可使用含有多黏菌素 B、新霉素、杆菌肽和硫柳汞的眼药水浸泡 5 分钟备用。

（四）角膜的保存法

采集到眼球后，常需要选择和通知接受手术者，或将眼球运送到其他地方或存以待用，这就需要以适当的方法进行保存。

角膜的保存法按手术要求不同可归纳为两大类:一是供穿透性角膜移植用的保存法,此类方法要求角膜组织不但要有完整的组织结构,更重要的是还要具有活性和代谢功能;二是供板层角膜移植用的保存法,此类方法不需保持角膜内皮细胞的活性,只需保持角膜组织结构正常和化学成分正常即可。

1. 穿透性角膜移植材料的保存

(1)4℃湿房短期保存法 此法简便实用,是最常用的短期保存法。

方法是:将无菌条件下摘出的眼球,经抗生素液冲洗后,角膜向上垂直放置于底垫纱布的消毒瓶内,纱布用 Ringer 液或生理盐水湿润,加盖密闭成为湿房,在4℃冰壶内保存。

该方法的原理是降低环境温度,从而降低角膜内皮细胞的代谢速率,延长内皮细胞的存活时间。请注意:不能将温度降到冰点,否则细胞内水分出现冰晶可使细胞膜破裂死亡。

组织代谢研究表明,4℃湿房保存 24 小时的角膜,其氧耗及葡萄糖、乳酸、含氮物分析指标均在 24 小时内达到应激状态。在实际工作中,保存时间超过 24 小时的角膜,术中及术后很容易出现内皮肿胀、损伤和丧失。因此,多数学者认为,4℃湿房保存的角膜组织,其可用的安全时限为 24 小时。但是,缩短供者死亡-摘出-保存之间的时间,保存时限可望在 48 小时以内。

(2)中期保存法 有许多方法,以下介绍主要几种。

1)液态石蜡保存法 方法是将灭菌液态石蜡装入大小约 20～40ml 的灭菌容器中(约半瓶即可),然后把游离的角膜组织或眼球浸入其中,于 4℃保存。手术前再用生理盐水或 Ringer 液彻底冲洗表面的液态石蜡待用。

该方法的原理是,液态石蜡使角膜与外界环境隔离,防止了上皮的干燥、基质的水肿及内皮细胞的自溶过程。一般认为,此法保存的角膜组织可用时间的上限是 3 天。该方法的缺点是,在清除黏附于角膜表面的石蜡时容易伤及角膜组织,而且,如果清除不干净,石蜡可残留于受眼的前房内。此外,水溶性的抗生素不溶于液态石蜡中,不能有效地预防污染。由于以上缺点,限制了本方法的推广应用。

2)受者血清保存法 方法是将供体眼球用新霉素、多黏菌素、杆菌肽复合抗生素洗涤 5 分钟后,再制作成带有 2～3 mm 宽巩膜环的游离角膜(这样使得角膜内皮细胞脱离死后含有渐增浓度的代谢分解物的毒性房水的影响),将之置于容器内,内皮面朝上,缓慢加入受者新鲜血清 5ml(注意:血清应加满不留空间,使角膜内皮与空气隔绝),然后加盖密封于 4℃中保存备用。

该方法的原理据称是可保存角膜组织活性并减少供者材料的抗原性。Kuwahara 认为,供者角膜组织在受者血清中保存 48 小时后,其角膜组织内的间质液可被受者的血清所取代,而抗原物质恰好主要存在于角膜间质液中。有学者认为,血清保存人角膜可保持内皮活性最少一周。

3)M-K 液保存法　本液是一种混合营养液,其中含有 199 培养基和 5% 低分子右旋糖酐。方法是将角膜组织从眼球中游离(制作方法同血清保存法,也带有 2～3 mm 宽的巩膜环),角膜组织内皮面向上,将其浸泡于混合营养液 20ml 中,并加入抗生素混合液(每毫升保存液中加入青霉素和链霉素各 100 单位或每 20ml M-K 液中加入 0.05～0.1ml 注射用庆大霉素)。加盖密封,在 4℃ 中保存备用。

这是一种较简单而又实用的保存方法,得到国内外许多医疗机构的采用和推广。保存原理是,营养液中的 199 培养基可维持角膜的代谢,低分子右旋糖酐可维持渗透压防止角膜水肿,抗生素抑制细菌生长。

M-K 液对角膜的保质时间与保存前供眼的质量有很大关系。供者死亡-保存时间少于 6 小时者,可在 M-K 液中保存 6 天;如果供者死亡-保存时间多于 15 小时者,则只能保存 3 天。临床应用已取得满意的效果,5 天内的活性保存期已可满足长途运输的需要。

4)抽空房水并以气体充填前方的全眼球湿房保存法　中山眼科中心 1983 年首先采用抽空房水,前房注入灭菌空气,全眼球湿房保存法保存角膜,保存期大约 5 天。近年来,为克服空气充填前房易弥散消失的缺点,抽空房水后改用 C_3F_8 填充前房,取得更为满意的内皮活性保存效果。

此保存法的原理为:抽空房水使角膜内皮免受房水中渐增浓度的代谢和分解产物的毒性损害,以气体充填支撑前房,可免除晶状体虹膜膈接触角膜内皮。动物实验及临床应用观察表明,此法对内皮活性的保存效果在 5 天内同游离角膜保存法无异,且具有减少污染、避免机械损伤内皮、方便手术等优点。

(3)长期保存法　临床上为了较长时间保存角膜材料,可以采用以下方法。

1)器官培养保存法　本法是在体外提供角膜组织细胞代谢所需的全部必须物质及条件,以维持角膜生长和延长细胞存活的一种方法。保存期可达 1 个月之久,有利于组织配型和远程运送。

器官培养液的主要成分含有:Eagle 液、小牛血清、L-谷酰胺、抗生素和抗真菌剂等。保存方法是:游离制成带 2～3 mm 巩膜环的角膜(制作方法同血清保存法),内皮面朝上放置在装有 20ml 组织培养液的灭菌组织培养皿内。将培养皿放在隔水式二氧化碳培养箱内,培养箱内充满 5% 二氧化碳和 95% 空气,温度在

37℃。为了维持正常生理条件,并使培养液保持正常的 pH 值和营养物质,及时清除代谢废物,要求每周换液 2~3 次,每次均注意无菌操作,防止污染。

2)液氮低温冷冻保存法　此法是用低温来减慢角膜组织的变化,使全部细胞的代谢活动呈近乎停止状态。通常使用−196℃的液氮低温下冷冻长期保存角膜,有报道保存角膜的活性可长达 422 天之久。

由于角膜无血管且组织结构均一,加之角膜内皮细胞为单层细胞,在冷冻过程中容易与各种理化因素的变化相平衡。所以,角膜组织是最容易采用冷冻保存的组织之一。本方法的关键是在降温和复温过程中如何有效地防止对细胞的伤害。因此,必须有较严格的降温速率和应用恰当的冷冻保护剂。

2. 板层角膜移植材料保存法　实施板层移植使用的角膜材料,不要求角膜的组织和细胞具备活性和代谢功能,只要求保持角膜实质层的结构和化学成分处于正常状态。

(1)湿房保存法　方法同前。如前所述,全眼球 4℃湿房保存的角膜在 48 小时内可用于穿透性角膜移植手术,但如保存时间超过 48 小时就只适用于供板层角膜移植之用。一般认为,本方法保存的供眼 5 天内仍适用于作板层角膜移植,如超过5 天则角膜实质层出现明显水肿,便难以使用。

(2)自然干燥保存法　这是最简便的板层角膜移植材料保存法。方法是在无菌条件下取出角膜组织后,用复合抗生素溶液洗涤,再将角膜组织置入灭菌的平面器皿内,不密封,但需加盖防尘,保存于 4℃冰箱内,待角膜组织逐渐干燥数天后将瓶口用胶布密封,存放于 4℃中备用。使用前复水,将材料浸泡于复合抗生素溶液中 20 分钟,以确保无菌。

(3)无水氯化钙干燥保存法　本方法是先将供眼经抗生素液浸洗消毒后,剪去残存结膜,用刀片剖切出带 3 mm 板层巩膜环的全角膜板层移植片(其厚度约为0.5 mm),再用抗生素液冲洗,待稍干再将凹面朝下,置于消毒培养皿上,密置于干燥器内,在 4℃冰箱内脱水干燥 48 小时,然后再将角膜移入保存瓶内保存。以上全部操作均应在无菌条件下进行。

使用前,先将干燥角膜取出,放在加有 4 000 μg/ml 庆大霉素的 Ringer 液中复水 20 分钟,待角膜恢复透明和柔软后再按需要制作植片供手术使用。

第七节 穿透性角膜移植术

（一）手术原理

穿透性角膜移植是指包括内皮的全层角膜移植，通过手术达到复明和/或美容的效果。

（二）手术适应证

1. 圆锥角膜 当圆锥角膜病变发展到不能用角膜接触镜矫正至有用视力，或由于角膜中央发生后弹力层破裂导致角膜混浊时，均是施行穿透性角膜移植术的适应证。手术时移植床的口径应略大于圆锥的基底，以有利于减少轴性近视。

2. 各种原因所致的角膜瘢痕，诸如：单纯疱疹性角膜炎或带状疱疹性角膜病变后遗瘢痕影响视力者、机械性或化学性眼外伤所致的角膜混浊、沙眼引起的角膜混浊或血管翳形成而影响视力时（如果合并干眼病则不施行角移）。

3. 各种角膜变性，诸如：格子状营养不良、斑状营养不良、Schnyder 中央结晶性营养不良、合并无虹膜的角膜营养不良及角膜巩膜硬化等。

4. 各种原因所致的角膜内皮功能衰竭，诸如：先天性遗传性内皮营养不良、Fuchs 内皮营养不良、虹膜角膜内皮综合征、大泡性角膜病变等。

（三）术前准备

1. 术前检查 术前应按内眼手术进行眼部及全身检查，以确定患者是否适合手术。

（1）视力 检查应包括裸眼视力、散瞳后视力、针孔视力及矫正视力。

（2）眼部常规检查 重点在检查角膜，了解角膜病变的范围以及病变和光轴的关系，角膜的厚薄度、是否穿孔，有无新生血管等。根据上述情况来决定植片大小及手术方式。如果怀疑角膜内皮不好，应做角膜内皮照相，如为圆锥角膜则需做角膜曲率及地形图检查。如果发现合并较严重的眼睑内外翻、闭合不全、睑球粘连等，则需先做处理，再行角膜移植手术。

（3）眼压 应准确了解患眼的眼压情况。由于角膜病变存在，压陷式眼压计很难准确测量其眼压，Goldmann 压平眼压计也不准确，故一般采用 Mackay-Mary 电眼压计及气眼压计测量较准确。

（4）泪液功能检查 需做 Schirmers 试验和泪膜破裂时间测定，以了解泪液的质量是否正常。如有严重的干眼病,不应施行角膜移植,因为术后角膜移植片会发生溃疡,最终可能穿破。

(5)超声波检查　如果因为角膜混浊不能看清眼底,则应做超声波检查了解有无玻璃体混浊或视网膜脱离。

(6)视网膜电生理检查　为判断术后视力情况,可做激光视网膜视力、视网膜电流图(ERG)、视诱发电位(VEP)、眼电图(EOG)等检查,了解视网膜及视神经的功能。

2. 手术前准备

(1)术前应向患者详细介绍病情、术后可能出现的并发症及注意事项等,既要解除患者的思想顾虑,又要征得病人的理解。

(2)按内眼手术术前常规准备,包括冲洗泪道、洗眼等。

(3)0.5%～1%毛果芸香碱术前缩瞳 2～3 次,瞳孔缩小的目的是　①减少术中晶状体损伤和膨出的危险性;②有利于制移植床时的中央定位;③有利术毕注气或注液以重建前房。

(4)充分降低眼压,保证手术过程中不出现晶体虹膜隔隆起。尤其是联合白内障手术者,更应充分降低眼压,软化眼球。方法包括:①术前 30 分钟快速静滴 20% 甘露醇 250ml;②良好的球后麻醉和眼轮匝肌麻醉;③压迫眼球;④必要时作外眦切开。

(四)手术方法

1. 按内眼手术常规消毒、铺巾。成人采用局麻(球后及眼轮匝肌麻醉),小儿用基麻。

2. 缝线开睑,作上、下直肌牵引缝线固定眼球,如睑裂小可作外眦切开。

3. 移植片大小的选择　应根据角膜病变的情况来定。光学性角膜移植通常选择直径为 7.5～8 mm 的移植片,如果移植片小于 6 mm 则容易引起光学区扭曲,导致高度散光。此外,对术眼角膜内皮功能不良者,也应当选择直径较大的移植片(移植片越小,则它所提供的正常内皮细胞也越少,移植成功率也越低)。当然,如果移植片大于 8.5 mm,则显著地增加了移植排斥反应的发生率,同时也容易发生周边虹膜前粘连及继发性青光眼等合并症。因而,多数学者主张移植片直径在 7.5～8 mm 之间较为合适。

4. 制作移植片　确定植片大小后,再制作移植片,移植片要求是正圆形,边缘整齐,内皮无撕裂。取出移植片后,内皮朝上放于培养皿上,用平衡盐溶液或 M-K 液湿润保护。移植片的制作方法有以下两种:

（1）从上皮面钻取 用纱布裹紧眼球，一手持眼球，并稍施加压力以恢复眼内压，另一手持环钻，将环钻置供眼角膜中央，顺时钟或来回旋转，用力要均匀，环钻的位置应垂直于角膜。如果未能一次切透，可用剪刀完成。操作中力争移植片边缘垂直，避免内皮损伤。

（2）从内皮面刻切 将角膜带 2 mm 宽巩膜环形剪下，内皮面朝上置于移植片压切枕凹面上，再用锋利的环钻头由内皮面压切出移植片。操作中也应注意环钻的位置及施加压力方向均要垂直，此种方法较第一种取植片方法内皮损失少。

5. 制作移植床，步骤如下：

（1）定位 移植床要准确位于角膜中央，以保证有良好的光学效果。

（2）植床大小的选择 植床应与植片的形态和大小相吻合。据估计，供受体角膜如有 0.1 mm 的误差，可导致术后 1 D 的散光。患眼如无屈光不正，则植床与植片直径应相等或植片比植床大 0.1～0.25 mm；如果是无晶状体眼，移植片直径可大于植床直径 0.5 mm，以减少术后远视度数。

（3）切取移植床 用环钻作 1/2～3/4 深度的板层切口，再用刀片切穿进入前房，然后用剪刀完整切取移植床。操作中注意不要损伤虹膜及晶状体，转动环钻时环钻要垂直于角膜，否则会引起散光。移植床要求是正圆形，边缘整齐垂直，如有后层组织残留，要加以剪除。

6. 缝合植片 将植片内皮面朝下置于植床上进行缝合。在放植片前可向前房滴入黏弹性物质，以防止虹膜晶状体隔摩擦损伤移植片角膜内皮。

（1）缝合方式 有间断缝合及连续缝合两种：①间断缝合：适用于新生血管较多或部分变薄的角膜。间断缝合的优点是术后可根据伤口愈合情况或手术源性散光的程度，选择性拆除部分缝线。7～8 mm 直径的移植片通常缝合 12～16 针左右即可。②连续缝合：适用于角膜厚度正常、且无新生血管的患眼。其优点是组织反应小，缝线可保留较长时间。先作 4～8 针定位间断缝合，再连续缝合。

（2）缝合针线 一般采用带 10-0 尼龙线铲形针。该缝线的优点是毒性小、不吸收、可被上皮覆盖。故可将缝线线结埋藏在移植床角膜组织内。

（3）缝合方法 用有齿镊夹住植片，进针时，针应垂直于角膜面，当针尖达角膜厚度的后 3/4 处时，再平行于角膜面出针，镊子再夹于 12:00 方位植床边缘，由角膜厚度后 3/4 处进针，于距植床边缘 1 mm 处出针，形成一个 U 字形的路线。缝合次序应为 12:00、6:00、3:00 和 9:00 对称的 4 个位置，以后可继续间断缝合或连续缝合。缝合的跨度一般为 1 mm。

（4）缝合要求 务必使切口达到水密状态，尽量减少散光。各针均应呈放射状,缝针的方向应对准瞳孔中心,以避免缝线歪斜所致的散光。缝合的拉力应均匀;缝合的深度应达角膜厚度的后 3/4 处,以保证切口的内口及外口对合良好。缝合完成后用手术角膜计或 Placido 盘检测角膜的散光情况,并调整缝线的松紧度减少缝线导致的散光。

7. 重建前房 这是防止虹膜前粘连的关键措施。可用 5 号钝弯针头由移植床切口间隙处伸入前房,注入液体(用 Ringer 液或其他平衡盐溶液),以形成前房。

(五)手术要点

手术的关键步骤有以下几点:①充分降低术眼眼压,以确保晶体虹膜隔在手术全过程中不发生膨隆,保证手术的顺利完成;②术前缩瞳,以利角膜光学中心的定位和术毕时前房的重建;③制移植床及移植片时均必须以角膜的光学中心为圆心,形态均呈正圆形,切口边缘整齐,以期有效地避免手术源性的散光;④缝合时缝线要分布均匀,张力相等,针距相同,跨度一致(一般为 1 mm 左右),深度达角膜厚度的 3/4,尽量减少散光并使伤口达到水密闭合状态;⑤术毕必须以液体重建完整的前房(全前房充盈,无任何虹膜前粘连)。

(六)术后观察及处理

1. 一般处理 如果术毕进行了注液重建前房,可不要求患者卧床休息,双眼绷带包扎至上皮完全愈合,解除绷带后,常规滴抗生素及皮质类固醇眼药水。

2. 术后观察 应观察植片及缝线是否在位,注意切口的闭合情况和眼内情况的变化。一般情况下,术后早期上皮光滑,但泪膜不完整,植片后弹力层可有轻至中度皱折,房水可有轻度闪辉,但不应有角膜后沉着物。术后 1~2 周角膜后弹力层皱折逐渐减轻乃至消失,泪膜亦逐渐恢复正常。如术后出现 KP,房水闪辉加重,或角膜上皮和基质水肿,提示可能出现并发症,应作相应处理,及时检查眼底并注意术眼的眼压情况。

3. 激素和抗生素的应用 术后常规肌注或静滴抗生素及皮质类固醇 3 天以预防感染及控制术后炎症反应。常规使用含抗生素和皮质类固醇的复方眼药水滴眼,早期每 1~2 小时一次,至炎症反应较轻以后,改每天 4 次,以后再逐渐递减,持续点眼 3 个月。如术眼新生血管多,需延长局部皮质类固醇的使用时间,但要注意发生皮质类固醇性青光眼和白内障的可能性。如果术后葡萄膜炎症反应较重,可全身静滴皮质类固醇。

4. 散瞳剂的使用 是否扩瞳主要根据有无虹膜炎而定。如没有明显炎症,原则上不需扩瞳剂,如果出现明显的虹膜睫状体炎表现,应选用托品酰胺等短效扩瞳剂为宜。有一例外,即患圆锥角膜行角膜移植术者,切忌采用睫状肌麻痹剂或扩瞳剂,因其有导致永久性瞳孔散大的危险。

5. 拆线时间的确定　拆线时间应根据眼部条件、缝合方式、切口愈合情况及缝线的种类等综合考虑。

一般而言,术后的拆线时间为:①同时作间断和连续缝合者,术后 4～6 周拆除间断缝线,连续缝线待 7～12 个月后拆除;②如仅为间断缝合,则手术后 3 个月开始拆线,先间隔拆除部分缝线,如果切口愈合良好,才逐渐拆除其他缝线;③如仅作连续缝合,则拆线时间需待术后 7～12 个月。

一般认为,出现下述情况可提早拆线:①缝线松弛隆起,表明其已无闭合切口作用,如为间断缝线即可拆除;②缝线太紧导致明显散光,可适当提早拆线;③缝线处血管化;④角膜深基质层血管化;⑤缝线导致明显的炎症反应者,亦可提早拆线;⑥丝线的刺激性较大,切口愈合较快,也可适当提早拆线;⑦小儿角膜移植术,切口愈合较快,拆线时间可提早至手术后 2 个月左右。

6. 角膜屈光状态的控制　术后 2 个月,根据角膜计或角膜地形图检查结果有选择性地拆除导致散光的间断缝线,可减少散光。一般需待术后 6 个月或更久,屈光状态才可稳定。

(七)手术并发症及处理

1. 术中并发症及处理

(1)制作植片、植床时的失误:①制作植片时如果发生移植片内皮撕裂,面积超过 1/4 应则弃去不用;移植片明显变形或边缘高度倾斜者亦应弃去不用,以免引起术后高度散光。②如果环钻较钝,则可导致环钻切口偏移,若钻口深度不到角膜厚度的 1/3,可重作切口;如钻口深度大于 1/3 角膜厚度,可使用口径稍大的环钻包围原环钻切口,重作移植床,以保持移植床位于角膜中央区。

(2)眼部组织出血

1)角膜出血　新生血管较多的角膜在环钻时切口可能出血,可用拭子压迫止血,止血后再剪下角膜片;对明显血管化的角膜,在用环钻作移植床切穿部分角膜后,即由切口注入少量黏弹剂于前房,防止血液流入前房。

2)虹膜睫状体出血　在有些角膜移植手术的同时需分离虹膜粘连、切除虹膜或前房的机化膜等均可能导致出血,可先用小棉签压迫出血点止血,然后冲洗干净血凝块;如果血液已流入前段玻璃体,可采用玻璃体切割清除血染的玻璃体。

3)脉络膜下腔驱逐性出血　这是极为严重的术中并发症。多由于术中眼内压突然下降所诱发的脉络膜血管破裂所导致。该并发症易发生在切口开放时间长或患者合并有血管脆性高、青光眼、近视等情况。

本并发症的临床表现为：①眼压突然升高；②切口迅速裂开，晶状体及玻璃体大量膨出；③脉络膜呈棕黑色圆球状隆起并脱出，鲜红的血液如泉水般涌出。

临床上一旦出现本症，应迅速进行抢救，操作应争分夺秒。主要处理包括：迅速缝合移植片并在出血相对应位置的巩膜处切开（切口通常选择在颞下象限），放出脉络膜下腔积血，待出血停止后清除前房和玻璃体积血，用6-0缝线迅速缝合移植片；如果出血发生在制作植床时，应立即停止手术，用5-0丝线缝合切口，并作巩膜切口放出脉络膜下腔积血。

（3）虹膜和晶状体损伤 常由于手术操作失误导致。为避免伤害眼内组织，环钻切口的深度不要超过2/3厚度角膜，用刀片切开前房，用剪刀完成移植床制作。如发生损伤，虹膜裂口大者需用10-0尼龙线缝合，或做虹膜节段切除，以防双瞳（产生复视）；晶状体损伤者需行白内障手术。

（4）眼压增高和虹膜晶体隔膨隆 导致本并发症的原因主要有：①球后或眼轮匝肌麻醉不充分，由于止痛不完全导致患者忍痛强力作闭睑动作使眼压升高；②球后注药量过大或球后出血导致眶压增高推压眼球使得眼压升高；③婴幼儿手术，在环钻切开角膜后，由于其巩膜硬度较低，巩膜向下塌陷使虹膜晶体隔膨隆，并造成移植片缝合困难。

眼压升高如发生在手术的早期（仅切开部分移植床时），可暂先缝合切口，重建前房，推迟手术并找出其原因，采取预防措施；如发生在移植床完成后，则应先缝合创口，再用粗针头由睫状体平坦部穿刺进入至眼球中央区，抽出少量玻璃体，待眼压降低后，再继续完成手术。

本并发症的预防：①做好球后及眼轮匝肌麻醉，充分止痛；②一旦发现眶压增高（即使是轻度的球后出血），亦应暂停止手术；③婴幼儿行穿透性角膜移植术时要缝置巩膜支撑环，以防巩膜塌陷。

2. 术后并发症及处理

（1）切口渗漏 表现为浅前房和眼压偏低，荧光素染色检查更容易发现渗漏。渗漏的方式有：①沿穿透性缝线隧道渗漏，常发生于角膜变薄的患眼；②沿植片切口渗漏，发生在缝线分布不均或缝线结扎过松，切口未达水密状态。

处理：一般通过戴软性接触镜，或双眼加压包扎，当内皮覆盖内皮面的缝线时，伤口渗漏即可消失。如果是伤口对合不良，经过双眼加压包扎2～3天后，前房仍不形成者，则补充缝合伤口渗漏区，并注液重建前房。缝合时因组织水肿，缝线跨度宜大一些。

（2）原发性移植片内皮功能衰竭 术后早期角膜植片即已呈明显水肿混浊，且为不可逆性改变。其发生的原因有二：①供体材料不佳（供眼内皮功能不好或保存方法不当等）；②术中严重损伤内皮（如制植片时内皮撕裂、植片内皮面反复摩擦虹膜晶状体隔或多次冲洗前房等损伤移植片内皮等）。

处理：如在术后 10 天内植片完全混浊，应及时更换植片（最好在一周内更换，以免植床发生反应性水肿，不利手术缝合）。

（3）虹膜前粘连　可引起继发青光眼或增加移植免疫排斥反应的发生率。发生原因有：①虹膜嵌顿于切口的内口或缝合时缝线挂上虹膜组织；②切口渗漏，导致前房形成延迟。

处理：①小范围前粘连，如无不良后果可不予处理；②范围较大或引起继发性青光眼时，应行粘连分离术。如果术中发现缝线挂上虹膜组织，应即拆除该部位缝线；一般分离术在术后 12 天左右进行，由邻近粘连区的角膜缘后 3 mm 切开巩膜，向前房周边部伸入虹膜回复器沿植床与植片连接处的内口推进，逐渐分开前粘连，术终由切口注入黏弹剂重建前房。

（4）前房消失　常由于切口渗漏或脉络膜脱离所引起。前房消失易导致移植片内皮损伤、虹膜前粘连等严重并发症，应及时处理。

处理：①切口渗漏者可参照上述方法处理；②由脉络膜脱离导致者，经口服皮质类固醇，加压绷带包扎患眼，有望治愈。若仍无效，在脉络膜脱离区的巩膜相应部位切开巩膜放液并由角膜缘作小切口注入透明质酸钠以重建前房。

（5）继发性青光眼　本并发症会导致移植片内皮受损和视神经萎缩继而失明。其原因主要有：①黏弹物质未完全吸出（可引起术后一过性高眼压）；②各种原因引起的虹膜周边前粘连及虹膜后粘连；③无晶状体眼玻璃体阻塞瞳孔；④术后长期使用皮质类固醇激素等。

根据不同原因作相应处理：①如为术后暂时性眼压升高，可用药物降眼压，如为炎症反应引起，在降眼压同时应抗炎治疗；②如由虹膜前粘连引起，则作虹膜粘连分离术，并注意重建前房；③如果虹膜前粘连无法分离且粘连的范围不大，可行小梁切除术等滤过性手术；④顽固难治性青光眼则参照青光眼有关章节进行治疗，例如植管、睫状体冷凝或激光光凝术等。

（6）移植排斥反应　这是穿透性角膜移植失败的首要原因，故详述如下。

1）危险因素　导致穿透性角膜移植发生排斥反应的主要危险因素有：①角膜血管化：新生血管破坏了正常角膜相对的"免疫赦免"状态，一方面使免疫活性细胞和淋巴因子更容易到达植片，另一方面使移植物抗原容易导致受体致敏，加剧了排斥反应；②植片过大或过于靠近角膜缘：如果植片直径超过 8.5 mm 或者植片边缘过分靠近角膜缘时,由于接近角膜缘的血管和淋巴网,术后排斥反应的发生率明显增加;③眼前段炎症:炎症可引起血—房水屏障的破坏、房水免疫活性物质等成分的改变和角膜新生血管等,都易触发或加重排斥反应;④近期再次手术:尤其是在一年内接受再次角膜移植手术,由于受体处于致敏状态,再移植所带来的新的供体抗原更容易引起排斥反应;⑤年轻者:年龄小于 50 岁者较 50 岁以上者发生排斥反应的可能性大,这可能与年长者的免疫系统功能相对下降有关;⑥其他因素:曾经有眼部手术史、青光眼史、ABO 血型不合或 HLA 组织配型不符合等情况均较易发生排斥反应。

2)排斥反应的诊断和鉴别诊断　发生排斥反应,表现为已经透明的角膜移植片,于手术 10 天后突然混浊水肿,伴有睫状充血、房水闪辉或角膜后沉着物等。

排斥反应发生的时间多在手术后 10 天至 3 个月这段期间。这是由于淋巴细胞致敏需要一定的时间(除极少数速发型排斥反应以外)。随术后时间的推移,排斥反应的发生率逐渐减低。

根据排斥反应发生的部位可将其分为四种类型,即上皮型、上皮下浸润型、基质型和内皮型排斥反应。这几种类型即可单独发生,也可联合发生。

①上皮型排斥反应:发生率约占 90%。表现为移植片上皮出现微隆起的灰白色不规则弧线或环形上皮排斥线,且从周边向中央移动。荧光素可染色,患眼伴轻度睫状充血。排斥线为正在受损的上皮,全过程约 1～2 周完成。本类型排斥为自限性,如无合并实质层或内皮排斥,预后良好。使用皮质类固醇治疗可减轻反应,但不能停止排斥。

②上皮下浸润型排斥反应:发生率约为 2.4%～15%。上皮下浸润是移植排斥反应的一种体征,表现为植片 Bowman 层下出现白色沉积物,直径 0.2～0.3 mm,局部使用皮质类固醇治疗后即可消失,部分病例留下较深的瘢痕。上皮下浸润可同时伴有上皮或内皮排斥反应,也可仅有轻度前房炎症反应或 KP。

③基质层排斥反应:这是受体淋巴细胞直接作用于供体实质层的结果。表现为近血管处的移植片实质层发生水肿浸润,伴睫状充血。本类排斥反应一般伴有内皮或上皮排斥反应,如未及时得到控制,混浊水肿可扩展到全移植片。

④内皮型排斥反应:发病率在 12%～40% 之间。年轻者的发病率较高。这是后果最为严重的排斥反应,是致敏的淋巴细胞作用于供体内皮的结果。临床表现为出现内皮排斥线,伴睫状充血、房水闪辉、尘状 KP。内皮排斥线初始位于周边(通常位于血管较多的部位),以后逐渐向移植片中央移行,数日内横扫整个内皮层。排斥线以外的移植片仍保持透明,分界十分清楚。内皮排斥反应可早在术后

10天发生,一般在术后2~3个月发生。内皮排斥反应如能及时发现和处理,且移植片内皮又有足够的愈合储备时,通过健在的内皮细胞扩展及移行修复内皮受损区,移植片尚可恢复透明。否则,移植片逐渐混浊,并出现角膜后膜及大泡性角膜病变。

3)排斥反应的治疗 早期发现和及时治疗非常重要,排斥反应发生数日后才开始治疗者,逆转的可能性较小。治疗措施包括:

①皮质类固醇:最初每半小时滴皮质类固醇眼药水一次,每天结膜下注射皮质类固醇一次,如果排斥反应较重,应全身使用皮质类固醇。待排斥反应控制后才可逐渐减少用药量,直到停药。一般治疗1~2周后移植片厚度逐渐恢复,排斥反应症状消失。

②免疫抑制剂:如使用皮质类固醇尚不能控制病情,可应用免疫抑制剂如环孢霉素A((CsA)和FK506等。

4)排斥反应的预防

①选择适当的手术时机:由于在炎症情况下,角膜缘血管高度充血,排斥反应发生率明显增高,故移植手术应尽量在炎症控制后施行,除非角膜发生穿孔或即将穿孔,为挽救眼球而施行急诊手术。

②尽量避免采用大植片:穿透性角移的植片直径尽量选择7.5 mm左右。植片直径超过8.5 mm者,排斥反应发生率显著增高。

③术前预防性用药:对于高危患眼,在手术前数天可预防性全身及局部使用环孢霉素A,降低术后排斥反应的发生率。

④进行组织配型:有条件者进行ABO血型配型,也可降低术后排斥反应的发生率。

(7)移植片上皮缺失 术后完整的角膜上皮不仅为形成正常泪膜所必需,而且也是抵御外来感染和毒物的屏障。上皮缺失即影响视力,也增加了感染的机会。术后出现较大面积的上皮缺损灶应高度重视,如处理不及时可能导致移植片溃疡,甚至穿孔。即使愈合也会导致移植片局部混浊,或新生血管生长,增加了排斥反应的发生率。

1)原因 ①术前供体保存不当或时间过长;②术中损伤上皮,由上皮面作植片或术中植片表面干燥,均可造成上皮缺损;③术眼倒睫、睑内翻等均可造成术后上皮缺损。

2)预防 术前有眼睑位置异常或影响角膜上皮愈合的眼病,必须待治疗后才行角膜移植术;对化学伤的受眼,术中不要去除供眼角膜上皮;在手术过程中要注意保护上皮;对中、重度干眼病者不宜施行角膜移植术。

3)治疗 ①病因治疗:如处理倒睫或睑内翻等;②药物治疗:点用人工泪液及胶原酶抑制剂(如胱氨酸、EDTA 等),此外尚可使用角膜上皮生长因子药物如贝复舒、素高捷疗眼药膏等;③如以上治疗无效,应及时做睑缘缝合术。

(8)术后白内障 造成术后白内障的发生或发展的原因主要有:①术中损伤晶体;②术眼原有白内障,手术后加速其发展;③使用皮质类固醇过多。

本并发症重在预防:①术前尽可能缩小瞳孔,减少术中损伤晶状体的机会;②避免前房过多操作;③尽量减少皮质类固醇的使用,眼部炎性反应消退后即减少或停用。术后白内障较重引起视力严重下降者可行手术摘出晶状体。

(9)感染 手术前后各个环节的污染均可能导致感染,诸如供体材料不洁、术眼本身存在的感染性病灶、术中污染、术后感染(由上皮缺损或由缝线进入眼内)等。感染的临床表现,轻者为缝线区局部感染,重的为角膜炎甚至化脓性眼内炎。

感染也强调重在预防,必须注意以下几个环节:①保存液的配制及使用均要严格执行无菌操作;②术前如发现有感染性眼病应治疗后才行角膜移植术;③昏迷时间过长或死后较长时间摘出的供体眼球,应特别注意消毒和无菌处理;④术后密切观察病人有无感染征象,缝线松动及上皮缺损应及时处理,拆线时注意无菌操作。

处理:缝线局部感染者,拆除该处缝线,点抗生素眼药水或加结膜下注射抗生素,如发生角膜炎或化脓性眼内炎则参照有关章节作相应处理。

(10)术后角膜散光 散光主要与手术技术有关。其处理可待拆线后 6 个月再根据散光度数的高低作角膜手术矫治。

(11)角膜新生血管 如新生血管生长至移植片边缘,角膜伤口已愈合者,可及时拆除此处缝线,并滴用类固醇滴眼药水,可有效制止新生血管的进一步生长。

第八节 板层角膜移植术

(一)手术原理

板层角膜移植术(lamellar keratoplasty)是切除角膜前面的病变组织之后进行部分厚度的角膜移植手术。被保留下来的角膜底层组织称为移植床,移植床通常很薄,必要时可以仅留下后弹力层及内皮层。

与穿透性角膜移植术相比,板层角膜移植术具有以下优点:①手术安全性较好。由于不需切开前房,很少发生术后浅前房及眼内感染等合并症。对不能很好合作手术的患者,板层角膜移植应为首选。②许多不宜作穿透性角膜移植的眼病,诸如严重化学伤或烧伤、角膜大面积活动性炎症或溃疡、角膜白斑伴明显的新生血管、角膜明显变薄等,可行板层角膜移植。即使板层角膜移植术后视力可能不好,也可改善角膜状态,为日后的穿透性角膜移植提供较好条件。③手术面积不受限制,甚至可做包括部分巩膜在内的板层角膜移植。④对供体材料的要求较低,即便是长期保存的灭活材料亦可使用。⑤移植排斥反应的发生率较低,一般仅为4%~5%。

(二)手术适应证

1. 中浅层角膜白斑　各种病因,诸如细菌、真菌或病毒感染,以及外伤所遗留的瘢痕,如只限于浅、中层,多数病例可得到良好效果。爆炸伤所致的多发角膜异物,只要后层组织透明,仍可取得较好效果。

2. 各种实质浅层的角膜营养不良与角膜变性　诸如 Reis-Bucklers 营养不良、Salzmann 结节性营养不良或变性、带状角膜变性、颗粒状角膜营养不良和格子状角膜营养不良等,如果症状较重或药物治疗效果不好,均可考虑手术。

3. 较深层的角膜瘢痕,但有希望剖切至植床透明;或全身情况或局部情况不适宜行穿透角膜移植的患者(如精神病患者及眼球震颤患者)均可考虑本术。

粘连性角膜白斑和侵犯角膜深层的活动性感染病灶,原则上应禁忌作板层角膜移植;患有严重干眼症的患眼,亦不宜作光学性板层角膜移植。

(三)术前准备

与穿透性角膜移植的术前准备相似。

(四)手术方法

板层角膜移植的大小、形状和深度,都应根据具体病情需要来确定。①确定大小:移植范围的大小可以是角膜内某一小区域乃至全角膜,甚至角膜连带巩膜一起移植(如蚕蚀性角膜溃疡)。手术切除的范围应尽量包绕全部病灶,又要尽少切除正常角膜组织。②确定形状:以光学为目的的板层移植宜采用圆形,环钻划界可取得较好的光学效果;如果属治疗性板层移植,可根据病情需要采用各种形态。③对难以判断准确的手术范围和深度的患者,手术者应该在术前仔细用裂隙灯检查患眼,熟记患病角膜各部位的厚度及病灶分布的情况(尤其是病灶累及的深度),对深层组织情况不明者,要考虑到术中可能要改作穿透性角膜移植的可能性。因此,板层角膜移植术应遵循先制植床后制植片的原则,待剖切好移植床后,根据植床需要再制作相应大小和厚度的移植片。具体手术步骤如下:

1. 植床的制作

(1)选择合适的环钻　根据病灶范围来定,光学性板层角膜移植通常采用7.0 mm或7.5 mm直径的环钻,尽量使病灶包绕在环钻之内。

(2)环钻划界　调旋环钻内芯以控制环钻的深度,使环钻垂直于角膜而钻开角膜前半层。

(3)剖切移植床　提起环钻切口边缘,用尖刀片从切口底部开始剖切,先剖出划界一部分角膜前层,观察植床底部是否透明。如发现植床底层仍有混浊或有新生血管,则进一步加深剖切,直到植床底层透明。

2. 移植片的制作

(1)移植片的基本要求

1)移植片的大小、形态及厚度均要与移植床相匹配,移植片的边缘要垂直整齐,也要准确地与移植床相匹配。由于移植片会发生收缩,故通常要比移植床稍微大些:若植床的直径在7.5 mm以内,移植片要大0.1至0.2 mm;若移植床更大的,移植片要更大些。制作移植片的厚度时,要注意供体角膜是否有水肿增厚的情况。如角膜材料水肿,则植片需取得稍厚些,待水肿消退后,植片的厚度就与植床相匹配了;若植片无明显水肿,则其厚度与植床的深度一致。需注意:如果植片过厚,术后容易发生水肿而高出植床,影响伤口愈合。所以,临床上宁可植片稍薄些,也要避免过厚。一般来说,0.5 mm厚的植片可以适用于大多数病例。

2)为了力求达到移植界面瘢痕较少、光学效果较好的目的,在制作移植片时,剖面要平整光滑,刀片需在同一板层平面剖切。

(2)制取板层移植片的方法

1)在眼球上开放剖切法(小刀片取片法):先用环钻划界切开供眼角膜板层,其深度与植床相匹配。然后,用刀片在同一板层剖切移植片。剖切过程中的操作主要是撕而不是割,其要领是:保持角膜干燥以便使医生看清剖切的平面;使植片与角膜底层保持约60°左右的角度并拉紧植片,以便使之连续不断地看见界面的纤维发泡,再用刀尖扫断发泡而呈白色的纤维。这样,就很容易沿一个平面使角膜板层分离。为了避免镊子牵拉时对移植片边缘的损伤,也可先剖切出理想厚度的全板层移植片,然后再用环钻在眼球表面钻取出移植片。

2)在眼球上密闭剖切法　与上述方法相比,本方法既快捷,又可靠,得到的剖面较光滑,故本法在临床上最常使用。其要领:用纱布裹紧眼球以提高眼压并保持规则的角膜弯曲面,然后用刀片在角膜缘作一深度约为0.5 mm的板层小切口,再用虹膜复位器由切口底部伸入,沿着一个板层平面剥离。在分离过程中,可使复位器左右摇摆前进,利用复位器的钝性力量撕开角膜板层。但要注意器械的弯曲度必须与基质板层保持平行,切勿向下用力以免刺破眼球。

3. 移植片的缝合固定　可参照穿透性角膜移植的缝合方式缝合固定。但是,板层角膜移植无需顾忌前房渗漏,故缝合针数可以少些,只求做到边界接紧即可。在缝合之前,需检查移植床有无异物及血迹残留,可用 Ringer 液冲洗植床,并用高倍显微镜仔细检查,一旦发现有棉花纤维或其他异物,均应清除干净。

(五)手术要点

手术要点及关键步骤包括:①植床的范围及其深度:原则上需尽量彻底清除混浊组织和新生血管,剖切的深度必要时可接近后弹力层。②植床的边界:力求整齐,适合用环钻者应尽量用环钻划界,以便植床和植片有良好的吻合,有利于伤口迅速愈合。此外,植床的边界要避免经过瞳孔领域,以免接界瘢痕影响视力和引起散光。③植床和植片的剖切面:均要力求平整光滑,以减少术后界面瘢痕的形成,有利于改善视力。④植床和植片的边缘:均要垂直整齐,以便它们之间有良好的吻合,减少接界瘢痕的形成。

(六)术后观察及处理

术后常规结膜下注射地塞米松和广谱抗生素(如妥布霉素、庆大霉素),抗生素眼膏。术后每天换药,用裂隙灯观察植片的透明度及伤口的对合情况等。一般均用绷带包扎,包扎要维持5~6天。绷带包扎对保证植片与植床平整愈合、减少植床植片间界面瘢痕有重要作用。如果植片上皮完好,绷带包扎术眼即可;如植片上皮明显缺损,则用绷带包扎双眼至上皮愈合为止。移植片上皮修复后,可点用激素和抗生素眼水。拆线时间:一般要待术后3~6个月才能拆线,若如发现有血管长入缝线区或缝线已松脱者,可酌情提早拆除该处缝线。

(七)手术合并症及处理

板层角膜移植的合并症较穿透性角膜移植的少且轻。分述如下:

1. 术中合并症

(1)植床穿破

1)环钻划界时穿破植床　是由于环钻过深所致。对于较大的破口,应予缝合并推迟手术,或改作穿透性角膜移植;对较小的破口,可先作缝合闭闭前房,改由另一侧剖切植床,最后才剖切穿破处。植片覆盖后,先缝合破口处,再缝合它处以避免前房消失。如果前房消失,则应注入气体或黏弹剂恢复前房。

2)剖切底部时穿破植床　如果破口较小,可改从对侧开始剖切,破口处的病变组织待最后切除;如果破口较大,可在完成植床剖切后,用一小块带角膜内皮的薄层移植片填补在穿破口上,并缝线2针作内固定,然后再盖上板层移植片;如破口很大,即便勉强完成板层移植,术后亦可能因房水渗漏而造成植片和植床的分离,产生层间积液,最终可使植片变浊。所以,在发生大破口时应改作穿透性角膜移植。术毕时若前房不能自行恢复,则应在角膜缘注入气体恢复前房。

(2)植片制作过小 切记不能勉强缝合,否则会使术后崩线、伤口裂开或形成移植片层间裂隙。处理的方法,最好是重新做一个与植床相匹配的较大的移植片;如无后备材料,可把植床缺损面再扩大一些,再由供眼残余角膜上切取相匹配大小的一块植片接上缝合;也可分离相邻的球结膜暂时覆盖缺损面,待有角膜材料时再更换植片。

(3)植片制作过厚 要将太厚的植片修薄是不容易做到的,只能把植床作较深的剖切,或把植床的边缘作约1 mm宽的潜行分离,以便适应移植片的厚度,避免术后缝合面不平整。

(4)层间异物残留 预防为主:首先,术中应高度警惕是否有层间异物残留,异物可以是棉丝、线头或刀片碎屑。其次,在盖上移植片缝合前,应常规冲洗植床并用高倍显微镜检查,确保没有层间异物。也有些病例是在缝合过程中,结膜囊内残留的异物随液体飘流渗入植床内。故手术结束之前,应常规再用高倍显微镜仔细检查一次,一旦发现及时清除异物。

如果术后才发现异物残留,则必须密切观察,无不良反应者,可不作处理;如果发现有严重反应(诸如诱发新生血管、炎症浸润甚至感染等),则应及时手术处理,拆除部分缝线,把植片掀开除去异物,再缝合移植片。

2. 术后合并症

(1)缝线崩脱与移植片移位 单纯缝线崩脱若无移植片移位,则给予绷带包扎或戴上软接触镜即可。如果发生移植片移位,则应立即重新缝合固定。

(2)植片后裂隙与层间积液 如果植床植片大小不匹配,术后可能发生植片后裂隙,若加之植床底板穿破渗漏,则可引起层间积液。若植片后裂隙范围不大,则用加压包扎,常能使裂隙消失而保持植片透明;若裂隙较大、积液较多,则可拆除一针缝线,并用虹膜回复器分离界面到达裂隙部排出层间积液,重新缝合创口,术后绷带压迫包扎。

如果患眼角膜内皮功能不良,虽然没有植床穿破,亦可发生层间积液。此种情况待内皮功能恢复后,层间积液便可吸收,不需手术处理。

如果植床与植片面积相差较大,用上述方法处理也难以奏效,则应该重作角膜移植,更换一个大小相匹配的新移植片。

(3)角膜新生血管及层间积血　如果术前角膜有较多新生血管,在术中很容易出血,必须灼烧和压迫止血,术毕加压绷带包扎,全身用止血药。术时应尽量把植床的新生血管剖切干净,若估计板层角膜移植无法把血管切除干净,则不宜作光学性板层角膜移植。

层间积血多见于角膜植床底板有深层新生血管残留的病例,术后如有新生血管生长进入植床或层间,亦容易发生层间出血。所有,应加强局部皮质类固醇治疗,以抑制新生血管的生长。少量的层间出血可自然吸收。如果层间积血较多,会引起植片的水肿混浊并引来更多的新生血管,故必须引流导出积血,加压绷带包扎。

(4)感染　常由于供眼污染或手术中污染造成。多发生在术后 2~4 天之内,表现为植床与植片交界面有化脓性浸润,常伴有前房积脓。因为术部角膜感染后果极为严重,故一旦发现本合并症应立即手术处理:拆除植片并将它送细菌培养及药物敏感度试验;剖深移植床,彻底切除植床感染灶,术中用广谱抗生素冲洗植床底板及结膜囊,置换新的移植片;如果感染病灶为全层角膜,或估计加深植床的板剖切亦不能彻底清除化脓组织,则应改做穿透性角膜移植;术后应球结膜下及全身使用大剂量敏感的抗生素,并密切观察病情以便及时作相应处理。

(5)移植片上皮愈合延缓或溃疡　常由于术眼有眼裂闭目不全、明显的睑内翻倒睫未矫治者或眼表面组织不健康及泪膜不正常等导致。在对某些患者,如眼化学伤、严重干眼病或单疱角膜炎等患眼施行角膜移植手术后,应特别注意角膜上皮是否愈合,一旦发现上皮延缓愈合必须及时处理,否则,有可能导致溃疡乃至角膜穿孔。

本合并症重在预防,首先是选择合适的手术对象,严重的干眼症患者不宜做角膜移植;其次,应选用上皮健康的新鲜角膜材料,而且术中应注意避免损伤移植片上皮;对有眼睑缺陷者手术前必须矫正;术后还要注意保护角膜上皮,如果出现角膜移植片溃疡,则需加用胶原酶抑制剂及抗生素眼药水。如果溃疡发展较快或无法控制者,必须更换移植片。

(6)排斥反应　发生率约为 4%~5%,远较穿透移植者低。但是,如果植床残留血管或术后有新生血管长入,则发生率大大增多。

排斥反应发生时可表现为上皮排斥线或基质排斥带:①上皮排斥线:临床上较常见,但危害性不大。表现为波浪状隆起的荧光素染色线,排斥线由一侧向另外一侧发展,或由周边部向中心部发展,常在数日内消失,不留痕迹。②基质排斥带:较少见,但后果较严重。其表现为实质层水肿混浊,一般从近血管区开始发生,逐渐扩展至全移植片。如果病情控制不好,移植片可能完全混浊甚至坏死。

一旦发生基质排斥反应,应及时使用足量皮质类固醇滴眼和球结膜下注射,病情较重者,需加全身给药或使用环孢霉素 A 滴眼。

(7)原角膜病变复发 原有角膜疾病,诸如病毒、真菌、细菌感染或某些角膜营养不良等,在行板层角膜移植术后均有复发的可能。手术中如果能彻底切除病灶,可减少复发的机会。但是,由于单纯疱疹性角膜炎的病变范围难于确定(往往已达角膜深层),手术中难以确定病灶是否彻底清除,故复发机会较高。因此,对此类患者一般主张作穿透性角膜移植以减少术后复发机会。

(8)角膜层间结晶物沉着 多见于术前角膜有深层浓密新生血管的病例。为类脂质沉着于植床和植片交界面所致。在裂隙灯下可见细小灰白色闪光结晶物。结晶物是层间炎症渗出物中的类脂质因不能吸收堆积所致。少量的层间结晶物故无需特殊处理;如果结晶物较多,并造成界面混浊而严重影响视力者,可重做角膜移植手术。

(陈咏冲 骆荣江)

第 **6** 章 白内障

晶状体混浊称白内障(cataract),当各种先天性或者后天性的原因,例如老化、遗传、代谢异常、外伤、手术、肿瘤、炎症、辐射、药物(包括中毒)、局部营养障碍以及某些全身性代谢性或免疫性疾病,引起晶状体囊膜损伤,导致房水成分和晶状体囊膜的通透性改变,或导致晶状体代谢紊乱时,晶状体蛋白变性,纤维间出现水隙、空泡、细胞上皮增殖等改变,透明晶状体变为混浊即形成白内障。

白内障发生的危险因素包括日光照射、糖尿病、吸烟、饮酒、严重腹泻、营养不良、阿司匹林和糖皮质激素应用、受教育程度、性别、青光眼和遗传因素等。

白内障是常见的主要致盲性眼病,在全球共 4 000 万~4 500 万盲人中,其中因白内障致盲者占 46%。随着全球人口的老龄化,白内障的发生率以及患者总数都在不断地上升。我国目前就有白内障患者 500 多万,急需手术治疗的白内障盲人就有将近 200 万,每年新增的白内障盲人约 40 万~120 万。

白内障有下述多种分类方法:

1. 根据病因　①年龄相关性;②外伤性;③并发性;④代谢性;⑤药物及中毒性;⑥辐射性;⑦发育性;⑧后发性。

2. 根据发生年龄　①先天性;②后天获得性。

3. 根据混浊部位　①皮质性;②核性;③囊膜下性。

4. 根据混浊的形态　①点状;②冠状;③板层状;④其他形态。

在裂隙灯显微镜检查下,大多数成年人的正常晶状体均有不同程度的轻微混浊;老年人晶状体核硬化光学密度增高,皮质纤维有淡的放射状纹理,这些情况均为生理性改变,并不属于白内障。

白内障的主要症状是视力障碍,它与晶状体混浊程度和部位有关。晶状体轻度混浊不影响视力者,没有临床意义,当混浊使视力下降者,才认为是临床意义的白内障。世界卫生组织(WHO)从群体防盲治盲的角度出发,将晶状体混浊并导致矫正视力低于 0.5 者,称为临床意义的白内障。

【诊断步骤】

（一）病史采集要点

1. 患者年龄及白内障的起病年龄。

2. 有无眼前固定不变的黑影或渐进性视力减退，有无屈光变化，是否出现近视倾向，是单眼还是双眼，是否伴疼痛，是突发性还是渐进性。

3. 有无单眼复视或多视，有无畏光和眩光，有无色觉改变，有无视野缺损。

4. 发病及治疗经过。

5. 有无外伤史，了解受伤与白内障发生的关系，间隔时间与发展经过。有无血糖升高、血钙降低或半乳糖升高等代谢性疾病，有无葡萄膜炎、视网膜脱离、青光眼、眼内肿瘤等过去眼内疾病史，有无长期使用或接触对晶状体有毒性作用的药物或化学药品，有无接触放射线，是否曾有白内障手术史，有无遗传病史及家族史。婴幼儿或儿童患者应询问其母亲在妊娠3个月内有无病毒性感染病史，如风疹、麻疹、水痘、腮腺炎等。

（二）体格检查要点

1. 一般情况　发育、营养、体重、精神、血压和脉搏。

2. 局部检查　应认真仔细地进行眼部检查，注意以下内容：

（1）视功能检查　分别检查双眼远、近视力，矫正视力，估计白内障所致视力损害程度。对视力低下者，应作光感、光定位、红绿色觉和固视性质检查，从视力检查结果无法单纯用白内障作解释时，应作进一步特殊检查，以了解其真正的病因。

（2）外眼和结膜　是否眼球深凹或高眉弓。注意有无红肿充血，排除如麦粒肿、急性结膜炎等内眼手术禁忌证。眼睑的外翻、内翻或闭合异常都应提前矫正。睑缘炎患者睑缘充血、肥厚、睑板腺分泌物浓稠，也应在术前得到治疗。结膜是否有瘢痕、或在巩膜表面的移动度是否受限。睑球粘连或浅穹窿可能伴有潜在的全身性或眼部表层疾病，会限制手术野的暴露。

（3）裂隙灯检查　角膜是否有混浊、水肿、KP及其程度与部位，有无前后弹力层皱折或破裂，有无角膜变性和营养不良，注意是否有小滴状角膜营养障碍。房水闪光阳性提示虹膜睫状体炎，术前应给予适当治疗。注意前房特别是周边前房的深浅。浅前房可能是膨胀晶状体或后部病变（如睫状体肿瘤）所致。虹膜是否有新生血管；有无虹膜异色、基质变薄呈蛇皮样外观，虹膜表面是否有灰白色结节，虹膜有无孔洞或裂隙，有无虹膜震颤。检查瞳孔直接及间接对光反射是否灵敏，若直接对光反射迟钝或消失，间接对光反射正常，一般术后难以恢复正常视力。

(4)散瞳后裂隙灯检查　术前应用0.5%托品酰胺或0.5%新福林溶液散瞳了解瞳孔散大能力,是否有后粘连,有助于制定手术方案时参考。对散瞳不理想者,术中为了暴露视野,可以行放射性虹膜切开术、扇形虹膜切除术、后粘连松解术、括约肌切开术或虹膜牵开术。散瞳后检查晶状体的大小、厚度、形态与位置,晶状体混浊的形态、部位、程度,注意晶状体囊膜特征及悬韧带是否有断离和异位等。前后皮层质混浊可以呈楔形、点状、片状、板层、珊瑚状、前极囊下及后囊盘状混浊,晶状体有小空泡或结晶样颗粒,晶状体核的颜色可以呈灰黄色、黄褐色、棕色或黑色混浊(图6-1)。结合病史确定白内障的性质,并按晶状体混浊分类系统(LOCSⅡ,表6-1)分类记录皮质、核及后囊膜混浊的程度。

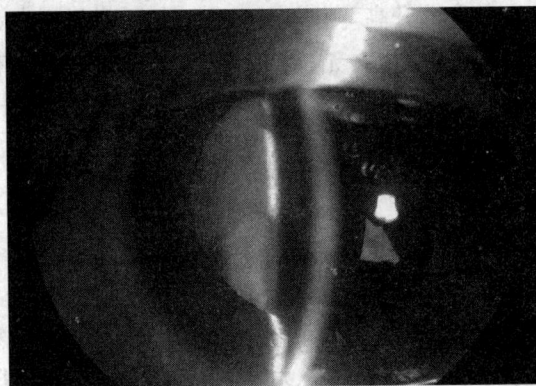

图6-1　晶状体前皮质楔形混浊

表6-1　LOCSⅡ晶状体混浊分类标准

晶状体部位	混浊情况	LOCSⅡ分类
核(N)	透明,胚胎核清晰可见	N_0
	早期混浊	N_1
	中等程度混浊	N_2
	严重混浊	N_3
皮质(C)	透明	C_0
	少量点状混浊	C_{tr}
	点状混浊扩大,瞳孔区内出现少量点状混浊	C_1
	车轮状混浊,超过二个象限	C_2

续表

晶状体部位	混浊情况	LOCSⅡ分类
	车轮状混浊扩大,瞳孔区约50%混浊	C_3
	瞳孔区约90%混浊	C_4
	混浊超过 C_4	C_5
后囊膜下(P)	透明	P_0
	约3%混浊	P_1
	约30%混浊	P_2
	约50%混浊	P_3
	混浊超过 P_3	P_4

临床上,常根据晶状体核的颜色进行分级,评价核的硬度,这在超声乳化吸除白内障术前选择适应症和手术方式具有重要意义。最常用的分级标准为 Emery 核硬度分级,共分5级:

Ⅰ度:透明,无核,软性;

Ⅱ度:核呈黄白色或黄色,软核;

Ⅲ度:核呈深黄色,中等硬度核;

Ⅳ度:核呈棕色或琥珀色,硬核;

Ⅴ度:核呈棕褐色或黑色,极硬核。

(5)眼底镜检查 散瞳下尽可能了解双眼玻璃体、视乳头、视网膜、黄斑区是否正常及脉络膜有无病变,正确估计白内障术后视功能的恢复。必要时使用间接眼底镜详细观察眼底情况。全面的眼底检查对评估黄斑、视神经、视网膜血管和周边部视网膜是必要的。对糖尿病患者应仔细检查是否有黄斑水肿或视网膜缺血、是否伴有新生血管形成。视网膜缺血可发展成为后部或前部的新生血管形成,尤其是采用囊内摘出法或囊外摘出术中后囊破裂者。仔细检查周边视网膜是否存在玻璃体视网膜牵引、网格状变性或裂孔,这些可能需要在手术前加以治疗。

3. 全身检查 不可忽视全身体格检查,排除全身的手术禁忌证,应注意:

(1)是否有高血压、糖尿病,糖尿病患者易发生前房出血、创口愈合延缓、感染等,术前应控制血糖在正常水平,高血压动脉硬化患者,术前应采取措施使血压维持在接近正常水平,长期高血压者不宜降得太低,宜控制在 24/12 kPa(180/90 mmHg)以下,但对长期舒张压维持较高水平的高血压患者,需注意掌握降压的速度和幅度。

（2）是否有需要长期使用糖皮质激素等药物的疾病,白内障术后常应用皮质类固醇,所以用药期间应考虑其对结核病、溃疡病、糖尿病、骨质疏松的影响并做好相应的预防措施。此外,风湿病及过敏性疾病常是术后炎症反应较重的原因,故应积极进行抗炎治疗。

（3）是否有全身性疾病,如术前发热、腹泻、精神异常等,应推迟手术,心血管疾病患者应衡量其心功能状况,必要时请内科医生术中进行监护;慢性支气管炎症患者的咳嗽以及胃肠道疾病患者术后恶心、呕吐等,均易导致伤口裂开,前房出血等,术前要给予恰当的治疗,老年男性患者要注意是否有前列腺肥大或炎症,应慎用阿托品。

（4）眼周围是否存在感染病灶,如慢性泪囊炎、头面部疖肿、副鼻窦炎、化脓性中耳炎、扁桃体炎、牙周脓肿等,必须在术前作有效的治疗后方可考虑手术。

（5）是否有严重的心肺疾患及脑血管意外,肝及肾的严重损害。

（三）辅助检查要点

1. 实验室检查

（1）血、尿常规。

（2）血生化了解肾功能。

（3）乙肝两对半及肝功能。

（4）出、凝血时间。

2. 全胸片　可发现老年慢性支气管炎、肺气肿等改变。

3. 心电图　除外有关疾病,必要时请内科会诊。

（四）进一步检查项目

1. 眼压　术前测量眼压,对诊断白内障是否合并膨胀期,晶状体溶解,晶状体脱位,葡萄膜炎等所致继发青光眼或原发性青光眼有帮助,同时对选择术式有重要参考价值。对于膨胀期白内障,周边前房浅或闭合,应密切观察散瞳后眼压改变,一旦诱发高眼压应及时处理,以免造成视功能不可逆损害。

2. 验光　了解患者术前最佳矫正视力,对选择手术适应证及判断预后均有重要意义。

3. 角膜曲率检查　角膜散光状态,将影响白内障术后视力改善的程度,为此,术前通常使用 Placido 盘、角膜曲率计或角膜地形图检查角膜屈光状态。同时,角膜曲率也是计算人工晶体度数的重要参数。

4. 前房角检查　伴有青光眼、高眼压、房角窄或粘连闭合者,须行前房角镜检查。前房角窄的患眼,术中可联合作周边虹膜切除;合并有开角青光眼或外伤性房角后退,以及睫状体脱离等亦可酌情考虑相应的联合手术。

5. 超声波检查 术前必须行眼部 A 型及 B 型超声波检查,排除玻璃体病变、视网膜脱离或眼内肿物,了解脱位的晶状体位置。测量眼轴长度,计算人工晶体度数。

6. 泪道冲洗检查 术前必须冲洗泪道,了解有无慢性泪囊炎,若有,则必须采取相应措施后再行手术,以免术后发生眼内炎。

7. 视野 对明确可能同时存在的青光眼或其他眼底病,轻度或中度白内障患者应作视野检查。

8. 眼位检查 尤其是单眼患病时,注意眼球运动情况。用遮盖试验检测眼肌的平衡。任何异常都可能提示原先存在的斜视和弱视是造成视力障碍的原因。由于融合被破坏所产生的显性斜视会引起术后复视。

9. 角膜内皮细胞计数 白内障术后可导致角膜内皮细胞丧失,故术前用内皮显微镜摄影了解角膜内皮细胞形态及数目,对手术方式的选择和判断术后内皮代偿功能的程度及手术预后有重要意义。正常值$>2\,400$ 个$/mm^2$。当角膜内皮细胞数低于 $1\,000$ 个$/mm^2$,慎重选择白内障手术方式。

10. 角膜厚度测量 检测角膜厚度有助于评估角膜内皮的功能。一般来说,角膜中央厚度超过 $600\,\mu m$ 往往和角膜水肿及内皮功能障碍一致,这会增加术后角膜水肿的机会。

11. X 线摄片 虹膜有孔洞或裂隙者,其白内障多因外伤所致,必须作 X 线摄片或 B 型超声探查,以明确眼内有无异物存留。

12. 视网膜电图(electroretinogram,ERG) 对评价视网膜功能有重要价值;视网膜脱离,视网膜遗传性疾病,铁质沉着症的 ERG 检查也有较肯定的临床意义。单眼白内障患者为排除黄斑病变及视路疾患所致的视力障碍,术前可作视诱发电位(VEP)检查。此外,亦可应用视力干涉仪检查未成熟白内障的黄斑功能。

13. 对比敏感度 白内障患眼可能即使在 Snellen 视力保持的情况下,对比敏感度已减弱。

14. Maddox 杆 对白内障致密看不到眼底的患者,术前用 Maddox 杆检测可粗略地评估黄斑功能。患者所看到的红线消失,代表着一个大的盲点。提示有严重黄斑病变的可能性。

【诊断对策】

(一)诊断要点

1. 病史 眼前有固定不变的黑点,呈渐进性视力下降,可伴有单眼复视,多视和屈光改变等。

2. 临床表现　裂隙灯检查见晶状体呈各种形态混浊。

（二）临床类型

根据病因，白内障可分为下列类型：

1. 年龄相关性白内障（age related cataract）　中老年开始发生的晶状体混浊，称为年龄相关性白内障。是最常见的白内障，约占所有白内障患者的50%以上，是老年人失明的主要原因，多见于50岁以上老年人，随年龄增长患病率明显增高。由于它主要发生在老年人中，所以又称老年性白内障（senile cataract）。它是晶状体老化过程中逐渐出现的退行性改变。其发病机制尚不完全了解，与紫外线照射、全身疾病如糖尿病、高血压、动脉硬化、过量饮酒、吸烟、妇女生育多、遗传因素及晶状体营养和代谢状况等有关。老年性白内障为双眼病，但可先后发病。呈渐进性、无痛性视力减退。视力障碍出现的时间因晶状体混浊的部位不同而异。可有单眼复视，多视和近视改变或眼前固定黑点。根据白内障开始形成的部位，老年性白内障分为皮质性、核性和囊膜下性三类。皮质性白内障直至楔状混浊发展到视轴部位才会影响视力，但偶尔也有单个楔状混浊早期累及视轴的。核性白内障则近视力好而远视力差。轻度后囊下混浊能严重影响视力，近视力比远视力下降更明显，可能是由于调节性瞳孔缩小的原因。

（1）皮质性白内障（cortical cataract）　是老年性白内障最常见的类型，患者自觉眼前有固定不动的黑点，视力呈渐进性减退。按其发展过程及表现形式分为初发期，膨胀期，成熟期和过熟期。

①初发期（incipient stage）：最早期的混浊出现在晶状体前后皮质周边部，呈楔形（轮辐状），其基底在晶状体赤道部，尖端向着瞳孔中心。最初多发生在下方，继之两侧及上方也出现类似混浊，以后形成车辐状混浊。此时晶状体大部分透明，瞳孔区未受累，一般不影响视力。如不散瞳难被发现。散瞳后裂隙灯下可见楔形混浊。最早的现象是晶状体纤维板层分离，呈羽毛状，有时出现空泡。检眼镜彻照法检查可见红光反射中有车辐暗影。此期混浊发展缓慢，可经数年才达下一期。少数病例亦可停止发展。

②膨胀期（intumescent stage）：又称未熟期（immature stage），这一阶段的患者的主要症状为进行性视力减退，偶有单眼复视或多视者。晶状体混浊逐渐扩展，呈不均匀的灰白色混浊外观，原楔形混浊互相融合，但仍可看到放射条纹。因晶状体前囊下的皮质层尚未完全混浊，虹膜瞳孔缘部与混浊的晶状体皮质之间尚有透明皮质，用斜照法检查时，光线投照侧的虹膜阴影投照在深层的混浊皮质上，在该侧

瞳孔内出现新月形投影，称虹膜投影，为此期的特征。视力明显减退，眼底已不能窥入。混浊逐渐加重的同时，皮质吸收水分肿胀，晶状体体积增大，前囊膜紧张饱满，厚度增加，可将虹膜向前推使前房变浅。因此膨胀期白内障有浅前房，窄房角，或伴眼压升高。在具有闭角型青光眼素质的患者，因前房变浅可能导致青光眼的急性发作，应告知患者注意，作散瞳检查时也应特别小心，应避免使用阿托品，可滴用 2.5％苯肾上腺素散瞳，检查后立即缩瞳。

③成熟期（mature stage）：视力严重障碍，常降至眼前指数或手动以下。但光感、光定位和光色觉均应正常。晶状体完全混浊呈乳白色外观，虹膜投影消失，晶状体肿胀消退，前房恢复正常深度，眼底不能窥入。

④过熟期（hypermature stage）：成熟期白内障持续时间过长，一般经过数年，晶状体内水分继续丢失，晶状体体积缩小，囊膜松弛皱缩，前房加深，虹膜出现震颤现象。病程继续发展，晶状体纤维分解融化呈乳白色液化，棕黄色硬核沉于下方，上方前房加深，瞳领区可透明，视力突然有所恢复，称为 Morgagnian 白内障，核可随体位变化而移动。此期晶状体囊变性脆弱，易于破裂，当液化的晶状体皮质漏到晶状体囊外，进入前房或玻璃体时，可引起晶状体蛋白过敏性葡萄膜炎（phaco-ana-phylactic uveitis），长期存在于房水中的晶状体皮质可被巨噬细胞吞噬，堵塞前房角引起继发性开角型青光眼，称晶状体溶解性青光眼（phacolytic glaucoma），剧烈震动可导致晶状体囊破裂，晶状体核脱入前房或玻璃体中，亦可引起继发性青光眼。此期晶状体韧带常发生退行性变，容易引起晶状体不全脱位。过熟期白内障应注意观察晶状体囊的钙化点，皮质液化，核变小下沉，囊膜皱缩，可伴有房水混浊渗出，眼压升高及晶状体脱位等。

（2）核性白内障（nuclear cataract）　较皮质性白内障少见，发病较早，一般 40 岁左右开始，多数进展较慢，可持续数年至数十年，常为双侧性但可不对称。多见于高度近视及常处于紫外线照射环境的患者。混浊开始于胚胎核或成人核，前者较多见，以后逐渐发展到成人核完全混浊。初起时于裂隙灯下很难与核硬化相鉴别，散瞳后用彻照法检查，在周边部环状红色反光中，可见中央有一盘状暗影。眼底检查时仅由周边部可看到眼底。早期视力不受影响，以后晶状体核密度增加，可出现第二视力，屈光指数明显增强，故常呈现近视性改变或称晶状体性近视，使一些有老视者暂时性地不需老花镜。因晶状体周边部的屈光力仍保持不变，故近视程度呈迅速增加，而远视则减退较慢。当瞳孔缩小或散大时，光线分别通过中心部或周边部不同屈光状态部分，故远近视力都还清晰。核的混浊开始呈灰黄色，愈近中心部位色调愈浓，以后逐渐加重而呈黄褐色，棕色或棕黑色，即所谓棕色或黑色白内障。此时视力高度减退，眼底不能查见。这种核改变多持续很久而不变，不易成熟。

(3)囊膜下白内障(subcapsular cataract)　为皮质性白内障的一种表现，可发生在前囊下和后囊下。早期以晶状体后囊膜下皮质浅层的盘状混浊为特点，为许多致密小点组成，其中有小空泡和结晶样颗粒，边界比较清楚，外观像矿渣砖的表面，呈金箔色锅底状外观，又称盘状白内障。常合并晶状体核或皮质的混浊。前极盘状白内障在前极囊下有放射状混浊及小空泡，此种较少见。囊下白内障以后会发展为皮质性混浊逐渐发展为完全性白内障。后囊下白内障不仅是老年性白内障的一种主要类型，也可发生在外伤、全身或局部应用皮质类固醇、炎症和离子辐射后。

2. 先天性白内障(congenital cataract)　又称发育性白内障，是胎儿发育过程中，晶状体发育生长障碍而形成的混浊。其发生原因有内源性和外源性两种，内源性与染色体基因有关，有遗传性，多属常染色体显性遗传。外源性是指母体或胎儿的全身病变对晶状体所造成的损害，如母亲在妊娠头3个月内受病毒性感染(如风疹、麻疹、水痘、腮腺炎等)、甲状腺功能不足、营养不良或代谢障碍、维生素缺乏、药物中毒、孕期缺钙等均可致先天性白内障。感染发生越早，晶状体混浊的发生率越高。先天性白内障出生时已存在，多为双侧性、静止性，混浊区与透明区界限清楚。少数出生后继续发展。偶有至儿童期或少年期始对视力有影响。患儿瞳孔区出现白点，视力差。应注意了解母亲怀孕期间的患病情况，如风疹，水痘，腮腺炎，感冒，发热及用药情况。是否有白内障家族史或患儿出生时吸氧抢救史。患儿的眼部检查多不合作，每次可给予10％水合氯醛50mg/kg，待入睡后进行眼部裂隙灯、超声波及眼压检查，还可通过视诱发电位的检查，了解视功能情况。先天性白内障根据晶状体混浊的部位及形态分为：前极性白内障，后极性白内障，点状，板层，绕核性白内障，冠状白内障，膜性，胎核性白内障及全白内障等。

(1)前极性白内障(anterior polar cataract)　是由于胚胎期晶状体泡未从表面外胚叶完全脱落所致。混浊居前囊正中央，为小圆形灰白点。有时表面稍突起，突入前房呈锥形，称锥形白内障，为前囊下上皮增生所致。范围通常较小，对视力影响不明显。为双侧对称性、静止性、无视力损害，多为常染色体显性遗传。有时伴小眼球、瞳孔残膜(图6-2)。

(2)后极性白内障(posterior polar cataract)　为胚胎期玻璃体血管未完全消退所致。混浊范围比较大，位于晶状体后囊中央，因混浊接近于结点，故对视力有一定影响，囊膜也变脆。为双侧、静止性，偶有进行性发展者。可为散发或家族性

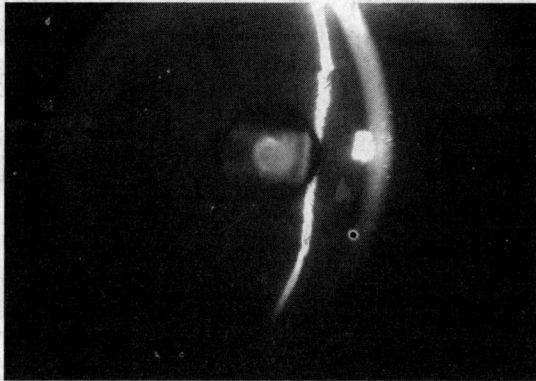

图 6-2　先天性前极性白内障

发病。前者常为单侧,可伴有晶状体血管囊残留或后囊异常如锥形或球形晶状体;后者多为双侧,常染色体显性遗传。

（3）冠状白内障（coronary cataract）　常发生于幼儿期或青春期。晶状体皮质深层周边部有短棒状、水滴状、圆形、椭圆形、哑铃形混浊,排列呈花冠状。晶状体中心部及极周边部透明。双眼、静止性,多不影响视力。但随年龄增长,混浊可逐渐向晶状体中央部发展,可影响视力。与遗传有关。

（4）点状白内障（punctate cataract）　细小点片状灰白色混浊,有时带有蓝色,位于皮质深层,以周边部多见。不影响视力。双眼常见。

（5）绕核性白内障（perinuclear cataract）　又称板层白内障或带状白内障（lamellar cataract 或 zonular cataract）。为儿童最常见的白内障之一。混浊位于胎儿核和婴儿核,为乳白色薄层混浊,包绕在透明晶状体核之外,有时在此板层混浊之外,又有一层或数层板层混浊,各层之间仍有透明皮质间隔。从正面看,板层白内障呈盘状。最外层常有短弓形混浊骑跨在核的赤道部周围,称为骑子。视力明显减退,在散瞳检查时,可见到周边部皮质透明,视力有所增进。绝大多数为双眼对称性、静止性,对视力的损害程度视混浊的大小和密度而定。为常染色体显性遗传,原因不明,可能与胎儿甲状旁腺机能低下、低血钙及母体营养不足有关。

（6）核性白内障（nulear cataract）　亦称中心性白内障,混浊位于晶状体的胚胎核,边界清楚,核部混浊,皮质完全透明。混浊可累及核的全部,也可局限于核内某些层次。多为双侧性,程度不一。瞳孔缩小时视力明显下降,瞳孔散大时视力显著增加。患先天性核性白内障的眼球多偏小。

（7）全白内障（total cataract）　出生时晶状体已全部混浊,红光反射完全被遮蔽,用直接或间接检眼镜看不到眼底。由于晶状体上皮及基质在胎儿期已被破坏,出生后不会有新的纤维生长,有时白内障内容物全部液化呈弥漫性乳白色液体,时久液体可被吸收形成膜性白内障。多为单侧或双侧,严重影响视力。

(8)膜性白内障(membrane cataract) 液化白内障吸收后,前后囊膜接触机化,两层囊膜间可夹有残留的晶状体纤维或上皮细胞,使膜性白内障呈厚薄不均的混浊。混浊的形成及晶状体的变形通常严重影响视力。

(9)前囊性和后囊性白内障 混浊位于中央区前囊下或后囊下,混浊多数不发展。

(10)其他少见白内障

1)缝性或星状白内障(sutural cataract) 晶状体前后缝附近出现各种形式的混浊,极少影响视力,呈双侧对称性,多为常染色体显性遗传。

2)纺锤形白内障(fusiform cataract) 贯穿晶状体前后轴、连接前后极的纺锤形混浊。

3)珊瑚状白内障(coralliform cataract) 皮质呈珊瑚状混浊。

先天性白内障应注意检查是否合并眼部其他先天异常,如小睑裂,小角膜,小眼球,斜视,眼球肿瘤等;是否合并身体其他部位发育异常,如:骨骼发育异常,先天性心脏病,先天性痴呆以及各种合并先天性白内障的综合征,如眼脑肾病综合征(Lowe syndrome)。

3. 外伤性白内障 由眼球穿通伤、钝挫伤、辐射性损伤及电击伤等所导致的晶状体混浊称外伤性白内障(traumatic cataract)。有明确的眼外伤史及相应的临床表现,如眼球挫伤,眼球穿通伤,眼内异物,眼球爆炸伤,眼化学伤,电击伤,辐射等。受伤后眼红痛,视力渐降或视力突然下降,瞳孔区出现白点。

(1)眼球穿通伤所致的白内障(penetrating cataract) 眼球穿通伤同时使晶状体囊膜破裂,晶状体皮质与房水接触后变混浊。如破口小而浅,破后可立即自行闭合,晶状体形成局限性混浊;如裂口大而深,则晶状体全部混浊。混浊皮质过度膨胀,或突入前房可引起继发性葡萄膜炎或青光眼。眼球穿通伤所致的白内障应注意晶状体混浊或伴前后囊破裂的改变,是否有晶状体脱位、玻璃体脱入前房,也不能漏掉其他因眼外伤所造成的眼部改变,如眼压升高,角膜穿破,房角劈裂,眼内异物残留,铁锈沉着症,玻璃体积血,视网膜震荡,视网膜裂孔,视网膜脱离等。晶状体混浊严重,眼底未能看清时,应常规超声波检查,了解玻璃体,视网膜的改变。有角膜穿通伤,虹膜穿破口或存在异物进眼病史的病例,应常规X线照片,排除眼内异物残留。陈旧外伤,也可做B超了解眼内是否有异物残留。若为全身严重外伤时,应注意全身其他部位损伤的检查,如石灰伤的吸入性肺炎,气胸,颅脑外伤,颅内出血等。视功能的检测非常重要,例如激光视网膜视力,ERG,VEP 以及色觉的检查。

(2)眼部钝挫伤所致的白内障(contusive cataract)　由于通过房水的间接传导作用,引起晶状体上皮层损伤,晶状体囊膜破裂或变性而致晶状体混浊。晶状体前囊可见环状混浊,为虹膜受挫伤时瞳孔缘虹膜色素上皮脱落,贴在晶状体表面称Vossius 环状混浊,其下可有晶状体囊下混浊。此环可于数天后自行消失,遗留囊膜下细小点状混浊,一般不影响视力。严重挫伤可致晶状体囊膜破裂,尤其后囊破裂,房水进入引起晶状体混浊,破口小形成局限性混浊。有时混浊可部分被吸收。

(3)辐射性白内障(radiating cataract)　晶状体对电离辐射具有高度敏感性,受射线作用后,可破坏晶状体上皮细胞晶状体酶的代谢过程,使其不能发育成正常的晶状体纤维。有放射线接触史,视力呈无痛性逐渐下降。有以下三种:

①红外线性白内障(infra-red cataract):也称吹玻璃工白内障。长期暴露在红外线照射和高温下会引起前囊外层的全层剥脱,可发生白内障。晶状体混浊常首先从后极部皮质浅层开始,呈点状、线状或格子状,呈金黄色结晶样光泽,不规则网状,逐渐形成边界不整齐的盘状混浊,混浊轴心伸展,渐向皮质发展成板层混浊,最后发展成完全性白内障。

②电离子辐射性白内障(ionizing radiation cataract):主要指 X 线、γ 射线和中子等照射晶状体后所致的白内障。晶状体对离子辐射特别敏感,但潜伏期可长达20 年。发病与照射剂量及患者年龄有关。年轻人晶状体细胞生长较活跃,因而更为易感。X 线、γ 射线所致者最初晶状体混浊开始于后囊,呈颗粒状,后皮质可有空泡,前后双层混浊在边缘部后融合形成环形,前囊下也可有点、线状混浊及空泡,逐渐发展为全白内障。中子对晶状体损害较 X 线、γ 线强,白内障形态相同。

③微波性白内障(microwave cataract):晶状体皮质出现点状混浊。

(4)电击性白内障(electric cataract)　触电伤者多为单眼,为晶状体前囊或前囊下皮质混浊,雷电伤者常为双眼,前后囊及囊下皮质均可发生混浊。多数病例混浊静止不发展或混浊逐渐吸收,但也可在伤后数周,短则数天内发展成完全性白内障。

4. 代谢性白内障

(1)糖尿病性白内障(diabetic cataract)　糖尿病对晶状体的透明度、屈光指数及调节幅度都会产生影响。由于房水中的葡萄糖含量随着血糖增高而增高,葡萄糖通过弥散的方式进入晶状体,晶状体内糖含量上升,部分葡萄糖经醛糖还原酶转化为山梨醇,使渗透压升高,晶状体吸收水分,纤维肿胀变性而致混浊。这种水化状态还影响了晶状体的屈光力。糖尿病患者可出现一过性的屈光状态改变,多呈近视,偶有远视。此型白内障分为两种,一种为年龄较大者,合并老年性皮质性白内障,一种为青少年,为真性糖尿病性白内障。

1)发生于老年患者的糖尿病性白内障与老年性白内障相似,但发病率较高。有糖尿病史,血糖升高,发病年龄相对较早,且进展较快,成熟较早。糖尿病患者发生老年性白内障的高危性可能与晶状体内山梨醇积聚、水化以及蛋白质的配糖化增加有关。

2)青少年糖尿病性白内障,有以下特点:①多见于15～20岁血糖没有很好控制的患者,多双眼发病。②白内障起病急,发展迅速,晶状体可数周至数月内完全混浊。③早期检查晶状体前后囊下出现小水疱、水隙,或典型的白点状、雪花片状混浊。囊膜高度紧张,晶状体超常膨胀,迅速扩展成完全性白内障。④常伴有屈光异常,血糖升高时血液内无机盐含量减少,渗透压下降,房水渗入晶状体内使之变厚凸起形成近视,血糖降低时晶状体内水分外渗,晶状体变为扁平形成远视。裂隙灯检查时应注意前房角及虹膜新生血管形成,玻璃体出血混浊,视网膜出血,渗出,微血管瘤及纤维增殖膜形成,是否合并视网膜脱离。

(2)半乳糖性白内障(galactose cataract) 为婴儿碳水化合物代谢紊乱的常染色体隐性遗传病,是由于与半乳糖代谢有关的酶缺陷所致。其患儿的半乳糖激酶或半乳糖-1-磷酸尿苷转移酶缺乏,使半乳糖不能转化为葡萄糖而积聚在体内,房水中的半乳糖渗入晶状体,导致晶状体纤维水肿而形成混浊,后映照下呈"油滴状"外观。可在出生数日或数周后发现患儿肝肿大、黄疸、营养不良和智力低下,瞳孔区有白点,多为板层白内障。检查患儿缺乏半乳糖激酶或半乳糖-1-磷酸尿苷转移酶,可以确诊。

(3)手足搐搦性白内障(tetanic cataract) 又称低钙性白内障,是由于血清钙过低所引起的白内障,常发生在甲状腺切除时误切了甲状旁腺,或甲状旁腺摘除术后,或先天性甲状旁腺机能不足,或因营养障碍使血钙过低,如婴幼儿患软骨病或妇女在孕期,产后哺乳期缺钙。有甲状腺手术史、哺乳或营养障碍史,常规检查血清钙过低,血磷及血钾升高。有手足搐搦、骨质软化及白内障三项典型改变。结合病史与白内障的形态可以确诊。双眼晶状体前后皮质内可见辐射状或条纹状混浊,与囊膜间有一透明带隔开。囊膜下可见散在红色,绿色或蓝色结晶微粒。混浊可逐渐发展到皮质深层,重者在短期内可发展为完全混浊。婴幼儿者多为绕核性白内障。

5. 并发性白内障 并发性白内障(complicated cataract)是由于眼部的炎症或退行性病变,导致晶状体营养障碍或代谢障碍,使晶状体变混浊。视力渐降且多伴有其他眼病,如葡萄膜炎、视网膜脱离、晚期青光眼、视网膜色素变性、眼内肿瘤、眼压过低、高度近视与Fuchs综合征等。有眼部原发病病史及其改变,多为单眼,也有双眼者。虹膜睫状体炎引起者多由前皮质开始;青光眼所致者,多由前皮质及核开始;高度近视引起者,多为核性白内障。由眼球后部疾病所致者,晶状体混浊多在晶状体后极部囊膜及后囊下皮质,呈颗粒状灰黄色混浊,并有较多空泡形成,呈水浮石状,可伴红、蓝、绿等多彩结晶,可较长时间局限于轴心部,后渐向晶状体核中心部及周边部扩展,渐发展为放射状菊花样混浊,继之向前皮质蔓延,逐渐使晶状体全混浊,日久水分吸收,囊膜变厚,晶状体皱缩,可发生钙化等。晶状体核呈棕色甚至黑色混浊。

6. 药物及中毒性白内障 在工作或生活中长期应用某些药物或接触某些化学物质可致不同程度的晶状体混浊。易引起白内障的全身用药有皮质类固醇、碘磷灵、氯丙嗪、氯喹、毛果芸香碱等;化学物质有三硝基甲苯(TNT)、二硝基酚、汞等。

(1)皮质类固醇性白内障(corticosteroid cataract) 长期全身或患眼局部使用皮质类固醇史,几种给药途径都有发生白内障的报道:全身、局部、结膜下和鼻腔喷雾。甚至有因眼睑皮炎局部长期涂用皮质类固醇而发生白内障的。一些儿童的类固醇性后囊下白内障停药后可发生逆转。开始后极部囊下皮质出现小点状混浊,伴有空泡和黄蓝等彩色结晶,停药后混浊可逐渐自行消失,如发现晚、长期用药可逐渐发展为完全性白内障。可合并高眼压或激素性青光眼。

(2)缩瞳剂性白内障(miotic cataract) 因青光眼长期滴缩瞳剂(毛果云香碱)史,混浊位于前囊下,呈玫瑰花或苔藓状、可伴有彩色反光,一般多不影响视力,停药后可逐渐消失。有些病例发现过晚,混浊可向后囊下及核扩展,停药后混浊不易消失,但可停止进展。

(3)氯丙嗪性白内障(chlorpromazine cataract) 长期服用抗精神病药氯丙嗪史,在瞳孔区晶状体前囊、前囊下出现散在浅棕色或灰白色小点状混浊,继而密集成星状。重者呈盘状或花瓣状混浊,并可向皮质深层扩展。停止用药,混浊不能自行消失。

(4)三硝基甲苯性白内障(trinitrotoluene cataract,TNT) 其特征为晶状体周边部的点状混浊,位于晶状体成人核和前后皮质中。继之多数尖向中心的楔形混浊连接构成环形。环与晶状体赤道间有窄透明区。继之中心部出现小的环形混浊,大小与瞳孔相当。重者混浊致密,呈花瓣状或盘状或发展至完全混浊。患者接触 TNT 史,注意记录工种,每天工作时间及工作年限。TNT 白内障患者应注意全身肝功能及造血系统的检查。

7. 后发性白内障(after cataract)　白内障囊外摘除术后或晶状体外伤后,残留的皮质和脱落在晶状体后囊上的上皮细胞增生,在瞳孔区形成的半透明或不透明的组织称后发性白内障。有白内障囊外摘除术或晶状体外伤史,无痛性视力下降。前房深。瞳孔内可见后囊混浊并厚薄不等的白色机化组织,Elsching 珠样小体,或伴虹膜后粘连。少数有新生血管长入者。视力障碍程度取决于机化物的厚薄及有无并发症。

(三)鉴别诊断要点

1. 年龄相关性白内障

(1)并发性白内障　有原发性眼部疾病史,如角膜溃疡、青光眼、葡萄膜炎、视网膜脱离、视网膜色素变性、眼内肿瘤、高度近视等。

(2)代谢性白内障　有糖尿病等全身代谢性疾病史。

(3)外伤性白内障　明确有眼外伤史,晶状体混浊可伴有前囊或后囊破裂,皮质逸出,以及眼内其他组织的损伤。

2. 先天性白内障　应与下列疾病相鉴别:

(1)视网膜母细胞瘤　超声波检查可探测出实质性肿块回波,眼眶 X 线检查显示出钙质沉着的斑点阴影。

(2)Coats 病(外层渗出性视网膜病变)　多发生于 6 岁以上男孩,多为单眼发病,病程进展缓慢。眼底检查见视网膜毛细血管呈瘤样扩张,视网膜有广泛的黄白色脂质渗出及胆固醇结晶,晚期发生继发性视网膜脱离。超声波检查无实质性肿瘤回波;眼底血管荧光造影可显示大片毛细血管扩张及渗漏的特征性影像。

(3)眼内炎　儿童患传染病后(多见于小儿患脑膜炎或脑脊髓膜炎),病原体引起的转移性眼内炎,可形成玻璃体脓肿,以致眼球变性,眼压减低,常伴有虹膜睫状体炎,其瞳孔也呈黄白色,眼底可见黄色斑块,其上无新生血管。通过病史、既往有发热史、超声波、CT 扫描、X 线等检查可鉴别。

(4)早产儿视网膜病变(晶状体后纤维增生症)　多发生于接受过高浓度氧气治疗的早产低体重婴儿,经过暖箱抚养。其瞳孔区发白。眼底可见纤维血管组织由视网膜颞侧周边部伸向视乳头及晶状体后方。眼球较小,前房非常浅,常致虹膜与角膜后面相接触而发生角膜混浊。可做超声波或 X 线检查以资鉴别。

(5)永存原始玻璃体增生症　常发生于足月婴儿,只累及一眼,病眼可正常大小,也可稍小些。可见睫状突变长,晶状体后残存有血管增生的白色组织,常有进行性的后囊下白内障。

【治疗对策】

(一)治疗原则

白内障的治疗包括非手术治疗和手术治疗。目前尚无能够使晶状体代谢恢复正常和使混浊吸收的药物,因此白内障的药物治疗疗效不确切,手术治疗仍然是治愈各种白内障的主要治疗手段。

(二)术前准备

1. 全身检查

(1)血压应控制在正常范围,但长期高血压者不宜降得太低,宜控制在 24/12 kPa(180/90 mmHg)以下。

(2)对于糖尿病病史长、血糖控制不理想的患者,可短期使用胰岛素使血糖控制在 8.3 mmol/L(150mg%)以下。

(3)胸部 X 线片及心电图检查以除外有关疾病,必要时请内科会诊。

(4)查肝肾功能、血常规及出、凝血时间。低钙性白内障术前应纠正血钙。

2. 眼科检查

(1)视力、光感及光定位、红绿色觉。

(2)裂隙灯、检眼镜检查,记录晶状体混浊程度及角膜内皮状况,排除眼部活动性炎症等病变。

(3)眼压。

(4)角膜曲率及眼轴长度测量,计算人工晶体度数。最常用的回归公式是由 Sanders,Retzlaff 和 Kraff 发明的,称 SRK 公式:

$$P=A-2.5\,L-0.9\,K$$

其中:P=达到正视眼标准的植入 IOL 度数(D)

L=眼球轴长(mm)

K=平均角膜曲率(D)

A=所采用 IOL 的常数

(5)有条件者行角膜内皮细胞计数、眼部 B 超、视觉激光干涉仪及视觉电生理等检查。

3. 患者准备　术前手术医生应与患者及其家属通过充分的思想交流,使患者在心理上和精神上均做好准备。最好利用电视、小册子、图片、眼球模型等不同的书面或视听教材,让患者及其家属了解患者目前的病情、治疗方法、本次手术的目的以及术中术后可能出现的结果。在取得患者及家属的理解后,应常规地让他们在手术同意书上签名认可。对于并发性和外伤性白内障,应向患者说明其他眼病或眼部其他部位的外伤都有可能影响术后视力,做好视功能的预测解释工作。

4. 术前用药　根据患者实际情况选用。

(1)镇静剂　为消除患者的紧张和焦虑情绪,可于手术前一晚睡前及临手术前给予使用镇静剂,如安定、鲁米那等。

(2)通便剂　易发生便秘的患者,特别是老年患者,便秘会影响手术后的恢复,如易导致伤口裂开及前房积血,故术前应注意润肠通便处理。

(3)抗生素　白内障患者术前一般不必全身使用抗生素,但对伴有易感染倾向疾病的患者,如糖尿病、白细胞减少症等,应于术前2～3天使用足量抗生素,使手术时血内抗生素浓度能达到足够的抗菌水平。

(4)降眼压药物　虽然机械压迫方法能达到软化眼球的目的,但对眼压偏高或合并青光眼的患者,术前必须使用碳酸酐酶抑制剂或高渗剂以降低眼压,减少术中玻璃体脱出及暴发性脉络膜出血的可能性。

(5)抗炎药物　葡萄膜炎并发白内障者,术前可应用皮质类固醇类药物,且一直持续到术后,以减轻术后的炎症反应。此外,全身或局部使用消炎痛等非甾体类药物,也可减轻术后与前列腺素释放有关的炎症反应。在术前2小时开始使用前列腺素抑制剂如 Ocufen 滴眼液,每半小时滴眼一次,可保持术中散大的瞳孔不易缩小。

(6)其他内科用药　对有内科疾病需长期服药的患者,不应轻易中断和更改其既定的有效用药,如降血糖药、降血压药及心血管疾病的治疗用药等。

(7)散瞳剂　手术眼术前半小时用复方托品酰胺滴眼液点眼散瞳,对于瞳孔有广泛后粘连者,术前应使用较强的散瞳剂。在术中用含 1：1 000 000 的肾上腺素(adrenalin)的平衡盐溶液灌吸皮质(每 500 ml 加 1‰肾上腺素 0.5 ml),能保持术中瞳孔散大。

5. 术前眼部处理　手术前一天,应冲洗术眼泪道及剪睫毛,手术当天送手术室之前在病区应先用生理盐水和 1/8 000 升汞溶液冲洗结膜囊,在将患者送手术预备室洗眼后,进入手术室的术野消毒,铺巾与其它内眼手术之准备相同。

(三)治疗方案

1. 非手术治疗

(1)停用一切与白内障发生有关的药物或饮食,消除与白内障的发生有关的各种因素,如停用皮质类固醇药物,尤其局部激素性滴眼液的使用。当药物引起白内障时应停用,改用其他药物替代。停止接触放射线,做好安全防护工作。对 TNT 白内障应做好预防工作。

(2)对于并发性白内障应先治疗原发病。

(3)半乳糖性白内障患儿,应停止母乳喂养,给予无乳糖及无半乳糖饮食。低钙性白内障患者应给予足量的维生素 A,维生素 D,钙剂。低磷饮食。必要时给甲状旁腺制剂。但需除外假性甲状旁腺机能不全,后者甲状旁腺正常,只是由于肾功能不全而诱发类似本症的临床和血液变化。

(4)药物治疗 早期白内障患者一般使用药物治疗,可暂不手术。但至今尚不能有效地缓解白内障的进展。由于目前对白内障的发生机制有多种学说,因此针对不同的病因学说有以下几类药物。

1)抑制醌型物质与晶状体可溶性蛋白的氧化作用 吡诺克辛(pirenoxine,卡他林;白内停)。

2)抗氧化剂 谷胱甘肽。

3)辅助营养类 维生素 C、维生素 E、维生素 B_2。

4)中医中药类 石斛夜光丸、障翳散及麝珠明目液等。

(5)激光治疗 适用于较薄的后发性白内障,可作 Nd:YAG 激光切开术。有相当一部分患者会出现术后暂时性眼压升高,应密切观察。原因可能是由于激光治疗后,碎屑或巨分子阻塞了房水流出道。多数在 $1\sim2$ 周内消除。

(6)对于静止性先天性白内障且对视力影响不大者,一般不需要治疗,如点状白内障、冠状白内障、前极白内障等。

(7)低视力助视器 一些因白内障视功能障碍又不宜手术者可采用助视器。手持式单眼放大镜有助于瞄准远距离目标,而高度数附加眼镜、放大镜和望远镜式放大镜可用于阅读和近距离工作。

2. 手术治疗

(1)手术指征 当白内障引起的视力下降影响病人的工作及日常生活时,可考虑行白内障手术。以往认为白内障成熟期为最佳的手术时机,现在由于手术技术及设备的进步,一般视力低于 0.1,影响患者工作及生活时即可手术。患者迫切需求而医师技术有把握者,矫正视力低于 0.3 也可手术。另外,因白内障引起的眼部并发症,如晶状体源性青光眼,或影响其他眼病的治疗,如糖尿病视网膜病变需要视网膜光凝治疗时,应先行白内障摘除手术。

(2)手术时机

1)择期性手术　白内障引起的视力下降影响患者的工作及日常生活,应考虑行白内障超声乳化吸除、白内障囊外摘除或联合人工晶体植入术。个别患者矫正视力高于0.3,但晶状体混浊明显,患者强烈要求手术者,可适当放宽手术适应证,但要做好患者术前的解释工作。如果患者是独眼或伴有其他的眼病,或手术技术条件较差,手术应相对推迟。对于先天性白内障,如为全白内障,已影响视力,为防止视功能发育障碍应尽早行白内障抽吸术。甚至在2个月内进行手术。术后即可配高度远视眼镜,单眼发病者给予配戴角膜接触镜。手术愈早获得良好视力的机会愈大,有些学者主张在生后几周内即可手术,一般宜在婴儿3～6个月时手术。除全白内障外,其他类型的先天性白内障建议患儿年龄稍大(大于2岁以上)时行白内障抽吸及人工晶体植入术,无晶体眼患儿可行Ⅱ期人工晶体植入。植入人工晶体的度数应按不同的年龄适当加减。尚未手术者,可予1%阿托品散瞳,让光线进入眼内刺激黄斑的发育。在配镜3个月后视力无提高,而且确定为弱视时,应尽早进行弱视治疗。患儿行白内障手术多在全麻下进行,术前应注意患儿的全身情况,排除手术及麻醉禁忌证。较厚且纤维增殖机化明显的后发性白内障,应做手术切开后发障。对于糖尿病性白内障,为防止白内障的进一步发展和预防手术后出血,伤口愈合不良以及可能发生感染等,一般要求血糖控制在正常范围内才能进行白内障手术,特殊病例的空腹血糖应控制在10 mmol/L以下。当糖尿病发展至增殖型糖尿病视网膜病变且视功能较差时,慎重考虑是否植入人工晶体。对于并发性白内障,术前注意排除视网膜脱离及青光眼,如光定位准确,红绿色觉正常,可考虑手术治疗,但必须在眼部炎症消退3个月以上。手术前后应继续控制原发病,术后局部或全身应用皮质类固醇,剂量较一般白内障术后大而且时间较长。双眼白内障者两次手术应间隔一段时间,以在第二只眼手术前保证第一只眼是安全可靠的。

2)紧急手术　对于晶状体前囊膜破裂的外伤性白内障,混浊的皮质溢入前房,可考虑急诊手术。

(3)麻醉　麻醉是手术成功的基本条件。目的是使患者能在无痛及安静的情况下接受手术。麻醉方法可分为局部麻醉和全身麻醉。成人白内障手术一般采用局部麻醉,儿童则采用全身或基础麻醉结合局部麻醉。

1)局部麻醉　局部麻醉是白内障手术最常用的麻醉方法。临床常用的白内障局部麻醉方法有表面麻醉、面神经阻滞麻醉、球后阻滞麻醉和球周麻醉。一般来说,行白内障超声乳化吸除术时多用表面麻醉,优点是减少了眼球穿孔的机会,但这种方法需要患者的配合,所以有时应用受限;行白内障囊外摘除术时多用球后阻滞麻醉联合或不联合面神经阻滞麻醉,眼球制动和麻醉效果都很好。球后阻滞麻醉可使结膜、角膜、葡萄膜得到麻醉,同时可以降低眼肌张力,降低眼内压。球后麻醉的并发症有球后出血、眼球穿孔、视神经损伤和脑干麻醉。球周麻醉用较短的针经一处或多处注射,理论上消除了视神经损伤和硬脑膜内注射所致的中枢神经系统并发症,但眼球穿孔的危险并未完全消除。而且在眼球制动和麻醉效果方面都不如球后麻醉,麻醉起效时间也较慢。

2)基础麻醉 对儿童进行手术麻醉前,为使患儿神志不清并进入睡眠状态而采用的麻醉方法称为基础麻醉。由于基础麻醉的患者对疼痛刺激仍有反应,故此必须配合使用常规的局部麻醉才能进行手术。痴呆、智力低下、咳嗽不能控制或头部明显震颤的患者亦可选择全身麻醉。

(4)手术方法 白内障摘除的手术方法很多,早在公元前800年就有针拨术,但并发症的发生率很高,已淘汰。囊内摘出法的致盲性并发症的发生率仍达5%,包括感染、出血、视网膜脱离和黄斑囊样水肿。而且术后无晶体眼的视力矫正仍是个棘手的问题。目前绝大多数医生选择白内障囊外摘除术或白内障超声乳化吸除及白内障抽吸术。

A.白内障囊外摘出术(extracapsular cataract extraction,ECCE):现代白内障囊外摘出术是目前白内障摘除术中应用最普遍的一种。其并发症少,预后较好。

第一,开睑 目的是充分暴露术野、避免影响术中操作。方法有开睑器开睑和缝线开睑两种。作缝线开睑时,缝线不可距离睑缘过近,并应经过睑板组织,否则会引起睑外翻或睑板上缘压迫眼球。对于睑裂过小的患者,还可作外眦角切开。

第二,上直肌牵引缝线 用斜视钩将眼睛转向下方,同时用有齿镊在12:00方位顺结膜面向上距角膜缘后8 mm处夹住上直肌的肌止缘,使眼球向下转,1—0黑丝线穿过上直肌肌腹,注意过针时针尖切勿刺向巩膜,以免穿破巩膜。然后拉紧缝线,用血管钳固定在手术巾上,将眼球固定在下转位。

第三,做结膜瓣 沿角膜缘作以穹窿为基底的结膜瓣以便能充分暴露术野及术中观察前房,但如果术后结膜瓣退缩,可使角膜缘切口暴露。方法是以12:00方位为中心,沿角膜缘剪开球结膜约120°范围,长约11~12 cm,然后向穹窿方向作结膜下钝性分离,暴露上方巩膜约3~5 mm宽,以电凝器进行表面电凝止血。

第四,角膜缘板层切口 一般在12:00方位作切口,根据切口位置可分为以下四种:

1)角膜切口 切口位置在角膜缘以内约1 mm的透明角膜上,优点是不引起出血,术后不易发生虹膜前粘连,缺点是术中较易损伤角膜内皮及后弹力层,术后伤口愈合较迟且角膜散光较大,一般只用于为避免伤害青光眼术后滤过泡、虹膜周边有广泛前粘连或有出血倾向等特殊病例。

2)角巩膜切口　切口位置靠近角膜缘前界,此处出血较少。

3)巩角膜切口　切口位置位于角膜缘后界,此处出血较多,但伤口愈合较快,对角膜屈光影响较少,是最常采用的切口部位。其内切口则以在小梁网之前部(无功能小梁)或 Schwalbe 线附近为宜。

4)巩膜切口　切口位置在角膜缘后界后 1～1.5 mm,稍向前倾斜进入前房,内切口位置在小梁后部,切口完全避开角膜组织,但术中及术后较易出血,此切口仅用于角膜内皮变性病例。

根据切口自表面到前房的径路特点可分为以下四种切口类型:

1)垂直切口　与眼球壁呈垂直方向进入前房。

2)倾斜切口　向角膜方向倾斜进入前房。

3)垂直-倾斜切口　先垂直后再改为倾斜方向进入前房。

4)梯形切口　先作角膜缘部的垂直板层切口;再作平行角膜板层向前剥离1～2 mm 的切口;最后在水平切口前端垂直切开进入前房。

角膜缘板层切口的深度取决于所选择的切口类型,如垂直切口的板层切开深度应达全厚度的 90%;而作垂直-倾斜切口的板层切开深度应为 1/2 厚度。切口的长度可根据术前对晶状体核大小的估计来判断,一般为 120°弧度。

第五,截囊　前囊切开是白内障囊外摘出术中最有决定性的步骤之一,切除前囊的大小和形状是根据摘除晶状体核的大小和保持晶状体悬韧带处囊膜的完整性两方面要求而设计的,故截囊范围的直径约 6 mm,太大易损伤悬韧带,太小易发生术中晶状体核娩出困难及术后发生后发障,临床上常用的前囊膜切开有五种方式:

1)开罐式　采用环形排列的多个小的撕裂口相连形成一个大的中央开口。

2)信封式　先在前囊的上方中周部作一水平裂隙切开,摘出晶状体核及皮质后再撕去中央光学区的前囊膜。

3)邮票式　先用破囊针尖以环形走向作多个前囊小切口,再用撕开法将其连接起来,它是开罐法的改进型。

4)连续环形撕囊法(CCC)　用撕囊镊或破囊针头将前囊膜撕成一个无锯齿状缘的光滑的圆形切口。此法保持了囊袋结构上的完整性,在晶状体核娩出时不易引起前囊膜撕裂,并有利于清除晶状体皮质及在囊袋内植入人工晶体的稳定性和中心性。

5)激光前囊膜切开　采用 Nd:YAG 激光于术前作前囊膜环形切开,术前应充分散瞳,表面麻醉后手术。激光前囊膜切开与手术的时间间隔不宜太长,以免引起眼压增高。如超过半小时以上才作白内障手术,应在激光前囊切开后,用 0.5%噻吗心胺眼药水滴眼降低眼压。

截囊方法:最常用及简易的截囊器械是用 4 或 5 号注射针头的前段及针尖弯曲制成的截囊针。先在角膜缘板层切口内用刀片或针头穿刺进入前房,造成只有截囊针头能进出的小切口,形成前房水密状态,维持接近正常的眼压并使晶状体囊膜保持一定的张力,以便能顺利进行截囊及避免损伤角膜内皮。此外,术中还可以通过注入气泡、黏弹剂或持续性灌注平衡盐液形成前房,并使囊膜切口闭合,防止晶状体皮质过早逸出,以维持囊膜的张力。当皮质从囊膜切口逸出时,常会阻碍视线,并使囊膜发生移位、皱褶及松弛,给继续截囊带来困难。若液化皮质大量进入前房,可将其冲吸干净后再继续截囊。尽管如此,随着切口的扩大,囊膜也越来越松弛。为保持囊膜张力,可先造一独立的小切口构成的切开环,保留小切口之间的囊膜组织,再通过撕开法把这些单个的小切口连接在一起将整个中央囊膜截除。截囊针尖应锋利,利用针尖两侧锋利的边缘作上下移动将囊膜切开,这样可避免囊膜切口延伸撕裂。开罐式截囊是刺开或划开囊膜而不是拉开囊膜,故操作动作幅度要小,针尖应避免刺入太深进入晶状体核,以免易引起晶状体脱位。如截囊区有前囊膜片残留,不应强行用镊子拉出,以免引起放射状撕开,导致悬韧带断裂或后囊膜撕裂,因此,残留的前囊膜片只能用囊膜剪剪除。留下的前囊膜边缘要尽可能整齐,以利于抽吸出晶状体皮质。

连续环形撕囊法:连续环形撕囊是用截囊针或囊膜镊进入前房先做一小的穿刺或截囊,然后抓住囊膜边缘,连续撕下一片圆形的囊膜并拉出。前房内注入黏弹性物质、空气或持续灌注平衡盐液来维持深度。为了更好地维持前房深度及保护角膜内皮,最好是使用黏弹性物质。撕囊的起点原则上是在预定撕去前囊的范围内,否则会增加对悬韧带的牵拉,出现放射状撕裂。撕囊时应抓住撕开部分的近端,容易控制撕囊的方向。并应有意控制其方向趋向瞳孔区的中心,否则撕囊会向周边延伸。撕囊的起点与终点应圆滑连接,否则当受到力或牵拉时,在连接部位可能出现 V 形撕裂口,甚至可能向晶状体赤道延伸。一旦出现放射状撕裂或撕开部分偏向晶状体赤道部,应改变撕囊的方向朝向中央区操作撕开前囊。环形撕囊的理想直径应控制在 6 mm 的无悬韧带区,如果在有悬韧带的范围撕囊,则撕囊的方向不容易控制,且易发生放射状撕裂及损伤晶状体悬韧带。在术中为了维持瞳孔处于散大状态,避免给连续撕囊造成困难,可以在灌注液中加入肾上腺素,使成1∶1 000 000的浓度。

第六,扩大切口 截囊后,用角膜剪按原设计的切口类型扩大角巩膜切口。进入前房时应注意剪刀页的方向,避免插入角膜基质与后弹力层之间。切口长度通常为120°弧长。

第七,娩核 先将灌注液注入晶状体前囊膜下,即晶状体皮质与晶状体核之间,用水压作用使晶状体核松动。然后注入黏弹性物质,保护角膜内皮。手法娩核时,右手持显微持针器(或类似器械)压迫6:00方位的角膜缘内侧,使已经游离的晶状体核上方翘起到囊袋外,左手持镊子轻压切口后唇,使切口呈鱼嘴样张开,晶状体核在双手协同产生的反向作用力下,缓慢地移出切口外。娩核时要注意掌握压迫的位置及压迫力度,以免导致后囊破裂。并注意持针器不可沿角膜滑动,以免角膜内皮与晶状体核接触造成内皮损伤。

第八,缝合切口 用10-0或11-0尼龙线,采用间断缝合、连续缝合或"8"字缝合将切口缝合至水密状态,线结埋藏。进针深度应达3/4角巩膜厚度,切口两侧深度一致,针距约1.0 mm,缝线呈放射走向,结扎松紧度适中,过松会引起逆规性散光,过紧则引起顺规性散光。一般在清除晶状体皮质前,先间断缝合3针,以便在抽吸皮质时能维持前房的深度,而缝线间又有足够的空间进出抽吸针头。

第九,清除晶状体皮质 最常用的是McIntyre的同轴灌注抽吸系统,其注吸针管的外套管为灌注通道,内管为吸出通道,抽吸口的直径为0.2~0.3 mm。抽吸针头的开口应始终避免朝向后方,以免在抽吸时不慎吸住晶状体后囊。灌注与抽吸的力量要保持平衡,以维持正常前房深度,减少内皮损伤和晶状体后囊破裂的机会。抽吸晶状体皮质应由前向后逐层吸出。位于周边部及虹膜后方的皮质应将其拉至瞳孔区再吸出,尽量避免在虹膜后盲目操作。皮质抽吸干净后再补加角膜缘切口缝线,使切口闭合达到水密状态。

第十,结膜瓣的处理 将结膜瓣向下拉,遮盖切口,两端以透热黏合或用缝线固定在适当位置。

B. 晶状体超声乳化摘除术(phacoemulsification):是一种改良的白内障囊外摘除术,由Kelman于1967年首先采用。

第一,麻醉 局部麻醉根据术者的爱好可选用球后麻醉或球周麻醉,或用表面麻醉。

第二,切口 根据切口位置,分为角膜缘切口、巩膜隧道切口和角膜隧道切口。通常初学者多可采用角膜缘切口,以便必要时能延长切口,将晶状体核娩出。随着技术的熟练,可改作巩膜隧道切口,以后再过渡到角膜隧道切口。由于超声乳化术常需双手操作,因此常用前房穿刺刀作一与原切口约成90°角的角膜缘内0.5~

1 mm平行于虹膜面的角膜旁切口。

巩膜隧道切口与角膜缘切口比较,主要有三个方面的变化:①切口较短;②切口后移;③切口内口直达透明角膜内,形成瓣膜样内切口,在眼内压的作用下,具有自身封闭的效果。这种切口即使不缝线,也不会发生渗漏,虹膜亦不会脱出,因而这种自闭切口具有较强的稳定性。切口的长度取决于植入的人工晶体类型,一般长约3.5~7 mm。具体操作:以穹窿部为基底作结膜瓣,并向上分离到角膜缘后5 mm处,距角膜缘3 mm处作深达1/2巩膜厚度的平行或反弧形切口,然后用铲形刀作与切口等宽的巩膜板层隧道切口,直至角膜缘血管弓前0.5 mm的透明角膜处。

角膜隧道切口的的优点是切口在角膜,可在表面麻醉下进行;缩短手术时间,且切口小,愈合快,术后角膜散光少,短期恢复视力和日常生活;不必切开球结膜,适用于有出血倾向的患者和有干眼症、天疱疮样结膜病变以及巩膜病患者。特别是已做抗青光眼过滤手术的患者,在角膜作切口既不影响滤过泡又不会损伤小梁网等组织。操作方法:用3.2 mm的双刃角膜刀在颞上或颞侧角膜缘周边无血管透明的角膜先水平进入角膜内2 mm,然后刀尖向后向下经角膜后弹力层穿透角膜进入前房完成切口。这种切口专为晶状体超声乳化摘出术联合或不联合植入可折叠人工晶体用,因此不用扩大。

第三,连续环形撕囊 这是晶状体超声乳化摘出术中相当重要的一步。也有少数术者作信封式前囊切开。

第四,晶状体水分离和水分层

1)水分离 用冲洗针头分别伸入6点、3点或9点前囊下,轻挑起囊膜,缓慢而持续地注入平衡盐液,使囊膜与皮质分开,直至看到红光反射区内水波的流过。当液体扩散到晶状体后囊时,晶状体在囊袋内向前鼓,此时如果将晶状体中央部轻向后压,液体从后囊下向前到赤道部及前囊下,经撕囊口流入前房,同时使晶状体核及皮质可在囊袋内活动。

2)水分层 水分层是将液体灌注在晶状体内,使晶状体内核层(N)与围绕着内核的外核层(E)分离。用冲洗针头在晶状体旁中央区向下轻轻刺入,作切线方向前进,退回针头时轻轻推注使液体进入阻力小的范围内,使内核与外核层之间形成围绕晶状体内核部的一个液体空间,此时可以看到外核层与内核层间有一金色环,有时表现为黑色圈。水分层的目的是减少需要作超声乳化晶状体核的部分(一般可减少50%),并且在超声乳化内核时有晶状体皮质和外核层保护后囊避免损伤。

第五,晶状体超声乳化 主要是晶状体核的乳化,其操作可以分成单手法和双手法。前者是用一只手控制乳化头一边转动或拨动晶状体核,一边将其乳化吸出。双手法是一手控制旁切口的拨核器,另一手控制乳化头。当一部分核被乳化吸出后,用拨核器将核转动,然后将其粉碎乳化并吸出。

1)前房晶状体乳化法 20 世纪 60 年代末期,Kelman 最先提出前房晶状体超声乳化法。这种方法操作简便、能见度好、术中瞳孔逐渐缩小也影响不大,由于核与后囊的间距增大,后囊破裂的危险性大为减少。但乳化头靠近角膜,使角膜内皮细胞明显受损,并且将晶状体核移入前房比较困难。现在大多数术者已不采用此法。只有当后囊出现破口,为了避免晶状体核落入玻璃体,才偶尔采用此方法。

2)后房晶状体乳化法 这是将晶状体核脱位于虹膜后的后房位置,在虹膜后和晶状体前囊前乳化晶状体核的方法。70 年代末期以来许多术者喜欢采用。

3)囊袋内晶状体乳化法 这是将晶状体核在囊袋内作超声乳化的方法,又称原位碎核法。碎核前均作连续环形撕囊术。在晶状体囊袋内的超声乳化碎核的方法有:ⅰ.弹坑式的分块破除术:适用于很硬的甚至棕色的晶状体核;ⅱ.Shepherd 改良的分块破除术;ⅲ.Fine 切削翻筋斗术;ⅳ.晶状体核的砍劈术;ⅴ.小型撕囊(或完整)的囊袋内晶状体乳化术:其目的是最大限度地保留囊膜,使超声乳化时不损害角膜内皮细胞和虹膜。在植入人工晶状体前,在前囊的两侧将囊膜垂直切开,用囊膜镊将前囊撕去。还有人报导此法可以减轻对晶状体悬韧带的压力。

第六,皮质抽吸 残留的皮质多较透明,因此需要先将皮质吸住,拖至瞳孔中央后,再加大吸力将其吸出。

C. 白内障抽吸术(aspiration of cataract)

第一,麻醉 通常选择基础麻醉加局部麻醉。局麻药使用利多卡因,婴幼儿不宜使用布比卡因。术中必须使用心电监护,密切观察心率及血压等生命体征。

第二,软化眼球 注射局麻药后应按摩眼球,使眼球充分软化。按摩眼球时用力不可太大,以免引起眼—心反射,甚至心跳骤停。

第三,开睑 缝线或开睑器开睑,上直肌缝线使眼球固定于下转位。

第四,结膜切口 以穹窿部为基底从 10:00~2:00 方位沿角膜缘剪开球结膜,电凝止血。

第五,角膜缘切口 以 12:00 方位为中心,沿角膜缘板层切开弦长约 6.5 mm,切口长度应根据使用的人工晶体直径来确定。在 12:00 方位作全层切开进入前房。此切口不宜太大,以免截囊时虹膜膨出切口引起色素脱失或损伤。

第六,前囊膜切开 在平衡盐液或黏弹性物质维持前房下用截囊针头作连续环形撕囊或开罐式截开晶状体前囊膜。

第七，抽吸皮质及晶状体核　抽吸时应尽可能保持瞳孔散大，在直视下将皮质及软性晶状体核抽吸干净。12:00方位虹膜后的皮质较难抽吸但不可忽略，否则皮质残留，术后容易引起炎症反应，使瞳孔变形或虹膜后粘连。

第八，缝合切口　10-0尼龙线间断缝合切口，吸出前房内残留的黏弹剂，并注入0.01％毛果芸香碱(pilocarpine)或0.01％卡米可林(carbamyl choline)缩瞳，然后冲洗前房。术毕结膜下注射地塞米松2 mg和妥布霉素2万u，在结膜囊内涂典必殊药膏和多粘菌素B眼药膏，用眼垫及眼罩包眼。

D. 人工晶体植入术：白内障被摘除后，患眼就变成无晶体眼，呈高度远视状态，一般为＋10D～＋12D。后房型人工晶体物像放大仅1％～2％，尤适用于单眼白内障术后，为矫正无晶体眼的最有效方法。术后可迅速恢复视力及双眼单视和立体视觉。当采用白内障囊外摘除或超声乳化吸出术后，确定没有晶状体悬韧带断裂或后囊膜破裂时，可Ⅰ期植入人工晶体。根据人工晶体襻的固定位置可分为囊袋内固定、睫状沟固定、不对称固定(即一襻在睫状沟，另一襻在囊袋内)。其中囊袋内固定避免了人工晶体和葡萄膜组织的接触，理论上是治疗白内障术后无晶体眼的理想方法。

第一，注入黏弹性物质扩大囊袋腔。可先在瞳孔中央开始注射，然后是下方囊袋，最后在上方前囊膜下。

第二，用无齿镊纵向夹住人工晶体光学部，下襻先进入下方囊袋内，再将光学部送到后房瞳孔区，最后将上襻用旋转的手法屈曲送到位。

第三，抽吸干净后房及人工晶体后的黏弹性物质。

第四，前房内注入缩瞳剂缩小瞳孔后，将残留缩瞳剂抽吸干净。

第五，10-0尼龙线间断缝合切口。

(5)手术方法评估　白内障手术治疗已有约2000年历史。古印度医生早在公元前800年就进行了针拨术。而传统的白内障囊外摘除术比针拨术有了很大的改进提高，其手术方法是通过前囊的一个开口摘出晶状体核与皮质，保留完整的晶状体后囊。但瞳孔阻滞性青光眼、慢性炎症、眼内炎等严重并发症的发生率较高，白内障手术的目的是摘除混浊的晶状体及全部皮质，同时保留完整的悬韧带和完好透明的后囊，保持前囊边缘宽大完整则更为理想。现代白内障囊外摘出术的特点是在手术显微镜下用前房闭合性抽吸灌注方法进行白内障囊外摘出术。由于保留了完整的晶状体后囊，与囊内摘出术相比显示出不少优点，如减少玻璃体丧失的机会，从而使视网膜裂孔、视网膜脱离等并发症减少。对原有视网膜脱离者，做白内障囊外摘出术,可明显降低视网膜脱离的复发率。晶状体后囊的屏障作用可使眼球后段组织免受房水中可能存在的毒性成分损害。对角膜营养不良病例,它可防止玻璃体与角膜内皮接触所引起的角膜水肿损伤,并且可使在无晶状体眼作穿透性角膜移植时变得安全。术后黄斑囊样水肿的发生率也明显低于白内障囊内摘出术。完整的后囊还防止或减少了进入前房的细菌侵入玻璃体引起眼内炎的可能性。缺点是皮质残留会导致术后葡萄膜炎,而且在大切口浅前房下操作易致角膜与虹膜的损伤。现代白内障囊外摘出术,必须在同轴照明的手术显微镜下进行,术中应具备特殊的显微手术器械;术中应用灌注抽吸系统。后囊的完整保证了人工晶体良好的解剖位置与稳定性。晶状体超声乳化摘除术属于一种改良的白内障囊外摘除术,这种方法减少了与大切口有关的并发症,如术后切口裂开、房水渗漏、滤泡形成、上皮植入、虹膜脱出等,且切口愈合快、视力恢复亦快,预期将有越来越多的术者采用这种术式。但是进行晶状体超声乳化摘除术的手术者需要经过特殊的训练,学习曲线亦较长,如果操作不够熟练,则可能出现比现代白内障囊外摘出术更为严重的并发症,如持续性角膜水肿、晶状体核落入玻璃体、黄斑囊样水肿等。

(6)手术方案的选择

1)年龄相关性白内障

①白内障囊外摘除术:为现代先进的白内障摘除方法,目前是我国的白内障主导手术。凡具备显微手术设备及显微手术技者,除晶状体脱位外,几乎均可采用白内障囊外摘除术。因完整保留了后囊膜,使玻璃体免受房水中可能存在的毒性成分的损害,减少了玻璃体脱出及其引起的并发症,避免了玻璃体疝与角膜内皮接触所致的角膜内皮损伤,并为后房型人工晶体顺利植入准备条件。但后发障的发生率较高。

②超声乳化白内障吸出术:手术切口小,愈合快,手术时间较短,可在表面麻醉下完成手术,术后产生角膜散光小,视力恢复迅速,为发达国家普遍采用的手术方法,在我国也有日益推广的趋势。但超声乳化技术设备较为昂贵,对手术技巧要求很高,目前在我国尚未大面积普及。

③白内障囊内摘除术:手术操作较简单,不需特殊设备,肉眼下可完成,手术技术和设备要求不高。术后瞳孔区透明,不发生后发障。但玻璃体脱出、视网膜脱离、黄斑囊样水肿等并发症较囊外摘除术多。有时发生玻璃体疝而引起青光眼、角膜内皮损伤。在不具备显微手术设备及显微手术技者仍应采用囊内摘除术。

④白内障针拨术:用器械将混浊的晶状体悬韧带剥断,使晶状体脱入玻璃体中,因术后易发生并发症,不宜采用。

⑤激光乳化白内障吸出术:新近发展起来的手术技术,已初步应用于临床。与超声乳化相比,切口更小、损伤更少、更安全。

2)外伤性白内障

①合并全身严重外伤时,应优先处理危及生命的外伤。

②眼球穿通伤存在角膜穿通伤及晶状体穿通伤时,皮质逸出前房,炎症反应重,可在修补角膜伤口后,另作切口将外伤性白内障同期摘除,不必等晶状体皮质完全混浊后第二次手术。但如果晶状体穿破口小,晶状体局限混浊,炎症反应轻,可暂不行白内障手术。

③当眼球穿破口出现玻璃体损伤并嵌顿于伤口,手术摘除白内障的同时联合前段玻璃体切割术。

④无伴晶状体脱位时手术方式可选择白内障超声乳化摘除术、白内障抽吸术或白内障囊外摘除术。

⑤外伤性白内障植入人工晶体时,应严格掌握好适应证。如果角膜伤口较小,眼球损伤轻,可考虑白内障摘除时Ⅰ期人工晶体植入。若预计预后较差者,不宜植入人工晶体,或者先行白内障摘除,矫正视力好时,再行Ⅱ期植入人工晶体。

3)先天性白内障,如绕核性白内障、全白内障等 明显影响视力者应手术治疗。可做白内障吸取术或囊外摘除术。过去对绕核性白内障做增视性虹膜切除术,但术后通过角膜及晶状体周边部视物,不能得到满意的视力,不宜采用。

4)其他类型的白内障 白内障囊外摘除及超声乳化白内障吸出术:在积极控制原发病的同时对明显影响视力的白内障可采用上述术式。

【术后观察及处理】

(一)一般处理

1. 注意休息,避免术眼受到碰撞,不必强调绝对卧床。

2. 避免进食坚硬、多刺及刺激性食物,保持大便通畅。如果出现疼痛、呕吐、咳嗽等症状应及时对症处理。

3. 术后第一天如无特殊并发症,可用抗生素及糖皮质激素混合的眼药水,如典必舒眼水开放滴眼,每天 4~6 次,每晚用抗生素及糖皮质激素混合的眼药膏包眼。

4. 术后常规检查并记录 术眼裸眼视力(包括远视力及近视力)、矫正视力,裂隙灯检查切口愈合情况、有无角膜水肿、前房深度是否正常、有无房水闪辉及前房出血、虹膜纹理是否清晰、瞳孔的位置及大小、有无皮质残留、有无后囊膜皱褶及混浊,眼底镜检查玻璃体及眼底情况,测量眼压,一旦发现并发症应及时处理。

5. 外伤性白内障术后应根据炎症反应情况,积极抗炎治疗和散瞳,尤其是婴幼儿及儿童患者。

6. 糖尿病性白内障术后应特别注意伤口,房水,虹膜,黄斑囊样水肿,玻璃体出血及增殖性视网膜病变的发生。

(二)并发症的观察及处理

1. 球后出血　常因球后麻醉时进针过深、太快、过于偏向鼻侧、针尖过分锋利或针尖细软,以致不能控制进针的方向。注射时如发现眼球突然上浮、眶压升高、眼睑逐渐紧张、眼睑闭合困难及上睑下垂,即是球后出血的现象。应立即退针并用纱布绷带加压包扎眼球,延期手术。否则,术中极易发生玻璃体脱出等并发症。通常球后出血可在一周内吸收,出血吸收后再考虑手术。

2. 切口意外　如果刀片不够锋利容易发生切口不整齐。作切口时应注意平行角膜缘切开,控制入刀的深度和方向,不要损伤眼内组织。入刀的倾斜角度不当会导致板层切开角膜或刺伤虹膜和晶状体,因此作切口时应随时注意眼球倾斜的角度,按预先选择的切口类型调整刀片与角膜平面的角度,刀尖进入前房后,注意刀尖所在位置,避免触及角膜背或虹膜。

3. 虹膜损伤　切开前房后,虹膜有时随房水脱出切口外,特别是在麻醉不充分及眼压控制不理想时,虹膜更易脱出。在用角膜剪作角膜缘切口全层剪开前,如虹膜嵌顿于切口处,应先用虹膜恢复器将其整复。角膜剪进入前房时,应注意剪尖和剪页的方向,当确认剪页在虹膜上面时,方可剪开。如虹膜被大范围剪破,则上方虹膜下坠,呈"D"形瞳孔。如果在视觉和外观上都无明显影响,可不必处理;如虹膜根部有大范围离断,会出现视觉障碍并影响外观,应在缝合切口时,用单丝的永久性缝线将断离之虹膜根部缝到切口处。

4. 前房积血　术中的前房出血常为切口外血液渗入前房、虹膜根部离断或全身疾患引起的出凝血时间异常等所致。血液凝固后会妨碍手术,故术中应在切口彻底止血后才进行下一步操作。流入前房的血,应迅速冲洗干净;因撕断虹膜根部所致的出血可滴入一滴肾上腺素或前房内注入黏弹性物质止血;如血液已凝固,则可用镊子将血块除去。术后前房积血绝大多数来自切口,特别是来自较后的垂直切口,多发生在术后 2～5 天,少量积血可在数天内完全吸收,不必特殊处理。占前房 1/2 以上的较大量积血,因自行吸收时间较长,为预防眼压升高和角膜血染可作前房冲洗。如合并切口裂开,应及时修补,并清除积血。术后数月或数年发生的前房积血多来源于切口部位的新生血管,可通过房角镜对其进行氩激光光凝。

5. 角膜后弹力层撕脱　切口进入前房的位置过分靠前、手术器械或人工晶体反复进入前房及进入的角度不正确,其尖端或边缘接触角膜背,或不慎将液体注入后弹力层与基质层之间,将后弹力层撕脱,可引起基质水肿和角膜混浊,严重时可能导致大泡性角膜病变。较大的角膜后弹力层撕脱可于前房内注入消毒空气或黏弹性物质顶压复位,有时需缝合复位。注意有时不易区分脱位的角膜后弹力层与晶状体前囊膜,此时应根据该膜与周围组织的解剖关系做出正确判断。

6. 晶状体后囊膜破裂　可以发生在手术过程中的任一环节。裂口大者易导致玻璃体脱出,或晶状体核和/或皮质经裂口坠入玻璃体腔。最易发生在灌注抽吸残留晶状体皮质时,发生的原因主要是灌注抽吸过程中,误将晶状体后囊膜吸住又未能及时认出,如果此时继续增加吸力就会导致晶状体后囊破裂,甚至玻璃体的前界膜破裂。因此,在抽吸晶状体后囊附近的皮质时,应调整显微镜焦点在后囊膜上,并在高倍显微镜观察下,调整显微镜的光线的入射角度,以便获得良好的眼底红光反射。此外,在抽吸时,器械的抽吸孔不应直接向着后囊膜。当吸住晶状体后囊膜时,可看到抽吸孔周围有放射状皱褶。此时,应立即停止抽吸,同时加快灌注速度,将被吸住的晶状体后囊膜冲离抽吸孔,并逐渐恢复到它原来的位置。如仅是很小的后囊膜破裂,玻璃体前界膜完整且没有玻璃体进入前房时,可用黏弹性物质稳定前房后,用晶状体圈匙将核碎块取出,尽量减少对玻璃体的牵拉或进一步扩大后囊膜裂口。如晶状体后囊膜破裂伴玻璃体脱出,则应行眼前段玻璃体切除术,将前房及前部玻璃体切除干净,直至瞳孔恢复近圆形并位于中央为止,防止人工晶体或切口部位发生玻璃体黄斑牵引。如果较大的后囊膜破裂发生在超声乳化过程中,可通过扩大切口来妥善处理。如果核碎块已经落入玻璃体腔,不宜试图将其捞出,应由有经验的医师行玻璃体切除术来清除核碎块。

7. 玻璃体脱出　术中玻璃体脱出不仅给手术本身增加了难度,并且由此可引发一系列近期和远期并发症,产生严重的后果。有些并发症与眼前段玻璃体是否被彻底清除从而解除它的牵拉作用有关;有些则与玻璃体丧失,以及过多的附加操作有关。

玻璃体脱出的原因及预防

(1)麻醉效果不好,尤其是眼轮匝肌及球后麻醉不完全时,当患者感到疼痛就可能瞬目挤压眼球,使眼压突然升高。因此,在切开眼球前,如发现麻醉效果不好,应追加麻醉,并检查麻醉满意后再进行手术。

(2)眼压控制不佳。局麻时机械性压迫眼球对于软化眼球十分有效。切开眼球前如果发现眼压不够低,可适当延长压迫时间。但要注意压迫眼球的压力不可太高,且应间歇加压,一般约每半分钟放松一次,注意避免引起眼心反射。

(3)开睑方法不合适或上直肌缝线牵拉过紧,均会对眼球产生压迫,因此通常采用不锈钢丝弯成开睑器开睑或缝线开睑,并应正确掌握作上直肌牵引缝线的操作方法。

(4)角膜缘切口如果太小,娩核时会增加对眼内容的挤压力量,以致玻璃体脱出。故娩核发现角膜出现水平张力线,应及时将其扩大。

(5)手术操作不当,如在灌注抽吸晶状体皮质时,前房内压力不平衡或灌注抽吸针头吸住后囊膜,可引起后囊膜破裂和玻璃体脱出。其判断指征为:抽吸皮质过程中阻力突然加大,前房加深,后囊膜平面出现异常反光,或皮质自发移位等。用翘板式压迫法娩核时,如果双手配合不当,压迫力量过大,亦易引起玻璃体脱出。此外,当晶状体核娩出困难需用晶状体圈匙托出晶状体核时,若操作不当,易损伤后囊膜及玻璃体前膜引起玻璃体脱出。如果在晶状体核娩出之前发生玻璃体脱出,多是因为截囊时操作不当,致晶状体悬韧带断裂所造成。此时,应暂时关闭切口,放松开睑器及上直肌缝线,数分钟后,如玻璃体仍有继续脱出趋势,需立即静脉点滴甘露醇,待眼压降到安全范围后再以晶状体圈匙将晶状体核托出,并进一步处理脱出的玻璃体。如果在晶状体核娩出后发生玻璃体脱出,应找出一切可能使眼压增高的原因,并予以去除。关闭切口,将切口处的玻璃体剪除干净。如有条件,应作前段玻璃体切除,将前房内残存的玻璃体全部清除直至瞳孔恢复圆形且位置居中。在切除玻璃体过程中,应使切割头的开口始终向上,尽量避免接触虹膜表面及在虹膜后面盲目操作。如玻璃体脱出后处理不当,可引起一系列并发症,包括角膜缘切口愈合不良、慢性葡萄膜炎、玻璃体混浊或条索形成,瞳孔阻滞性青光眼或因房角粘连所致的继发性青光眼,玻璃体与角膜粘连导致的角膜失代偿、大泡性角膜炎,玻璃体牵拉引起瞳孔变形、瞳孔上移、黄斑囊样水肿、黄斑皱褶甚至视乳头水肿及视网膜裂孔、视网膜脱离等。此外,术中发生的暴发出血,亦可能与玻璃体脱出有关。

8. 玻璃体出血　可能原因有糖尿病、视网膜裂孔形成而使横越裂孔表面的血管断裂或继发于低眼压、视网膜血管的原有异常或病变。玻璃体出血若不能自行吸收,可考虑行玻璃体切割术。

9. 脉络膜下暴发出血　又称驱逐性出血,是指手术过程中不明原因的脉络膜下大量出血,需紧急处理。它亦可发生在手术后,是白内障手术最严重的并发症之一。表现为切口哆开,晶状体虹膜隔向前隆起,眼内压突然升高,红光反射变暗,虹膜和晶状体自切口处脱出。严重者玻璃体、视网膜及葡萄膜组织相继脱出,最后涌出鲜红色的血液,患者顿感剧烈眼痛。脉络膜下暴发出血的发病机理尚不清楚,多数学者认为是睫状后短动脉在进入脉络膜上腔处有血管坏死或发生病理性改变。这种改变很可能与下列因素有关:动脉硬化、高血压、糖尿病、动脉周围炎、血管脆性增高、出血性素质、真性红细胞增多症、先天性脉络膜脆弱、高度近视眼、肥胖、青光眼高眼压、慢性眼部炎症、术中眼压骤然下降、术中玻璃体脱出等。多数是睫状后短动脉或后长动脉、脉络膜静脉的破裂。术后发生脉络膜下暴发出血则与碰撞震动、恶心呕吐、剧烈咳嗽、便秘等因素有关。因易感因素常存在于同一个体的双眼,因此脉络膜下暴发出血在对侧眼可能有再发生的倾向,如果第一眼手术发生脉络膜下暴发出血,则第二眼手术前,术中及术后必须做好周密的防范措施。术中一旦发生脉络膜下暴发出血,一般预后不良。关键是术者能够及时识别,并毫不犹疑地采取有效措施。手术处理的原则是立即行后巩膜切开,放出脉络膜上腔的积血,同时牢固缝合关闭切口,于眼前段注入黏弹性物质或加压注入平衡盐溶液,使脱出的眼内组织得以回纳,并促使脉络膜上腔的血液流出,出血一旦停止,可重新开放手术切口,彻底清除前房内的玻璃体及血液。迟发性脉络膜出血较少见。表现为突然眼痛、视力下降及前房变浅。若切口完好,可保守治疗,如全身应用糖皮质激素,控制眼内压并密切观察,多数能自愈。若切口哆开、持续性浅前房、眼压不能控制、脉络膜脱离或粘连,则需行手术切开引流。

10. 眼内炎　根据病原体的致病性不同及病程长短,眼内炎可呈急性或慢性表现,是白内障术后最严重的并发症。细菌感染多发生在术后 2～3 天,呈暴发性过程。术后突然发生术眼疼痛是感染的信号,一般的特征性表现为球结膜水肿、睫状充血,角膜光泽降低,切口出现灰黄色浸润,房水混浊甚至积脓。病情进一步发展,出现角膜周边部黄色浸润环,玻璃体混浊、积脓,视力丧失。条件致病菌的感染潜伏期约 4～6 天,且症状较轻。如为真菌感染则潜伏期更长。感染的来源较为复杂,如术眼带菌,术前、术中或术后使用污染的眼药水、灌注液、散瞳或缩瞳剂,器械消毒不合格,气候炎热,手术室的空气含菌量过高,手术时间过长及术中出现并发症,患者有全身性疾病抵抗力低下等。因此,预防措施是严格掌握全身及局部手术适应证,术前滴用抗生素眼药水及眼局部要严格消毒。手术室环境及术中使用的一切药物和器械都必须严格消毒。术后密切观察,一旦怀疑有感染迹象应立即取材(房水或玻璃体穿刺)做细菌培养及药物敏感试验,选用大剂量广谱抗生素作全身及局部治疗,待细菌培养及药物敏感试验有结果后,再考虑是否更换药物。前房积脓应作前房冲洗及前房内注药,化脓性眼内炎应立即玻璃体内注射规定剂量的抗生素,玻璃体严重受累者应及时做玻璃体切除术。视力预后取决于病原体的毒力、治疗是否及时以及患者个体的临床反应程度。

11. 角膜线状混浊及角膜水肿 为手术时过度压迫或牵拉角膜,切口缝线对合不良或缝合过紧,术中器械、晶状体或人工晶体进出前房,超声乳化时间长、能量高或切口小,机械性损伤后弹力层及角膜内皮所致。灌注液成分不合适或灌注抽吸晶状体皮质时间过长过猛,炎症,高眼压,患者年迈或原有角膜病变,角膜内皮细胞数少于 2 000 个/mm² 且形态不正常者,术后更易发生角膜水肿。除非内皮严重受损,一般角膜线状混浊多在一周内自行消失。如内皮损伤不能代偿,则会出现进行性角膜水肿、大泡性角膜病变。因此,有条件者术前应作内皮细胞检查以评估其代偿能力。术中避免任何对角膜内皮的机械性或化学性损伤,并使用黏弹性物质保护角膜内皮。术后用抗生素与皮质类固醇眼药水滴眼或结膜下注射,局部用高渗眼药水及营养角膜的药物,如 5% 氯化钠眼药水、谷胱甘肽眼药水、素高捷疗眼凝胶等。如已发生大泡性角膜病变,可试戴亲水软性角膜接触镜,以缓解疼痛,经上述处理无效,角膜水肿持续 3 个月仍未消退者,应考虑行穿透性角膜移植术。

12. 虹膜脱出 通常由于切口缝合不够紧密,眼球受到碰撞、挤压或眼压增高所致,多在术后数天内出现,应及时进行手术将脱出的虹膜复位。

13. 浅前房或无前房 手术中由于前房灌注量不足、切口过大漏水、眼球受外力挤压或玻璃体内压力升高,都可能使前房变浅甚至消失。前房变浅使眼内手术操作稍有不慎将极易损伤角膜内皮等眼内组织。如果出现原因不明的浅前房,应首先提高灌注液瓶的高度;然后检查切口是否过大而漏水,可予部分缝合;再调整开睑器或上直肌缝线,减轻对眼球的压力。对于易出现玻璃体内压力升高的患者,如肥胖、粗短颈、有慢性肺部阻塞性疾病或紧张屏气等,可静脉点滴甘露醇,降低眼压;最后检查眼底红光反射,排除脉络膜上腔出血或漏出,有条件时可用间接眼底镜检查。正常的水密切口,在术后 1~2 小时前房即可基本恢复。前房长期过浅或不恢复,可能造成眼部组织的永久性损害,虹膜长时间退缩在房角导致永久性周边虹膜前粘连,日后继发闭角型青光眼。虹膜与玻璃体或晶状体囊膜粘连也可能导致瞳孔阻滞。角膜与玻璃体或人工晶体的长时间接触则可能引起角膜内皮失代偿及慢性角膜水肿。如术后 2~3 天前房仍不恢复或又重新消失,可能有以下几种情况:

(1)切口渗漏 玻璃体嵌顿于切口或切口对合不良所致。术中对切口缘过度地烧灼止血,引起组织皱缩及不正确的缝合等亦可致切口愈合不良。常伴有低眼压。患者可以无症状,尤其是随后虹膜嵌顿于切口使前房恢复者。仔细比较双眼前房深度有助于判断。如怀疑切口渗漏,可通过 Seidel 试验来辨别,即滴 1~2 滴荧光素钠液于可疑渗漏区,如有渗漏,荧光素钠被渗出的房水稀释由深黄色转变为淡绿色,在裂隙灯钻蓝滤色镜下检查,可看到渗漏处不断有淡绿色液体向下流出。有时因为房水的渗出量很少,需对眼球施加压力后才能发现。如无明显切口裂开,可给予睫状肌麻痹及加压绷带包扎,局部使用碳酸酐酶抑制剂和β受体阻滞剂,减少房水生成,戴治疗性软性接触镜或使用组织粘合剂亦可帮助切口闭合。如发现切口裂开、虹膜脱出、或眼内结构与角膜内皮接触,应立即手术修补切口及重建前房。

(2)睫状体脉络膜脱离 影响液体从脉络膜血管渗出的主要因素有血管内压、眼内压和血浆渗透压,前者为促进渗出作用,后两者则有对抗渗出的作用,三者处于动态平衡,维持脉络膜的正常解剖位置和生理功能。当血管内压升高或眼内压下降时,都可使渗出增加而导致睫状体脉络膜脱离,其中后者更具临床意义。眼底镜下隆起的脉络膜脱离呈半球形,表面光滑,呈深褐色,可单个隆起病灶发生,亦可同时出现多个隆起病灶,下方及颞侧为多发部位,其后界少有超过眼球赤道部者。脉络膜脱离区累及 2~3 个象限时,隆起可呈分叶状,其最高点可达视轴区。常伴眼内压降低,而持续性的低眼压又加重了脉络膜脱离的程度,形成恶性循环。前房变浅甚至消失,尤其是与术后切口渗漏有关的脉络膜脱离,浅前房更为明显。在无前房的病例,因瞳孔散大较困难,眼底检查很难发现脉络膜脱离区,特别是位于周边部的小范围脱离,可借助超声波检查作出诊断。预防措施应包括手术中的每一个环节,其中最重要的是手术切口的闭合是否水密;麻醉后要软化眼球,避免切开眼球时眼内压骤然下降;术中避免损伤睫状体等。治疗措施包括睫状肌麻痹剂松弛睫状肌,减少葡萄膜组织的张力。如有切口渗漏,可做单眼绷带加压包扎,以阻断房水异常通道。使用高渗剂有利于脉络膜上腔渗液的吸收,不宜同时使用碳酸酐酶抑制剂。经保守治疗一周后脉络膜脱离仍不改善者,应考虑手术引流脉络膜上腔渗液。方法:经检眼镜或超声波检查定位后,剪开预定部位的结膜,暴露巩膜,在脉络膜脱离最高点的相应位置(通常在赤道部稍前)作巩膜的纵行全层小切口,直达脉络膜上腔,排出脉络膜下液。另在角膜缘内或外作小切口,向前房内注入消毒空气,以恢复前房及眼内压。

(3)瞳孔阻滞或睫状环阻滞 伴眼内压正常或升高。前者一般采用散瞳的方法来加深前房并降低眼压,如果无效,则采用激光虹膜周切术解除瞳孔阻滞。后者是由于房水向后倒流并积聚在玻璃体内,虹膜隔前移导致前房角关闭,引起恶性青光眼(又名睫状环阻滞性青光眼),这种情况较罕见。通常药物治疗和激光虹膜周切都无效,需行玻璃体切除术。

14. 角膜散光　角巩膜缘的切开和缝合都不可避免地使角膜表面的完整性受到破坏,引起散光。切口的位置、长度和形态,缝合的类型和缝线的松紧度等都影响散光的大小和轴向。术后 3～4 周可根据验光结果拆除一根或分次拆除数根缝线来减轻散光。拆除角膜缘缝线时要注意严格无菌操作,否则有使眼表的微生物沿针眼进入眼内引起眼内感染的潜在危险性。

15. 葡萄膜炎　术后一周内出现的轻度葡萄膜炎刺激症状,多属手术反应。如炎症反应明显,可能与毒力较低的细菌如丙酸痤疮杆菌和表皮葡萄球菌等感染、晶状体物质残留、术中玻璃体脱出、术前即存在的陈旧性葡萄膜炎被激惹等因素有关。部分患者尚可由对人工晶体的反应所致。一般可局部或全身应用皮质类固醇、散瞳剂等治疗。若晶状体物质残留太多,应再行抽吸冲洗。感染性慢性葡萄膜炎通常伴有肉芽肿性 KP,偶有前房积脓。在术后数周出现的伴有前房积脓、瞳孔封闭的葡萄膜炎,应注意真菌感染。既往无葡萄膜炎病史的患者如果出现持续性葡萄膜炎,应注意是否有微生物性眼内炎的可能。如术后炎症及刺激症状长期不能控制,且有加剧趋势,应注意上皮植入。

16. 上皮植入前房　分为虹膜珍珠肿、虹膜囊肿及上皮植入前房三种,以虹膜囊肿最多见,上皮植入前房则最为严重。虹膜囊肿呈半透明或灰白色,与进入前房的部位相连。是由于术中结膜或角膜等处的上皮细胞植入或内生而形成的上皮囊肿。常伴有切口愈合不良、前房形成迟缓、虹膜或晶状体残留物质及玻璃体等嵌顿于切口。囊肿形成的时间长短不一,短则数周,长则可达几十年。一般囊肿逐渐增大,很少有静止或自然消退者。如果引起眼球有刺激症状或继发性青光眼,可行手术、激光或冷冻治疗,常可取得较满意的效果。上皮植入前房则必须有结膜或角膜的上皮进入前房的通道,例如切口不整齐,切口内有虹膜、晶状体残留物质或玻璃体嵌顿,使切口愈合不良,从而为上皮细胞进入前房提供通道。此外,房水性质的改变也利于内生的上皮细胞生长,进入前房后,原来的房水流失,再生的房水中蛋白的含量剧增,几乎与血浆相等,称为血浆样房水,是植入的上皮细胞生长的必要因素之一。而植入的上皮必须接触虹膜或血管组织才能增殖,如果术后有虹膜紧贴或嵌顿于切口,则为上皮进入及内生创造了极为有利的条件。临床表现为白内障手术后数周,突然出现畏光流泪和眼痛,裂隙灯检查可见过度的角膜后弹力层皱褶,伴虹膜睫状体炎。以上症状和体征出现的严重程度常有很大的差异,尤其当患者使用类固醇治疗后可暂时改善,但不久可在角膜后壁观察到上皮侵入的典型特征,即在角膜内面可见一薄纱样膜,逐渐向下蔓延,其前缘形成一灰线。受累区的角膜水肿,感觉迟钝,可伴有深层新生血管长入,虹膜受累则出现纹理不清,瞳孔上移或周边虹膜前粘连,房水混浊,但无角膜后沉着物。当上皮内生堵塞房角使房水排出障碍时,常出现难以治疗的继发性青光眼,预后较差,一经诊断,应切除病变区切口附近的深层巩膜;冷冻受累区角膜后面的上皮增生组织;切除受累的虹膜;冷冻或切除受累的睫状体;行前段玻璃体切除以确保玻璃体不与角膜粘连。

17. 瞳孔上移及变形　为上方虹膜嵌入切口或玻璃体脱出未剪除干净所致。可用 Nd:YAG 激光或手术作 6:00 方位的瞳孔缘括约肌切开。

18. 继发性青光眼　白内障术后一般有短暂的轻度眼压升高,24 小时可下降至正常。前房延迟恢复所致的周边虹膜前粘连、虹膜色素脱落、瞳孔阻滞、睫状环阻滞、前房积血、术后炎症反应、黏弹剂残留、晶状体皮质残留、眼内炎、上皮植入前房、植入性虹膜囊肿及纤维内生均可引起继发性青光眼。晶状体皮质残留可致瞳孔阻滞,阻塞前房角或自身过敏(晶状体溶解性或晶状体过敏性反应)引起眼压升高;术后眼内出血,变性的红细胞(血影细胞)阻塞小梁网而导致眼压升高,故应根据不同的情况分别给予处理,去除潜在的致高眼压因素,如进行睫状体分离术、虹膜切除术等;黏弹剂残留导致的高眼压仅持续数日,药物治疗有效;由皮质残留阻塞房角及引起炎症者,应做前房冲洗,散瞳及抗炎;血影细胞性青光眼药物治疗无效时,可做前房冲洗和玻璃体切除术。

19. 黄斑囊样水肿(cystoid macular edema,CME)　又称 Irvine-Gass 综合征,是白内障术后视力下降的常见原因。发病机制尚不明确,相关因素包括伴有前列腺素释放的炎症、玻璃体黄斑牵引、暂时性或长期的术后低眼压等。黄斑囊样水肿是黄斑旁中心凹的毛细血管通透性增强的直接结果,提示可能伴有眼内血管普遍的不稳定。大多数的视力预后较好,但也有相当一部份患者经历了慢性进行性的视力衰退过程后,视力严重受损。视力下降通常发生在术后 2～6 个月左右,为逐渐下降或突然下降,或自觉有中心性固定性暗点。眼底镜检查不易发现黄斑部病变,水肿十分明显的病例,可见黄斑呈花瓣状或星芒状改变。三面镜检查,可见黄斑区视网膜呈暗灰黄色增厚,中心凹周围有小囊肿、点状出血或微血管瘤。渗出较多的病例,黄斑区视网膜可呈扁平脱离。慢性黄斑囊样水肿的患者,可见黄斑瘢痕形成,个别病例可出现视网膜前膜。本病的早期诊断常需行荧光眼底血管造影。早期改变表现为黄斑中心凹周围的静脉曲张。典型改变表现为以黄斑中心凹为中心的花瓣状或星芒状渗出。预防黄斑囊样水肿的发生,具有重要的临床意义。包括手术操作应轻柔、准确,尽量避免刺激虹膜;术中如果有玻璃体脱出,必须彻底清除,以解除其对黄斑部的牵拉。术后局部使用非类固醇性抗炎药和皮质类固醇眼水滴眼,以抑制前列腺素的合成,全身给药有较多副作用,应根据患者具体情况慎用。

20. 视网膜光毒性损害 使用手术显微镜是现代白内障囊外摘出术最基本的要求和成功的关键之一。但显微镜过强的光线或照射到眼底的时间过长,都可能导致视网膜色素上皮的光损伤。尤其是在白内障被摘除后,晶状体的滤光作用被去除,视网膜色素上皮直接暴露在未经过滤的蓝光和近端紫外光的照射下。患者出现视力下降,暗适应时间延长,自觉有中心固定暗点或旁中心暗点等症状,眼底检查可见黄斑区灰白色轻度水肿,类似中心性浆液性视网膜病变或黄斑囊样水肿样改变。陈旧病例可有黄斑区瘢痕形成。预防的关键在于最大程度地减少显微镜灯光对视网膜的照射。如在清除晶状体皮质及做后囊膜抛光时,光强度不宜太高,灯光的亮度控制在能看见手术操作即可。当不作眼内操作时(如缝合切口),可用湿棉片遮盖角膜,或使用手术显微镜上的滤色镜滤除波长在 515 nm 以下的光,减少进入眼内的光线。尽量减少灯光对中心凹的直接照射。不做多余操作,尽量缩短手术时间。

21. 视网膜脱离 轴性近视(>25 mm)、周边部葡萄膜炎、视网膜网格状变性、先天性白内障、马凡综合征、术眼原有视网膜裂孔或脱离、对侧眼白内障术后并发视网膜脱离或有视网膜脱离家族史者,术后有易发生视网膜脱离的倾向。术中发生玻璃体脱出者,术后视网膜脱离发生率亦较高。完整的后囊膜减少了视网膜脱离的发生率。通常在术后 6 个月内发生。一旦发现视网膜脱离,应按视网膜脱离手术原则处理。

22. 后发性白内障(after-cataraet) 是白内障囊外摘出术后晚期主要的并发症。由于晶状体核与皮质被清除后,残留在前、后囊膜上的晶状体上皮细胞增生、移行,形成 Elschnig 体或纤维膜,引起后囊的皱褶和混浊,使术后视力再度下降。患者年龄愈小,距手术时间愈长发生率愈高。手术创伤、晶状体物质残留(如晶状体皮质或囊膜碎片)使术后炎症反应加重,以及术中晶状体上皮细胞残留过多等均可加速后发障的发生,并引起瞳孔变形。预防措施包括术中尽量将皮质抽吸干净,操作轻柔,选择表面有肝素处理或边缘是直角的人工晶体,超声乳化时前囊膜撕囊口不宜过大,以包住人工晶体边缘 0.5 mm 为佳。一旦后囊混浊明显影响视力时,可用Nd:YAG激光或手术做后囊膜切开。前者已成为治疗后囊混浊的一个标准方法。用 Nd:YAG 激光作晶状体后囊膜切开,不需要特殊术前准备,且操作简单,效果好和并发症少。成功率超过 95%,有部分患者会出现暂时性眼压升高,可能是由于巨分子或碎屑堵塞了房水流出通道所致,用降眼压药物治疗有效。对于特别致密的增厚囊膜,增生皮质较多时,应手术切开后发障。术后注意抗炎、预防感染及预防眼压升高。

23. 人工晶体植入的并发症　术后的葡萄膜炎症反应明显,致纤维蛋白渗出较多,沉积于人工晶体表面,引起视力下降、瞳孔阻滞,后者可致眼压升高。一般应用糖皮质激素、前列腺素抑制剂及散瞳剂等药物治疗多能控制。人工晶体位置异常包括瞳孔夹持、偏心、脱位等。选用向后成角的后房型人工晶体植入囊袋内可以减少瞳孔夹持的发生。前房型人工晶体植入后可因损伤前房角和角膜内皮引起继发性青光眼和角膜内皮失代偿。人工晶体屈光度误差是由于人工晶体制造中的缺陷、术前患眼测量或计算上的误差或错误所致。

24. 白内障摘除术后无晶状体眼的视力矫正　特别是儿童无晶状体眼的矫正,其目的是尽早恢复清晰的聚焦成像、预防弱视和促进融合功能的发育。

(1)眼镜　为高度正球面镜片,物像放大 20%～35%,因双眼物像不等,视网膜不能融合而发生复视,故不能用于单眼白内障术后。可用于双眼白内障术后,但可产生环形暗点,视野缩小,视物变形。因其方便经济、简单易行且易调整更换,仅适于双眼无晶状体眼且年龄较大的患者,或年龄在 1 岁以下的双眼无晶状体的患儿。

(2)接触镜　物像放大倍率为 7%～12%,可用于单眼或双眼的无晶状体眼矫正,及大多数单眼无晶状体眼患儿,优点是无球面差,无环形暗点,不影响周边视野,安全、可以取出。但老年人及儿童操作困难,且需经常取戴,较麻烦。有结膜或角膜炎症时不能戴,可并发如角膜变性、感染、角膜上皮损伤等。

(3)人工晶体　尤适用于成人单眼或双眼无晶体眼的矫正。目前对儿童人工晶体植入的适合年龄存在较大争论。由于显微手术技术、器械及人工晶体、黏弹剂的质量提高,严重的并发症已很少,人们对儿童人工晶体植入重新产生了兴趣,尤其是单眼人工晶体植入更有其优越性。但是,由于缺乏人工晶体对眼的生长发育远期影响的研究资料,所以仍应慎重。单眼先天性白内障,1 岁以内不宜常规做人工晶体植入。对于双眼先天性白内障,多主张用眼镜矫正而不植入人工晶体。有作者认为,单眼白内障植入人工晶体的年龄应在 3 岁,双侧者为 5 岁。

(4)表面角膜镜片术　手术方法简单较安全,必要时可以更换。但由于视力恢复慢,并发症较多,如难以估计的术后屈光不正等,该手术的成功率受到限制。

【疗效判断及处理】

从改善视力和恢复视功能方面来看,现代的白内障囊外摘除联合人工晶体植入手术成功率是很高的,且手术并发症的发生率不高。无合并其他眼部疾患的白内障患者 90％以上术后矫正视力可达 0.5 或以上。合并有糖尿病视网膜病变、老年性黄斑变性或青光眼等其他病变的白内障患者有 85～89％术后视力可达到 0.5 或更好。

【出院后随访】

1. 出院时带药　出院后按医嘱继续滴用复方抗生素滴眼液（抗生素加激素混合液）或抗生素滴眼液，睡前用复方抗生素眼膏涂眼，酌情加用口服抗生素和类固醇激素。

2. 定期检查项目与检查周期　术后第 1 天，1 周，1 个月，3 个月，半年及 1 年到门诊复查。如出现不适应及时随诊。如果临床上出现异常情况或并发症时，随访应更加频繁。复查项目应包括裸眼视力，矫正视力，眼压，裂隙灯检查眼前段，眼底检查，必要时做角膜内皮照相，验光，眼底荧光血管造影检查，并给予患者咨询和指导。

3. 出院应当注意的问题　日常生活一般不严格限制，但应避免剧烈活动及防止术眼受到碰撞。宜吃些营养丰富且容易消化的食物，多吃蔬菜水果保证大便正常。婴幼儿配戴眼镜的度数应以矫正视力为主，并定期更换，配戴角膜接触镜者应让母亲学会取戴的方法，并了解出现并发症时的眼部表现并及时就诊。人工晶体植入后，应定期验光了解屈光状态，酌情配戴眼镜。高度近视并发性白内障术后应散瞳详查视网膜周边是否有裂孔及变性，预防性激光治疗。

（黄静文）

第 7 章 玻璃体疾病

第一节 玻璃体后脱离

正常玻璃体皮质与晶状体、后房、睫状体及视网膜贴紧,玻璃体与视网膜附着最紧的部位是玻璃体基底部、视盘周围、黄斑中心凹和视网膜的主干血管。人出生时玻璃体呈凝胶体,随着年龄的增长,玻璃体逐渐出现液化,凝胶状的玻璃体脱水收缩,水与胶体分离。老年人玻璃体进一步液化,玻璃体皮质与视网膜内界膜的附着力降低,导致玻璃体和视网膜内界膜分离,称玻璃体后脱离(posterior detachment of vitreous)。因此,玻璃体后脱离是老年人最常见的玻璃体病。除年龄外,高度近视、无晶体眼、眼内炎症、玻璃体积血等也会引起玻璃体后脱离。

【诊断步骤】

(一)病史采集要点

1. 患者发病年龄、是单眼或双眼发病。

2. 有无眼前闪光或黑影飘动,有无视物模糊。

3. 有无高度近视。

4. 过去有无行晶状体摘除手术,有无眼内炎症、玻璃体积血等病史。

(二)体格检查要点

1. 视力　包括裸眼视力和矫正视力。

2. 眼前段检查　主要检查前房有无炎症、有无晶状体。

3. 玻璃体和眼底检查　散大瞳孔检查,最好在裂隙灯下结合使用 78D/90D 透镜。

4. 前置镜或三面镜检查　玻璃体有无一个或多个浅灰色的混浊物和灰白色

幕纱样膜或环形物,当眼球运动时玻璃体内混浊物或幕纱样膜有无来回移动,其与视网膜之间有无均匀的暗区;有无玻璃体积血;玻璃体有无色素性细胞;视网膜是否平伏,有无视网膜裂孔。

(三)辅助检查要点

1. 眼部超声检查　A超了解眼轴长短,当玻璃体混浊或积血时 B 超可了解玻璃体和视网膜情况。

2. 光学相干断层扫描(OCT)　了解玻璃体后脱离和视网膜情况。

【诊断要点】

1. 病史　老年人或高度近视、无晶状体眼患者主述有眼前闪光或黑影漂浮,要高度怀疑有无玻璃体后脱离。

2. 玻璃体和眼底检查　玻璃体内见到幕纱样的后玻璃体膜或环形膜(Weiss环,为视盘前的玻璃体脱离,此环可呈圆形、类圆形或不规则形),当眼球运动时玻璃体内的漂浮物来回移动,部分患者在后玻璃膜与视网膜之间可见到均匀的暗区。

3. 诊断玻璃体后脱离时还应进行详细的眼底检查,以排除其并发症。

4. 玻璃体积血　玻璃体后脱离时视网膜血管被牵引而撕破导致玻璃体积血。

5. 视网膜裂孔和视网膜脱离　玻璃体后脱离时牵引视网膜可形成视网膜马蹄形裂孔和视网膜脱离;黄斑区不完全的玻璃体后脱离可导致老年特发性黄斑裂孔形成。

6. 黄斑部视网膜前膜形成。

【治疗原则】

单纯玻璃体后脱离不需要治疗。如果有视网膜裂孔应尽快行激光、冷凝或手术治疗。

【随访】

1. 玻璃体后脱离的患者应定期复查,单纯玻璃体后脱离一般 3～6 个月复查1 次;合并有玻璃体积血应每隔 1～2 周复查,如玻璃体积血多眼底观察不清,应进行 B 超检查以排除视网膜脱离。

2. 向患者解释和描述视网膜脱离的症状(眼前闪光或漂浮物增多、出现视野缺损或视野中有持续不退的阴影或出现视力下降),一旦出现上述症状立即复诊。

3. 嘱咐患者要注意休息,尽量避免剧烈运动和重体力劳动。

第二节　闪辉性玻璃体液化

闪辉性玻璃体液化又称为"眼胆固醇结晶沉着症",是一种玻璃体变性性疾病。病因不明,可能与玻璃体外伤或炎症损害有关。多发生在 40 岁以前,双眼多见。

【诊断步骤】

（一）病史采集要点

1. 患者发病年龄,是单眼或双眼发病。

2. 有无出现视力下降、眼前闪光、眼前黑影飘动。

3. 过去有无眼部外伤或炎症病史。

（二）体格检查要点

1. 视力　包括裸眼视力和矫正视力。

2. 眼前段裂隙灯检查　结膜有无充血,角膜是否透明,前房是否清晰,瞳孔大小、对光反射情况。

3. 眼底和玻璃体　散大瞳孔检查。有无玻璃体液化和玻璃体后脱离;玻璃体内有无散在的、大小不等的结晶样或圆形小体,是否随眼球运动而移动,眼球停止运动时是否沉于玻璃体下方;眼底是否正常。

【诊断对策】

（一）诊断要点

1. 无明显症状,视力无明显改变,多数患者因体检或诊治其他眼病时发现。

2. 常发生在 40 岁以前,双眼多见。

3. 玻璃体内可见金黄色结晶小体,常合并有玻璃体液化和后脱离。当眼球运动时,结晶小体自由飘动在液化的玻璃体内,眼球静止时,结晶小体沉于玻璃体下方。

（二）鉴别诊断

本病应与星状玻璃体病变鉴别:星状玻璃体病变常发生于老年人,多为单眼患病,玻璃体内混浊物为白色卵圆形小体,当眼球停止运动时,白色小体不沉于玻璃体下方。

【治疗对策】

一般无需治疗。

第三节 星状玻璃体病变

星状玻璃体病变(asteroid hyalosis)是一种玻璃体变性性疾病,病因不明。常发生于老年人,多为单眼患病,玻璃体内有漂浮的混浊物,混浊物的主要成分是脂肪酸和磷酸钙盐。

【诊断步骤】

(一)病史采集要点

1. 患者发病年龄,是单眼或双眼发病。

2. 有无出现视力下降、眼前闪光、眼前黑影飘动。

3. 过去有无眼部外伤或炎症病史。

(二)体格检查要点

1. 视力 包括裸眼视力和矫正视力。

2. 眼前段裂隙灯检查 结膜有无充血,角膜是否透明,前房是否清晰,瞳孔大小、对光反射情况。

3. 眼底和玻璃体 散大瞳孔检查。玻璃体内有无散在的、大小不等的结晶样或圆形小体,是否随眼球运动而移动,眼球停止运动时是否沉于玻璃体下方。眼底是否正常。

【诊断对策】

(一)诊断要点

1. 无明显症状,视力无明显改变,多数患者因体检或诊治其他眼病时发现。

2. 常发生于老年人,单眼多见。

3. 玻璃体内可见散在白色、大小不等的卵圆样小体,当眼球运动时,卵圆小体自由飘动在玻璃体内,眼球静止时,小体轻微移动回到原位,不会沉于玻璃体下方。

(二)鉴别诊断

本病应与闪辉性玻璃体液化鉴别:闪辉性玻璃体液化常发生在 40 岁以前,双眼多见,常合并有玻璃体液化和玻璃体后脱离,玻璃体内可见金黄色结晶小体,眼球静止时,结晶小体沉于玻璃体下方。

【治疗对策】

一般无需治疗。

第四节　原始玻璃体持续增生症

原始玻璃体持续增生症(persistent hyperplastic primary vitreous,PHPV)又称为持续性胚胎血管症,是由于原始玻璃体没有退化所致。患者多为单眼发病,部分患者合并有眼部其他先天异常,视力较差。可分为前部 PHPV 和后部 PHPV。

【诊断步骤】

(一)病史采集要点

1. 患者年龄,是单眼或双眼发病。

2. 有无视力下降。

3. 出生时有无早产、低体重和吸氧史。

(二)体格检查要点

1. 视力　婴幼儿检查有无追光、抓物能力,学龄前儿童可进行视力检查。

2. 裂隙灯眼前段检查　有无小眼球、小角膜、浅前房、小晶状体及有无晶状体混浊。

3. 玻璃体　扩大瞳孔检查,有无原始玻璃体动脉残留,有无晶状体后血管化纤维膜形成。

4. 视网膜　有无视网膜皱襞及其他异常。

5. 眼压　是否正常。

(三)辅助检查要点

1. B超　对于诊断和鉴别诊断有重要意义。

2. CT　可进行鉴别诊断。

【诊断对策】

(一)诊断要点

1. 前部 PHPV

(1)单眼发病,视力较差。

(2)原始玻璃体动脉残留,晶状体后血管化纤维膜形成。

(3)多合并有小眼球、小角膜、浅前房、小晶状体和白内障。

(4)部分患者可合并有青光眼。

2. 后部 PHPV

(1)单眼发病,视力较差。

(2)玻璃体腔内可见花梗样组织从视盘发出,呈扇形向前延伸。

(3)常可见视网膜皱襞。

(4)后部 PHPV 可单独存在,也可合并有前部 PHPV。

(二)鉴别诊断

1. 视网膜母细胞瘤　视网膜母细胞瘤很少发生在出生时,无小眼球,多无白内障,B超和 CT 显示眼内肿瘤并有钙化斑。

2. 早产儿视网膜病变　有早产、低体重和吸氧史,多双眼发病,视网膜周边可见无血管区、分界线、纤维血管增殖等病变。

3. 家族渗出性玻璃体视网膜病变　有家族史,视网膜血管分支众多,分布密集,在赤道部附近呈扇形并终止,周边视网膜可见无血管区。

【治疗原则】

患者预后较差,少数患者经玻璃体手术可以保留部分视力。

第五节　玻璃体积血

玻璃体本身无血管,出血多来自视网膜血管。常见的病因有:

1. 视网膜血管性疾病　糖尿病视网膜病变、视网膜静脉阻塞、视网膜静脉周围炎、视网膜血管炎、Coats 病、视网膜血管瘤等。

2. 视网膜下新生血管性疾病　老年性黄斑变性等。

3. 眼外伤。

4. 视网膜裂孔和视网膜脱离。

5. 玻璃体后脱离。

6. 眼内肿瘤。

7. 全身性疾病 血液病、高血压、蛛网膜下腔出血等。

【诊断步骤】

(一)病史采集要点

1. 患者发病年龄,是单眼或双眼发病。

2. 是否突然出现视力下降,有无伴有眼痛、头痛、眼前闪光、眼前黑影飘动。

3. 有无眼部外伤。

4. 过去有无眼部疾病或全身性疾病。

(二)体格检查要点

1. 一般情况 血压、脉搏、体温、体重、发育等。

2. 视力。

3. 裂隙灯眼前段检查 角膜、晶状体是否透明;有无 KP,房水是否浑浊;注意有无虹膜新生血管形成。

4. 玻璃体 玻璃体有无红细胞或血凝块或棕色颗粒,有无眼底红光反射。

5. 眼底 双眼散大瞳孔检查,最好用间接检眼镜或 78/90D 透镜或三面镜检查。如眼底尚能看清时,仔细检查有无视网膜血管性疾病或其他疾病。

6. 眼压 有无眼压升高。

(三)辅助检查要点

1. 荧光素眼底血管造影(FFA) 当眼底观察尚清晰时,尽早 FFA 检查以明确病因;当患眼眼底看不见时,对侧眼 FFA 检查有时也有助于诊断。

2. 吲哚青绿眼底血管造影(ICGA) 当怀疑有脉络膜新生血管形成时,ICGA可确诊。

3. B 超 当眼底看不清时,B 超检查可以发现有无视网膜脱离或眼内肿瘤。

(四)进一步检查项目

1. 实验室检查 血常规、尿常规、血糖、血脂、血黏度、肾功能、风湿和免疫情况等。

2. 如有全身性疾病病史,应请内科会诊。

【诊断对策】

（一）诊断要点

1. 突然发生的无痛性视力下降和或眼前黑影飘动。

2. 检查发现玻璃体有红细胞或血凝块或棕色颗粒。

3. 病因诊断　如无眼外伤或血液病等明确病因,当眼底尚能看清时,尽快行 FFA 和/或 ICGA 以明确病因;当眼底看不清时,B 超检查有无视网膜脱离或眼内肿瘤。

（二）并发症

1. 增殖性玻璃体视网膜病变　大量、反复的玻璃体积血,可产生纤维增殖、收缩、牵引,发生增殖性玻璃体视网膜病变。

2. 青光眼　大量玻璃体积血,可发生血影细胞性青光眼、溶血性青光眼、新生血管性青光眼等。

3. 眼铁质沉着症及视网膜损害

【治疗对策】

1. 半坐卧位休息,必要时包扎双眼 2～3 天,使血液下沉和防止再次出血。

2. 少量玻璃体积血不需药物治疗,出血可自行吸收。

3. FFA 或 ICGA 检查发现有视网膜或脉络膜新生血管,给予激光治疗。

4. 有视网膜裂孔或视网膜脱离时,应激光或手术封闭裂孔、治疗视网膜脱离。

5. 如玻璃体积血为眼外伤所致,应同时治疗相应的眼部外伤。

6. 如是高血压、血液病、蛛网膜下腔出血等全身性疾病引起,应积极治疗全身性疾病。

7. 如大量出血吸收困难,B 超无显示视网膜脱离者,可给予止血、促进血液吸收的药物保守治疗,观察 1～3 个月,如玻璃体积血仍不吸收或合并有视网膜脱离、虹膜新生血管、青光眼等,应及时行玻璃体手术。

第六节　玻璃体炎症

玻璃体炎症(hyalitis)不是独立的疾病。常见的原因有:

1. 眼部炎症蔓延　多由邻近的视网膜和葡萄膜的炎症波及玻璃体,如中间葡萄膜炎、严重的视网膜脉络膜炎、视网膜血管炎、视网膜恶性肿瘤等。

2. 内源性　病原微生物通过血流或淋巴进入眼内,或由于免疫功能低下而感染,如细菌性心内膜炎、肾盂肾炎、鼻窦炎、化脓性中耳炎等可引起玻璃体的细菌性感染;器官移植患者使用大量免疫抑制剂、肿瘤患者化疗后或长期大量使用广谱抗菌素的患者可引起玻璃体真菌感染。

3. 外源性　内眼手术如白内障、青光眼、角膜移植、玻璃体视网膜手术后发生眼内炎;眼球穿通伤、球内异物等眼外伤引起眼内炎。

【诊断步骤】

(一)病史采集要点

1. 患者年龄、是单眼或双眼发病。

2. 有无视力下降、眼红肿、眼痛等。

3. 有无全身其他器官、组织感染的病史。

4. 有无长期或大量使用免疫抑制剂、化疗药物、广谱抗生素。

5. 近期有无施行过如白内障、青光眼、角膜移植、玻璃体视网膜手术等内眼手术或眼球穿通伤、球内异物等修复手术。

(二)体格检查要点

1. 一般情况　血压、脉搏、体温、体重、发育等。

2. 视力。

3. 裂隙灯眼前段检查　眼睑是否红肿,结膜是否充血,角膜是否透明、有无水肿、有无 KP,房水有无细胞浮游、有无闪辉阳性,有无前房积脓,虹膜有无前、后粘连,内眼手术伤口有无灰白色混浊和脓性分泌物等。

4. 玻璃体　是否混浊,混浊物的颜色(呈灰白色、黑色或棕色等)和形状(絮状、颗粒状等)以及混浊的程度。

5. 眼底　散大瞳孔在三面镜或间接检眼镜下检查。视盘有无水肿隆起,视网膜血管有无迂曲扩张,视网膜有无水肿、出血、渗出、脱离,视网膜下有无灰白色病灶,视网膜周边部有无雪堤状渗出等。

(三)辅助检查要点

1. B超　如玻璃体混浊严重,眼底看不清时,B超检查可了解玻璃体和视网膜情况。

2. FFA　当疑为视网膜和葡萄膜的炎症所致时,在眼底观察尚清晰时,尽早FFA检查以了解视网膜脉络膜情况。

（四）进一步检查项目

1. 实验室检查　血常规、尿常规、血糖、血脂、血黏度、肾功能、风湿和免疫情况等。

2. 如有全身性疾病病史，请相关科室会诊。

【诊断要点】

1. 视力下降，可伴有或不伴眼红肿、眼痛。

2. 玻璃体混浊，不同原因引起玻璃体混浊的情况可不一样。

3. 病因和病原体诊断　根据患者的病史、眼科检查和其他检查做出诊断。

【治疗对策】

1. 药物治疗　应根据不同病因，局部或全身治疗。

（1）若为眼部炎症蔓延所致，则积极治疗相应的眼部疾病。

（2）细菌性眼内炎　给予抗生素治疗，可合并使用糖皮质激素。抗生素的种类取决于细菌培养和药物敏感试验，但在细菌培养和药物敏感试验结果出来前，可根据房水和玻璃体革兰染色结果。常用的抗生素有：万古霉素、丁胺卡那霉素、头孢他定等。给药途径有：结膜囊点眼、结膜下注射、玻璃体腔内注射、全身静脉滴注。

（3）真菌性眼内炎　全身和眼局部抗真菌治疗。

2. 手术治疗　如怀疑为感染性炎症，药物治疗效果不佳，应及时行玻璃体切除术，清除玻璃体腔内致病菌，同时玻璃体内注入抗生素。手术时可先抽取玻璃体液进行细菌涂片和培养。

【预防】

患者眼睑、睫毛、结膜囊、泪道、手术室、手术器械、手术缝线、人工晶状体和医务人员等都可以成为感染源，内眼手术术前彻底消毒是降低手术后眼内炎发生率的关键。

（陈雪梅）

第 **8** 章 青光眼

第一节 总 述

1. **概念** 青光眼(glaucoma)是一组表现为进行性视神经萎缩和特征性视野缺损的临床疾病。

许多青光眼患者发病与眼压升高有关,即眼压超过了眼内组织,尤其是视网膜视神经所能承受的限度,因此导致视功能损害。流行病学资料显示,青光眼在全球是仅次于白内障的致盲性眼病。目前,白内障的手术治疗效果良好,而青光眼性失明则是无法逆转的。因此,青光眼的防盲工作尤为艰巨,临床上强调早期发现、早期诊断和早期治疗。

2. **眼压** 眼压是眼球内容物作用于眼球壁的压力。统计学上的正常眼压值是 10～21 mmHg,作为 95％正常人群的生理性眼压范围。

正常眼内压的生理作用是:保持眼球的固有形态、恒定角膜曲率、保证眼内液体的正常循环以及维持屈光间质的透明性,对视觉功能有着重要的意义。

由于眼球的容量是固定的,因此眼内容物体积的改变必然导致眼压的变化。眼内容物主要包括晶状体、玻璃体、眼内血液量及房水,前三者在一般情况下变化不大,唯有房水循环的改变,会影响到房水生成与排出之间的平衡,导致眼压发生变化(图 8-1)。

3. **机制** 许多种类的青光眼,其病

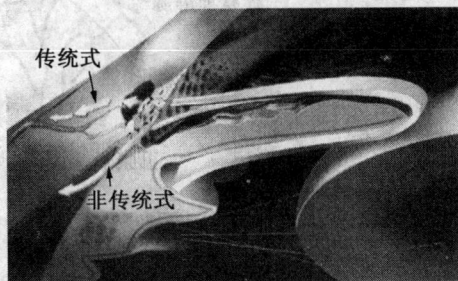

图 8-1 房水流出途径

理机制尚不明了。多数青光眼的发病与眼压升高有关。

眼压升高的病理生理过程主要有三个方面：①睫状突生成房水的速率增加；②房水通过小梁网路径排出的阻力增加；③表层巩膜的静脉压增加。临床上绝大部分青光眼是由于房水外流阻力增加所致。

关于眼压导致青光眼视神经损害的机制也尚不明确，传统上有二种理论，即机械压力学说和血管缺血学说：①机械压力学说强调眼压作用于筛板直接压迫视神经纤维，阻碍或中断了轴浆流运转；②血管缺血学说则强调视神经供血不足，对眼压的耐受性降低的作用。目前一般认为是机械压迫和血供障碍共同参与了青光眼视神经损害。青光眼视神经损害临床上表现为特征性的视神经萎缩，这是视网膜神经节细胞轴突变性的直接表现。视网膜神经节细胞损伤变性，最终死亡的方式是凋亡。

虽然造成青光眼性视神经损害的主要因素是病理性高眼压，但有些患者同时也存在一些患病的易感因素，诸如近视眼、糖尿病和血液流变学异常等。

4. 治疗　针对青光眼的上述病因机制，临床上主要采用各种手段（药物和/或手术），使被扰乱的房水循环恢复平衡，降低眼压，以保护视功能。以此同时，采取改善视神经的血液供应等措施，保护视神经功能。

5. 分类　根据病因学、解剖学和发病机制等情况，青光眼有许多种分类方法。目前，临床上多数根据前房角形态（图 8-2）、发病机制、发病年龄等因素，将青光眼分为以下三大类：

（1）原发性青光眼（primary glaucoma）　这类青光眼的病因机制经过长期深入的研究，已逐步有所了解，但尚未完全阐明。它是青光眼的主要类型，一般系双侧

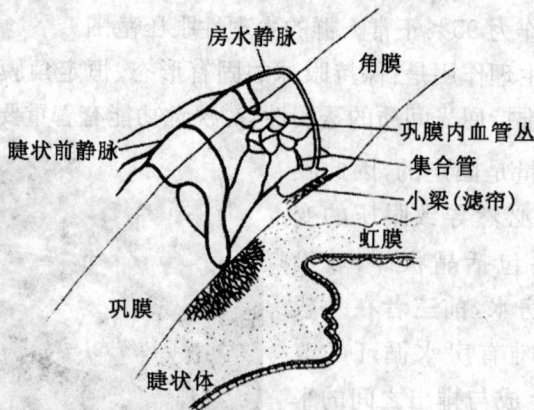

图 8-2　正常房角结构示意图

性,但二眼的发病可有先后,病情程度也常不相同。依据不同的解剖结构及发病机制,又将原发性青光眼分为闭角型青光眼(angle-closure glancoma,ACG)和开角型青光眼(open angle glaucoma,OAG)两类,二者的临床表现及治疗原则有较大差别。

(2)继发性青光眼(secondary glaucoma) 这是一类由眼部其他疾病或全身疾病所致的青光眼。

(3)发育性青光眼(developmental glaucoma) 是在胚胎发育期内由于眼球房角结构发育异常所致的一类青光眼。

以下根据上述分类方法分别对各类青光眼进行逐一介绍。

第二节　原发性闭角型青光眼

原发性闭角型青光眼(primary angle-closure glaucoma,PACG)是由于前房角小梁网被周边虹膜组织机械性堵塞导致房水流出受阻,造成眼压升高的一类青光眼。

原发性闭角型青光眼的患病率有地域、种族、性别和年龄上的差异。它主要分布在亚洲地区,尤其在中国;黄种人最多,黑人次之,白人最少;女性较为多见,男女之比约为 1：3(这与正常女性的房角较窄的解剖结构特征有关);多发生在年龄 40岁以上,其中以 50～70 岁者居多,30 岁以下年龄发病率很低。我国目前闭角型青光眼的患病率为 1.79%,40 岁以上人群中患病率为 2.5%,闭角型与开角型青光眼患病的比例约为 3：1,由此可见,它是我国最常见的青光眼类型。

原发性闭角型青光眼的发生须具备以下二个因素,即眼球解剖结构的异常及其促发机制的存在。

1. 解剖因素　原发性闭角型青光眼的眼球具有特征性的解剖结构,这些包括:前房,尤其是周边前房较浅;房角较窄;眼轴较短;角膜直径小或相对较小等。前房角入口狭窄,加之眼球轴长较短,形成晶状体位置相对偏前,造成眼前段相对狭小拥挤,随着年龄增长,晶状体变厚,晶状体的前表面与虹膜紧贴的面积增大,增加了生理性瞳孔阻滞,使得房水从后房经由瞳孔流向前房的阻力增加,造成后房压力升高,将组织相对薄弱的周边虹膜向前推移,加重房角狭窄,使已狭窄的房角易于关闭堵塞。

2. 促发因素　原发性闭角型青光眼的发病往往有许多促发因素,包括眼局部或全身性的,生理性或病理性的。临床上较为多见的是情绪波动,其他还有过度疲劳、近距离长时间用眼、暗室环境驻留太久、全身疾病等。这些促发因素可能直接或间接引起眼部自主神经功能紊乱,眼局部血管舒缩功能失调,交感-副交感系统失去平衡,使得虹膜睫状体水肿、瞳孔扩大并增加瞳孔阻滞,共同导致了原本狭窄的房角堵塞关闭,促发青光眼。此外,局部或全身不当使用抗胆碱药物可使瞳孔扩大、周边虹膜松弛而诱发本病。

原发性闭角型青光眼发病的解剖结构因素已被越来越精确的研究手段如眼球的光学相干断层扫描(OCT)、超声波乃至超声生物显微镜(UBM)等生物测量所证实;在促发因素方面,也有越来越多的关于神经血管调节功能、内分泌乃至精神心理因素的定量分析等研究。随着研究的不断深入,其具体的发病机制将会逐步明了。

【诊断步骤】

(一)病史采集要点

1. 视力下降的时间、速度、程度,是否伴有虹视。

2. 眼红、眼痛的出现是否伴有头痛、恶心、呕吐等症状。

3. 起病前有无情绪波动、过度疲劳、近距离用眼过度或在暗室环境驻留太久等情况。

4. 以往有无眼部酸胀、头晕、雾视、虹视现象。

5. 眼部外伤史、用药史(尤其是能导致瞳孔散大一类的药物)及青光眼家族史。

(二)体格检查要点

1. 全身情况　生命体征、精神状态等,注意排除消化道和颅脑疾患。

2. 眼部检查　特别仔细地进行局部检查,应注意以下内容:

(1)视力、矫正视力,光定位、色觉等视功能检查。

(2)眼部充血的性质:结膜充血、睫状充血或混合充血。

(3)有无角膜雾状水肿和 KP,前房深度,瞳孔大小、形态,有无虹膜萎缩,晶体和眼底情况等。

(4)眼压。

(5)前房角镜检查,比较双眼房角狭窄程度,是否关闭及关闭的范围。

(三)进一步检查项目

可根据不同病情和情况,选择以下检查项目:

1. 双眼前房深度测量　用于精确测量前房角的深度。

2. 双眼超声波检查　包括 UBM,B 超眼部探查等。该检查在屈光间质混浊的情况下,用于了解房角及眼球后极部情况。

3. 视野检查　在病情许可和屈光间质透明的情况下进行,了解视功能损害程度。

4. 青光眼激发试验　在对症状、体征不典型的青光眼疑似患者可采用,以帮助、明确诊断。

【诊断对策】

(一)诊断要点

1. 病史　原发性闭角型青光眼必须摒除继发性的原因后才能成立诊断。因此,详尽询问病史,确切了解发病全过程、既往眼部疾患及其治疗史是对原发性闭角型青光眼进行诊断的前提条件。此外,处在间歇缓解期的闭角型青光眼,一切似乎都很“正常”,诊断较困难,也主要依靠病史。凡是年龄在 40 岁以上,尤其是女性患者具有浅前房、窄房角的眼部解剖特征,并有虹视、雾视、头痛或鼻根部酸胀等症状发作的病史,均应怀疑其可能性,应进行细致检查和严密随访,必要时可进行激发试验以明确诊断。

2. 临床表现　如果具有典型的局部和全身症状(包括眼红、眼痛、头痛、恶心、呕吐、视力下降等),又有明确的体征,诸如角膜雾状水肿和 KP、前房较浅、瞳孔散大、眼压升高等,可以确定诊断为急性闭角型青光眼。瞳孔呈垂直椭圆形扩大、角膜色素 KP 及虹膜萎缩、晶状体青光眼斑,这是急性闭角型青光眼发作后的三联症,具有回顾性诊断的价值。

3. 眼科检查　急性闭角型青光眼(图 8-3)经常规眼科检查多可明确诊断。对于其他种类的闭角型青光眼,其诊断的重要依据是:眼压升高的同时伴有房角关闭,前房角部分或全部关闭状态下眼压升高,前房角重新开放后眼压可下降,此为闭角型青光眼的主要特征。因此,高眼压时必须查看前房角才能做出准确的诊断,同时也有利于闭角型青光眼的分期和治疗。

4. 激发试验　对临床上诊断较为困难的闭角型青光眼患者,可采用以下激发试验来提高确诊率。

(1)暗室试验　病人留于暗室内 1 小时,对老年人瞳孔小而迟钝者也可 2 小

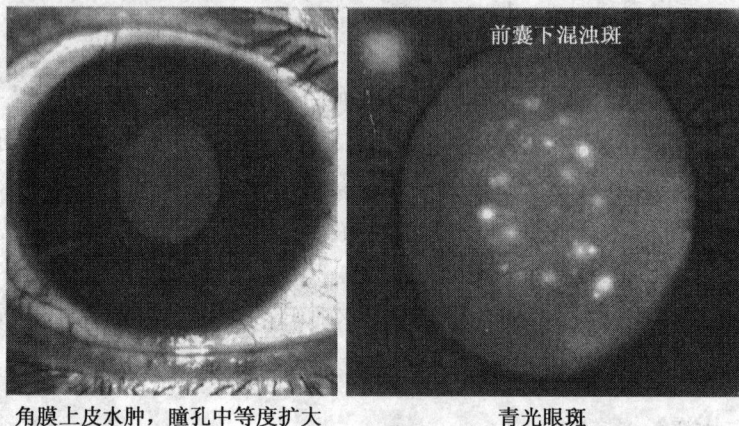

角膜上皮水肿，瞳孔中等度扩大　　　　　青光眼斑

图 8-3　急性闭角型青光眼

时。若暗室不够黑，也可用黑布将两眼蒙住。比较试验前后的眼压及前房角镜所见。阳性者有时眼压可高达 40～60 mmHg，一般在暗室后较进暗室前高出 10 mmHg 以上者即可认为阳性。试验后如眼压急剧升高者需用缩瞳剂及碳酸酐酶抑制剂，以防诱发急性发作。注意事项：在暗室中应防止病人入睡；避免用电筒直接照射瞳孔，用尽量暗的照明以完成测量眼压等操作；试验前停用各种降眼压药物至少 3 天（下同）。

（2）俯卧试验　俯卧 1 小时后测量眼压，较试验前高 10 mmHg 以上者为阳性。俯卧位时晶状体虹膜膈向前移位，使狭窄的前房角发生关闭，因而可诱导眼压上升。暗室试验与俯卧试验结合起来（即暗室俯卧试验），也就是在暗室中俯卧 1～2 小时，可提高阳性率。试验时患者除了采取面向下俯卧于床上的姿势外，还可取坐位，双手掌向下，上下相叠靠于桌上，然后身体前俯，额部枕于手背上，保持头部俯卧位。

（3）扩瞳试验　本试验对诊断虹膜高褶较有价值。扩瞳剂选用 0.5％托吡卡胺，禁用阿托品或后马托品。为慎重起见，应两眼分别进行，以防两眼同时出现急性闭角型青光眼发作的悲剧性结果。先测量眼压后滴扩瞳剂，每 15 分钟测量 1 次，共测 4 次，并观察前房角变化。眼压增高 10 mmHg 以上者为阳性；如眼压增高 20 mmHg 以上者应立即使用缩瞳剂及降眼压药物，使眼压尽快降低。

据统计，闭角型青光眼病人暗室试验阳性率仅 30％，扩瞳试验阳性率为 50％，俯卧试验阳性率 71％，暗室俯卧试验阳性率可达 90％。需特别强调的是，激发试验仅仅是闭角青光眼的协助诊断手段,试验结果阴性并不能排除诊断。

总之,急性闭角型青光眼诊断要点有:①突然眼球剧痛、视力下降,多伴有头痛、恶心、呕吐;②眼压突然升高,可达 40～60 mmHg 或更高;③前房浅,高眼压状态时前房角部分或全部关闭;④角膜雾状水肿;⑤瞳孔呈垂直椭圆形扩大;⑥晶状体青光眼斑。凡具有前面 3 项条件者即可诊断急性闭角型青光眼;后 3 项条件只是加强诊断而已。

缓解期闭角型青光眼诊断要点如下:①急性发作史;②前房浅及房角窄,可有部分前房角粘连,但范围不广;③停用降眼压药物后眼压可保持正常;④晶状体青光眼斑;⑤瞳孔稍扩大。凡具有前面 3 条件者即可诊断闭角型青光眼(缓解期);有后 2 项可加强诊断。

慢性闭角型青光眼诊断要点:①自觉症状较轻,常未引起病人注意;②前房浅及房角窄,有前房角粘连,范围在 90°～180° 以上;③眼压增高;④视盘出现青光眼杯;⑤视野缺损。凡具有前面 3 条件者即可诊断慢性闭角型青光眼;视盘青光眼杯及视野缺损可加强诊断。

(二)临床类型及分期

闭角型青光眼的临床表现比较复杂,因此,分期、分类不尽统一。下面根据其临床发展规律及病理发展过程,分为急性和慢性二种临床表现型。

1. 急性闭角型青光眼(acute angle-closure glaucoma) 此类病人由于房角突然关闭且范压较大,一般有眼压升高的明显表现。根据其临床发生和发展规律,可分为 4 个时期。

(1)临床前期 指具有闭角型青光眼的眼部解剖结构特征(诸如浅前房,窄房角等),但尚未发生青光眼的患眼。临床前期青光眼主要根据另一眼的发作史和房角狭窄的特征,以及激发试验的阳性来诊断。

(2)发作期 由于周边虹膜组织突然堵塞了房角,造成房水外引流障碍,眼压因此可迅速上升,随之出现一系列临床症状和体征,此即闭角型青光眼的发作期。根据其临床表现又分典型和不典型发作:

1)典型大发作 即急性大发作。起病急,有明显的眼部和全身表现是其特征。多为一眼,亦可双眼同时发作。由于前房角突然大部分或全部关闭,眼压急剧上升,可出现明显的眼痛、头痛、恶心、呕吐等症状。视力明显减退,严重者可仅存光感。眼部检查见:球结膜水肿,睫状充血或混合充血,角膜呈雾状混浊,瞳孔扩大(多呈竖椭圆形或偏向一侧),对光反应减弱或消失,前房浅,眼球坚硬如石,测量眼压多在 40～60 mmHg,可高达 80 mmHg。裂隙灯检查可见角膜上皮水肿,角膜后可有点状色素沉着(色素性 KP),房水闪辉,虹膜水肿及隐窝消失。

有些患眼尚可见虹膜色素脱落及/或扇形萎缩,晶状体前囊下可呈现灰白色斑点状、粥斑样的混浊(青光眼斑)。这些征象一般出现在眼压急剧升高而持续时间较长的情况下,即使眼压下降后也不会消失。色素性 KP、虹膜色素脱落或萎缩及青光眼斑,即为青光眼急性大发作后的三联征。

急性大发作经急诊治疗后,在眼压下降、角膜恢复透明后,应行房角及眼底检查。部分病人角膜仍水肿者,可点滴高渗剂(如纯甘油)使角膜恢复透明。此时检查房角有可能重新开放,或有局部粘连,小梁网上有色素粘着,甚或纤维素性渗出等。如房角已大部分粘连,则眼压必将再度升高。眼底检查可见静脉轻度充盈,视网膜上偶见出血斑点;视乳头可正常或略呈充血;如高眼压持续较长,则可出现视乳头苍白(缺血)、视网膜中央静脉阻塞性出血等眼底改变。

急性发作的青光眼如未能及时得到有效控制,眼压水平过高时,可在短期内导致失明;如果病情得到部分控制和缓解,可转入慢性期。

2)不典型发作　亦称小发作。急性发作前往往有一些小发作,通常发生于傍晚(此时瞳孔较白天大)。病人自觉症状轻微,可有虹视、雾视、轻度头痛等症状。如正值此时受检,则可发现眼压升高和角膜上皮轻度水肿,但瞳孔形态正常,仅反应略显迟钝,虹膜则大多呈膨隆现象,前房较浅。此类小发作经一晚休息(睡眠时瞳孔缩小),症状可能会烟消云散,眼压恢复正常。因此,此类病例在临床上很少遇到。

小发作时进行检查可发现:①高眼压;②前房浅,虹膜膨隆以致前房角小部分关闭。根据这两条即可成立诊断。

由于虹膜没有明显的充血水肿,虹膜与小梁网组织虽然紧贴,但不会像急性发作那样很快形成永久性的粘连,因此,只要及时缩瞳,房角仍可重新开放,发作比较容易控制。当然,如不解除瞳孔阻滞因素,小发作可反复出现,而每次发作都可产生部分永久性粘连。当大部分房角形成粘连以后,就可进入到慢性进展期。

上述典型与不典型两种不同的临床表现与房角关闭的速度和范围、眼压升高的程度和持续时间以及可能的血管神经反应性等因素有关。

(3)间歇缓解期　闭角型青光眼急性发作后如果通过及时治疗(有时不经治疗亦可自行缓解),瞳孔缩小,关闭的房角又重新开放,眼压下降,充血逐渐消退,则病情可得到暂时缓解或稳定一个相当长的时期,此阶段称为间歇缓解期。此期的时间长短不一,长者可达数年,短者数日内可能再发作。反复的小发作,可以形成小范围的房角粘连,但并不影响其余大部分重新开放房角的房水引流功能。只有当粘连的范围逐渐扩展到一定程度时,房水流出明显受阻碍,才表现出眼压的升高,使疾病进入慢性进展期阶段。

(4)慢性进展期　急性闭角型青光眼如果治疗不及时或不得当,房角关闭过久,周边部虹膜与小梁组织产生永久胜粘连,眼压就会逐渐持续升高,病程转入慢性期而继续发展,这种状态称为慢性进展期。

慢性进展期可由闭角型青光眼的各个此期发展而来。如果是发生在急性大发作未能控制的基础上,则急性期的一些症状和体征大为减轻,或无明显症状,仅残留虹膜、瞳孔以及晶状体方面的某些体征;如果是经由不典型发作而来,则除了房角大部分或全部粘连外,通常无其他症状或体征。某些间歇缓解期、甚至临床前期的患者,因被忽视或不愿接受手术,仅靠滴用缩瞳剂维持,虽然避免了急性发作,但房角粘连却仍然在逐步缓慢地进行,达到一定程度时则表现出眼压的持续升高从而进人慢性进展期。

(5)绝对期　慢性进展期在早期阶段视乳头形态及视野尚可正常,当疾病进展到一定阶段时,视乳头就逐渐出现凹陷和萎缩,视野也开始缺损并逐渐缩小,乃至完全失明(无光感),此即青光眼绝对期。任何类型青光眼如果视神经完全萎缩,视力无光感,都称之为绝对期。

2. 慢性闭角型青光眼(chronic angle-closure glaucoma)　这类青光眼同急性闭角型青光眼一样,也是由于周边虹膜与小梁网发生粘连所致。所不同的是,前者房角粘连是由点到面逐步发展的,眼压水平也是随着房角粘连范围的缓慢扩展而逐步上升的。所以,慢性闭角型青光眼患者临床上没有眼压急剧升高的相应症状和体征(诸如虹膜萎缩、瞳孔变形等),视乳头则是在高眼压的持续作用下逐渐形成凹陷性萎缩,视野也随之发生进行性损害。此类青光眼通常不易引起患者的警觉,只是在作常规眼科检查时或于病程晚期患者感觉到有视野缺损时才被发现,因此更具有潜在的危害性。

慢性闭角型青光眼多见于 50 岁左右的男性,眼部检查可见周边前房较浅,中央前房深度正常或接近正常,虹膜膨隆现象不明显,房角多为中等狭窄,可呈多中心地发生点状周边虹膜前粘连。由于其病程的慢性特征,临床难以明确分期。在病程的较早阶段,眼压可正常或偏高,眼底和视野均正常。随着房角粘连的扩展,眼压升高多为中等程度,通常在 40～50 mmHg。到病程中、晚期,眼底有典型的青光眼杯,相应地伴有程度不等的青光眼性视野损害。

慢性闭角型青光眼与急性闭角型青光眼患者在眼部解剖特征上有所不同,故两者的临床表现也不一样。前者虽然亦有前房较浅,房角较窄,晶状体较厚等解剖变异,但其眼轴不短,而且眼前段的解剖变异程度也较急性闭角型青光眼者轻,所以瞳孔阻滞因素不明显。临床观察发现,慢性闭角型青光眼的虹膜根部有较多的峙突(虹膜周边部的表面突起处),该处的虹膜较靠近小梁网,更容易与小梁网接触。因此,慢性闭角型青光眼房角的粘连最早仅出现在崎突处,粘连以点状开始,逐渐向两侧延伸扩展,房角逐渐被损害,眼压也随之逐渐升高。由于起病缓慢,患者逐渐适应了高眼压的病理状况,因此自觉症状不明显。

(三)鉴别诊断要点

1. 与急性虹膜睫状体炎鉴别 对急性闭角型青光眼发作时所表现出的典型症状,一般诊断并不困难。但如果症状不够典型,检查又不仔细,有时亦会将急性青光眼发作误诊为急性虹膜睫状体炎。尤其是在青光眼伴有前房纤维素性渗出并且眼压已降低时,临床医生可能通过相反的扩瞳治疗而使病情恶化。鉴别诊断时应注意以下几点:闭角型青光眼发作后瞳孔常常扩大,前房浅,房角窄,还可以从另一眼也存在的闭角型青光眼解剖特征来协助诊断;急性虹膜睫状体炎则瞳孔通常是缩小的(药物性散大除外),前房渗出较明显,甚至可能前房积脓。

2. 与偏头痛、急性胃肠炎等内科疾病鉴别 急性闭角型青光眼大发作患者因剧烈的头痛、恶心、呕吐等全身症状,往往首先就诊内科,而首诊医生又忽视了眼部的检查,以致于将青光眼误诊为偏头痛、急性胃肠炎等内科疾病,甚至给予解痉药如阿托品等治疗,反而加剧了病情。临床上,时常见到由神经内科(误诊为偏头痛)或消化内科(误诊为急性胃肠炎)治疗无效再转往眼科的实例。

3. 与开角型青光眼等眼病鉴别 慢性闭角型青光眼除了视物模糊、视野缺损外,常缺乏明显自觉症状,如果检查不认真、不够细致,可被漏诊或误诊为老年性白内障、开角型青光眼等眼部疾病而贻误有效的治疗。因此强调细致认真的眼部检查,对疑似病例进行前房角的检查非常有必要。

慢性闭角型青光眼尤其易与开角型青光眼混淆,两者的主觉症状及体征大同小异,鉴别主要依赖于前房角镜检查,应在停用抗青光眼药物的前提下,反复比较高眼压与低眼压下的前房角状态。鉴别要点如下:闭角型者虹膜膨隆较明显,虹膜根部与小梁相接触;开角型者虹膜不膨隆,前房角宽阔;开角型者常可见到明显的青光眼杯,而闭角型者需在晚期才能显现明显的青光眼杯。

闭角型青光眼与前房角窄(并非关闭)的开角型青光眼的鉴别有两种方法:①莫西赛利试验:此为 α-肾上腺素能阻滞剂,可松弛扩瞳肌而缩瞳,但不影响房水流出阻力。0.5%莫西赛利(Thymoxamine)滴眼后,在闭角型青光眼可拉开窄的或对合关闭的前房角,从而使眼压下降;在开角型青光眼则不能使眼压下降。②激光虹膜切开术:进行激光虹膜切开术后,闭角型患者眼压即可下降,而开角型者则无效。

4. 与继发性青光眼鉴别　原发性闭角型青光眼患病年龄较大,一般都在 40 岁以上,双眼有共同的眼部解剖学特征,往往双眼先后发病;继发性者年龄不限,多为单眼发病,各类继发性青光眼有其相应的特殊临床表现,并常可发现产生继发性青光眼的原因(包括眼部或全身的相关病因)。

【治疗对策】

(一)治疗原则

1. 急性闭角型青光眼的治疗原则

(1)首先立即使用药物降低眼压,以解除高眼压对视网膜及视神经的损害。

(2)尽快打开关闭的前房角,即使用缩瞳剂高频次点眼。前房角关闭包括对合及粘连,对合时期容易被分开,一旦变成粘连就难以分开。所以,必须尽早打开关闭的前房角。

(3)缓解瞳孔阻滞,主要采取虹膜根部切除(手术或激光)。据统计,90%闭角型青光眼是瞳孔阻滞性的,瞳孔阻滞可造成和加重前房角关闭,切开虹膜根部是改善前后房交通的有效办法。

(4)如果上述治疗措施无效或疗效不满意,则应考虑及时行眼外引流手术。

2. 慢性闭角型青光眼的治疗原则　根据前房角粘连程度范围及眼压控制等情况,及时采取激光或手术虹膜切开术、激光周边虹膜成形术、小梁切除术等。

(二)治疗方案

闭角型青光眼的诊断一旦确立,就应根据其所处的不同阶段及时给予相应的治疗。

1. 临床前期　治疗的目的是预防发作,主张及时行周边虹膜切除术(手术或激光),以解除瞳孔阻滞。对暂时不愿或不能接受手术者应预防性滴用缩瞳剂,常用 1% 的毛果芸香碱 2～3 次/天,并定期随访。

2. 急性发作期　治疗的首要目的挽救视功能和拉开房角。故应按急诊全力抢救,以期在最短时间内控制高眼压,减少对视功能的损害并防止前房角形成永久性粘连。

(1)降低眼压　通常是减少房水生成、促进房水引流和高渗脱水三种手段联合应用。房水生成抑制剂有眼局部用和全身用两类:全身应用的主要有碳酸酐酶抑制剂,如乙酰唑胺(又名醋氮酰胺,Diamox),口服首剂 500 mg,以后 250 mg 每 6 小时 1 次,或醋甲唑胺,每次 25 mg,每日 2 次口服,眼压控制后可停用;眼局部用的主要有碳酸酐酶抑制剂和 β-肾上腺素受体阻滞剂,前者有 2％杜塞酰胺(Dorzo-lamide)滴眼液,每日 3 次,后者有 0.5％噻吗洛尔、0.25％倍他洛尔、0.5％左布诺洛尔等滴眼液,可选用其中一种,2 次/日,能有效地协助降低眼压。高渗脱水剂有甘油和甘露醇等,较常使用 20％甘露醇溶液,1.0～1.5g/(kg·d),快速静脉滴注。

全身应用碳酸酐酶抑制剂应当注意:该药系磺胺类制剂,过敏者禁用;常见的不良反应有唇面部及手指、脚趾麻木感,胃肠道刺激症状,尿液混浊等;长期服用可诱发尿路结石、肾绞痛,代谢性酸中毒,低血钾等。因此,临床上常同时给予氯化钾和碳酸氢钠口服,以减少不良反应的发生。对伴有肝、肾功能不全,呼吸性酸中毒者应谨慎使用。个别病例对该药有特异性反应,可产生再生障碍性贫血(与使用的剂量无关)。

临床使用高渗脱水剂时应注意老年患者,尤其是患有高血压、心肾功能不全以及电解质紊乱患者的全身状况,以免发生全身意外情况。

(2)房角保护 常用缩瞳剂和抗炎药物。对急性发作患者,首先局部频滴缩瞳剂,常用 1％毛果芸香碱,可每 15 分钟点眼 1 次,眼压下降后或瞳孔恢复正常大小时逐步减少其用药次数,最后维持在 3～4 次/天。缩瞳剂能够拉开根部虹膜,重新开放房角,即促进了房水引流又保护了房角免于永久粘连破坏。青光眼发作眼往往充血明显,可局部或全身应用适量的糖皮质激素,这有利于患眼反应性炎症的消退,减少房角永久性粘连发生的可能性。

(3)视神经保护剂的应用 全身应用自由基清除剂、抗氧化剂如维生素 E、维生素 C 等,可对受损的视网膜、视神经组织起到一定的保护作用。

(4)激光或手术 青光眼急性发作期如眼压得当很好控制,房角大部分或完全开放,则具备眼内引流条件,可作周边虹膜切除术(手术或激光切除);但如果眼压再度回升,房角的房水引流功能明显受损,则只能选作眼外引流手术,通常有小梁切除术或巩膜咬切术等(详见第六节)。

3. 间歇缓解期 治疗目的是防止病程进展。此期患者因前房角已完全或大部分开放,眼压恢复正常,故施行周边虹膜切除术(手术或激光)可取得满意疗效。对暂时不愿或不能手术者,应在滴用缩瞳剂的情况下密切随访。

4. 慢性进展期 治疗目的是降低眼压,控制病情发展。因房角已大部分或全部粘连,房水引流功能明显受阻,故只能选择眼外引流术。

5. 慢性闭角型青光眼 处理原则与急性闭角型青光眼的间歇缓解期和慢性进展期相似。对较早期患者,根据慢性闭角型青光眼有较多峙突的房角解剖特征,在对这些患眼施行周边虹膜切除术的同时一并进行周边虹膜成形术,治疗效果可能更好,不过,此观点尚待临床实践的进一步证实;对于中、晚期病例,因房角大多数失去正常房水引流功能,则只有选择滤过性手术,同时应给予视神经保护治疗。

6. **绝对期青光眼**　任何类型青光眼发展到最后阶段,视力已无光感,视神经功能损害已无法挽回,因此,治疗目的仅在于解除疼痛症状,主要是药物降眼压和解除病人痛苦。

(三)手术治疗

1. **手术指征**　手术是治疗闭角型青光眼的有效方法,应根据上述分期来确定是否手术及其相应术式。一般说来,闭角型青光眼的诊断一旦成立就必须手术,前房角前粘连的范围＜180°者适宜作周边虹膜切除术(激光或手术切除);粘连范围＞240°者则只能作眼外引流术。

2. **手术时机**

(1)**择期性手术**　各期闭角型青光眼如果眼压控制良好,均可根据病人情况考虑是否进行择期手术。

(2)**紧急手术**　急性发作的患眼,如果采取上述治疗措施3天后眼压仍持续在50～60 mmHg或更高,则应考虑紧急手术。在这种情况下,由于房角多已粘连丧失功能,只能选择眼外引流术。当然,在眼部组织充血、水肿较明显的情况下施行手术,由于组织炎症反应较大,手术并发症也较多,术后滤过泡容易发生纤维瘢痕化,往往效果较差。因此,手术前后加强糖皮质激素的应用,可提高手术的成功率。对于虹膜萎缩和瞳孔固定散大的急性发作眼,滤过性手术以选择虹膜嵌顿术(属眼外引流术)为好。

3. **手术方法**　手术治疗方法很多,主要有周边虹膜切除术和眼外引流术(即滤过性手术,如小梁切除术、巩膜咬切术等)两大类(详见本章第六节)。

(四)激光治疗

激光治疗是青光眼的一种较为特殊和有效的治疗手段,在有激光设备条件的医院应尽量采用。以下介绍临床上较为常用的激光治疗方法之要点。

1. **激光周边虹膜切除术**　又称激光虹膜造孔术。用激光将周边虹膜烧灼形成1～2个洞,以利后房水流至前房,减轻虹膜膨隆。激光周边虹膜切除术的适应证与周边虹膜切除手术方法者相似,但对角膜水肿或混浊及周边前房极浅的患眼不适合激光治疗方法。

术前滴用2%毛果芸香碱3～4次/天,以便使瞳孔缩小,虹膜平展变薄,易于激光穿透。

常用氩离子激光(Argon)或 Nd:YAG 激光。在眼部表面麻醉下,用 Abraham 接触镜(+66D 平凸镜)将激光斑直径缩小一半,使虹膜所受激光强度增强 4 倍。虹膜切除口一般选择在 10～11 点或 1～2 点位的虹膜周边部。常用的操作技术有:①Nd:YAG 激光参数:每脉冲 4～10 mJ,利用电离效应对虹膜光爆破切除;②氩离子激光参数:时间 0.1～0.2 s,功率 800～1 000 mW,光斑 50～100 μm,击射次数 30～50 次。利用热效应切除虹膜;③氩离子激光和 Nd:YAG 激光机联合应用:适用于炭黑虹膜。可减少虹膜出血、孔洞闭合及眼内炎症反应。

术后应立即滴用类固醇眼药水,每 10 分钟一次,共 6 次,以后 3～4 次/天,1 周后逐渐减量以控制手术产生的炎症反应。术后还必须复查前房角及眼压。有些患者术后眼压可能暂时升高,一般 1～2 小时达到高峰,应作相应处理。眼压正常者可逐渐减少乃至停止抗青光眼药物。术后 1～2 个月复查房角,应注意除外高褶虹膜综合征及虹膜孔洞是否关闭等情况。

2. 激光周边虹膜成形术　通过烧伤虹膜胶原产生收缩力来拉开与小梁对合着的周边虹膜,达到开放房角的目的。主要适应证有:①急性闭角型青光眼发作后角膜水肿、前房浅、炎症反应明显等情况下不宜进行激光虹膜切除术时;②激光虹膜切除术后周边前房仍较浅并有可能关闭者;③与晶体有关的闭角型青光眼,如睫状环阻滞、晶体膨胀等;④高褶虹膜综合征。但对角膜严重水肿或混浊及无前房的患眼禁忌使用。

术前滴用 2% 毛果芸香碱眼药水,将虹膜尽量拉紧。治疗时在前房角关闭处相应的最周边虹膜根部用激光造成一个烧伤创面,但不烧成洞,故所需激光功率比虹膜切除术者低。在 360° 范围的虹膜周边部做 24～36 个烧灼点,相邻两个烧灼点之间的间隔约为两个烧灼直径。产生虹膜收缩灼伤的主要氩激光参数的光斑 500 μm,曝光时间 0.5 s,功率 200～400 mW。

术后应立即滴用类固醇眼药水,3～4 次/天,1 周内停药。术后 1 小时测量眼压,若眼压升高,应作相应处理。

【疗效判断及处理】

闭角型青光眼行激光或手术周边虹膜切除术后大多疗效确切。少数患者因虹膜切除口没有完全穿透或伴有高褶虹膜综合征(属非瞳孔阻滞性闭角型青光眼范畴)导致手术失败。高褶虹膜综合征可采用激光周边虹膜成形术进行治疗。闭角型青光眼若前房角前粘连的范围大于 240° 而不得不施行眼外引流手术(如小梁切除术)者,可能因滤过泡瘢痕化等因素致使手术失败。有关处理方法详见第六节。

【出院后随访】

（1）出院时带药　通常为局部用药，如抗生素眼药等，眼压较高者还需带降眼压药物，伴有高褶虹膜综合征而未施行激光周边虹膜成形术者需点用缩瞳药。

（2）定期检查项目与检查周期　主要有眼压、视力、视野、眼底、滤过泡、前房深度、前房角、瞳孔及晶体等情况，检查周期视患者具体情况而定。

（3）定期门诊与取药　由于青光眼的致病因素较复杂，而且一些术后患者可能产生许多并发症，故必须强调定期门诊与取药。

（4）出院应当注意的问题　对青光眼知识进行宣教，嘱咐患者定期门诊观察、复查与治疗。

第三节　原发性开角型青光眼

原发性开角型青光眼（primary open angle glaucoma，POAG），又称慢性开角型青光眼，慢性单纯性青光眼。本病具有以下特征：①两只眼中至少一只眼的眼压持续高于 21 mmHg；②前房角开放，外观正常，且未能检出与眼压升高相关的眼部或全身的病因性异常；③有典型的青光眼性视神经乳头和视野损害。由于开角型青光眼的病程进展较为缓慢，且多无明显症状，不易早期发现，故对视功能具有更大的危害性。

统计资料表明，开角型青光眼的患病率约为 1.5%～2%，患病年龄多分布在 20～60 岁之间，患病率随年龄的增大而升高。在我国，开角型青光眼患病率少于闭角型者，但近年来前者的比例有所上升（可能与医学进步及个人防护意识提高等因素有关）。从种族上看，黑种人、白种人患者较多，黑种人患者的视神经损害较重。在美国，仅 1995 年就有 7 百万人次的青光眼门诊，慢性开角型青光眼的致盲率很高，45～64 岁人群中，白人是 0.88/万，黑人是 13.14/万，是美国的第二位致盲性眼病。

本病具有家族遗传倾向性，同胞比双亲或子女的发病率要高。糖尿病患者、甲状腺功能低下者、心血管疾病或血液流变学异常者、近视眼患者、视网膜静脉阻塞及偏头痛患者等，是原发性开角型青光眼的高危人群。

关于病因和发病机制，主要有以下三个学说：①小梁组织局部病变；②小梁后阻滞,即病变部位在小梁后组织,包括从 Schlemm 管到集液管和房水静脉等部位;③血管-神经-内分泌或大脑中枢对眼压的调节失控所引起。总之,开角型青光眼的眼压升高是经小梁途径的房水外流排出系统病变导致房水流出阻力增加所致。目前,多数临床和基础研究表明,小梁组织,尤其是近 Schlemm 管区的组织(近小管部)是主要病变所在部位。分子生物学研究显示,开角型青光眼具有多基因或多因素的基因致病倾向性,但确切的发病机制尚待进一步研究。

【诊断步骤】

(一)病史采集要点

1. 视力是否下降,下降的时间及程度,是否伴有雾视、虹视等现象。

2. 是否眼胀、眼痛、鼻根部酸胀,以上情况是否伴有头痛、恶心、呕吐等症状。

3. 起病前有无情绪波动、过度疲劳、近距离用眼过度或在暗室环境驻留等情况。

4. 有无视野变窄、行动不便、色觉障碍、夜盲等现象。

5. 眼部外伤史、用药史及青光眼家族史。

(二)体格检查要点

1. 全身情况 生命体征,检测血糖、尿蛋白等,注意检查是否患有高血压、糖尿病、肾病等全身疾患。

2. 眼部检查 特别仔细地进行局部检查,应注意以下内容:

(1)视力、矫正视力,色觉等视功能检查。

(2)眼部有无充血及充血的性质 结膜充血、睫状充血或混合充血。

(3)双眼角膜情况、前房深浅、瞳孔大小及形态、虹膜及晶体情况等。

(4)眼底检查 重点是视神经乳头的颜色、视杯的大小(c/d 比值)、视乳头血管形态等。

(5)眼压 开角型青光眼在早期表现为眼压的不稳定性,眼压的波动幅度增大。眼压可有昼夜波动和季节波动,昼夜波动规律是一般在清晨和上午较高,到下午逐渐下降,至半夜最低。季节波动中,冬天的眼压一般较夏天的要高些。随着病程发展,眼压水平逐步升高,但多保持在中等水平,少有超过 60 mmHg 者。

(6)前房角镜检查 比较双眼房角宽窄和开放程度,是否有房角后退、粘连及其范围。

(三)进一步检查项目

1. 双眼前房深度测量

2. 双眼超声波检查　包括 UBM,B 超眼部探查等,在屈光间质混浊的情况下,可了解房角及眼球后极部情况。以上两项可根据情况选用,主要用于与闭角型青光眼的鉴别。

3. 视野检查　极为重要。它是了解视功能损害程度的基本检查手段,也是开角性青光眼诊断的重要指标。青光眼视功能改变的主要表现为视野损害和缺损,一般说来,视野改变与视神经乳头的凹陷萎缩等体征的严重程度相对应,检查和追踪视野的变化,也可估计病变的严重程度和治疗的效果。典型的青光眼视野损害如下(图 8-4,图 8-5):

(1)中心视野的损害　早期改变最常见的是旁中心暗点,出现率可高达 80%。旁中心暗点一般在注视点周围 10°范围以内,以鼻上方最为多见,可单独或与其他早期损害并存。鼻侧阶梯是另一种视野损害的早期表现,出现率可高达 70%。它是指鼻侧视野水平分界线附近等视线的上、下错位或压陷。随着病程进展,旁中心暗点可逐渐扩大,多个暗点相互融合形成典型的弓形暗点(Bjerrum 暗点)。这种视野损害可以延伸至鼻侧的中央水平分界线,形成大的鼻侧阶梯。如果有上方和下方的弓形暗点相接则形成环形暗点。

(2)周边视野的损害　在中心视野出现暗点的同时或稍后,周边视野也可开始变化。通常先是鼻侧周边缩小,常从鼻上方开始,然后是鼻下方,最后是颞侧。颞侧视野改变可表现为周边部的楔形或扇形等视线压陷缺损,随后再开始进行性缩小,与鼻侧缺损共同形成向心性缩小,疾病晚期最后可仅残留中央部 5°~10°范围的小视野,称管状视野。管状视野仍可保留较好的中心视力,故尚未引起有些病人足够重视。周边视野损害在鼻侧进展速度较快,颞侧较慢,可仅剩颞侧一小片岛状视野,称颞侧视岛。最终,这些残存视野的完全丧失导致失明。

随着视野检查手段的不断发展,早期视野损害的概念也在不断更新。据统计,Goldmann 视野计检查完全"正常"的青光眼患者,其病理解剖学上已有 48%的视神经纤维丧失。电子计算机辅助的视野检查,将视野的图形定性评价引入到数字化定量的阈值测定。根据阈值视野检查,以下几点可判定为青光眼早期视功能改变:①光阈值的局限性或弥漫性增高;②短期波动增加;③长期波动增加。短期波动是指一次视野检测中光阈值的离散状况,又称检测内变异性。长期波动则是指不同时间(间隔数天、数周或数月)多次视野检查结果不一致的现象,又称检测间变异性。这些变化发生在局部暗点出现之前,系可逆性视功能改变。

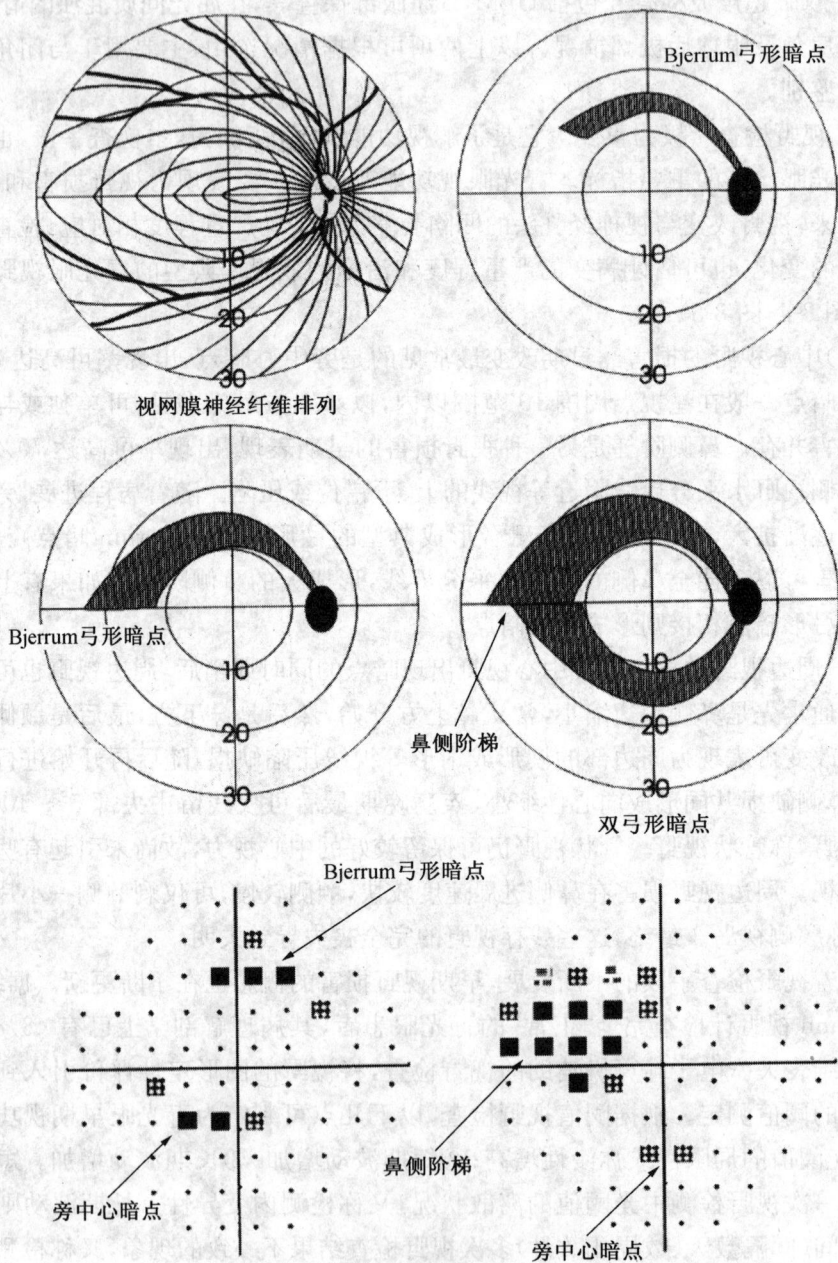

视网膜神经纤维排列

Bjerrum弓形暗点

Bjerrum弓形暗点

鼻侧阶梯

双弓形暗点

Bjerrum弓形暗点

鼻侧阶梯

旁中心暗点

旁中心暗点

图 8-4　Humphrey 自动视野记录

1期

2期

3期

4期

5期

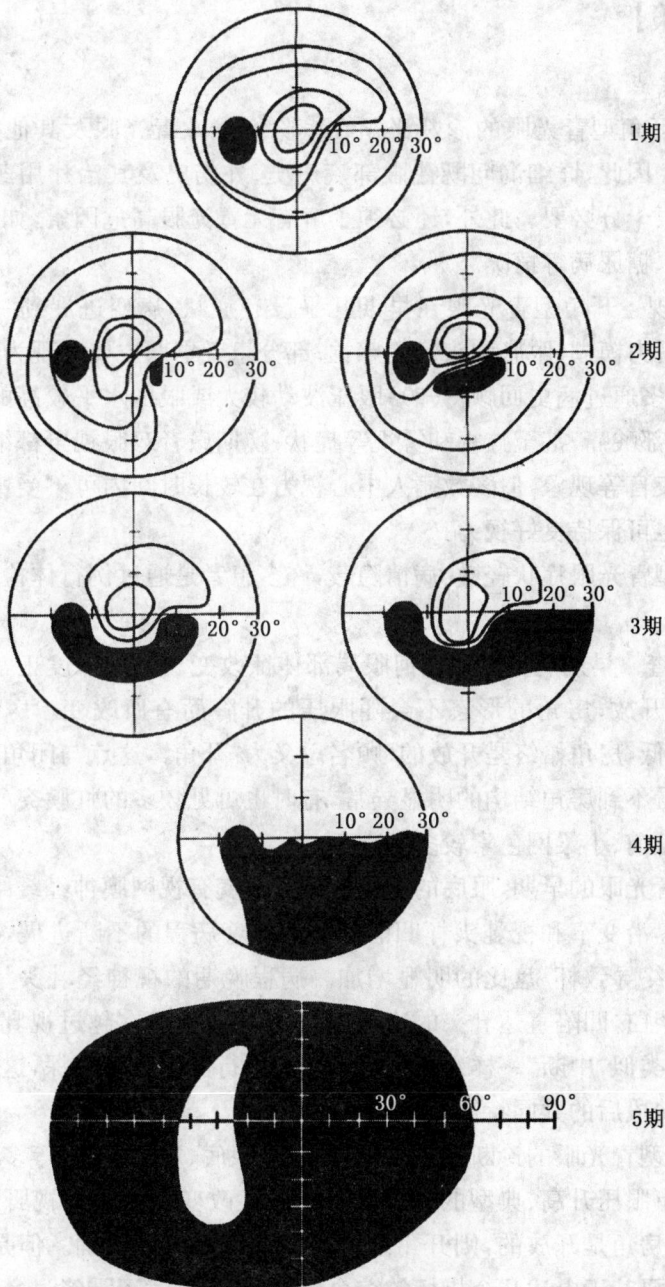

图 8-5 青光眼视野改变的发展分期

【诊断对策】

（一）诊断要点

1. 病史　开角型青光眼的诊断必须在摈除继发性青光眼及其他类型青光眼之后才能确立。因此，详细询问既往眼部疾患史、外伤史及其治疗用药情况，对排除继发性青光眼十分必要。此外，还必须了解有无青光眼高危因素，如青光眼家族史、高度近视眼、糖尿病等情况。

2. 临床表现　开角型青光眼在早期几乎没有症状，病变进展到一定程度时，患者才可能有视力模糊、眼胀和头痛等感觉；部分患者早期主要表现为视疲劳和进行性近视加深（多通过病史回顾得知）；眼压波动较大或眼压水平较高的患者，可能出现眼胀、鼻根部酸痛，甚至虹视和雾视等症状；晚期患者双眼视野都缩小时，则可有行动不便和夜盲等现象，但多数病人中心视力在较长时间内可不受影响，甚至在管状视野病例也可保持良好视力。

由于本类型青光眼症状轻微、病情隐蔽，许多患者是通过例行体检眼底检查才被发现的。

3. 眼科检查　早期病例可无任何眼局部体征改变。前房深度正常或较深，虹膜平坦，前房角开放，房角的形态不会随眼压的升降而有所改变。房角镜检查发现：无论眼压高低，房角始终是开放的（顾名思义为"开角"，这点与闭角型青光眼截然不同）；一般看不到房角结构的明显异常，有时也可见较多的虹膜突（梳状韧带）、虹膜根部附着偏前、小梁网色素较多等现象。

在开角型青光眼的早期，眼底的特征性形态改变有视网膜神经纤维层缺损、局限性的视乳头盘沿变窄和视乳头杯凹的切迹。随着病程的不断进展，视乳头的杯凹逐步扩展，最终导致杯/盘比的明显增加。病程晚期的视神经乳头呈盂状凹陷，整个乳头色泽淡白，凹陷直达乳头的边缘，视网膜中央血管在越过视乳头边缘处呈屈膝或爬坡状，类似"中断"一样。视乳头凹陷的进行性扩大和加深，这是青光眼病情发展到一定阶段后的共同特征（图8-6～图8-8）。

总之，开角型青光眼的诊断主要是根据眼压、眼底、房角、视野等多种因素的分析判断。凡具有眼压升高、典型的视乳头青光眼性改变和相应的视野缺损这三个临床特征，加之房角是开放的，则开角型青光眼的诊断可以明确。但是，早期诊断往往较为困难，要基于上述几个指标的综合分析判断，有时还需经过一段相当长时间的观察和随访，才能作出结论。

（二）早期诊断

杯达视盘边缘　　　局部萎缩　　　血管特征　　　显示杯壁倾斜的画图法

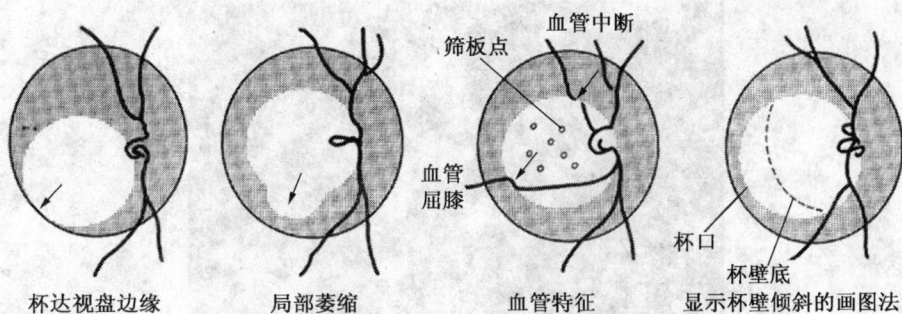

图 8-6　青光眼杯的特征

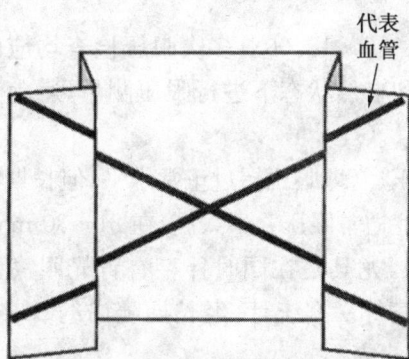

在纸上划两条交叉线代表血管，将纸折叠成凹陷状，从上方观察，血管在凹陷边缘即显中断

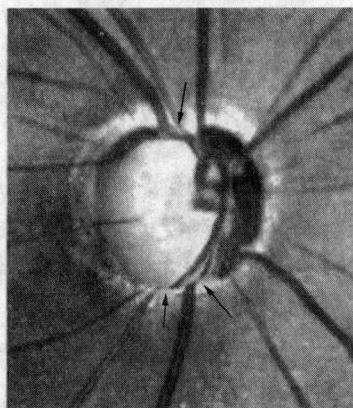

青光眼杯的壁垂直，或呈痰盂状，则在其边缘处的视网膜血管显现屈膝及中断

图 8-7　青光眼杯边缘的视网膜血管显现屈膝中断

由于发病的隐蔽性及视功能的代偿性，使得开角型青光眼在早期诊断上往往较困难，要基于眼压、眼底、视功能等几个指标的综合分析判断才能确立。

1. 眼压　早期开角型青光眼的眼压水平并不太高，且又有波动性，容易被漏诊。应进行细致的观察随访，必要时作 24 小时或昼夜眼压测量。如果最高眼压超过 30 mmHg，波动又大于 10 mmHg，则诊断基本成立；如波动仅大于 6 mmHg，最高水平略超过正常，或双眼眼部情况相同而眼压差别较大（＞6 mmHg），则应考虑可疑青光眼，需要定期随访观察，并结合其他指标来分析判断。

24 小时眼压测量，是指在一天 24 小时内定时多次测量眼压。一般选择的眼

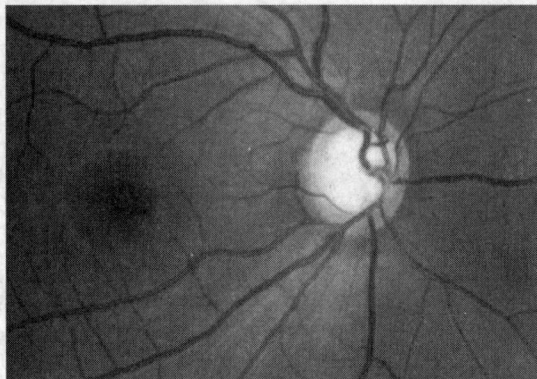

图 8-8　青光眼大视杯

压测量时间为:5:00,7:00,10:00,14:00,16:00,18:00。多次眼压检查均应由同一检查者操作,检查时受检者应在安静环境和自然状态下进行眼压测量,避免干扰因素的影响。

当然,眼压升高还要考虑单纯的高眼压症,即眼压超过正常水平,但长期随访观察并不出现视神经和视野的损害。高眼压症通常眼压并不太高,在 21~30 mmHg 之间。亦有学者将高眼压症视为可疑青光眼,尤其是在同时伴存有青光眼高危因素时,诸如青光眼家族史、高度近视眼、糖尿病等。据统计,经长期随访约 5%~10%的高眼压症者最终发展成为开角型青光眼患者。

此外,不同眼压测量方法上的差异,也会造成眼压测量结果的偏差。压陷式眼压计、气流式非接触眼压计均不如 Goldmann 压平式眼压计准确、可靠,对可疑病例的眼压判断应作压平式眼压计测量。分析眼压结果时,不能机械地将超出正常人群中眼压平均值的统计学数值(即 11~21 mmHg)的眼压都视作为病理值,要结合其他指标综合分析判断。

在早期诊断开角型青光眼遇到困难时,还可考虑作激发试验。皮质激素滴眼升压试验是目前认为较有诊断参考价值的开角型青光眼激发试验,但由于其需连续滴眼 2 周较费时,且阳性者有参考价值,阴性者却不能排除,故临床上实际应用不多。过去常用的饮水试验及妥拉苏林试验因其可靠性较差、参考价值较小而被废除。以往,我们比较多用眼压描记方法测定房水流畅系数(C 值)以及压畅比(眼压和房水流畅系数的比值,P_o/C)来分析判断小梁途径房水外流阻力变化,辅助开角型青光眼的诊断。近十余年来不再强调其作为早期诊断的指标,而多用于基础研究。

2. 眼底 主要是视神经乳头和视网膜神经纤维的形态学检查。

正常人眼底 C/D 值大多不超过 0.4,如 C/D 达 0.6 以上,或两眼的 C/D 值相差>0.2 时,应引起重视。通过定期随访,如果发现视乳头凹陷进行性加深扩大,则更有诊断意义。在视乳头凹陷明显改变之前,经细致的检查如发现有视网膜神经纤维层缺损(可借助无赤光眼底镜检或眼底黑白照像),相应处的视乳头盘沿变窄,尤其是在颞上、颞下象限处,视杯凹陷也在相对应处出现切迹,这些均是青光眼视神经损害的有利证据和形态学特征。这些形态学的改变甚至可以出现在比较敏感的阈值视野检查出现异常之前,具有早期诊断价值。

除了在眼底镜下直接观察外,有条件者可以借助视神经乳头立体照像或计算机辅助的视乳头影像分析仪器进行定量分析,判断细微的形态结构变化,更早期地做出正确诊断。计算机辅助的视盘检查手段主要有三类,包括扫描激光偏振仪、扫描激光拓扑仪和相干光断层扫描等。视网膜神经纤维层缺损的检查还可应用激光扫描眼底镜在动态或摄片后进行分析,较为精确。

3. 视功能 青光眼视功能改变的主要表现为视野损害和缺损。但是,目前临床上常用的视野检查(包括阈值定量检测)方法需待视神经纤维受损达到一定程度后方能检测出,因此,较早期开角型青光眼的视野检测结果可能是"正常"的。视野检查属主观检查,即心理物理学检查,其检测结果可受多种因素影响而产生谬误。因此,分析结果时应考虑可靠性参数,并综合患者的眼压、眼底等综合情况来作出判断。此外,视野损害也可见于其他眼病、全身血管系统、神经系统等疾病。当一时难以判定视野损害时,可作定期随访,观察分析视野变化情况,不能仅凭一次视野检查就排除或确定早期青光眼的诊断。

青光眼除了视野损害以外,也可伴有其他视功能的异常,包括:①空间/时间对比敏感度下降;②辨色力下降,尤其是蓝黄色觉受累较早较重;③电生理中图形 ERG 振幅下降,图形 VEP 峰潜时延迟等。但是,这些检测结果的特异性不够强,有待于不断的研究和改进。

具备开角型青光眼的危险因素,诸如青光眼家族史、近视眼、糖尿病、偏头痛等,对其早期诊断也有一定的参考价值。

(三)鉴别诊断要点

1. 与慢性闭角型青光眼鉴别 开角型青光眼易与慢性闭角型青光眼混淆。两者主觉症状及体征大同小异,鉴别依赖于前房角镜检查,应在停用抗青光眼药物下,反复比较高眼压与低眼压下的前房角。闭角型者虹膜膨隆,虹膜根部与小梁相接触;开角型者前房角是宽阔的,虹膜不膨隆。闭角型者要在晚期才显现明显的青光眼杯,开角型者常可见到明显的青光眼杯。此外,两者的鉴别尚有两种方法,详见第一节。

2. 与老年性白内障、近视等眼病鉴别　开角型青光眼除了视物模糊、视野缺损外,常缺乏自觉症状,如果检查不细致,可被漏诊或误诊为老年性白内障、近视、视神经萎缩等常见性眼病等而贻误治疗。强调细致认真的眼部检查,尤其是眼底、眼压和前房角的检查非常必要。

值得一提的是,近视眼性眼底改变,尤其在高度近视或病理性近视性眼底改变,其视乳头形态变异,色泽较淡,视乳头周围脉络膜萎缩斑,视野检查常伴有生理盲点扩大和/或中心暗点(黄斑变性),易于误为青光眼。当高度近视眼伴有青光眼时,也易于被上述征象所掩盖,误为是近视眼的改变,延误青光眼的早期诊断。我们只要抓住青光眼的特征性改变(眼底、视野等),仔细观察,一般还是可以较明确地作出判断的。

3. 与生理性大杯凹鉴别　视盘的生理性大杯凹通常两眼是对称的;杯凹均匀扩大,盘沿宽窄也一致;没有视乳头出血、杯凹切迹和神经纤维层缺损改变;其眼压和视野均正常;经长期随访杯凹无进行性扩大。通过以上这些特征可与青光眼性杯凹进行鉴别。

4. 与继发性青光眼鉴别　原发性开角型青光眼发病隐蔽,常双眼发病但病情可轻重不等;继发性青光眼多为单眼发病,可发现产生继发性青光眼的原因。

【治疗对策】

(一)治疗原则

开角型青光眼的治疗原则一般是先采用药物治疗,无效时再考虑手术。这主要是由于手术的并发症较多,尤其是年轻患者,术后易产生滤过道瘢痕化致使手术失败。当然,随着眼科显微手术的发展,手术技巧和手术方法的改进,青光眼滤过性手术的疗效现已明显提高,其手术适应证也相应放宽,尤其是对已有视神经和视野损害而眼压又控制不好的病例。

(二)治疗方案

1. 非手术治疗

(1)药物降眼压治疗　如果局部滴用1~2种药物即可使眼压控制在安全水平,视野和眼底损害不再进展,且患者能配合治疗和定期复查,无并发症发生,则可选用药物治疗。

1)局部应用的降眼压药物　主要通过以下三方面的作用机制达到降低眼压的

目的:增加小梁网途径的房水引流(如拟胆碱作用药和肾上腺素受体激动剂等);减少睫状体的房水产生(如β-肾上腺素受体阻滞剂);增加葡萄膜巩膜途径的房水引流(如前列腺素衍生物)。

①拟胆碱作用药物:常用毛果芸香碱,其机制是增加小梁途径的房水外流。通常与β-受体阻滞剂联合用药。使用的药物浓度、用法同闭角型青光眼,不良反应主要有瞳孔缩小和调节痉挛。

②β-受体激动剂:临床上较少使用。主要有1%肾上腺素及其前体药0.1%地匹福林(Dipivefrin)滴眼液,每天2～3次。利用其β2-受体兴奋作用,使小梁网房水流出阻力降低,以及增加葡萄膜巩膜途径房水外流。主要不良反应是局部血管收缩,药效过后会发生反射性充血(眼红)。因其具有扩瞳作用,故禁用于闭角型青光眼。

③β-肾上腺素受体阻滞剂:是目前开角型青光眼最常用的降眼压滴眼液。通过阻断位于睫状体非色素上皮细胞上的β2-受体,减少房水生成约30%,以此达到降低眼压的目的。常用的有:0.5%噻吗洛尔(Timolol,又名噻吗心安)、0.25%倍他洛尔(Betaxolol,贝特舒)、0.5%左布诺洛尔(Levobunolol,贝他根)、2%卡替洛尔(Carteolol,美开朗)等滴眼液,每天1～2次。主要副作用有心率减缓、心律不齐、血压下降以及诱发或加重慢性阻塞性支气管炎、哮喘等心血管和呼吸系统的不良反应。因此,对有较严重心血管疾病如心衰、窦性心动过缓、房室传导阻滞,较重的呼吸系统疾病如支气管哮喘和严重阻塞性呼吸道疾病者,应避免使用。

④碳酸酐酶抑制剂:局部点用的碳酸酐酶抑制剂是近年来研制成功的一组眼药,它避免了全身应用所带来的许多不良反应。其代表性的药物是2%杜塞酰胺(Dorzolamide,添素得),每天点眼3次。该药副作用较轻微,长期使用可出现结膜炎和眼睑反应(属磺胺类药物过敏),其他不良反应还有眼局部异物烧灼感、口中味苦感,但均能耐受。

⑤α2-受体激动剂:选择性α2-受体激动剂,如对氨基可乐定和溴莫尼定(阿法根),其降眼压作用除了直接抑制房水生成外,还可能与其增强了葡萄膜巩膜途径房水外流有关。0.2%阿法根滴眼液用法是每天2～3次,主要不良反应有疲倦乏力,口干,眼部不适感等。

⑥前列腺素衍生物:前列腺素类衍生物PGF2a是近年来研发出的具有增加葡萄膜巩膜途径房水引流的药物,为目前最有效的眼局部降眼压药。已用于临床的这类药物主要有拉坦前列素(Latanoprost,适利达)和Rescula(瑞灵)。0.005%适利达滴眼液,每晚1次,或0.12%瑞灵滴眼液,每天2次,几乎没有全身不良反应,

眼局部反应轻微。

2)全身应用的降眼压药 此类药物仅仅作为局部用药不能良好控制眼压时的补充,或手术治疗的术前用药。使用剂量不宜过大、时间不宜过长,以免引起全身更多的不良反应。主要有以下二大类:

①碳酸酐酶抑制剂:乙酰唑胺(又名醋氮酰胺,Diamox),每次 125～250 mg 口服,每日 1～3 次。该药的毒副作用及使用的注意事项详见第一节。

②高渗脱水剂:通过脱水提高血浆渗透压来降低眼压。较常使用 20%甘露醇溶液,$1.0～1.5g/(kg \cdot d)$,快速静脉滴注。其降眼压作用起效快,但维持时间较短(约 6 小时)。对高血压和心肾功能不全患者,要注意其全身情况,以防发生意外。高渗脱水剂使用过多或应用较长时间易引起全身严重脱水电解质紊乱,颅内脱水严重时可引起头痛,血液脱水严重时可引起血栓形成,尤其在儿童和老年人更应注意。

(2)视神经保护药物治疗 由于开角型青光眼发病是多因素的,所以,在有效控制眼压的基础上,还必须辅助视神经保护药物治疗。通过阻断细胞凋亡途径或给予外源性的神经营养因子等,是青光眼视神经保护治疗和研究的方向。

1)中医中药 采用活血化瘀中药,如口服或肌注丹参,口服益脉康或青光康片,均已证实对青光眼的视野有保持甚至扩大作用。中药当归素等具有扩张血管和降低外周血管阻力的作用,也可作为青光眼视神经保护的药物。

2)钙离子通道阻滞剂 此类药剂可直接阻断神经节细胞的钙离子通道,改善视神经的血流灌注,从而阻断缺血所诱发的神经节细胞凋亡。硝苯地平和尼莫地平是较为常用的钙离子通道阻滞剂,尤其适用于有血管痉挛表现的青光眼和正常眼压性青光眼。

3)抗氧化剂 青光眼患者视网膜神经节细胞缺血后再灌注损伤可产生大量的氧自由基,加速了细胞的缺血性死亡。直接供给外源性的维生素 C 及维生素 E,对防止视网膜神经节细胞的凋亡有所裨益。

4)其他药物 如神经营养因子、一氧化氮合酶抑制剂、热休克蛋白生物体和NMDA 受体拮抗剂等,对青光眼视网膜神经节细胞损伤的修复及防止其进一步损害也有一定的作用。

然而,以上这些药物在临床的应用还存在着一些问题:有些药物难以通过常规的给药途径达到视网膜;有些药物存在明显的副作用问题。例如,钙离子通道阻滞剂全身降血压的效应有可能会造成低血压性视神经缺血从而加重视神经的损害;MK-801 在阻断 NMDA 受体的同时又有加重轴浆流阻滞的副作用等。这些用药方面存在的问题,限制了视神经保护药物的临床应用,有待进一步研究解决。

(3)激光治疗　原发性开角型青光眼在降眼压药物治疗效果不理想时,可试行氩激光小梁成形术(argon laser trabeculoplasty,ALT)。其治疗原理是用氩激光在小梁网上作不穿透的烧灼,借此改善房水流出易度,达到降低眼压的目的。

具体操作方法是:在眼部表面麻醉下,激光通过前房角镜,瞄准光线对准色素性和非色素性小梁的交界,一般位于小梁网的前半部,垂直于小梁进行击发。氩离子激光参数:时间 0.1 s,功率 600～700 mW,光斑 50 μm,击射点数为 180°房角 50 个点,或 360°房角 100 个点。良好的激光反应包括击射点变白,有小气泡形成或轻微的组织收缩、脱色素。术后应立即滴用类固醇眼药水,每 10 分钟一次,共 6 次,以后 3～4 次/天,以控制炎症反应。患者术后若眼压升高,应作相应处理。

ALT 可以有效地降低眼压达 30%,但随着时间的延长,其降压效果有下降趋势,疗效一般维持 2 年左右。老年患者或身体虚弱不能耐受局部点用 β-受体阻滞剂等药物治疗的青光眼患者,可以考虑首先采用 ALT 治疗。ALT 治疗病例虽然大多数最终需行滤过性手术,但可以延缓手术时间和减少抗青光眼药物的使用。但是,ALT 对年轻患者疗效欠佳,年龄小于 35 岁者一般不主张使用。

对于曾经施行 ALT 但失败的部分青光眼患者,采用选择性的激光小梁成形术仍有较好的疗效。

2. 手术治疗

手术是原发性开角型青光眼的一种积极和有效的治疗方法。

(1)手术指征　原发性开角型青光眼如果使用二种以上局部降眼压药物治疗或经氩激光小梁成形术后,均未能将眼压控制在正常范围,视杯逐渐扩大或视野进行性缩小,则应尽早进行手术。下列指征可作为选择手术的参考依据:

1)尽管对降眼压药物有良好的依赖和耐受,但视野仍呈进行性损害者。

2)视野虽然没有进行性损害,但眼压超过 4.67 kPa(35 mgHg)者。

3)视野虽然没有明显损害,但眼压超过 5.34 kPa(38 mmHg)者。

4)出现下列晚期视野损害且眼压超过 2.0 kPa(15 mmHg)者:①中央管状视野;②固视点 10°内视野缺损;③眼压水平接近 2.0 kPa(15 mmHg),但对侧眼视野缺损已侵入固视点内。

5)视杯进行性扩大,杯/盘比(尤其是垂直径)等于或大于 0.7 者。

(2)手术方案的选择　原发性开角型青光眼手术治疗最常采用的术式是小梁切除术,即通过手术开创一条滤过通道,将房水引流到巩膜瓣和结膜瓣下,以降低眼压。对年轻患者,为防止滤过通道的纤维瘢痕化,可在术中或术后适当应用抗代谢药,如丝裂霉素(MMC)或氟尿嘧啶(5-Fu);为了术后更好地调控眼压,避免浅前房的发生,在术中也可采取可调节的缝合方法。这些经改良的小梁切除术又称为复合式小梁切除术(详见第六节)。近年来,又有新的术式出现,即非穿透性小梁切除术,手术中不进入前房,所以术中和术后的并发症(主要是浅前房或前房消失)大为减少。对于某些难治性青光眼或多次行滤过性手术失败的患眼,还可采用人工植入物引流术,通常选用青光眼减压阀(Krupin 或 Ahmed value)手术。

(3)手术方法和术前准备。(详见第六节)

【术后观察及处理】

(详见第六节)

【疗效判断及处理】

开角型青光眼由于致病因素较复杂,一些患者即使眼压得到良好控制,但仍然继续发生视野损害,故强调终身随诊;部分抗青光眼术后患者,可能因滤过泡瘢痕化或慢性葡萄膜炎周边虹膜前粘连等因素致使眼压再度升高,手术失败。有关处理方法详见第六节。

【出院后随访】

(1)出院时带药　通常为局部用药,辅助一些青光眼视神经保护药物。

(2)定期检查项目与检查周期　主要有眼压、视力、视野、眼底、滤过泡、前房深度、前房角、瞳孔及晶体等情况。考虑到开角型青光眼致病的多因素性,还必须检查血压、血糖、血液黏稠度等全身情况。检查周期视患者具体情况而定,一般随访术后第1周每天复查1次,第2周隔天复查1次,术后3个月内每1~2天复查一次。其后根据眼压、滤过泡性质、视乳头凹陷与视野是否进展决定随访时间。眼压控制的合理水平应根据不同个体、不同疾病阶段,即视杯与视野损害程度而定。

(3)定期门诊与取药　由于青光眼的致病因素较复杂,而且一些术后患者可能产生许多并发症,故必须强调定期门诊与取药。

(4)出院应当注意的问题　开角型青光眼是一终身性疾病,出院时应对患者进行耐心细致的青光眼知识宣教,增加患者对治疗的顺应性,嘱咐患者定期门诊观察、复查与治疗。

第四节 特殊类型青光眼

此类青光眼也多属于原发性青光眼的范畴,但与前述的闭角型和开角型青光眼不同,有其独特之处,故对它们分别进行介绍。

【诊断步骤】

(一)病史采集要点

1. 视力是否下降及下降的时间、速度、程度,是否伴有虹视。

2. 有无眼红、眼痛,是否伴有头痛、恶心、呕吐等全身症状。

3. 起病前有无外伤、情绪波动、过度疲劳、近距离用眼过度等诱因。

4. 以往有无眼部酸胀、头晕、雾视、虹视等不适现象。

5. 既往眼部外伤或手术史、用药史及青光眼家族史。

(二)体格检查要点

1. 全身情况 尤其注意患者的血压及营养状态等,必要时进行血液及血液流变学检查。

2. 眼部检查 应认真仔细进行眼部检查,注意记录以下内容:

(1)视力、矫正视力,光定位、色觉等视功能检查。

(2)眼部充血的性质 结膜充血、睫状充血或混合充血。

(3)有无角膜水肿和KP,前房深度,瞳孔大小、形态,有无虹膜萎缩,晶体和眼底情况等,注意虹膜的形态及眼部的其他特征。

(4)基础眼压及眼压波动曲线。

(5)前房角镜检查,检查双眼房角的宽窄及其程度,是否关闭及关闭的范围。

(三)进一步检查项目

1. 双眼前房深度测量等。

2. 双眼超声波检查 包括 UBM,B 超眼部探查等,在屈光间质混浊的情况下,可了解房角及眼球后极部情况。

3. 视野检查 必要时增加色觉视野检查,了解视功能损害程度。

【诊断对策】

（一）诊断要点

1. 病史　特殊类型青光眼必须摈除其他类型青光眼后才能成立诊断。因此，必须详尽询问病史，确切了解发病全过程、既往眼部疾患及其治疗史等。

2. 临床表现　特殊类型青光眼因其种类不同而表现各异，详见下述临床类型。

（二）临床类型

1. 高褶虹膜性青光眼　高褶虹膜型青光眼是一种少见而特殊的慢性闭角型青光眼，临床症状隐蔽，多数为非充血性，有时也可表现为类似急性充血性青光眼。此类青光眼的发病率约占闭角型青光眼总数的 6% 左右，女性患者较多，发病年龄较轻，多在 30～50 岁，常有闭角型青光眼家族史。

高褶虹膜（Plateau iris）结构是指虹膜根部前插在睫状体上，虹膜周边部成角状高褶向前再转向瞳孔区的解剖结构。其特征是形成的房角窄而浅，但中央前房并不浅。依据虹膜褶的高度可将其分成不完全性和完全性二种；不完全性者因虹膜褶较低，临床表现多为慢性过程；完全性者即虹膜褶较高，临床表现多为青光眼急性发作。

一般类型的闭角型青光眼多由于瞳孔阻滞增加，虹膜发生膨隆，或晶状体膨大，向前推挤虹膜而引起，故其前房轴区极浅。高褶虹膜型青光眼却与上述情况不同，它有以下三个临床特点：①前房中央及周边深度不相称：前房轴深正常（大于 4 个角膜厚度），而周边及房角极窄；②虹膜中央平坦而周边部膨隆：虹膜瞳孔区平整，但周边部虹膜过多，故而虹膜皱褶变得明显，隆起的皱折拥挤在前房角；③高褶虹膜引起的眼压升高，可用虹膜周边切除术后的暗室试验阳性结果来诊断，房角检查在暗光下呈关闭状，亮光下呈开放状，UBM 检查有助诊断。

2. 恶性青光眼　这是一组多因素致病、治疗上较为棘手的青光眼类型。病因多为继发性的，少数起病可为原发性者。多见于眼前段手术（如青光眼、白内障等）后，亦见于闭角型青光眼使用缩瞳剂治疗以后，由于本病可发生在闭角型青光眼术后或使用缩瞳剂治疗以后，眼压不但未降反而升高，病情反而更重，故临床上称之为恶性青光眼（malignant glaucoma）。

本病好发于闭角型青光眼患者，尤其是患者具备眼球小，眼轴短、晶状体大的眼部特征。其病理机制是睫状体肿胀肥大，晶状体悬韧带松弛，导致晶状体虹膜隔前移，晶状体前部紧推瞳孔缘，并将整个虹膜推向角膜和小梁网，致使前房变浅或消失、房角关闭。房水在睫状突，晶状体赤道部和玻璃体前界面的附近向前流动受到阻滞（即"睫状环阻滞"）后，返流向后进入玻璃体腔或玻璃体后间隙积聚（即"房水引流错向"），造成玻璃体内压力增高，又进一步推挤晶状体虹膜隔向前，如此恶性循环，产生特殊的临床表现，即前房消失，眼压不断急剧升高。根据以上发病机制，本病又称为睫状环阻滞性青光眼（ciliary-block glaucoma），房水引流错向性青光眼（aqueous misdirection glaucoma）（图8-9）。

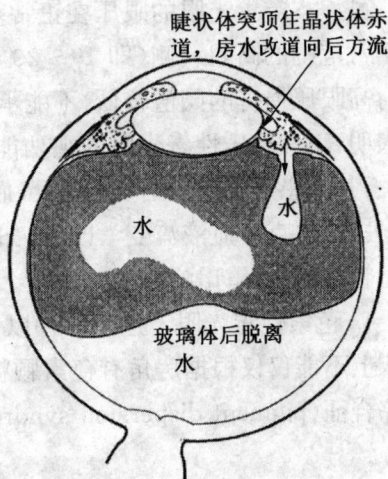

图8-9　恶性青光眼

本病的诊断要点包括：①多发生在内眼手术后；②前房消失或极浅（中央深度＜1CT）；③眼压极高；④缩瞳剂治疗眼压不降反升；⑤睫状肌麻痹剂可缓解体征；⑥UBM检查可见睫状突向前转向并移位，推挤周边虹膜堵塞前房角；⑦排除脉络膜上腔出血等。

3. 正常眼压性青光眼　正常眼压性青光眼（normal tension glaucoma）是一种发病机制尚未明了的特殊类型青光眼。从大的角度来看，它也属原发性开角型青光眼范畴。具有与开角型青光眼相类似的视盘凹陷扩大和视野缺损，但缺乏眼压升高的证据，故以往称之为"低压性青光眼"。实际上，该类患者眼压并不"低"，而是在统计学的正常值范围内，故现名为正常眼压性青光眼。据国外文献报道，正常眼压性青光眼的发病率约占开角型青光眼的20%～50%，尤以日本和韩国居多（根据日本的有关统计报道，该病在40岁以上日本人群中的患病率为2.04%），患病年龄以40～60岁者居多，女性明显多于男性。

本病与一般的原发性开角型青光眼临床表现相近，早期往往由于缺乏明显症状和中心视力尚好而延误治疗。但是，与眼压升高的开角型青光眼相比，正常眼压性青光眼在杯凹的形态与视野损害的特征上具有其较独特之处。通常说来，正常眼压性青光眼的杯凹较浅、较陡，颞侧和颞下象限的盘沿较窄，视乳头周围的晕轮和萎缩征较多，视乳头出血的发生率较高。视盘杯凹扩大与视野损害的程度不成比例，即同样的视野缺损，正常眼压性青光眼的C/D比值较高眼压性青光眼的C/D比值要大。正常眼压性青光眼的视野损害的特征是：视野缺损的部位靠近固视点的比例较大，上半视野缺损者较多，局限性缺损者较多，且损害较深，边界较陡。

虽然本类青光眼的眼压在正常范围内,但仍有一定的日夜波动,平均眼压值偏于正常范围的高限一侧(即 19～20 mmHg)。也许是由于这类青光眼患者的视神经对高眼压损害的阈值较低,不能承受相对"正常"的眼压。本病的病因不清,有研究表明,正常眼压性青光眼的视功能损害与视神经和视网膜神经节细胞缺血损伤有关,其易患危险因素有:近视眼,血压异常(低血压或高血压),血流动力学危象(如失血、休克),血液流变学改变(如高血液黏滞度等),全身心血管疾病,尤其是周围血管痉挛(如雷诺症,偏头痛)等。

4. 色素性青光眼　这是一种以色素颗粒沉积于房角为特征的青光眼。但是,临床上不能仅仅根据房角有色素颗粒沉积即诊断为本病。房角色素沉积有色素播散综合征(pigment dispersion syndrome)与色素性青光眼(pigmentary glaucoma)之分。

色素播散综合征是中周边部虹膜后凹并与晶状体悬韧带接触、摩擦,导致色素颗粒释放。其眼压低于 21 mmHg,大约有 1/3 色素播散综合征者最终发展成为青光眼。不伴有眼压升高的色素播散综合征约占白人人群的 2.45%,男女患病率相等。

色素性青光眼患者的小梁网功能存在异常,其发病与小梁内皮细胞吞噬功能异常等有关。该病在西方国家患病率约占青光眼的 1%～1.5%,在我国较少见。男性患病者明显高于女性,近视眼是其危险因素。

本病的临床特征:裂隙灯下可见到位于角膜后中央区中下部的角膜内皮上有呈垂直向排列的梭形色素沉着(Krukenberg spindle),其下端稍宽;虹膜的前表面也可有色素沉着,多在轮沟内;周边虹膜透光缺损呈整个环状的散在分布;整个前房角,尤其是后 3/4 的小梁网有明显的深棕色、黑色色素沉着,小梁网色素沉着的程度通常为 3～4 级。色素播散过程有活动期和静止期。如果眼压<21 mmHg,称色素播散综合征,如眼压>21 mmHg,则称色素性青光眼。

(三)鉴别诊断要点

1. 高褶虹膜性青光眼需与瞳孔阻滞性闭角型青光眼进行鉴别诊断　高褶虹膜性青光眼的发病年龄较轻;在早期进行前房角检查时可见虹膜膨隆仅局限于周边部,其余部分虹膜平坦;在后期可见散在的爬行式的前房角粘连,前房角焦线无视差移位;在眼压升高与降低时比较前房角的宽窄常无明显差别;在周边虹膜切除术后扩瞳试验(用新福林而非睫状体麻痹剂)仍为阳性。瞳孔阻滞性青光眼的虹膜明显膨隆(不仅周边部,其余部位的虹膜也稍向前膨隆);早期前房角焦线有视差移位;在后期可见前房角粘连呈片状;比较在高眼压与低眼压两种不同状态时前房角的宽窄会有明显差别;扩瞳试验阳性,周边虹膜切除术后扩瞳试验可转阴性。

2. 恶性青光眼需与以下病理状况相鉴别 ①瞳孔阻滞性青光眼,可以通过周边虹膜切除术后前房加深来加以区别;②脉络膜上腔出血,该症可发生在手术中或手术后数天内,如出血量多可造成浅前房和高眼压,类似恶性青光眼,可通过 B 超检查加于鉴别;③脉络膜脱离,一般为低眼压,通过眼底检查易于识别。但如果脉络膜脱离恢复较慢,迁延时间较长,可造成滤过泡消失和瘢痕化,后期眼压可再度升高,应注意分析辨别。

3. 诊断正常眼压性青光眼,需综合眼部和全身检查情况以及完整翔实的病史。一般认为患者的眼压峰值不应超过 21 mmHg(应当使用 Goldmann 眼压计),还需与下列情况鉴别:①具有较大日夜眼压波动的高眼压性开角型青光眼,可进行 24 小时眼压测量,尤其是夜间眼压的监测;②已经缓解的高眼压性青光眼,因其遗留有扩大的视盘凹陷和视野损害故较易误诊,通过采集病史不难鉴别,必要时暂停使用降压药物进行观察;③非青光眼性的视神经病变,如各类视神经萎缩,缺血性视神经病变等。

4. 根据色素性青光眼的临床特征,临床上易于对其作出诊断,用 UBM 可提供纵切面观察周边虹膜后凹的形态及其与晶状体悬韧带的关系,也有助于诊断。当然,该病还需与其他小梁网色素异常的病理状况相鉴别。

【治疗对策】

1. 高褶虹膜性青光眼的治疗主要是点用缩瞳剂(1%毛果芸香碱 2～3 次/日),眼压正常者仍需密切随访,观察眼压及前房角;也可施行激光周边虹膜成形术,以拉平高褶的虹膜,加宽房角;如果前房角已发生广泛粘连,则只能施行滤过性手术治疗。

2. 恶性青光眼一旦确诊,应立即采取积极措施,以期尽快恢复前房,降低眼压,保护房角和视功能。

(1)药物治疗,主要措施有:①睫状肌麻痹剂,通过松弛睫状肌,增强晶状体悬韧带的张力,使晶状体后移,开放房角。常选用 1%～4%阿托品滴眼液,4～5 次/日,夜间可加用阿托品眼膏。②降眼压药物,可选用高渗脱水剂和减少房水生成等降压药物,促使玻璃体脱水浓缩,降低眼压。③糖皮质激素,局部或全身应用,减轻组织水肿和炎症反应,减少组织细胞和视神经的损伤,缓解睫状环阻滞。

(2)激光治疗,也是一种有效的手段。常选用氩激光,可直视或经房角镜作睫状突的激光光凝,使其产生皱缩而解除阻滞。此外,还可使用 Nd:YAG 激光作玻璃体前界膜切开,此举有利于玻璃体内积液向前引流。

(3)手术治疗,如上述治疗无效,则应及时施行手术 ①玻璃体积液抽吸术,可降低眼压缓解症状;②晶状体玻璃体切除术,术中需将玻璃体前界膜一并切除,这是根治恶性青光眼的最有效方法。

3. 正常眼压性青光眼进展较缓慢,影响其预后的因素主要有 ①在正常范围内相对较高的眼压;②较深的局部性视杯切迹;③视神经乳头出血;④全身低血压和血循环不足、血液流变学异常等。因此,正常眼压性青光眼的治疗原则主要是围绕降低眼压、改善眼部循环和保护视神经等方面综合进行。治疗措施主要有以下几点:①药物降压:药物宜选用不引起血管收缩的降眼压药如碳酸酐酶抑制剂、前列腺素类衍生物和有扩张血管作用的降眼压药为宜,眼压降低的幅度,通常认为以降低原先眼压水平的 1/3 为好;②其他药物:应重视改善眼局部血供,常选用钙离子通道阻滞剂和 5-羟色胺拮抗剂等,有利于增进视网膜视神经的血循环,同时应用视神经保护剂如抗自由基药物、谷氨酸阻滞剂、神经营养素等药物;③手术治疗:一般来说,药物难以控制眼压或虽然眼压得以控制但病情仍在进展,才考虑手术治疗。术式有较多选择,可采用较薄巩膜瓣(约 1/3～1/4 厚)的小梁切除术或非穿透性小梁切除术来获得较低的眼压。

4. 色素性青光眼的治疗包括 ①药物降压:可选用碳酸酐酶抑制剂、β-肾上腺素受体阻滞剂等;②激光治疗:针对升高的眼压可行激光小梁成形术治疗,激光虹膜成形术加周边虹膜切开术可以解除瞳孔反象阻滞;③手术治疗:对已有明显视功能损害且眼压控制不好的患眼需行滤过性小梁切除手术。

本类青光眼的疗效因其种类及病情程度不同而有较大差异,出院后随访可参照第一、二节。

第五节 继发性青光眼

继发性青光眼(secondary glaucoma)是一类继发于眼部其他疾病或全身疾病,或由于使用某些药物所引发的青光眼。根据高眼压状态下房角是开放或关闭的不同情况,继发性青光眼也可分为开角型和闭角型二种类型,但有些病例在病变过程中可由开角转为闭角,有些病例则可二种机制共存。继发性青光眼除了眼压增高这一危害因素外,还伴有较为严重的原发病变,因此病情较原发性青光眼更为复杂。所以,此类青光眼在诊断和治疗中,要同时考虑眼压和原发病变等情况。

【诊断步骤】

(一)病史采集要点

1. 视力是否下降及下降的时间、速度、程度,是否伴有虹视。

2. 有无眼红、眼痛,是否伴有头痛、恶心、呕吐等全身症状。

3. 起病前有无外伤、情绪波动、过度疲劳、近距离用眼过度等诱因。

4. 以往有无眼部酸胀、头晕、雾视、虹视现象。

5. 既往眼部外伤或手术史、用药(尤其是皮质类固醇类药物)史及青光眼家族史。

(二)体格检查要点

1. 全身情况　检查血压、血糖等情况,注意排除其他全身疾病。

2. 眼部检查　特别仔细地进行局部检查,应注意以下内容:

(1)视力、矫正视力,光定位、色觉等视功能检查。

(2)眼部充血的性质　结膜充血、睫状充血或混合充血。

(3)有无角膜水肿和KP,前房深度,瞳孔大小、形态、虹膜、房角、晶体和眼底情况等,注意眼部的其他特征,如有无虹膜萎缩、新生血管等情况。

(4)眼压　基础眼压及眼压波动曲线。

(5)前房角镜检查,检查双眼房角的宽窄及其程度,是否关闭及关闭的范围。

(三)进一步检查项目

1. 双眼前房深度测量等。

2. 双眼超声波检查　包括UBM,B超眼部探查等,在屈光间质混浊的情况下,可了解房角及眼球后极部情况。

3. 视野检查　必要时增加色觉视野检查,了解视功能损害程度。

【诊断对策】

(一)诊断要点

1. 病史　继发性青光眼必须摒除各类原发性青光眼及其他特殊类型青光眼后才能成立诊断。因此,必须详尽询问病史,确切了解发病全过程、既往眼部疾患及其治疗史等。

2. 临床表现　继发性青光眼因其种类不同而表现各异,详见以下临床类型。

(二)临床类型

1. 虹膜角膜内皮综合征　虹膜角膜内皮综合征(iridocorneal endothelial syndrome，ICE)是一组伴有继发性青光眼的疾病，包括 Chandler 综合征、原发性虹膜萎缩(essential iris atrophy)和 Cogan-Reese 综合征，即虹膜痣综合征(iris nevus syndrome)。共同的特点是角膜内皮细胞的特征性异常导致不同程度角膜水肿，一系列的虹膜改变，以及前房角进行性关闭伴有眼压的升高。

ICE 综合征的确切病因不明，多数学者认为可能是炎症或病毒感染所致。组织病理显示角膜内皮细胞异常是本病最根本的改变。房角检查可见房角内有一层细胞样膜性物并延续到虹膜前表面。虹膜周边前粘连及小梁表面的细胞样膜是引起眼压升高的两个因素。

本病多见于中青年女性，少有家族史，患者最常见的临床表现是虹膜异常、瞳孔形状和位置异常、视力减退和眼痛。ICE 综合征多数为单眼性表现，对侧眼通常有亚临床的角膜内皮异常。

临床特征包括：①角膜内皮异常：角膜内皮有银片状外观，内皮异常区域与正常区域之间有清楚的界限，可伴有角膜水肿；②前房角见虹膜周边前粘连：常延伸至或超过 Schwalbe 线，最终因前房角进行性关闭导致青光眼；③虹膜异常：虹膜呈现不同程度的萎缩，伴瞳孔移位和色素上皮层外翻，并形成虹膜裂洞。具备以上三种特征中的二个即可诊断为 ICE 综合征(图 8-10)。

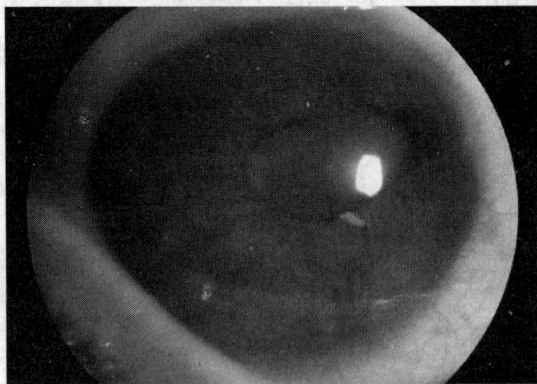

图 8-10　ICE 综合征

各类 ICE 综合征有其各自的特征：①Chandler 综合征：角膜水肿发生较早且较重，而虹膜改变则较轻微或缺乏；②原发性虹膜萎缩：以虹膜异常为主，有明显的瞳孔移位、虹膜萎缩和裂洞形成，常呈进行性发展；③Cogan-Reese 综合征，即虹膜痣综合征：以虹膜结节或较弥漫而平坦的虹膜痣为主，伴不同程度的虹膜萎缩和角膜水肿。在所有的 ICE 综合征中，Chandler 综合征最多见，约占 1/2，原发性虹膜萎缩和虹膜痣综合征约各占 1/4。

2. 糖皮质激素性青光眼　糖皮质激素性青光眼（glucocorticoid-induced glaucoma）是糖皮质激素诱导的一种开角型青光眼，通常与眼局部或全身应用糖皮质激素药物有关。由于糖皮质激素在临床的广泛使用，近年来本病有逐渐增多的趋势。

病理生理学研究表明，本类青光眼是由于激素影响黏多糖的代谢，导致小梁细胞功能和细胞外基质病变，房水外流通道阻力增加而发病。

全身和眼局部使用糖皮质激素均可能诱导本类型青光眼。全身性应用包括口服、肌注、吸入、静脉滴注及皮肤用药等；局部使用包括表面给药（滴眼）、球后、球旁、结膜下注射。其中以眼表给药诱发青光眼者为最多。

糖皮质激素诱导的潜在升眼压效应最常见的药物是倍他米松、地塞米松和泼尼松龙，较少有眼压升高效应的药物是氟甲松龙、可的松、甲羟孕酮。

临床上，糖皮质激素性青光眼多见于春季卡他性结膜炎或近视眼手术（RK、PRK、LASIK）后使用糖皮质激素等情况。糖皮质激素性青光眼的易感人群包括：原发性开角型青光眼患者及其一级亲属，高度近视患者，糖尿病患者，结缔组织病尤其是类风湿性关节炎等患者。

本病若发生在婴幼儿，临床表现类似先天性青光眼表现；发生在年龄较大的儿童则像青少年型青光眼；成人患病的表现类似原发性开角型青光眼。眼压升高可发生在开始使用糖皮质激素后数天至数年内，除个别患者有类似急性青光眼的表现外，大部分病例的眼压是逐步上升的。眼压升高发生的时间及程度与所用药物的剂量、用法、给药途径、用药时间长短，以及药物导致眼压升高的潜在可能性等因素相关，也与个体反应、存在的其他眼病和全身性疾病等因素有关。易感者通常在眼部连续滴用糖皮质激素后 2～6 周内表现出眼压升高，在停药 2 周后眼压可恢复至原有水平。

3. 晶状体性青光眼　晶状体源性青光眼有许多种类，它们包括晶状体自身物质所诱致的青光眼（多属开角型青光眼）、晶状体位置或形态异常所致的青光眼（多属闭角型者）等。

晶状体位置异常性青光眼是指晶体由于外伤或自发性脱位（如 Marfan 综合征）造成瞳孔阻滞、房水流出受阻等情况所导致的青光眼。晶状体形态异常性青光眼是指晶体的形态异常，包括老年性白内障膨胀期、外伤性白内障迅速膨大之晶体等，由于膨胀之晶体导致瞳孔阻滞或直接压迫前房角使房角关闭所造成的闭角型青光眼。有关内容已在相关章节进行介绍,在此不再赘述。

以下主要阐述晶状体自身物质诱致的青光眼,可分三类:

(1)晶状体溶解性青光眼(phacolytic glaucoma) 为过熟期白内障患者晶体中高分子量的可溶性蛋白大量由晶体囊膜的微孔逸出,阻塞了小梁网房水外流通道所致的继发性开角型青光眼。

本病临床表现类似闭角型青光眼急性发作,患者突然出现眼红、眼痛、角膜水肿,但视力变化因原有白内障而不明显。眼部体征有:房水明显闪辉(可溶性晶状体蛋白为主),中等量的较大透明细胞(为吞噬了晶体物质的巨噬细胞)现象,常有小颗粒物在房水内循环,房水中有呈彩虹样或明显折射的胆固醇结晶颗粒。晶状体完全混浊,皮质液化,核下沉,晶体囊膜上可有软性白色斑点。房角镜检查常无明显异常,呈开角状态。大多数病例的眼压呈进行性升高,病情逐渐加重。

诊断要点:①急性或亚急性青光眼发作;②房水明显闪辉或见到结晶颗粒;③过熟期白内障(晶状体完全混浊,皮质液化,核下沉等);④排除其他继发青光眼的可能性。应与闭角型青光眼、晶状体膨胀性青光眼、伴葡萄膜炎的青光眼、血影细胞性青光眼等鉴别。房水抽取液中如能找到典型的巨噬细胞即能确诊晶状体溶解性青光眼。

(2)晶状体皮质残留性青光眼 又称晶状体颗粒性青光眼(lens particle glaucoma),大多数见于白内障手术后,主要是房水中可自由漂移的碎屑状晶状体皮质、囊膜碎片等残留物质阻塞小梁网导致眼压升高;也可以有手术后的炎症反应、术中使用的黏弹剂残留、炎症所致虹膜周边前粘连或瞳孔后粘连等因素共同参与的结果。后发性膜性白内障行 Nd:YAG 激光切开术后的眼压升高也可能与晶状体囊膜碎片特别细小,易于完全填充阻塞小梁网间隙以及可能的玻璃体内物质进入前房角等相关。

临床特征:常在白内障术后数天至数周发病。裂隙灯检查可见房水中有白色晶体皮质和/或透明、半透明的囊膜碎片循环,房水闪辉严重,细胞游动明显,严重者可伴前房积脓。房角呈开放状态并可见到上述物质,炎症反应明显时有周边虹膜前粘连。本病根据病史和临床所见易于作出诊断。

(3)晶状体过敏性青光眼(glaucoma with phacoanaphylaxis) 为眼部对暴露的晶状体蛋白产生过敏性反应所致。可见于各种白内障手术后、晶状体外伤破裂、过熟期白内障晶状体蛋白漏出等情况。新近的研究表明,晶状体过敏性青光眼是一种免疫复合性疾病,即当人体免疫系统对晶状体蛋白的正常耐受丧失时才发生本病,而不是细胞介导的对异体组织的排斥反应。组织病理学检查发现,晶状体过敏以典型的带状、肉芽肿性炎症反应为特征。

晶状体过敏性青光眼的临床表现呈多样化：①炎症反应发生的时间不等，可在数小时内或数天内发生，也可迟至数月；②葡萄膜炎的程度轻重不一，可以很轻微，也可非常剧烈，甚至出现大量前房积脓，前房内可见晶状体碎片。本类型青光眼的发生有多种机制：①晶状体颗粒性物质、晶状体蛋白阻塞小梁网，导致眼压升高；②炎症反应累及小梁网引起或加重青光眼；③治疗葡萄膜炎中使用糖皮质激素可致眼压进一步升高；④葡萄膜炎症可导致虹膜周边前粘和瞳孔后粘连，造成瞳孔阻滞，产生闭角型青光眼。

诊断要点：当临床征象怀疑是本病时，应进行诊断性前房穿刺，见到泡沫状巨噬细胞可确诊；也可施行诊断性玻璃体晶状体切除术。本病主要应与下列病理状况鉴别：①白内障手术中带入眼内的或与人工晶体相关的异物毒性反应；②低毒的细菌或真菌所致的感染性眼内炎；③晶状体溶解性青光眼；④交感性眼炎等。

4. 新生血管性青光眼 这是一组以虹膜和房角新生血管为特征的难治性青光眼。曾有出血性青光眼、血栓性青光眼、红变性青光眼等多种名称。

导致新生血管性青光眼(neovascular glaucoma)的病因有多达 40 余种不同疾病，多数为广泛累及眼后节的缺氧性眼疾或局部性的眼前节缺氧性疾病，主要有：①视网膜中央静脉阻塞；②增殖性糖尿病视网膜病变；③其他疾病，诸如视网膜中央动脉阻塞、Eales 病、陈旧性视网膜脱离等，各约占 1/3。

本病新生血管形成的发生机制不甚明了。推测可能由于循环障碍视网膜缺氧，释放一种血管形成因子，此物质扩散到眼前段引起虹膜新生血管。研究表明，与血管形成有关的因子较多，血管形成的刺激因子与抑制因子的平衡控制是正常和病理性血管(新生血管)形成的关键。组织病理学上新生血管由内皮细胞组成，薄壁，易于漏出荧光素和其他物质是其特征。新生血管性青光眼的纤维血管膜由纤维母细胞平滑肌分化增生的肌纤维母细胞组成，膜的纤维部分透明，平滑肌成分可收缩。

新生血管最初可见于瞳孔缘有细小的新生血管芽，随着病程进展，新生血管从瞳孔周围开始延伸，蜿蜒走行在虹膜的表面，晚期这些新生血管可以完全遮盖原来虹膜的表面结构。新生血管延及房角时，穿过睫状带和巩膜突呈树枝状布于小梁网上。房角新生血管伴有的纤维组织膜可阻塞小梁网引起开角型青光眼，最终纤维血管膜收缩，形成周边前粘连，房角关闭。虹膜前表面的纤维血管膜收缩，造成瞳孔领的色素上皮层外翻，瞳孔固定扩大。

临床特征：新生血管性青光眼的共同表现有眼痛、畏光、视力严重下降(常为指数至手动)。眼科检查发现眼部中到重度充血,常伴角膜水肿,虹膜新生血管,瞳孔领色素上皮层外翻,房角内有不同程度的周边前粘连,患者眼压明显升高,可高达 60 mmHg 以上。

缺血型视网膜中央静脉阻塞患者中有 18%~60% 发生新生血管性青光眼,多在静脉阻塞后 2~3 个月时发生,80% 的病例在 6 个月内发生。增生性糖尿病性视网膜病变中约 22% 发生新生血管性青光眼,成人双眼新生血管性青光眼或虹膜新生血管化几乎均为糖尿病视网膜病变所致。白内障手术、玻璃体视网膜手术后更易发生新生血管性青光眼。其他较多见的伴发新生血管性青光眼的眼部疾病有:视网膜中央动脉阻塞,眼内肿瘤如恶性黑色素瘤和视网膜母细胞瘤,视网膜脱离手术后,慢性葡萄膜炎,早产儿视网膜病变,颈动脉阻塞等。

5. 虹膜睫状体炎引起的青光眼 虹膜睫状体炎可导致各种类型(急性或慢性、开角或闭角型)的继发性青光眼发生,其发生的病理机制有多种:①导致开角型青光眼的病理状况较复杂,可以是炎性细胞、纤维素、血清蛋白及受损的组织细胞碎片等炎症产物阻塞小梁网,或者还有炎性介质(溶酶物质、巨噬细胞等)和毒性物质对小梁细胞损害导致其功能失调和房水外流障碍等因素。②导致继发闭角型青光眼的病理状况可是非瞳孔阻滞性的周边虹膜前粘连(房角粘连),也可是瞳孔阻滞性的瞳孔后粘连(瞳孔闭琐或瞳孔膜闭),阻断前后房的房水交通,并引起虹膜膨隆,加重或促使周边虹膜前粘连。

急性虹膜睫状体炎偶尔因前房的炎性渗出物多且浓厚,从而阻塞房角造成继发性青光眼。此时,原有的急性炎症表现往往将继发青光眼的症状和体征掩盖起来,易被忽略。因此,临床医生如果发现急性虹膜睫状体患者角膜上皮出现水肿现象或有其它高眼压征象者,应该作眼压测量。

慢性虹膜睫状体炎导致继发性青光眼者要比急性虹膜睫状体炎者(其病程少于 3 个月)至少高出一倍以上。慢性或陈旧性虹膜睫状体炎所引起的继发青光眼,如果有完全的瞳孔后粘连和虹膜膨隆现象,多不难识别;但如不伴虹膜膨隆体征,应作细致的前房角检查,多可见到广泛的周边虹膜前粘连。炎症性前房角粘连与闭角性青光眼的房角粘连不同,前者的特点是粘连呈现多种形态,有宽基底的阜状粘连,也有柱状或线状小粘连。

6. 青光眼睫状体炎综合征 青光眼睫状体炎综合征(简称"青睫综合征")又称青光眼睫状体炎危象(glaucomatocyclitic crisis)。本病由 Posner 和 Schlossman 于 1948 年首次报道,故又名 Posner-Schlossman 综合征。该病的发病机制不明,由于发作期内房水中前列腺素,尤其是前列腺素 E 的浓度较高,间歇期时又恢复正常水平,因此,多数学者认为本病是由前列腺素介导的一种炎症反应。

临床特征:本综合征主要见于青壮年,以 20~50 岁居多。临床上眼部的炎症表现较轻微,眼充血较轻,可有发作性视力模糊,虹视,雾视等症状。起病多较突然,无明显眼痛症状,单眼发病居多,可反复发作,发病似乎与劳累,尤其是脑力疲劳和精神紧张有关。

检查所见:视力影响较小;一般在发作 3 天内出现 KP,多为粗大的羊脂状 KP,也可见细小灰白色 KP,通常数目不多,约 1~10 颗不等,大多沉积在角膜下方 1/3 区域;房水闪辉轻微;眼压升高,可达 40~60 mmHg;房角开放,无粘连,从不发生瞳孔后粘连。炎症发作和眼压升高可持续数小时到数周,多在 4 周内可自行缓解。

青光眼睫状体炎综合征是一种自限性疾病,多数病人预后良好,少数患者反复发作,可呈与原发性开角型青光眼类似的表现,即使在间歇期眼压也升高,视神经乳头出现凹陷性萎缩,并有视野损害。

7. 眼钝挫伤引起的青光眼 这是一类由于眼球钝挫伤所导致的情况复杂的继发性青光眼。眼压升高可发生在损伤后即刻,也可迟至数月、甚至数年;升高的幅度可轻可重;可以是暂时性的,也可以是持续性升高。

依据引起继发性青光眼的原因不同分述如下:

(1)眼内出血 钝挫伤伴发的眼内出血引起眼压升高的原因较多,主要有以下四种:

1)前房积血(hyphema) 单纯由于前房积血导致的青光眼,眼压升高的程度与积血量的多少有直接关系,也多为暂时性的。本病引起眼压升高的直接原因是红细胞等血液成分机械性阻塞小梁,此外,血凝块还可导致瞳孔阻滞造成眼压升高。

2)血影细胞性青光眼(ghost cells glaucoma) 其发病机制是眼内出血数周后红细胞发生变性,形成所谓的"血影细胞"(该细胞呈球状、淡棕色、不易变形)。血影细胞通过破损的玻璃体前界膜进入前房,因其不能通过小梁网而造成其堵塞,阻碍了房水外流,引起眼压升高。本病的临床特征是:①多发生于玻璃体积血后约 4 周出现高眼压;②前房可见淡咖啡色的沉积物;③房水中可见淡棕色的血影细胞;④房角开放。

3)溶血性青光眼(hemolytic glaucoma) 是眼内出血后数天~数周内所发生的一种继发性开角型青光眼。眼压升高的机制系吞噬了血红蛋白的巨噬细胞和/或红细胞碎片等溶血物质机械性阻塞小梁网;或加之因小梁细胞吞噬过多的血细胞后发生暂时性功能障碍,造成房水引流受阻。本病的临床特征是:①前房内可见暗红色的血细胞；②房角检查见小梁覆盖棕色色素；③房水细胞学检查可见含棕色色素的巨噬细胞。

4)血黄素性青光眼(hemosiderotic glaucoma) 系眼内出血较长时期后血红蛋白从变性的红细胞内释放，小梁细胞吞噬该血红蛋白后，使得血红蛋白中的铁离子游释出来，进而造成小梁组织的铁锈症而发生小梁变性，使其丧失房水的引流功能导致眼压升高。本病极少见，临床上诊断也较困难。一般也可同时见到其他眼部组织存在程度不等的铁锈症，其诊断主要依据病理检查。

(2)房角后退性青光眼(angle-recession glaucoma) 严重的眼部钝挫伤可导致房角后退并引起继发性眼压升高，称之为房角后退性青光眼。所谓"房角后退"，是指钝挫伤导致睫状体在环状肌与纵行肌之间裂伤，房角镜检查可见睫状体带变宽，虹膜根部后退，巩膜突变得明显而突出。

(3)其他原因 钝挫性眼外伤还可由于晶状体和玻璃体解剖位置异常、葡萄膜炎症等其他诸多因素引起继发青光眼。

临床上，钝挫伤所继发的青光眼往往是多种因素共同参与的结果，因此，诊断上应注意分析观察，抓住主要的病因，治疗时应该有所侧重，但又要全面，以期取得最好的治疗效果。

(三)鉴别诊断要点

1. ICE综合征需与下列疾病相鉴别 ①各类角膜内皮疾病：包括后部多形性营养不良、角膜Fuchs内皮营养不良等；②虹膜溶解萎缩：包括Axenfeld-Rieger综合征、虹膜劈裂等；③虹膜结节：包括虹膜黑变病、虹膜神经纤维瘤病及炎性结节等。一般根据各自的特征较容易进行区别。

2. 糖皮质激素性青光眼的诊断主要依据 ①较长期使用糖皮质激素药物的用药史；②排除其他继发性青光眼的体征；③存在糖皮质激素性青光眼的高危因素；④停用后眼压可能逐步下降。依据上述情况可与其他类型青光眼进行鉴别。

3. 晶状体性青光眼根据其临床特征较易与其他类型青光眼鉴别(见上述内容)。

4. 新生血管性青光眼的诊断要点包括：虹膜新生血管、眼压升高、瞳孔缘色素上皮层外翻、眼部原发性疾病。根据本病的四要点较易与其他类型青光眼鉴别。

5. 虹膜睫状体炎引起的青光眼可根据该病的四要点，即：眼压升高、瞳孔闭琐或瞳孔膜闭、虹膜膨隆、虹膜周边前粘连，与其他类型青光眼鉴别。

6. 临床上见到青壮年不明原因的单眼发作性视物模糊伴眼压升高而前房又开放时，应考虑到青光眼睫状体炎综合征的可能。总之，同时具备眼压升高、轻度虹膜睫状体炎体征(尤其是有羊脂状 KP)而房角开放者即可诊断本病。

7. 眼钝挫伤引起的青光眼根据其明确的外伤史及典型的临床特征,较易与其他类型青光眼鉴别。

【治疗对策】

1. ICE 综合征的治疗　包括:①高眼压的治疗:ICE 综合征伴继发性青光眼,早期可用药物控制眼压,主要是使用抑制房水形成的眼药;如药物不能控制眼压,则需施行滤过性手术治疗,但远期往往因细胞样膜长入滤过通道而失败,进一步的手术方法可采用人工植入物引流术。②角膜水肿的治疗:可应用高渗盐水滴眼,或戴软性角膜接触镜,严重者可施行角膜移植手术。

2. 糖皮质激素性青光眼以预防为主,尽量使用非甾体类药物替代糖皮质激素(甾体类药物),如必需使用则选用较低浓度和较少可能升高眼压的糖皮质激素药物种类,并密切随访。对已发生的糖皮质激素性青光眼,首先停用糖皮质激素,多数病例眼压会逐步下降,如小梁功能正常者,则可完全恢复。如果小梁功能部分损害,则需加用降眼压药治疗,一些患者在足够长的药物治疗过程中可逐步恢复小梁的房水引流功能。如果降眼压药物也难以控制高眼压,尤其是伴有严重视功能损害时,或原发疾病不允许停用糖皮质激素药物治疗时,则必须施行眼外引流手术进行治疗。

3. 手术摘除白内障是晶状体溶解性青光眼的唯一有效的治疗。在施行白内障手术前,尽量用药物控制高眼压以及应用糖皮质激素减轻炎症反应。一般患者在白内障手术后青光眼可得到缓解和控制,不需施行抗青光眼手术。

4. 晶状体皮质残留性青光眼的治疗　对高眼压的处理首先是应用降眼压药,同时给予睫状肌麻痹剂和糖皮质激素抗炎治疗。如果药物治疗不能很快控制,或存在较多量的晶状体残留物质,则应及时手术进行前房灌注冲洗,一般能较快控制高眼压而无需施行抗青光眼手术。

5. 晶状体过敏性青光眼的炎症通常对糖皮质激素治疗的效果较差,通常需要手术清除残余的晶状体方能治愈。术式以经睫状体扁平部的玻璃体晶状体切除术为最佳,术中要彻底清除所有晶状体残余物(包括囊膜),如有人工晶体也需取出。取出物应送病理检查以明确诊断。青光眼的处理分别按不同原因采取针对性的治疗。

6. 新生血管性青光眼的治疗　早期针对虹膜和房角的新生血管,可采用全视网膜激光光凝术或全视网膜冷凝术、前房角凝固术等措施;药物治疗可用 1% 阿托品和糖皮质激素滴眼液减少炎症反应。当发生新生血管性青光眼时,加用降眼压药治疗,眼压不能控制者需行滤过性手术加抗代谢药,或行人工引流装置(如 Molteno、Krupin 或 Ahmed 植入物等)植入手术。晚期对于眼压不能控制且已无有用视力的终末期或绝对期新生血管性青光眼患者,减缓眼痛等症状为治疗的主要目的:有大泡性角膜病变时可选戴软性角膜接触镜治疗;亦可选用睫状体破坏性手术如睫状体冷凝、热凝、光凝等;对不能或不愿接受这些手术的可行球后酒精注射缓解疼痛,再无效者可行眼球摘除术彻底解除疼痛。

7. 对急性虹膜睫状体炎继发青光眼者,以控制炎症为主,强调充分扩瞳,局部和全身足量使用糖皮质激素是关键性治疗措施,再辅助予降眼压药物治疗,多能较快控制高眼压状况。对慢性虹膜睫状体炎继发青光眼者尤其需要系统、正规的抗炎治疗,以求彻底根治葡萄膜炎,同时还需注意对青光眼的随访。陈旧性虹膜睫状体炎合并青光眼时,多需手术降低眼压。大多需施行眼外引流手术加用适量的抗代谢药,手术前后应给予适量的糖皮质激素治疗,以防由于手术干扰引起葡萄膜炎症的活动。

8. 青光眼睫状体炎综合征主要是眼局部使用糖皮质激素和降眼压药物。滴用糖皮质激素眼药水有利于控制炎症,但该类眼药也可能导致眼压升高,应尽量缩短使用时间。还可配合使用消炎痛和其他细胞氧化酶抑制剂(可阻断前列腺素 E 的合成,有利于炎症消退)。少数患者如发生视功能损害,可施行眼外引流术治疗。

9. 前房积血主要是控制出血和药物降低眼压。一般情况下,通过限制患者活动可避免或减少前房再出血的几率,加之使用药物促进积血吸收和降低眼压,多数患者能较快控制病情。如果眼压很高且伴较多前房积血,通过前房穿刺冲洗放血,眼压可较快得到控制。

10. 多数血影细胞性青光眼可通过前房冲洗手术得到治愈。如果玻璃体积血较严重,吸收较困难,则可能有源源不断的血影细胞释放,需行玻璃体切除术。

11. 溶血性青光眼多呈自限性,治疗上主要用药物控制眼压和伴发的炎症,待小梁细胞功能恢复后可逐渐清除这些溶血物质,使青光眼得以缓解和治愈。对于少数顽固性高眼压者,需行前房冲洗甚至作滤过性手术才能降低眼压。

12. 血黄素性青光眼一旦发生,患者小梁网的功能多已丧失,故多数患者必需行滤过性手术进行治疗。

13. 房角后退性青光眼,其眼压升高的机制在伤后早期和晚期有所不同,故治疗的原则也不一样:伤后早期发生的高眼压是由于小梁组织水肿、炎症介质释放和组织细胞碎片阻塞等因素所致,所以治疗上主要用糖皮质激素局部和/或全身使用抗炎,并对症药物降低眼压;伤后数月、甚至十数年后发生的眼压升高则是由于小梁组织损伤后瘢痕修复阻碍了房水外流导致眼压升高,此类青光眼多见于房角后退的范围≥180°的患眼,眼压通常较难用药物控制,多需选择滤过性手术治疗。

本类青光眼的疗效因其病因及病情程度不同而有较大差异,出院后随访可参照第一、二节。

第六节　发育性青光眼

发育性青光眼(develpmental glaucoma),以往称"先天性青光眼"(congenital glaucoma),是胚胎、发育期内眼球房角组织(属中胚层组织)等的发育异常所导致的一类青光眼。该类患者多数在出生时房角结构的异常已经存在,但可以延迟到青少年期才发病。

根据患者的发病时期和是否合并其他先天异常,发育性青光眼又分为三类:①原发性婴幼儿型青光眼:出生时即已发病或迟至3岁前发病。婴幼儿时期的眼球壁柔软而易伸长,在高眼压状态下整个眼球(包括角膜)均匀地增大,患者的眼睛外表似牛的眼睛,故以往也称之为"牛眼"。②青少年型青光眼:3岁后发病。3岁以后的高眼压已经不再能使眼球撑大,故患者的角膜大小接近正常人,此类病人症状较隐蔽,易漏诊。③伴有其他先天异常的青光眼:如角膜、虹膜、牙齿和颌面骨等的发育缺陷。

发育性青光眼的发病率在出生的活婴中约为万分之一;约40%患者在出生时即已发病,75%~80%在6个月内发病,90%在1岁以内发病;双眼均累及者较多,占75%;男性发病率较女性高,约为65%。

发育性青光眼有明确家族遗传史的约为12%,目前多认为是多基因遗传。病理解剖上,发育性青光眼的发育异常有三类:①单纯性小梁发育不良,又有两种形式:一种是小梁网表面呈点状或桔皮样外观;另一种是虹膜前基质呈凹面状向前卷上遮蔽巩膜突,越过小梁网止于Schwalbe线。②虹膜小梁网发育不良:除了小梁发育不良外,还表现为虹膜轮辐缺损、隐窝减少;或虹膜基质增生、前基质增厚呈天鹅绒状、外表粗糙;或虹膜结构缺损;以及无虹膜、虹膜血管异常等。③角膜小梁发育不良,除小梁发育不良外,还有周边部角膜病变(通常病变环绕整个角膜);或中周部角膜病变(通常呈节段性);或中央部角膜病变(角膜中央基质变薄、混浊);以及小角膜和大角膜等。

发育性青光眼的发生机制是由于房角等眼部结构的中胚层组织发育缺陷,阻止了虹膜睫状体的后移,虹膜呈高位插入小梁网内,并且小梁网板层和 Schlemm 管的发育形成也不完全,诸多因素的影响导致房水外流阻力增加,眼压升高。

【诊断步骤】

(一)病史采集要点

1. 是否有"眼黑(角膜)大"、角膜混浊、或伴有其他眼部和全身的异常体征。

2. 角膜混浊发生的时间、程度,是否伴有眼痛、畏光、流泪(患儿表现为爱哭闹、埋头避光等)。

3. 患者的视力下降与否及其矫正情况,是否伴有斜视等症状。

4. 眼外伤史、产伤史、用药史及青光眼家族史。

(二)体格检查要点

1. 全身情况　主要注意患者的发育情况及是否伴有全身的先天畸形(诸如牙齿和颌面骨的发育缺陷等)。

2. 眼部检查　特别仔细地进行局部检查,应注意以下内容:

(1)在患儿能够合作的前提下,必需进行视力、矫正视力,光定位、色觉等视功能检查。

(2)眼部有无充血及充血的性质:结膜充血、睫状充血或混合充血。

(3)角膜情况　直径大小、混浊形态、Haab 纹、是否水肿等。

(4)虹膜瞳孔情况　基质变薄或萎缩与否、是否伴有裂洞形成,瞳孔是否移位、色素上皮层有无外翻。

(5)眼压及眼底情况。

(三)进一步检查项目

1. 双眼前房角镜检查　仔细观察双眼房角结构及发育情况。

2. 双眼超声波检查　包括 UBM,B 超眼部探查等,在屈光间质混浊的情况下,可了解房角及眼球后极部情况。

3. 视野检查　在病情许可或患者能够合作的前提下进行,了解视功能损害程度。

【诊断对策】

(一)诊断要点

1. 病史　3 岁前发病的发育性青光眼早期即可出现眼痛、畏光、流泪等症状,并有角膜混浊和增大等情况,掌握这些病史对诊断十分有利;详细询问既往眼部疾患史、外伤史及其治疗用药等情况,对排除继发性青光眼十分必要。

2. 临床表现　典型的临床表现包括畏光、流泪、角膜增大、混浊及眼部刺痛等(图 8-11)。青少年型青光眼患者症状往往不典型,有些仅仅表现为近视、斜视或近视的不断加深,而早期几乎没有症状,只有依靠仔细的眼部检查才能进行诊断。

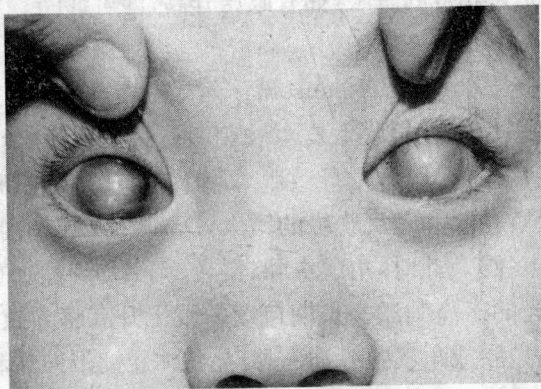

图 8-11　先天性青光眼

3. 眼科检查　重点在检查视力、角膜、虹膜、眼压及眼底情况,并仔细观察双眼房角结构及发育情况。

4. 眼压测量　应对怀疑有青光眼的儿童进行眼压检查。儿童哭闹或挣扎时眼压均会升高,故对不合作的患儿,可给予镇静剂如水合氯醛糖浆口服(25～50 mg/kg),或全身麻醉后再进行检查。另外,最好使用 Tono-Pen 眼压计测定,以减少或避免角膜白斑等因素对眼压测量值的影响。

单纯以年龄来区分原发性开角型青光眼与发育性青光眼欠合理,况且,实际上常难以知晓患者真正的发病年龄。

原发性婴幼儿型青光眼的诊断,主要依据以下几个方面:①眼压值较高,一般升高的眼压不足以确诊青光眼;②角膜直径增大,通常以水平径来判断,如果水平径＞12 mm,有诊断意义。另外,角膜增大如果伴有角膜云翳、Haab 线时则更具诊断价值;③眼底 C/D 比值增大,婴幼儿的筛板结缔组织尚未完全发育,弹性较强,故视乳头杯凹发生快,恢复也快,其特点是较深、圆、居中,如果 C/D 比值大于 0.3,或一眼 C/D 比值较另一眼大 0.2 则有助诊断;④房角异常,房角检查常见厚实的深棕色带覆盖在从整个小梁网到周边虹膜的区域,虹膜根部累及的宽窄不一。该深棕色带即为条索状中胚叶组织，称虹膜突或梳状韧带。未见棕色带的房角，看不到小梁网结构，为致密的无结构样区带，与虹膜根部附着处直接相连。如上述检查不能明确时，可间隔4～6周再复查，观察角膜、眼压和眼底的变化来明确诊断。

青少年型青光眼主要依据房角检查见到有发育异常如中胚叶组织残留来诊断。

伴有其他眼部先天异常的患眼，如有眼压升高，即可诊断。

(二)临床类型

1. 婴幼儿型青光眼(infantile glaucoma)　首先表现出的症状常常是畏光、流泪和眼睑痉挛，由高眼压引起角膜上皮水肿刺激所致。儿童眼球胶原纤维富于弹性，如在3岁以前发病眼压升高，常导致眼球增大，尤其是角膜和角巩膜缘。初始角膜云雾状混浊，随着角膜和角巩膜缘的增大，Descemet膜和内皮细胞层被伸展，最终导致破裂(Haab纹)。此时，角膜水肿、畏光、流泪均突然加重，患儿烦闹哭吵，喜欢埋头以避免畏光的疼痛刺激。长期持续的眼压升高将导致角膜云翳样瘢痕，上皮缺损甚至溃疡；角膜或角巩膜缘葡萄肿；晶状体悬韧带伸展和断裂产生晶状体半脱位。如果眼压升高开始在3岁以后，通常无角膜增大征，但由于巩膜仍富弹性，可以表现为进行性近视。

2. 青少年型青光眼(juvenile glaucoma)　一般无症状，多数直到有明显视功能损害时如视野缺损才注意到，有的甚至以废用性斜视为首次就诊症状，其表现与原发性开角型青光眼相同。

3. 伴其他先天异常的青光眼　常见的有Axenfeld异常，Rieger异常和Peters异常。

(1)Axenfeld-Rieger综合征　这是一组发育异常性疾病，大多数在婴幼儿和儿童期发现，可呈家族性，为常染色体显性遗传，双眼发病，无性别差异。约50%的患者发生青光眼，较多见于儿童或青少年期。如仅有角膜和房角的病变，称Axenfeld异常，如还有虹膜的病变，则称Rieger异常，如伴有眼外的发育缺陷，则称为Rieger综合征。近年来的研究认为这两种发育缺陷是同一起源的不同程度表现，因此又统称为Axenfeld-Rieger异常或综合征。

1)Axenfeld异常　裂隙灯检查见角膜后部近角膜缘处有白线样结构，房角镜检查主要是Schwalbe线明显增粗和前移(角膜后青年弓)，又称"后胚环"。

2)Rieger异常　除了上述改变外，还存在虹膜的异常。虹膜从轻微基质变薄(虹膜扭曲)到显著萎缩伴裂洞形成不等，瞳孔移位，色素上皮层外翻。

3)Rieger综合征　该征的眼外异常最常见的是牙齿和颌面骨的发育缺陷。

（2）Peters 异常　　Peters 异常的发生机制尚未阐明，主要有：① 宫内感染；②晶状体泡从表层外胚叶分离不完全等学说。其临床特征是角膜中央先天性白斑伴角膜后基质和 Descemet 膜缺损，并见中央虹膜粘连到白斑的周边部，前房常较浅，80％的病例为双侧。早期，角膜毛玻璃样水肿及上皮剥脱，青光眼可加剧角膜水肿，如眼压正常，水肿常可消退，角膜瘢痕很少有血管长入。周边角膜透明，但角膜缘常巩膜化，虹膜角膜的粘连可局限一处或多处。无粘连的则见前极性的白内障。Peters 异常大多数为散发性病例，约 50％～70％可发生青光眼。

（三）鉴别诊断要点

尚需与下列常见孩童眼部病变鉴别：

1. 先天性巨角膜　　眼压不高，无角膜混浊及 Haab 纹、房角正常，无其他青光眼体征。

2. 产伤性 Descemet 膜破裂　　常为垂直纹，但无角膜增大和视神经改变。

3. 视网膜母细胞瘤、角膜葡萄肿等导致的儿童继发性青光眼　　有相应的眼病体征，故不难鉴别。

4. 先天性特发性角膜水肿　　无眼压升高等青光眼的体征。

5. 黏多糖病等所致的角膜混浊和水肿　　需行相应的内科检查。

6. 视神经异常，诸如先天性小凹（pits）、缺损、发育不全、生理性大杯凹和高度近视等　　无青光眼的其他异常体征，细致的眼科检查较易鉴别。

【治疗对策】

（一）治疗原则

发育性青光眼原则上一旦诊断应尽早手术治疗。早期手术至少 80％可控制眼压，晚期病例因 Schlemm 管已闭塞，手术难于奏效。抗青光眼药物在孩童的全身不良反应较重，耐受性较差，故仅用作短期的过渡治疗，或适用于不能手术的患儿。

（二）治疗方案

1. 手术治疗　　对 3 岁以下患儿首选房角切开术（goniotomy）；3 岁以上及所有伴角膜混浊影响前房角视见的病例适于小梁切开术（trabeculotomy）。

房角切开术和小梁切开术的特点是术后不需通过滤过泡引流，其房水循环仍为生理性的外流途径。小梁切开术或房角切开术可多次施行，如手术失败则可选择小梁切除术等其他滤过性手术。滤过性手术失败者再考虑减少房水生成的手术，如睫状体冷凝、激光等。

2. 药物治疗　药物治疗的原则是选择低浓度和对全身影响较小的制剂,如 0.25％噻吗洛尔,0.25％倍他洛尔,1％毛果芸香碱等滴眼液。

【术后观察及处理】

参考第六节内容进行术后观察及处理。

【疗效判断及处理】

从手术效果来看,首次手术成功率较高,仅约30％需再次手术。患儿在1~24个月龄者,尤其是1~12个月龄时手术成功率高,术后畏光、流泪、睑痉挛等症状多数能够很快解除。

对青光眼疗效的评价除症状外,还有体征。眼压是一重要因素,但有时干扰因素较多,因此,观察和比较眼底 C/D 比值的变化更有价值。C/D 比不变或减小说明青光眼控制良好,如果 C/D 比增大则说明病情仍在进展,应积极进行处理。

【出院后随访】

(1)出院时带药　主要是眼用药剂,再辅助一些视神经保护药物。

(2)定期检查项目与检查周期　主要有眼压、视力、眼底、前房角、瞳孔及晶体等情况。检查周期视患者具体情况而定,一般根据眼压、视乳头凹陷与视野是否进展决定随访时间。

(3)定期门诊与复查　由于发育性青光眼还可能因为角膜混浊等因素导致视功能的障碍,如弱视、斜视等,故必须强调定期门诊与复查。

(4)出院应当注意的问题　应对患者家长进行耐心细致的青光眼知识宣教,嘱咐其带领患儿定期门诊观察、复查与治疗。

第七节　青光眼手术

青光眼手术的种类繁多,以下选择目前临床上常用之术式,简介其主要原理、手术适应证、手术步骤及术后处理等。

一、周边虹膜切除术(peripheral iridectomy)

本术式对眼球结构的损害较小,并发症也较少,基本符合眼球原来的正常房水排出的生理功能。因此,对条件适合的闭角型青光眼是较为理想的选择。当然,在有激光治疗条件的医院,激光周边虹膜切除术应作为首选方式。若无激光设备,或者因角膜混浊看不清虹膜,前房太浅等情况而不适合作激光虹膜切开术时,则行周边虹膜切除术。

【手术原理】

周边虹膜切除是通过手术或激光在虹膜的周边部切除一个小口,使后房水直接通过这个切除口流进前房,从而达到解除因瞳孔阻滞导致的周边虹膜向前隆起阻塞前房角,使原来前房角房水的排水途径恢复畅通。

【手术适应证】

1. 原发性瞳孔阻滞性闭角型青光眼

(1)原发性急性闭角型青光眼患者,经药物治疗(少数患者未经药物治疗)后,眼压恢复正常,前房角重新开放,或前房角粘连闭合少于 1/2 圆周(即有 1/2 以上房角重新开放、结构正常)的患眼。

(2)一只眼曾发生原发性急性闭角型青光眼,对侧眼又具有浅前房和房角窄者。

(3)原发性闭角型青光眼的临床前期,早期,或前房角粘连闭合范围少于 1/2 圆周,但杯盘比值、视野及房水流畅系数均正常者。

(4)存在发生原发性闭角型青光眼的高危易感解剖因素者,即:浅前房及前房角窄角 Ⅱ 以上(Scheie 房角分类法)并有青光眼家族史或中央前房轴深在 1.5～1.6 mm 以下,且又没有条件定期随访观察者。

2. 原发性非瞳孔阻滞性闭角型青光眼 即虹膜高褶型青光眼,若其房角粘连闭合少于 1/2 圆周、杯盘比值、视野及房水流畅系数均正常者。这类型青光眼,可先作周边虹膜切除,术后再点低浓度的匹罗卡品缩瞳眼药水,密切观察。

3. 继发性瞳孔阻滞性青光眼 诸如晶状体不完全脱位导致的瞳孔阻滞性青光眼,但又暂时不需要作晶状体摘出者;白内障囊内摘出手术后的无晶状体眼,由于玻璃体前界膜前移,造成瞳孔阻滞及眼压升高者;慢性葡萄膜炎所致的虹膜与晶状体或玻璃体粘连,瞳孔闭锁,虹膜膨隆,眼压升高者等。

【术前准备】

1. 降低眼压 术前应尽量将眼压控制在正常水平。

2. 抗炎药物的应用 加强眼部的抗炎治疗，以便减轻术后炎症反应。可术前二天开始点类固醇眼药水。

3. 缩瞳药物的应用 术前滴 1‰～2‰ 的匹罗卡品眼药水。瞳孔缩小有利于术中能更好地控制虹膜切除的位置及其大小、且虹膜容易复位。

4. 抗生素的应用 术前 48 小时开始滴广谱抗生素眼药水，如氯霉素或新霉素眼药水等，预防术后眼内感染的发生。

【手术方法】

1. 麻醉 原则上采用表面麻醉加球后（或球周）麻醉。

2. 开睑及固定眼球 使用开睑器或缝线开睑均可，并作上直肌牵引缝线固定眼球、暴露术野。

3. 结膜瓣的制作 作以穹窿部为基底的小结膜瓣，宽约 5 mm，切口一般选择在 12：00 方位的鼻侧或颞侧位置。

4. 角膜缘切口 于角膜缘后界稍前处作与角膜缘平行并垂直于眼球壁的长 3 mm 切口，轻压切口后唇使虹膜膨出。

5. 虹膜切除 向上提起适量的虹膜，剪除时虹膜剪叶应平行并紧贴角膜切口，切除的范围应是约 2 mm 大小的等腰宽底三角形为最适合。应确认虹膜全层切穿，方法是将剪下来的虹膜组织放在纱布上检查，见有特别黑的色素上皮层才表示虹膜组织全层剪穿。否则，必需重新切除。术中若有少许前房出血不予理会。绝对不能将冲洗针头伸入前房试图冲洗，以免损伤晶状体。

6. 整复虹膜 虹膜切除后如果不能自行复位，可用虹膜回复器从切口前方的角膜表面（即切口前唇）向瞳孔方向轻柔按摩，直至瞳孔恢复到正常圆的状态及虹膜周边切除口出现，也可以用细而钝的冲洗针头恰好放在切口内侧边缘上，将平衡盐液缓慢冲洗，促使瞳孔回复正常位置。切记：绝不能将冲洗针头伸入前房或位于周切口区域，以防止损伤晶状体及睫状体。

7. 缝合切口 用 10-0 的尼龙线间断缝合角膜缘切口一针，进针深度为切口的 3/4 厚度。然后拉紧和结扎缝线，并将线结埋藏于组织中。

【术后观察及处理】

1. 一般处理

(1)术后一般不需要限制患者的正常活动。

(2)散瞳　术后第一天检查,如果虹膜切除口通畅,周边前房加深,眼压正常者,可酌情滴新福林或托品酰胺等作用时间较短的散瞳眼药水,以防止虹膜后粘连。

(3)消炎及预防感染　用抗生素和皮质类固醇眼药水每日 4 次滴眼,持续约 2 周。

(4)观测眼压　术后定期追踪观察眼压变化,特别是对术前已有部份房角粘连的原发性慢性闭角型青更应注意。因为少数患者在行周边虹膜切除术后房角仍有继续发生粘连及眼压进一步升高的可能,这种情况多见于具有混合发病机制的原发性慢性闭角型青光眼。

2. 手术并发症及处理

(1)术后眼压升高　常见原因有以下几种:

1)虹膜周切口未完全穿透,其原因有以下两种:其一是手术时虹膜未被完全剪穿,色素上皮层残留;其二是切口被血块阻塞。这些由于虹膜切除区不通畅所引起的高眼压在处理上较容易,前者可应用激光将残留的色素上皮层击穿;后者多数能自行吸收,若确实不能吸收也可用激光将血块击碎。

2)高褶虹膜综合征,属非瞳孔阻滞性闭角型青光眼的范畴。由于周边虹膜切除术后包眼或滴散瞳药物等情况使得瞳孔散大,虹膜堆聚引起房角阻塞,房水外流受阻导致眼压升高。对本综合征的治疗,有条件的医院可行激光周边虹膜成形术;若无激光设备,可以在周边虹膜切除术后的基础上长期滴用匹罗卡品眼药水保持缩瞳状态并密切随访。

3)混合性青光眼,即原发性开角型青光眼和原发性闭角型青光眼同时存在。可根据病情选用药物或作滤过性手术治疗。

4)睫状环阻塞性青光眼,又称恶性青光眼。周边虹膜切除术后导致睫状环阻塞性青光眼的发生率极少。其治疗方法详见本章第三节和李绍珍主编《眼科手术学》有关章节内容。

5)残余性青光眼,这种情况是由于术前房角粘连闭合的范围可能超过 1/2 圆周,故单纯周边虹膜切除术达不到明显降压效果。可根据病情分别选用药物治疗或滤过性手术。

6)误诊,将房角较窄的原发性开角型青光眼或青光眼睫状体综合征误诊为原发性闭角型青光眼,而施行周边虹膜切除。

(2)前房积血 前房积血是指术后第一天发现的前房内有血液积存,其发生率大约为3‰~5‰,积血通常在2~5天内自行吸收。处理的办法是,嘱患者保持头部高位以便使血液下沉,同时限制病人的过度活动。

(3)切口漏水 术后伤口漏水的表现包括:眼压过低、小滤过泡形成或前房变浅。为了明确诊断,可将2‰的荧光素滴入结膜囊内,可见伤口表面的荧光素有被房水冲流分开的现象。伤口渗漏水的原因包括:切口不整齐、缝合不紧密、虹膜嵌顿在伤口中或术后眼压过高伤口重新裂开等。对切口漏水且眼压过低者应尽早处理,以防止长期的低眼压影响眼内组织代谢所导致的白内障和黄斑水肿。漏水的治疗方法是重行缝合角巩缘切口。

(4)眼内感染 这种并发症发生率很少,治疗原则与其他眼内感染相似。

(5)白内障的发生和发展 该并发症发生率很低。极少数患者行周边虹膜切除手术一段时间后,晶状体发生不同程度混浊(部分原因与手术中损伤晶状体有关),对晶体明显混浊的患者需要进行白内障手术。

(6)角膜散光 角膜缘切口的缝线结扎过紧是引起角膜散光的根本原因。多数患者于1~2个月内可逐渐恢复,若散光度数过大又不能恢复者可采用激光断线或将缝线拆除。

二、小梁切除术(trabeculectomy)

【手术原理】

本术式术后的房水引流可能有以下几个途径:①经巩膜瓣的基质结缔组织;②经巩膜瓣边缘;③经新形成的或正常的房水静脉、淋巴血管;④经 Schlemm 管断端;⑤经睫状体分离区。其中,前二者的引流作用取决于巩膜瓣缝合的紧密程度。

【手术适应证】

1. 原发性开角型青光眼(详见第二节)。

2. 原发性闭角型青光眼,经药物治疗、激光虹膜切开术或激光周边虹膜成形术后,眼压仍然偏高,前房角大范围闭合者。

3. 某些先天性青光眼、继发性青光眼等病例(详见相关章节)。

【术前准备】

1. 术前解释工作　应告知患者术中或术后有可能出现中心视力突然丧失;术后白内障发生或发展加速等并发症的可能性。

2. 眼部术前准备　参照其他内眼手术术前准备的方法,如加强眼部的抗炎治疗,以便减轻术后炎症反应;滴广谱抗生素眼药水,如氯霉素或新霉素眼药水等,预防术后眼内感染的发生;尽可能将眼压应控制在 $2\sim4$ kPa 之间以便手术的顺利施行。

【手术方法】

1. 麻醉　全身麻醉适用于儿童或不能配合手术的患者。局部麻醉主要采用球后阻滞麻醉、球周麻醉、眼球筋膜下麻醉等。球后或球周麻醉较易引起球后出血,对晚期青光眼患者有造成突然视力丧失的危险,应慎用。

2. 开睑及固定眼球　同周边虹膜切除术。

3. 制作结膜瓣　可作以角膜缘为基底或弯窿为基底的结膜瓣,如作以角膜缘为基底的结膜瓣则应采取高位结膜切口,即离角膜缘约 $8\sim10$ mm 处作结膜切口。以角膜缘为基底的结膜瓣术后较不容易发生渗漏,是临床上常用的方法。注意分层分离眼球筋膜和球结膜,以便缝合时分层缝合筋膜和结膜。

4. 制作巩膜瓣　以角膜缘为基底的巩膜瓣大小约 5 mm×5 mm,制作时注意巩膜瓣切口边缘要垂直且整齐,巩膜瓣不要出现破口,其大小应与巩膜床边缘相吻合,因此,应尽量避免直接烧灼切口边缘。

5. 前房穿刺　在离巩膜瓣稍远位置的角膜缘前 $1\sim2$ mm 处的透明角膜上,用 $15°$ 角的尖刀或 25 号针头作前房穿刺。其目的是在手术结束时判断切口的滤过量和重建正常前房深度时使用。

6. 切除小梁组织　在巩膜床上划出拟切除的小梁组织边界,其大小约 4 mm×1 mm,前切口位于灰蓝色小梁带和透明角膜交界处或透明角膜内,后切口位于白色巩膜带和灰蓝色小梁带交界处。首先从前切口或两侧切口开始用刀逐渐划开并进入前房,让房水缓慢渗出、眼球略变软但前房不致消失为度。如前房消失,可从前房穿刺口注入消毒空气保持适当前房深度。扩大前切口或两侧切口的全层穿破口,直至切口能伸入小梁剪并完成前切口剪开;再向后沿每侧放射切口剪开直达小梁切除的后切口两端。反转小梁组织瓣,于色素小梁网后方沿巩膜脊切除该小梁组织块。

7. 周边虹膜切除　先将虹膜恢复至正常位置,然后轻轻提起切口中央颜色较浅的周边虹膜组织,注意勿撕裂虹膜根部,以免引起出血。周边虹膜切除的范围不宜过小,基底宽度至少应有 2 mm。

8. 巩膜瓣缝合　在巩膜瓣和巩膜床的两个后角用 10-0 尼龙缝线各缝一针,缝合的张力要适度。接着从前房穿刺口注入平衡盐溶液恢复前房,检查巩膜瓣边缘的渗漏功能,以确定是否尚需作额外补充缝线。另外一对缝线应放在瓣两侧边缘的中央位置,所有线结均应埋藏在巩膜组织内。

9. 结膜瓣缝合　结膜瓣的水密闭合也是滤过性手术的一个关键步骤。应于原解剖部位分层缝合眼球筋膜和球结膜。

10. 恢复前房　于前房穿刺口再次注入平衡盐溶液重建前房,检查结膜伤口是否渗漏;如无渗漏,随着前房形成,滤过区的球结膜应呈泡状隆起。

【手术要点】

1. 虽然小梁切除手术并不复杂,但操作上的某种疏忽或失误,都有可能会导致滤过失败乃至发生严重并发症。术中应充分认识下列易被忽视而又极为重要的几个方面:

(1)精细操作和缝合结膜瓣,使组织损伤和出血减少到最低限度。对术野内的出血灶应行电凝止血和充分冲洗,防止血液流入前房。由于积血可导致滤过通道阻塞并促使成纤组细胞增殖,故关闭巩膜瓣和结膜瓣之前,应认真检查有否活动性出血点存在,以避免巩膜瓣或结膜瓣下的血凝块形成。

(2)巩膜瓣至少应剖入透明角膜内 1 mm 处,以避免切除小梁组织后睫状突阻塞瘘口。剪除小梁组织时,首先部分切口穿透全层深达前房,让房水缓慢地流出以便逐渐降低眼压及避免虹膜突然膨出、前房消失和虹膜-晶状体隔前移。其余的小梁切口边缘尽量靠前并与角巩膜面垂直,以保证小梁切除的内外口一致和不要遗留任何薄的底层角巩膜组织。

(3)相应区的周边虹膜切除应比小梁切除口的范围更宽,以免因术后浅前房、用强散瞳剂或滤过泡按摩时,虹膜被挤入瘘口、虹膜与切口发生粘连闭合。

(4)术中切忌用任何器械进入前房,以免损伤眼内组织,尤其是晶体和睫状体。

2. 术前应根据青光眼的性质、视神经损害的程度和个体特点等情况制定手术滤过量,以期使眼压降低到合理及安全水平,阻止视功能进一步损害和最大限度减少术后浅前房的发生。

(1)前房极浅或疑有恶性青光眼倾向的原发性闭角型青光眼;疑有脉络膜渗漏

或出血倾向的青光眼；术中发现老年人眼球筋膜薄者和视神经相对健全者,需要较少的滤过量。

(2)难治性青光眼或低压性青光眼;视神经已严重损害者;眼球筋膜较厚的婴幼儿和年青患者等,需要较大的滤过量。

上述两种情况主要通过控制巩膜瓣厚度,巩膜瓣缝线张力和数目,巩膜瓣缝线的松解或拆除,以及术中和术后应用抗代谢药物等方法来实现。术中预作前房穿刺口,术毕经此穿刺口注入平衡盐溶液恢复前房,观察巩膜瓣的滤过量和结膜瓣闭合是否严密,显然有其优点。对于采用牢固缝合巩膜瓣和延期拆除缝线的小梁切除术,术中不需要作前房穿刺。现代的复合式小梁切除术,采用可松解缝合巩膜瓣和/或术中应用抗代谢药物,可解决这两个差异悬殊的问题。

3. 对术中可能发生的意外情况,要有充分认识和应变能力。长期持续高眼压术前未能控制正常者;疑有恶性青光眼或脉络膜渗漏和出血倾向的患者,术中需预作前房穿刺口或在鼻下方角膜缘后 5～6 mm 处预作后巩膜切口。术中尽可能保持正常前房深度,周边虹膜切除口要作得宽些。术中如出现眼压升高的体征,应迅速关闭巩膜瓣和加固缝合,并在下方作后巩膜切开并引流睫状体-脉络膜上腔的液体或血液,然后根据有否液体或血液存在作进一步针对性处理。术中滤过口玻璃体脱出,需用剪刀或玻璃体切割器清除嵌顿在伤口内的玻璃体。上述情况术毕均应用阿托品散瞳,静脉滴注高渗剂。

【术后观察及处理】

主要是预防感染,控制前段葡萄膜炎症,维持适度瞳孔散大,避免并发症,促进功能性滤过滤泡形成。

1. 控制术后炎症反应　术毕结膜下注射地塞米松 2.5 mg,庆大霉素 2 万 u;术后局部滴新福气或托品酰胺眼药水散瞳,点用抗生素-皮质类固醇眼药水等。

2. 卧床休息　术后当日采取半卧位或侧卧位。如果眼压在 0.8 kPa(6 mmHg)以上,无须限制患者活动;若低于此水平应适当限制活动,并在术后一周内避免咳嗽、过度伸腰或弯腰和背负重,因为这些增加头部静脉压的活动,会导致前房积血、脉络膜渗漏或出血。

3. 滤过泡的观察及处理　术后第一天解除绷带,在裂隙灯下检查滤过泡形态、前房深度、前房内炎症反应程度等情况。术后早期最理想的情况是:①滤过泡结膜呈相对贫血状态,无明显局限边界,稍呈轻中度隆起;②前房恢复到术前深度或稍浅;③眼压在 0.8～1.6 kPa(6～12 mmHg)之间。如果前房变深、滤过泡平坦和眼压≥2.74 kPa(20 mmHg),除非不期望产生滤过泡,否则应拆除可调整的巩膜瓣缝线或用激光断线松解巩膜瓣,并用玻棒在滤过泡旁向内轻柔地逐渐压迫巩膜,一旦结膜呈泡状隆起扩散或前房变浅,即应停止压迫巩膜。如果眼球筋膜组织较厚,结膜瓣或巩膜瓣下有血肿形成,经缝线松解或按摩后,滤过泡仍局限或不出现滤过泡,术后头两周内应尽早结膜下注射抗代谢药物如 5-Fu 或高三尖杉酯碱。如果术后前房浅或消失,滤过泡高隆和眼压低于 0.8 kPa,应加强局部散瞳及抗炎(必须使用阿托品),口服碳酸酐酶抑制剂和高渗剂,适度绷带加压包扎患眼。通常只在白天加压包扎,8 小时后应解开观察,并根据加压后的效果判断是否合适或继续加压包扎。

4. 术后疼痛的处理 术后疼痛一般不明显。如遇剧烈疼痛应注意是否眼压急性升高,常见原因是滤口堵塞、恶性青光眼、脉络膜渗漏或出血或感染。眼压升高可选用左旋肾上腺素、肾上腺素能受体阻断剂或碳酸酐酶抑制剂,术后早期尽可能避免使用缩瞳剂。

5. 手术并发症及处理 本术式的手术并发症主要有低眼压、浅前房、滤过泡破裂和眼内感染等情况,白内障的发生和发展以及恶性青光眼等情况相对较少见。术后两周是伤口愈合的重要时期,必须密切观察前房深度、滤过泡的变化和眼压,合理应用散瞳剂、皮质类固醇、加压包扎或按摩促使滤过泡形成。有关内容请参阅李绍珍主编《眼科手术学》的相关章节。

三、复合式小梁切除术

复合式小梁切除术由下列 2~3 种技术联合组成,即:联合使用小梁切除术、巩膜瓣缝线的松解或拆除方法和影响伤口愈合的抗代谢药物。

【手术原理】

1. 通过相对紧密的巩膜瓣缝合,迅速恢复和维持正常的前房深度,以防止术后早期(术后前 3~4 天)由于房水过度流出而引起的低眼压、浅前房及脉络膜脱离等并发症。

2. 术后两周内,如需要改善或增强滤过量,则可通过控制巩膜瓣缝线的松解或拆除的时间和拆线数目,使房水流出量适度增加,甚至达到类似全层巩膜滤过术样的效果。

3. 术中联合应用抗代谢药物,以期有效抑制滤过区域的纤维增殖和瘢痕形成。

上述三种技术同时联合应用,将起着相互制约的作用,有利于功能性滤过泡形成和理想的眼压控制。此外,抗代谢药物的应用,延长巩膜瓣缝线的松解或拆除时间,还有利于睫状体功能和正常房水成分的恢复,将会间接地促进功能性滤过泡的建立。

【手术适应证】

复合式小梁切除术的适应证与单纯的小梁切除术基本相同,但更适合于下列情况:①前房较浅的原发性闭角型(急性或慢性)青光眼;②具有恶性青光眼倾向的闭角型青光眼;③眼球筋膜丰富的年轻青光眼患者;④晚期原发性开角型青光眼;⑤某些难治性青光眼,诸如新生血管性青光眼、先天性青光眼、既往滤过性手术失败(由于瘢痕形成)的再手术眼等(见第三节)。

【手术方法】

1. 小梁切除　通常先在 12 点钟方位作以角膜缘为基底的高位结膜瓣,然后制作巩膜瓣。如果联合应用抗代谢药物,则在结膜瓣和巩膜表面之间或在巩膜瓣下,放置经抗代谢药物浸泡的小块手术海绵或棉片约 5 分钟。其后在巩膜瓣下切除部分小梁组织。

2. 缝线松解或拆除可以采用以下两种术式:

(1)激光缝线松解术(断线术)　眼球筋膜较厚的患眼应作部分筋膜剪除,以便术后容易发现黑色的尼龙缝线。三角形巩膜瓣应用 3～5 根 10-0 黑色尼龙缝线相对牢固缝合,尤其是顶角一针缝线要较牢固(关键缝线)。方形巩膜瓣则以 4～5 针 10-0 尼龙缝线缝合,但上方的两个顶角缝线结扎时要较牢固(关键缝线)。在术后 4～15 天期间,如前房恢复到术前深度、滤过泡平坦和眼压≥2.31 kPa(17.3 mmHg)时,可在表面麻醉下应用 Hoskin 尼龙缝线激光镜或 Zei~ 房角镜行氩激光断线术。

(2)巩膜瓣缝线外露拆除术　三角形巩膜瓣的顶角的一针缝线和方形巩膜瓣的两个顶角的二针缝线,用 10-0 尼龙缝线作较小张力缝合并埋藏于组织内。其后,在巩膜瓣两侧边缘(约在中央部)放置 1～2 根张力较大的可拆除缝线。这种可拆除缝线的具体操作方法如下:将带 10-0 尼龙线的缝针自角膜缘前方 1 mm 透明角膜板层内进针,约在 1/2 角巩膜厚度水平潜行越过角膜缘和巩膜组织,并自巩膜瓣侧面切口(约在中央部)旁的巩膜处出针,接着缝针穿过侧面切口的内外边缘各约 0.5 mm;最后将缝针从角膜缘后方巩膜处进针,约在 1/2 角巩膜厚度水平潜行越过角膜缘,并在其前方 1 mm 透明角膜处出针。在透明角膜缝针的进、出口距离应相隔 1～1.5 mm，以便术后松解可拆除缝线时，线端不会退缩入角膜组织内从而保证缝线完整除去。以相同操作步骤在巩膜瓣另一侧缝合可拆除缝线。在这些缝线系紧之前，经预作的前房穿刺口注入平衡盐溶液重建前房，调整缝线张力以产生适度的房水流出阻力和轻度的房水渗漏功能，最后在周边透明角膜面上将缝线扎成蝴蝶结或半蝴蝶结的活结，以固定这两条可拆除缝线。

3. 应用抗代谢药物　术中应用：取修剪成 6 mm×2 mm×1 mm 大小的消毒手术海绵块，或消毒棉花搓成宽 2 mm 厚 1 mm 的小棉片将其修剪成 6 mm 长，然后把它浸泡在 0.02%～0.04% 丝裂霉素(mitomycin)。掀起预先制备好的结膜瓣或巩膜瓣，把含有上述药物的海绵或棉片置于结膜瓣下方（结膜与巩膜瓣之间）或结膜瓣下和巩膜瓣下，随后将结膜瓣和巩膜瓣复位并覆盖绵片约 5 分钟后，掀起结膜瓣并除去棉片，用平衡盐溶液（约 200 ml）反复冲洗角膜、结膜面和滤过区的残留药液。

4. 手术要点和注意事项　本术式与单纯的小梁切除术基本相同。联合应用抗代谢药物的患者，尽量采用以角膜缘为基底的高位结膜瓣并且必须分层缝合眼球筋膜和球结膜；术中不慎撕裂球结膜或穿破巩膜时，原则上避免使用抗代谢药物；使用抗代谢药物时，要注意保护角膜，浸泡药液（尤其是丝裂霉素）大小要适宜，太长会产生较大的滤过泡，太宽会造成结膜伤口边缘与药棉接触并导致伤口愈合不良；采用经透明角膜作外露的巩膜瓣可拆除缝线时，需掌握好进针深度，进针过深会伤及虹膜和睫状体并引起出血或损伤晶状体，过浅会撕裂或穿破结膜。

【术后观察及处理】

复合式小梁切除术的术后处理上与单纯小梁切除术者相似，不同之处如下：

1. 要控制巩膜瓣缝线松解或拆除的时间和数目，应根据术后的眼压水平、滤过泡的形态、前房的恢复情况等，通过控制缝线松解或拆除的时间（通常在术后 4～15 天）和数目，以产生理想的功能性滤过泡和控制术后眼压在正常或偏低的范围。若术后头 3～4 天眼压在 1.94～2.74 kPa(14～20 mmHg) 之间，原则上不松解或拆除巩膜瓣缝线，而宁可首先在滤过泡上缘或两旁指压按摩。若术后眼压超过 2.74 kPa(20 mmHg) 或经滤过泡按摩无效者，则考虑采用氩激光断线术。如果采用巩膜瓣缝线拆除技术，则先拆除一侧缝线、然后再拆另一侧缝线或同时作两侧缝线拆除。通常先拆除一根缝线并轻柔按摩滤过泡，如滤过泡即隆起且眼压下降，则1～2 天后再拆除另一根缝线；如拆除一根缝线后滤过泡仍未建立，则可祛除同侧的另一根缝线。

2. 术中或术后使用抗代谢药物的患者，应密切观察有无角膜上皮损害和结膜房水渗漏（荧光素试验），房水渗漏多来自结膜切口，尤其在以穹窿部为基底结膜瓣的前缘。此外，可来自结膜上的纽扣样小孔或针孔和缝线的小孔。术后需每天结膜下注射抗代谢药物的患着注射前最好先涂眼药膏，注射后用数滴抗生素眼药水冲洗及稀释可能漏出的药液。如巩膜瓣缝线松解或拆除技术与抗代谢药物联合应用，缝线松解或拆除时间可适当延长。

（本章中，部分示意图摘自施殿雄主编《实用眼科诊断》，深表谢意）

（骆荣江）

第 **9** 章 | 葡萄膜病

第一节 葡萄膜炎总论

葡萄膜由虹膜、睫状体和脉络膜组成,富含色素及血管,因此又称色素膜或血管膜。这三部分组织相互连接,源于同一血供系统。葡萄膜血管密集,睫状体产生房水,对供应眼球营养和眼内压的维持有重要作用,脉络膜血流丰富而缓慢,致病因子容易滞留,因此,来自全身血液中的免疫介质、多种有害物质都可能导致葡萄膜发病,而葡萄膜疾患也可能影响其他部位,如前房、瞳孔、晶状体、玻璃体和视网膜等。

葡萄膜的诸多病理损害中主要以炎症为最多见,故葡萄膜炎为本章叙述的重点。葡萄膜炎是指一组累及葡萄膜、视网膜、视网膜血管和玻璃体的炎症,也被称为眼内炎症。葡萄膜的其他疾病还有肿瘤、先天异常等。

【病因】

葡萄膜炎(uveitis)病因复杂,并且常不易明确,是临床和实验研究的重点。可被分为感染性、非感染性两大类。

1. 感染性　由细菌(结核等)、病毒(疱疹病毒、巨细胞病毒、腺病毒)、真菌、立克次体、原虫(弓形体病)、寄生虫(蛔虫症)等病原体感染所致。如眼外伤、眼内异物、眼球本身及眼球邻近的炎症等。病原体或其毒性产物还可通过血性播散,从身体其他部位进入眼内,引起葡萄膜炎。

2. 非感染性　葡萄膜炎绝大多数为非感染性,也即大多数是由自身免疫应答引起。非感染性者又有外因性和内因性之分:

(1)外因性　主要由外伤、手术等物理损伤和酸、碱及药物等化学损伤所致。

(2)内因性　葡萄膜炎的病因大多数是内因性的,很多内因性葡萄膜炎检查不出病原体,往往有免疫异常表现或伴有全身病病灶。有免疫异常表现的葡萄膜炎,诸如:交感性眼炎、晶状体源性葡萄膜炎、Fuchs 虹膜异色性虹膜睫状体炎、中间葡萄膜炎等。伴有全身改变的葡萄膜炎,主要有:①伴有风湿病性关节炎的虹膜睫状体炎(强直性脊柱炎、青年类风湿性关节炎等);②Vogt-小柳-原田病;③Behcet 病;④伴有胃肠道疾病的葡萄膜炎(溃疡性结肠炎、肉芽肿性回肠结肠炎等);⑤系统性红斑狼疮;⑥伴有皮肤病的葡萄膜炎;⑦糖尿病;⑧结节性多动脉炎。

【发病机制】

葡萄膜炎病因较多,发病机制复杂,迄今为止,其确切的发病机制尚未明了,免疫应答可能是最常见、最重要的机制。以下是葡萄膜炎发病的一些可能的相关机制或因素。

1. 眼解剖特点与葡萄膜炎发生的免疫关系　葡萄膜具有类似淋巴结的功能,是眼免疫病的好发部位。它血管丰富,全身免疫反应介质易于进入、沉积,难于排出,容易发生多种免疫反应。杨培增(2004 年)的研究发现:眼组织中具有致葡萄膜炎活性的抗原,能够引起葡萄膜炎的眼内组织抗原至少有十余种,最主要的有视网膜 S 抗原、光感受器间维生素 A 类结合蛋白、视紫红质和视蛋白,视网膜色素上皮抗原,脉络膜黑色抗原,晶状体抗原等,可诱导出葡萄膜炎模型。李兵、杨培增(2006 年)研究表明,眼部抗原所诱导的不同动物的葡萄膜炎模型,相似于人类前葡萄膜炎、中间葡萄膜炎、后葡萄膜炎、全葡萄膜炎,因此认为人类各种类型葡萄膜炎均与自身免疫反应有关。自身免疫应答是多数葡萄膜炎的重要发病机制。

2. 葡萄膜炎与免疫遗传学的关系　眼的自身免疫性疾病有遗传倾向,常有诱因。目前已发现葡萄膜炎与人类白细胞抗原(human leucocyte antigen,HLA)相关,常见的有 Behcet 病、Vogt-小柳-原田综合征、急性前葡萄膜炎、关节强直性脊柱炎、交感性眼炎等,均与免疫遗传基因有关。

3. 葡萄膜炎与炎症介质的关系　葡萄膜炎与多种炎症介质有关,主要有前列腺素(prostaglandins,PGS)。PGS 是一种不饱和酸,存在于人和哺乳动物几乎所有的组织中,孙世珉(1996)临床上也证明 PGS 与葡萄膜炎的关系,应用放射免疫方法发现前葡萄膜炎患者房水中前列腺素 E(PGE)升高;在 Behcet 病、青光眼-睫状体炎综合征患者房水中也检测出 PGE 高于正常 10 倍多。说明 PGE 在葡萄膜炎发病机理中起着某种重要作用。因此,使用 PGS 抑制剂治疗葡萄膜炎是有理论根据的。

4. 葡萄膜炎与前房相关免疫偏离的关系 眼是人体少数免疫赦免器官之一；前房相关免疫偏离（anterior chamber associated immune deviation，ACAID）是眼免疫赦免的重要部分，杨培增（2004）研究发现，ACAID 以及眼后段的免疫抑制现象，可能是维持眼内免疫微环境相对稳定的重要因素。

5. 病原体感染可通过多种机制引起葡萄膜炎。

6. 理化因素、机械损伤、内眼手术等也可引发葡萄膜炎。

7. 影响葡萄膜炎发病的其他因素 诸如种族和地理、年龄、性别、机体免疫状态，内分泌因素、情绪紧张等。

8. 影响葡萄膜炎复发的因素 主要有以下几种：①眼局部超敏反应；②潜在致病微生物的再活动；③血管通透性改变；④免疫功能低下及免疫调节失调；⑤精神紧张、过度疲劳等；⑥研究还发现，葡萄膜炎患者淋巴细胞对凋亡有很大抵抗性，造成了自身免疫性淋巴细胞长期存在，导致了葡萄膜炎的慢性化或复发，人类淋巴细胞抗凋亡能力增强与这些细胞的 Fas/FasL（诱导细胞凋亡的一对重要分子）表达不平衡有关。

【临床类型】

1. 分类的必要性

（1）从炎症发生的部位认识葡萄膜炎，为治疗提供依据。

（2）可帮助了解葡萄膜炎的病因及其复杂性。

（3）有助于认识葡萄膜炎宽广的炎症谱，对治疗和预后的估计有重要指导价值。

（4）有助于发现和认识葡萄膜炎所伴有的全身性疾病。

2. 分类方法

（1）根据解剖部位分类 ①前葡萄膜炎：包括虹膜炎、虹膜睫状体炎等；②中间葡萄膜炎；③后葡萄膜炎：包括视网膜炎、视网膜血管炎、脉络膜炎、视网膜色素上皮炎等多种类型；④全葡萄膜炎。

（2）根据临床和病理特点分类 ①肉芽肿性葡萄膜炎，以增殖性病变为主，有羊脂状 KP、结节形成等改变；②非肉芽肿性葡萄膜炎，有睫状充血、尘状 KP、视网膜水肿等改变。

（3）根据病因分类 ①感染性：病毒、细菌、原虫及蠕虫均可感染葡萄膜而诱发炎症；②非感染性：自身免疫性葡萄膜炎、风湿性疾病伴发葡萄膜炎、特发性葡萄膜炎、伪装综合征、药物所致葡萄膜炎、创伤性葡萄膜炎、全身疾病并发葡萄膜炎、肿瘤性葡萄膜炎等。包括的类型有 100 多种。

(4)根据病程分类 ①急性葡萄膜炎,病程在 3 个月以内;②慢性葡萄膜炎,病程在 3 个月以上。

【诊断要点】

1. 确定炎性反应的性质 如急性、慢性、肉芽肿性或非肉芽肿性。根据患者的病史和裂隙灯显微镜检查结果,作出大致的判断。

2. 确定炎性反应的部位 即是前葡萄膜炎、中间葡萄膜炎、后葡萄膜炎还是全葡萄膜炎。若是后葡萄膜炎,则应进一步确定原发病变是在脉络膜、视网膜色素上皮、视网膜还是视网膜血管。根据裂隙灯显微镜和检眼镜检查,一般可确诊前葡萄膜炎、后葡萄膜炎或全葡萄膜炎。对于并发性白内障患者可行超声检查,怀疑为中间葡萄膜炎者行三面镜或双目间接检眼镜检查,而荧光素眼底血管造影检查和吲哚氰绿血管造影检查结果对确定视网膜、脉络膜炎性反应部位、范围及其并发症有重要参考价值。

3. 确定葡萄膜炎的病因 对暂无法确定病因的可将其归类于某一特定类型或确定为特发性葡萄膜炎。

【治疗原则】

葡萄膜炎病因较多,发病机制复杂,要科学地制定个体化治疗方案。

1. 糖皮质激素、非甾体类消炎药 主要用于非感染因素、机械损伤、内眼手术等理化因素引起的葡萄膜炎治疗,当感染造成自身免疫应答参与时也可适当使用。

2. 免疫抑制剂 主要用于自身免疫应答所引起的葡萄膜炎,在其他因素引起的葡萄膜炎中,有自身免疫应答参与时也适当给于使用。

3. 睫状肌麻痹剂 主要用于有前房炎症的葡萄膜炎治疗。

4. 中医辨证施治 可以辅助治疗各种类型的葡萄膜炎。

5. 手术治疗 对葡萄膜炎引起的并发症进行相应的手术治疗。

第二节　葡萄膜炎各论

葡萄膜炎是一种常见的致盲眼病,主要累及葡萄膜、视网膜、视网膜血管和玻璃体。该病多发生于青壮年,病程长,容易反复发作,发病机制尚不完全清楚,病情难以控制,导致眼组织结构破坏,功能丧失。在我国约 10%～20% 葡萄膜炎患者发生盲目,其中相当一部分成为不可治性盲。

【诊断步骤】

葡萄膜炎病因复杂,种类繁多,故诊断必须根据病史、全身性疾病的临床特点、以及各类型葡萄膜炎的临床特征等情况,进行临床检查和相关合适的实验室检查。

(一)病史采集要点

1. 患者的籍贯(出生地)、年龄、性别等一般情况。

2. 现病史,包括单眼或双眼患病、视力下降的程度、有无眼红、眼痛及其程度、治疗经过等对诊断有重要帮助。

3. 了解有无相关的全身病症状,诸如口腔溃疡、关节炎、多型性皮肤损害、白癜风、脱发、毛发变白、消化系统病变、神经系统病变、淋巴结肿大等。

4. 家族史及既往眼病史、眼外伤史等。

(二)眼部检查要点

1. 视力　不同类型葡萄膜炎对视力影响的程度有较大的差别。前葡萄膜炎对视力影响较小;后葡萄膜炎,尤其是黄斑区或视神经受累的患者视力明显下降。

2. 眼球充血的性质　是结膜充血,还是睫状充血或混合充血,后两者是急性虹膜炎、虹膜睫状体炎的重要体征。

3. 角膜后沉着物(KP)　各种前葡萄膜炎、后葡萄膜炎均可出现 KP,KP 的分布、颜色、数量、形态对判断葡萄膜炎的类型、指导临床用药有重要价值。

4. 前房反应　前房炎性细胞是判断前房炎症的可靠指标。前房闪辉反映了血-房水屏障功能遭到破坏,它的存在不一定表示有葡萄膜炎。

5. 虹膜改变　虹膜后粘连是常见的体征或并发症,瞳孔闭锁、瞳孔膜闭可导致严重后果,虹膜结节对葡萄膜炎的诊断有重要价值。

6. 前房积脓　前房中有大量的白细胞,沉积于下方的房角和前房内,可见液平,称为前房积脓。

7. 晶状体情况 葡萄膜炎可造成晶状体混浊,主要发生于后囊下,引起并发性白内障。

8. 玻璃体改变 玻璃体炎症反应是中间、后葡萄膜炎、全葡萄膜炎的一种常见表现。

9. 眼底情况 可出现黄斑囊样水肿、视乳头水肿、视网膜水肿、渗出、视网膜变性、坏死、视网膜新生血管、视网膜下新生血管、视网膜脱离等。

10. 眼压 急性前葡萄膜炎容易引起眼压轻度下降,全葡萄膜炎可造成睫状体严重破坏,导致低眼压甚至眼球萎缩。由于瞳孔闭锁,引起前后交通受阻,或虹膜周边粘连,渗出物和组织碎屑及色素沉积在小梁网上,阻塞了房水排出,均可导致眼压增高。

(三)辅助检查要点

1. 荧光素眼底血管造影检查 可以发现检眼镜难以发现的病变。

2. 吲哚氰绿血管造影检查 对确定视网膜、脉络膜炎性反应部位、范围及其并发症有重要参考价值。

3. 超声波检查 可以判断玻璃体、视网膜、脉络膜、巩膜的病变。

4. 活体超声显微镜检查 对评价虹膜睫状体炎病程发展及治疗效果有重要的价值。

5. 视野检查 主要是评价葡萄膜炎对视网膜、视神经的损伤。

6. 光学相干断层成像术 用于评价视网膜、视乳头、黄斑的改变。

7. 必要的实验室检查。

【诊断对策】

(一)诊断要点

重点是确定炎性反应的性质(急性或慢性、肉芽肿性或非肉芽肿性)、部位(前葡萄膜炎、中间葡萄膜炎、后葡萄膜炎还是全葡萄膜炎),并尽可能确定葡萄膜炎的病因。可根据病史、临床表现特征及相应的辅助检查和实验室检查等情况作出诊断。

根据睫状充血或混合充血、瞳孔缩小、房水闪辉、角膜后 KP、虹膜后粘连等体征结合眼痛、畏光及视力下降等症状可以确诊葡萄膜炎,睫状区压痛及玻璃体混浊可辅助诊断。起病急,病程在 3 个月以内者为急性炎症;3 个月以上为慢性炎症;仅有虹膜后粘连及晶状体前囊色素沉着,则为陈旧性虹膜睫状体炎。

(二)临床类型

1. 前葡萄膜炎 前葡萄膜炎(anterior uveitis)是一组累及虹膜和(或)前部睫状体的炎症,即虹膜炎、虹膜睫状体炎、前部睫状体炎症。前葡萄膜炎是葡萄膜炎中最常见的一种类型。本病的临床表现包括:

(1)眼部疼痛 急性或急性复发者,眼部疼痛急剧,疼痛可放射至眉弓和额颞部。一般同时伴有眼红、畏光、流泪。这是由于虹膜睫状体的三叉神经末梢受到炎症毒素刺激,睫状肌痉挛性收缩和肿胀组织的压迫所致。慢性者疼痛多不明显。

(2)视力减退 房水混浊、角膜内皮水肿、瞳孔区渗出物、晶状体表面色素沉着、睫状肌痉挛性近视、视神经乳头及黄斑水肿等可使视力明显减退。

(3)眼部充血 一般为睫状充血,严重者呈现混合性充血,为急性前葡萄膜炎的重要特征,充血的消长能反应炎症的轻重。

(4)角膜后沉着物(keratic precipitates,KP) 正常房水的对流是由温差引起,炎性细胞和纤维素随着房水对流,由于角膜与虹膜间温差加之重力以及角膜内皮肿胀的影响,渗出物逐渐在角膜下部排列成基底向下的三角形角膜后沉着物。根据炎症程度、性质、病因、时间长短的不同,角膜后沉着物的大小、形态、数量也各不相同。KP 有以下各种类型:①粉尘状 KP:为白色小点状,由淋巴细胞及浆细胞构成,可能为非肉芽肿性葡萄膜炎;②羊脂状 KP:呈白色,小球形,由类上皮细胞及巨噬细胞构成,可见于肉芽肿性葡萄膜炎;③色素性 KP:色素来源于葡萄膜细胞或由炎症细胞破裂后释放而来。色素性小颗粒附着于角膜内皮上,仅有色素性 KP 存在,一般提示病情处在炎症恢复期;④玻璃样 KP:亦为白色小点状并带有闪辉,提示患者可能曾患虹膜睫状体炎。

(5)房水混浊 虹膜血管壁有血-房水屏障(blood-aqueous barrier)功能,正常前房水为光学透明区,炎症时屏障破坏,虹膜睫状体血管通透性增加,蛋白质纤维素性渗出物以及炎性细胞等进入房水,使房水混浊。用裂隙灯显微镜观察时,可见光束成为灰白色半透明带,称为房水闪辉(aqueous flare),或称为 Tyndall 现象。如大量白细胞渗出,可形成前房积脓(hypopyon)。如房水渗出物含纤维蛋白较多,可在前房内呈絮状或胶样团块。偶尔大量红细胞渗出形成前房积血(hyphema),但较少见。

(6)虹膜改变 急性炎症时,虹膜因充血水肿而色泽变暗,纹理不清。在周边,渗出物可将虹膜与角膜粘着,称虹膜周边前粘连(peripheral anterior synechia of the iris)。可出现虹膜结节,位于瞳孔缘色素上皮表面半透明者叫 Koeppe 结节,位于虹膜表面卷缩轮附近者称为 Busacca 结节。晚期虹膜萎缩,表面形成机化膜。

（7）瞳孔改变　受急性炎症刺激，瞳孔括约肌痉挛、充血、水肿、细胞浸润，表现为瞳孔缩小，瞳孔对光反射迟钝或消失。炎症严重时虹膜与晶状体形成虹膜后粘连，瞳孔发生形状改变，如鸡心形、肾形、梅花形等，散瞳后更明显，称为虹膜后粘连（iris posterior synechiae）（图9-1）。瞳孔闭锁（seclusion of pupil）是瞳孔缘部的虹膜后面与晶状体前表面广泛粘连，使前后房水循环中断。瞳孔膜闭（occlusion of pupil）是瞳孔区沉积大量渗出物形成灰白色膜状物覆盖在晶状体前表面所致。

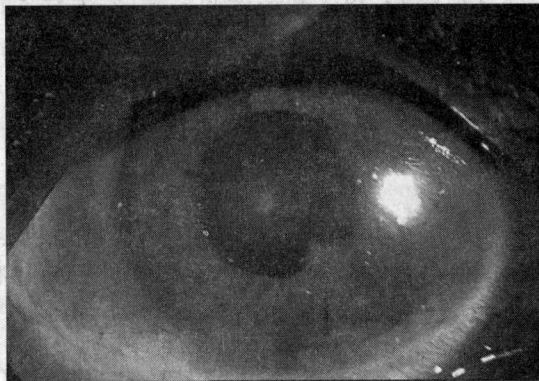

图9-1　虹膜后粘连

（8）晶状体改变　急性炎症时常有色素沉着于晶状体表面，慢性炎症时虹膜与晶状体可有粘连。

（9）玻璃体改变　主要表现为玻璃体混浊，炎症细胞可渗至玻璃体，形成细小微尘状、絮状或云雾状混浊，玻璃体液化，玻璃体纤维膜增殖等。

（10）眼底改变　炎症严重时，眼底可出现视乳头水肿、视网膜及黄斑水肿、视网膜血管炎、脉络膜炎、视网膜坏死、视网膜脱离等。

（11）并发症　本病治疗不及时、不得当或病情严重者可导致以下并发症：①并发性白内障：是前葡萄膜炎的常见并发症之一，与炎症导致房水性质改变，晶状体代谢紊乱有关，大多数为后囊下晶状体混浊。②继发性青光眼：可以通过多种机制引起。可由于房水黏度增加，房水内渗出物如炎症细胞、色素颗粒及组织碎屑阻塞小梁网；或因虹膜周边前粘连，房水引流受阻；也可由虹膜后粘连、瞳孔闭锁、瞳孔膜闭导致瞳孔阻滞，诸多因素均可引起继发性青光眼。严重者可失明。③带状角膜变性：易发生于慢性葡萄膜炎患者，它的存在提示患者的葡萄膜炎已持续了相当时间，多发生于疾病的晚期。④低眼压及眼球萎缩：前葡萄膜炎的早期，睫状体功能障碍，房水分泌减少，引起低眼压。长期持续的慢性炎症则提示睫状体萎缩，房水分泌障碍。睫状体附近机化组织形成纤维膜牵引,可导致视网膜脱离。严重者睫状体反复炎症坏死,可致眼球萎缩,这是葡萄膜炎的严重后果。

2. 中间葡萄膜炎　中间葡萄膜炎(intermediate uveitis)是一组累及睫状体平坦部、玻璃体基底部和周边部视网膜的一种炎症性和增殖性疾病。虽可发生于任何年龄,但多见于少年儿童和青壮年。本病无明显种族差异,常累及双眼,但双眼病变严重程度往往不同步。临床表现包括:

(1)症状　因发病部位隐蔽,故多数患者起病隐匿,发病时间难以确定。有些患者没有任何临床症状;轻者仅有飞蚊症、雾视或暂时性近视;严重者可因黄斑囊样水肿、并发性白内障等并发症,引起视功能明显减退和视野改变。

(2)眼前段炎症表现　多数患者眼前段出现轻至中度的反应,睫状充血不明显,但可有 KP 或房水闪辉。

(3)玻璃体睫状体平坦部病变　玻璃体改变是中间葡萄膜炎常见而又重要的表现之一。用三面镜和间接检眼镜检查可见玻璃体基底部、睫状体平坦部和周边部视网膜有炎性改变。下方睫状体平坦部由于大量渗出物形成雪堤状渗出(snow-bank spots)样改变,呈白色或黄白色。雪堤样病灶可包绕在晶状体后面,白色机化膜覆盖在晶状体后囊表面。玻璃体呈絮状、微尘状或雪球状混浊。活动期内玻璃体中有细胞。雪堤样改变又称"雪库",由纤维性星状细胞、胶质及血管组成,可引起玻璃体积血。

(4)眼底改变　可出现视网膜黄斑囊样水肿、视网膜血管炎、视乳头水肿,脉络膜病变等。

(5)并发症　本病可有许多并发症,主要有:①黄斑囊样水肿;②并发性白内障,是常见并发症;③视网膜新生血管;④视网膜脱离;⑤玻璃体积血;⑥其他:如视乳头水肿、萎缩、继发性青光眼、带状角膜变性等。

根据杨培增教授观点,临床上又将中间葡萄膜炎分为两种类型:①经典型:表现为典型的雪堤样改变,容易引起玻璃体出血,黄斑囊样水肿,视网膜脱离;②变异型:主要表现为雪球状混浊,但无雪堤样改变。

3. 后葡萄膜炎　后葡萄膜炎是一组累及脉络膜、视网膜、视网膜血管和玻璃体的炎症性疾病。因脉络膜与视网膜邻接,后者的外层营养又由脉络膜毛细血管供养,因此,脉络膜发炎容易引起视网膜炎或视神经视网膜炎。根据病因,后葡萄膜炎又分为感染和非感染两类;根据炎症原发部位,分为脉络膜炎、视网膜炎、视网膜血管炎三大类。本病的临床表现包括:

(1)症状　主要有视物模糊、眼前闪光、眼前黑影、视物变形、中心暗点、视力减退等。伴有全身疾病者可以出现相应的全身症状。

（2）体征　主要有以下三方面：①视网膜炎：视网膜水肿，渗出，一般有明显的玻璃体混浊，有些患者可有前房炎症反应。②视网膜血管炎：视网膜血管白鞘、血管闭塞，出血、棉絮斑、视网膜新生血管形成、黄斑囊样水肿，一些患者可有前房炎症反应。③脉络膜炎：急性期，脉络膜血管扩张，浸润水肿，眼底可见散在的或弥漫的渗出病灶，病灶大小不等，形态各异，多椭圆形呈黄白色或灰白色；活动性，病变边界不清，大量渗出可引起继发性视网膜脱离；静止期病灶边界清晰，色素脱失，脉络膜萎缩，透露其下的白色巩膜，病灶周围或中央常有色素沉着。严重或广泛的脉络膜炎可发生视乳头萎缩，玻璃体反应轻微，很少伴有前房炎症反应。

（三）鉴别诊断要点

1. 前葡萄膜炎患者应注意与急性结膜炎、急性闭角型青光眼、眼内肿瘤等鉴别　①急性结膜炎：可有疼痛、畏光、流泪症状及眼部充血的体征，但视力通常不下降，眼前段检查除结膜充血外，无其他异常。②急性闭角型青光眼：可有疼痛、畏光及视力减退等症状和眼部充血等体征，但急性闭角型青光眼发作时瞳孔散大，前房极浅，眼压极高等特征可以帮助鉴别诊断。③眼内肿瘤：视网膜母细胞瘤坏死以后，可以引起眼内炎及前房积脓，但通过仔细的病史询问和眼部检查以及特殊检查方法（包括 X 线平片、超声波及 CT、MRI 等），可以进行鉴别诊断。

2. 中间葡萄膜炎患者若具备以上典型的临床表现，则容易明确诊断。但该病发病隐匿，也容易漏诊误诊。对于出现飞蚊症，少年儿童不明原因的视力下降、斜视或白瞳症、成人的晶状体后囊下混浊患者应该进行详细的检查（包括三面镜和间接检眼镜检查等），以排除或确立中间葡萄膜炎的诊断。该病应与有玻璃体炎性混浊的疾病相鉴别，如视网膜炎、Behcet 病、Fuchs 综合征等（参见相关章节）。

3. 后葡萄膜炎根据以上典型的症状和体征，可以与其他眼病鉴别明确诊断。对于症状和体征不典型者，必需通过辅助检查来进行鉴别诊断，主要的辅助检查包括荧光素眼底血管造影、吲哚氰绿血管造影检查、超声波检查、光学相干断层成像术和相关的实验室检查等。

【治疗对策】

1. 前葡萄膜炎　应尽快消除炎症，减轻症状，预防和减少炎症对眼部组织的破坏及并发症的发生。主要治疗方法包括：

（1）散瞳　是本病的重要治疗措施。及时散大瞳孔可防止虹膜后粘连，缓解睫状肌痉挛，减轻水肿与疼痛。常用的散瞳药有以下几种：①1%～2%阿托品眼药膏,为最强的睫状肌麻痹剂,仅用于严重的急性前葡萄膜炎,急性期每日涂眼 2~3 次,涂药后必须压迫泪囊部,以免药液进入鼻腔吸收至全身引起中毒,尤其对儿童更应注意。此药作用持续时间为 10~14 天,不宜长期使用。②后马托品、托吡卡胺眼药水有快速扩瞳作用,托吡卡胺眼药水作用时间为 3~6 小时,后马托品作用时间为 18~36 小时,可保持瞳孔的活动性,对预防虹膜后粘连很重要。用于轻中度前葡萄膜炎。③散瞳合剂(1%阿托品、1%可卡因、0.1%肾上腺素等量混合液)或 Mydrian(后马托品与麻黄碱混合制剂)在瞳孔因虹膜粘连不易散开时可使用,一般采用结膜下注射的给药方法。

(2)糖皮质激素的应用 可抑制炎症,减少渗出。糖皮质激素使用应遵循 4 个基本原则:个体化、简单化、适量和足量,以及联合用药。目前使用的糖皮质激素滴眼剂可以穿透角膜在房水中达到有效浓度,因此,多数前葡萄膜炎采用局部点眼即可控制炎症。用药频度主要依据前房炎性反应的严重程度,严重者可每小时滴眼 1 次,轻、中度则每天 2~4 次。对于不能耐受滴眼的前葡萄膜炎,可考虑结膜下注射。糖皮质激素局部用药主要副作用是诱发白内障和青光眼,对一些患者可引起角膜上皮损害,也可导致原有角膜感染的加重或复发。

(3)非甾体类抗炎药的应用 近年来证明急性前葡萄膜炎患者的房水中前列腺素明显增多,非甾体类抗炎药可抑制前列腺素生成,从而减轻葡萄膜炎症反应。可全身或眼局部应用。

(4)中医中药治疗 可以根据中医辨证施治的理论进行治疗。

(5)病因治疗 明确病因者应针对病因采取相应措施。

(6)并发症治疗 在炎症控制后,瞳孔阻滞者可行虹膜周边切除术或 YAG 激光治疗,扩增房水循环通道;并发性白内障光定位准确者,在炎症控制的情况下可行白内障摘除术;对继发性青光眼者,采取相应治疗,对反复手术的顽固性高眼压持续不降且剧痛难忍者,也不必轻易决定眼球摘除,可采取后巩膜开窗等措施。

2. 中间葡萄膜炎 对视力大于 0.5,无明显眼前段炎症者,可不给予治疗,但应定期观察。对视力低于 0.5,有明显的活动性炎症者,应积极治疗。若出现明显雪堤样改变、视网膜血管炎、黄斑囊样水肿者,无论视力如何都应该积极治疗。主要治疗措施包括:

(1)药物治疗 ①有眼前段炎症者,应按前葡萄膜炎治疗。②单眼受累者,应给予糖皮质激素后 Tenon 囊下注射或玻璃体腔内注射,后者特别适用于有黄斑囊样水肿者。③双侧受累者,宜选用泼尼松口服,初始剂量为 1~1.2 mg/(kg·d),治疗 1~2 周后,根据炎性反应控制情况逐渐减量,维持剂量为 15~20 mg/d(成人),用药时间一般宜在半年以上。④当炎症难以控制时,则宜选用其他免疫抑制剂,如苯丁酸氮芥、环磷酰胺、环孢素 A 等,由于需长时间的治疗,在使用此类药物过程中应注意全身毒副作用。

(2)手术 药物效果不佳,可行睫状体扁平部冷凝;出现视网膜新生血管,可行激光光凝治疗。玻璃体切除术有助于清除炎症介质、有毒有害物质、抗原等物质,有助于控制顽固性炎症。但由于手术本身对炎症具有刺激作用,甚至术后有导致眼球萎缩的危险,因此,仅用于各种药物治疗无效,或确需清除玻璃体积血时。炎症控制后,如晶状体混浊明显影响视力,可行白内障摘除手术。

3. 后葡萄膜炎 后葡萄膜炎病因复杂,类型繁多,不同病因所致的后葡萄膜炎治疗方案迥异,即使同一种类型的不同亚型、不同阶段,治疗也有很大不同。

(1)治疗前应注意的问题:

①患者的后葡萄膜炎类型:正确的治疗有赖于正确的诊断。分清患者所患类型是感染因素引起的或是非感染因素引起的;葡萄膜炎是单独存在的,还是合并有全身疾病的;是特发性的,还是属于某种特定的类型,这些都对治疗起决定作用。

②葡萄膜炎的自然病程:在确定诊断后,就要明确该类型葡萄膜炎的自然病程及预后,此是决定治疗所需时间和选择用药及药物剂量的重要根据。一些急性后葡萄膜炎,如急性视网膜色素上皮炎、急性后极部多灶性鳞状色素上皮病变的病程短,炎症本身有自限性,可不治疗或仅需短期的对症治疗,不需维持剂量;而全葡萄膜炎、视网膜血管炎、Vogt-小柳-原田病、交感性眼炎等类型往往反复发作,需长时间维持治疗。

③明确葡萄膜炎的损害是静止的还是活动性的,是可逆的还是不可逆的:在后葡萄膜炎中,往往出现视网膜和脉络膜改变或损害,应清楚病变是否具有活动性。一般来说,活动性病灶的边缘模糊、隆起、圆润,而静止的病灶则边界清楚、皱缩,往往伴有色素沉着。静止性病灶多不需治疗。

④患者的年龄和全身情况是选择用药的重要因素:不同的年龄对药物的反应有很大不同,如糖皮质激素在儿童可引起骨骼发育障碍。一些免疫抑制药如苯丁酸氮芥可引起精子生成障碍,长期应用可引起不育,不宜用于年轻男性。而免疫抑制剂多有肝、肾毒性及骨髓抑制的副作用,糖皮质激素可升高血糖、血压,诱发潜在感染扩散,这些都应在用药前充分考虑,并在治疗过程中应定期随访、观察病情,并进行肝、肾功能、血常规等方面的检查。

(2)后葡萄膜炎的治疗目的应包括下面 3 方面 ①消除炎症,保存视力;②预防并发症;③预防复发。

（3）治疗策略　后葡萄膜炎种类繁多，但仍有规律可循，在治疗后葡萄膜炎患者中有以下策略：

①用药的个体化原则：由于葡萄膜炎的复杂性和患者的个体差异，其治疗无固定不变的模式。应根据患者所患葡萄膜炎的类型，炎性反应的严重程度，以及患者具体情况（如年龄、性别、患者的体质，是初发还是复发，以往用药情况，有无基础疾病，患者的期望值）来选择用药。

②用药的简单化原则：选择毒副作用小的药物，从最小剂量（能够控制炎症反应的最低剂量）开始，用最简便的给药途径治疗。对于多数后葡萄膜炎来说，糖皮质激素是常用而有效的药物。眼局部应用具有药物在局部浓度高、全身副作用少的优点，糖皮质激素后 Tenon 囊下注射、玻璃体腔注射尤其适用于单侧的后葡萄膜炎。如双侧发病或局部用药效果不佳时才改用全身应用或改用其他免疫抑制药治疗，全身治疗应尽量采取口服，宜选用泼尼松，方案同中间葡萄膜炎。

③用药的适量和足量原则：适量是指适用恰好能控制炎症反应的剂量来治疗疾病，足量是指每天用量应足够，总剂量亦应足够。适量可以很好的控制炎症反应，足量则可避免炎症反应复发。对于迅速造成眼组织破坏和威胁视力的后葡萄膜炎，可选用大剂量激素或环磷酰胺冲击治疗以迅速"扑灭"急剧的炎症，待炎症缓解后再逐渐减量为口服治疗。但不宜滥用冲击疗法，注意大剂量激素或环磷酰胺的副作用。对慢性炎性反应宜采用口服给药。

④联合用药治疗顽固性葡萄膜炎：如患者不能耐受所用剂量或大剂量药物仍不能控制炎症，应考虑联合两种或多种免疫抑制药物治疗。常用的联合方式有：糖皮质激素和环磷酰胺；糖皮质激素和苯丁酸氮芥；糖皮质激素和硫唑嘌呤；糖皮质激素和环孢素；苯丁酸氮芥和环孢素；苯丁酸氮芥和硫唑嘌呤。联合用药时各自用药量一般应小于单独用药量，这样可以减少各自的副作用。

⑤中药辅助：中医辨证施治可能会加强免疫抑制药的效果，也可能会减少免疫抑制药应用所致的胃肠道不适、骨髓抑制等副作用。

4. 常用的治疗药物　由于后葡萄膜炎多由免疫因素引起，所以免疫抑制药物不可或缺。目前临床上常用的免疫抑制药物有糖皮质激素、环磷酰胺、苯丁酸氮芥、环孢素、硫唑嘌呤、秋水仙碱和甲氨蝶呤等。其中糖皮质激素仍是应用最广泛的药物。近年来新开发的免疫抑制剂有：他克莫司 FK506、肿瘤坏死因子（TNF）抑制剂沙立度胺、干扰素（IFNα 和 IFNγ）、抗 TNFα 药物 Infliximab 和 Enbrel、麦考酚酸等，均为难治性后葡萄膜炎的治疗提供了新的选择。对于感染性后葡萄膜炎，如急性视网膜坏死综合征、巨细胞病毒性视网膜炎、弓形虫病性视网膜脉络膜炎、结核性脉络膜炎等,则应根据感染因素选择合适的抗感染药物。

【疗效判断及处理】

经过及时、合理的治疗,葡萄膜炎可获得临床治愈,其标准如下:

(1)前葡萄膜炎　睫状充血或混合充血消失;房水闪辉阴性;角膜后 KP 吸收;眼痛、畏光及视力下降等症状消除。

(2)中间葡萄膜炎　睫状体平坦部和周边部视网膜炎性改变消失;玻璃体混浊吸收或部分吸收;睫状区无压痛;无上述前葡萄膜炎的体征。

(3)后葡萄膜炎　①视网膜炎症消退:即视网膜水肿、渗出吸收,玻璃体混浊吸收或部分吸收;②视网膜血管炎症消退:视网膜血管周围的出血、渗出(棉絮斑等)吸收,视网膜新生血管静止或退化等;③脉络膜炎症消退:即脉络膜血管不再扩张,浸润水肿及渗出病灶吸收,视网膜脱离复位等。

本病较易反复发作,临床治愈后仍需定期随诊。随诊的时间依病情而定,先密后疏,逐渐延长再次复诊时间。

第三节　特殊类型葡萄膜炎

【诊断步骤】

葡萄膜炎病因复杂,故种类繁多,所以必须根据发病史、全身性合并疾病等情况,考虑是否为特殊类型的葡萄膜炎,并进行相应的系列检查。

(一)病史采集要点

1. 现病史,包括单眼或双眼患病、视力下降的程度、有无眼红、眼痛及其程度、治疗经过等对诊断有重要帮助。

2. 患者的籍贯(包括国籍),如在中国和日本等国家,Vogt-小柳-原田病较多见。

3. 发病年龄,少年儿童易发生幼年型慢性关节炎伴发葡萄膜炎,青壮年易发生强直性脊椎炎伴发葡萄膜炎、特发性葡萄膜炎、Behcet 性葡萄膜炎,老年人易发生恶性肿瘤眼内转移所致的伪装综合征等。

4. 患者的性别,男性较易患交感性眼炎、强直性脊椎炎伴发葡萄炎等,女性易患幼年型慢性关节炎伴发葡萄膜炎、红斑狼疮伴发葡萄膜炎等。

5. 相关的全身病症状,诸如口腔溃疡、关节炎、白癜风、脱发、毛发变白、消化系统病变、神经系统病变、淋巴结肿大等。

6. 家族史及既往眼病史、眼外伤史等。

(二)眼部检查要点

1. 视力　不同类型葡萄膜炎对视力影响的程度有较大差别。

2. 眼球充血的性质　区分是结膜充血,还是睫状充血或混合充血。

3. 角膜后沉着物(KP)　KP 的分布、颜色、数量、形态对判断葡萄膜炎的类型有重要价值。

4. 前房、虹膜、晶状体、玻璃体和眼底等情况。

5. 眼压。

(三)辅助检查要点

对怀疑是特殊类型葡萄膜炎的患者,辅助检查更显得重要(具体检查项目参见上一节)。

【诊断对策】

(一)诊断要点

重点是确定葡萄膜炎的类型,并尽可能了解其病因和掌握其全身合并症情况。可根据病史、外伤史、临床表现特征及相应的辅助检查和实验室检查等情况作出判断。

(二)临床类型

1. 交感性眼炎　交感性眼炎(sympathetic ophthalmia)是指单侧眼球受(称诱发眼或刺激眼,exciting eye)穿通性外伤或手术后经过一段时间发生肉芽肿性(非化脓性)葡萄膜炎,另一眼(称交感眼,sympathizing eye)也发生同样性质的葡萄膜炎。

本病的病因不清,多数学者认为是眼球穿通伤或眼内手术提供眼内抗原到达局部淋巴结的机会,使眼内隐蔽的自身抗原暴露,接触淋巴系统而引起自体免疫反应。近年来,有人认为是对自身色素的超敏反应,或对视网膜 S 抗原的过敏反应,也有人认为与 HLA 有关。除了创伤引起的组织学改变外,诱发眼与交感眼的组织病理学表现是基本相似的,其基本病理特征是葡萄膜弥漫性非坏死性肉芽肿性炎症。

交感性眼炎发病从眼部受伤或手术到健眼出现炎症的间隔时间从 2 周到数年

不等,最早可在 10 天,最晚可在 60 年后发病,但大多数在 2 个月以内发病。临床主要表现为脉络膜炎、脉络膜视网膜炎、全葡萄膜炎、前葡萄膜炎等类型。主要临床特征为:

(1)有一侧眼球穿通伤病史(或内眼手术病史等)。

(2)受伤眼或手术眼有严重的眼内炎症反应,排除其他原因及其他类型葡萄膜炎。

(3)交感眼发病隐蔽,主要表现为肉芽肿性(非化脓性)前葡萄膜炎、肉芽肿性(非化脓性)全葡萄膜炎。

2. Vogt-小柳-原田综合征 Vogt-小柳-原田综合征(Vogt-Koyanagi-Harada syndrome,VKH),又名特发性葡萄膜大脑炎(idiopathic uvea encephalitis),是一种病因尚不完全清楚,累及多器官系统,如眼、耳、皮肤和中枢神经的临床综合征。主要表现为脉络膜炎、脉络膜视网膜炎、视乳头炎、视神经网膜炎、肉芽肿性性全葡萄膜炎,伴有中枢神经系统受累、头痛、耳鸣、听力障碍、毛发变白、脱发、白癜风等。本病的病因不明,可能与自身免疫或病毒感染有关,有学者认为本病是对色素上皮的免疫反应,另有人推测与某些 HLA 抗原阳性有关。

本病在眼部发病前先有头痛、耳鸣、听力减退、眩晕、恶心、呕吐、颈背痛和强直等中枢神经系统的前驱症状。也有突然发病的,视力急剧下降,主要改变为后极部视网膜水肿或炎症性视网膜脱离,视乳头水肿、虹膜睫状体炎。

Vogt-小柳综合征以眼前段为主,表现为双眼重症虹膜睫状体炎。

Vogt-原田综合征发病初期脑膜刺激症状较重,眼部炎症以后段为主,眼底呈现弥漫渗出性水肿、混浊,视乳头充血,边界模糊,玻璃体混浊,视网膜脱离,视力严重障碍。后期视网膜色素上皮弥漫性萎缩,眼底呈晚霞状,散在分布色素沉着和灰白色斑。FFA 检查早期眼底可见视网膜有多发细小的荧光素渗漏点,如墨渍状迅速扩大融合,后期形成多囊状的视网膜下荧光素积存区。主要临床特征为:

(1)无眼球穿通伤病史(或内眼手术病史)。

(2)全身表现 头痛、耳鸣、听力障碍、毛发变白、脱发、白癜风等。

(3)典型眼部临床表现 同时或先后发生的双侧性葡萄膜炎并有前房积脓者,应怀疑本病。

(4)荧光素眼底血管造影检查 多发细小的荧光素渗漏点等特征。

3. Behcet 病 Behcet 病(Behcet disease)是一种以复发性的葡萄膜炎、口腔溃疡、皮肤病变、生殖器溃疡等为特征的综合征。本病的病因迄今仍不明了,多认为是免疫复合物引起的累及多系统、多器官疾病。也有人认为与病毒细菌感染有关。

该病如果治疗不当或不及时往往导致盲目。

本病的临床表现包括：

（1）眼部表现　双眼可同时或先后发病，出现眼红、眼痛、畏光、流泪、视物模糊、眼前黑影等症状，葡萄膜炎是本病常见主症。可反复发作，持续数年或十多年。表现为前葡萄膜炎型（虹膜睫状体炎型）者，易出现前房积脓，眼后段无受累；表现为后葡萄膜炎型者，则出现视网膜炎、视网膜血管炎、视网膜脉络膜炎等。

（2）全身病变　全身的病变主要有以下几点：①口腔溃疡，是一种最常见，最早发生的症状；②生殖器溃疡；③皮肤损害，包括皮肤结节性红斑、血栓性静脉炎、毛囊炎、痤疮和皮肤过敏；④其他：诸如关节炎、附睾炎、消化系统、心血管系统、神经系统、呼吸系统和泌尿系统的疾病，以及疲劳、低热、食欲不振、全身不适等。这些病变不一定全部出现，也未必同时出现。

国际 Behcet 病研究组织（1990 年）根据临床表现结合皮肤反应试验等结果，制定了如下 Behcet 病的诊断标准：

（1）复发性口腔溃疡（1 年内至少复发 3 次）。

（2）具有下面 4 项中 2 项者：①复发性生殖器溃疡或生殖器瘢痕；②眼部葡萄膜炎；③多型性皮肤损害（结节性红斑、假毛囊炎、脓丘疹、痤疮样结节）；④皮肤过敏反应阳性。

（3）相关的实验室和辅助检查结果。

4. 急性视网膜坏死综合征　急性视网膜坏死综合征（acute retinal necrosis syndrome，ARN 综合征）是一种由病毒感染（主要由水痘-带状疱疹病毒和单纯疱疹病毒感染）引起的眼部疾病，表现为急性坏死性视网膜炎、脉络膜炎、玻璃体病变、视网膜动脉炎以及视网膜脱离等病变的综合征。此病又称为桐泽型（Kirisawa）葡萄膜炎。一般单眼发病，治疗困难，视力预后差。

本病的临床表现包括：

（1）眼部症状　一般隐匿、单眼发病，最初出现轻度的眼痛或眶周围疼痛，早期可有视物模糊，严重病例因视神经受累而致中心视力丧失，晚期发生视网膜脱离可使中心视力明显下降及视野缺损。

（2）眼部体征　表现为严重的玻璃体混浊、视网膜坏死、视神经炎、视力障碍等。视网膜炎常起始于周边部，呈深层、多灶性黄白色斑块，逐步向后极部扩展，常伴有血管旁出血、血管鞘、血管闭塞及视网膜脱离。后期视网膜出现色素沉着，坏死的视网膜与尚未坏死的视网膜之间形成清晰的边界。

（3）全身表现　发病前可有水痘-带状疱疹病毒和单纯疱疹病毒性皮肤损害、

病毒性脑炎等。

本病主要根据典型的临床表现确立诊断。非典型及疑难病例则需要借助于实验室检查，如血清免疫检查、玻璃体及视网膜组织活检等。可查见包涵体、病毒、抗原等。聚合酶链反应用于检测少量眼内液中水痘-带状疱疹病毒DNA具有高度敏感性。荧光素眼底血管造影检查有助诊断。急性视网膜坏死综合征应注意与巨细胞病毒视网膜病变、梅毒性视网膜炎、弓形体病、急性多灶性出血性视网膜血管炎相鉴别。

5. Fuchs异色性虹膜睫状体炎　Fuchs异色性虹膜睫状体炎(Fuchs heterochromic iridoc uveitis)，又称为Fuchs综合征，是一种主要累及单眼的慢性非肉芽肿性虹膜睫状体炎，病因不明，好发于20～50岁的成人。单眼患病，起病隐匿。Fuchs综合征是我国葡萄膜炎中最易误诊和漏诊的葡萄膜炎之一。

本病的临床表现多表现为前葡萄膜炎。眼部体征主要为：①弥漫性虹膜基质萎缩，虹膜颜色变浅，甚至呈半透明状；②细小灰白色KP；③不易发生虹膜后粘连，但可有瞳孔不圆及可能有虹膜睫状体炎的其它临床表现；④少数患者有玻璃体混浊、周边脉络膜视网膜病灶；⑤常并发白内障和继发性青光眼。

【治疗对策】

1. 交感性眼炎重在预防，正确处理好眼球穿通伤，避免眼内组织，特别是色素膜嵌顿，对预防交感性眼炎的发生至关重要。摘除受伤的眼球，对交感性眼炎的预防效果尚有争议，故必须十分慎重。因为保留受伤眼球除考虑视觉功能外，还考虑了其美容功能、辅助美容功能、保持良好心理状态的功能。治疗交感性眼炎首选糖皮质激素，顽固性或复发性炎症可选用免疫抑制剂，或联合糖皮质激素治疗。

2. Vogt-小柳-原田综合征的治疗，急性期着重在于抑制急性炎症，可采用大量糖皮质激素治疗，以后逐渐减量。治疗一般需坚持一年以上，可辅以中医辨证施治。

3. 由于原因不明，Behcet病没有特效疗法。因此，该病是葡萄膜炎中治疗最为棘手的类型之一。一般按治疗葡萄膜炎总的原则进行治疗，可根据全身、眼部受累程度选择糖皮质激素、免疫抑制剂、血浆交换法及中医辨证施治等治疗。

4. 急性视网膜坏死综合征，目前尚无有效的治疗方法。可采用的治疗方法包括：①根据病毒类型选择不同抗病毒药物治疗；②使用抗凝剂，防止血管闭塞现象；③局部或全身使用糖皮质激素(在有效的抗病毒治疗前提下)；④及时的激光光凝，减轻并发症的发生；⑤使用活血化瘀、补气养血的中药；⑥对某些并发症可考虑手术治疗。

5. Fuchs 异色性虹膜睫状体炎的治疗以对症为主,可不散瞳;使用非甾体消炎滴眼剂点眼;糖皮质激素不宜应用,这与其他多种类型葡萄膜炎需用糖皮质激素局部、全身应用,甚至使用其他免疫抑制剂治疗有着显著的差别。白内障及继发性青光眼应予相应治疗。

第四节　葡萄膜的先天异常

葡萄膜的先天异常主要有以下几种类型:

1. 先天性瞳孔残膜(residual membrane of pupil)　又称永存性瞳孔膜,是常见的眼内先天异常,为胚胎时期睫状体表面的血管膜吸收不全所遗留的残迹。一般源于虹膜小环或虹膜边缘,与虹膜后粘连截然不同。可只限于虹膜表面,可附着于晶状体前囊,亦可附着于角膜后壁或飘于前房之中。一般不需治疗,有形若蜘蛛且居中影响视力和瞳孔活动者可手术治疗。

2. 先天性无虹膜(aniridia)　也是先天异常之一,患者表现为畏光,视力差,眼颤及弱视,可并发青光眼,有遗传倾向。可通过配戴有色眼镜或角膜接触镜减轻畏光症状。

3. 先天性虹膜缺损(coloboma of iris)　瞳孔呈梨形,不影响视力,常与脉络膜缺损相伴出现。

4. 先天性脉络膜缺损(coloboma choroid)　眼底检查可见该处灰白色巩膜背景,圆形或椭圆形,视网膜血管行于其上。常伴有小眼球、虹膜异常、晶状体缺损、黄斑发育异常等。

第五节　葡萄膜肿瘤

【诊断步骤】

葡萄膜肿瘤种类较多,必须根据发病史、肿瘤生长的时间、速度等情况,来判断其良恶性,并进行相应的检查。

(一)病史采集要点

1. 现病史,包括单眼或双眼患病、视力是否下降及下降的程度、有无合并眼红、眼痛等其他症状。

2. 患者的性别、年龄、家族史、既往眼病史、眼外伤史等。

3. 是否合并其他全身性疾病(尤其是肿瘤)或症状。

(二)眼部检查要点

1. 视力　肿瘤生长的部位及大小对视力影响的程度有较大差别。

2. 眼球充血的性质　区分是结膜充血,还是睫状充血或混合充血。

3. 角膜、前房、虹膜、晶状体、玻璃体和眼底等情况。

4. 眼压。

(三)辅助检查要点

根据肿瘤生长的部位及大小可选择以下检查:

1. 荧光素眼底血管造影或吲哚氰绿血管造影检查,可以发现临床上难以发现的微小的视网膜、脉络膜肿瘤。

2. 超声波检查　可以判断玻璃体、视网膜、脉络膜、深部巩膜的肿瘤。

3. 光学相干断层成像术　用于诊断视网膜和脉络膜、黄斑部的改变。

4. 其他必要的检查,如 CT、MRI、病理活检等。

【诊断对策】

(一)诊断要点

重点是确定肿瘤的类型和性质(良性或恶性)。可根据肿瘤生长的时间、速度、临床表现特征及相应的辅助检查和实验室检查等情况作出判断。

(二)临床类型

1. 虹膜痣　虹膜痣(iris nevus)在虹膜肿瘤中最多见。是位于虹膜表面,呈深褐色、大小不一、表面平整的色素斑。

2. 虹膜囊肿　虹膜囊肿(iris cyst)是由虹膜隐窝封闭液体贮积形成。病因有多种,包括先天性、植入性、炎症渗出性和寄生虫性等。最常见是由于眼球穿通伤或内眼手术后,结膜或角膜上皮植入虹膜后逐渐增生所致。囊肿壁薄,触及角膜内皮时可使角膜混浊,当囊肿增大占据前房或堵塞房角时,可引起难以控制的青光眼。

3. 脉络膜血管瘤　脉络膜血管瘤(choroidal hemangioma)为先天性血管发育

畸形所致。多见于年轻人。病变常从视盘及黄斑附近开始,可为孤立性,表现为一个淡红色的圆形或近似球形隆起。亦可为弥漫性,表现为扁平形、边界不清楚的深红色增厚区。脉络膜血管瘤易引起视网膜脱离。超声波、CT、MRI 以及 FFA 和 ICGA 检查有助于诊断,临床上应与黑色素瘤区别。

4. 脉络膜黑色素瘤 脉络膜黑色素瘤(melanoma of choroid)是葡萄膜恶性肿瘤中最多见的一种,也是成年人较常见的眼内恶性肿瘤。其患病率在我国居眼内恶性肿瘤中的第二位,仅次于视网膜母细胞瘤。在世界范围内以欧美及白种人最多,男多于女。

临床表现:初期在视网膜下可见圆形或半球形隆起,色灰黑或褐色,肿块的周围常有继发性视网膜脱离致视力下降。肿瘤穿过 Bruch 膜后,在视网膜下发展迅速,多呈蘑菇状突出。如穿过视网膜可在玻璃体内见黑褐色的肿块,即可确诊。肿瘤增大可引起继发性青光眼,还可血行转移到肝、肺、骨髓等处。

临床上对怀疑是脉络膜黑色素瘤者,应与脉络膜血管瘤相鉴别。需进行以下检查:①FFA,造影早期局部表现为弱荧光,另有双重循环及斑驳状荧光,造影后期表现弥漫荧光;②ICGA,造影全过程肿物处出现遮蔽荧光,晚期可有较弱荧光或点状荧光;③B 超,可探到实性肿物,呈蘑菇状,低到中等度反射,并有脉络膜凹陷等具有特征性的声像表现;④MRI,由于黑色素顺磁作用形成其独特的 MRI 表现,T1W1 显示较高信号,T2W1 显示低信号,在相应的加权像上对比度明显;⑤CT,表现为边界清楚等密度或略高密度半球形肿块,增强扫描为中度强化;⑥针吸活检,用 25 号细针通过玻璃体或巩膜至肿瘤内吸取组织进行细胞学检查,可做病理诊断,诊断正确率很高,但易引起扩散。

5. 脉络膜转移癌(metastatic carcinoma of choroids),多见于 40~70 岁,好发女性。以乳腺癌转移最为多见,肺癌次之。转移癌生长较快,眼痛和头痛症状比较明显。眼底表现为后极部视网膜下灰黄色或黄白色、结节状的扁平隆起,晚期可发生广泛视网膜脱离。诊断应根据肿瘤病史及眼底特征,并仔细寻找原发病灶。

【治疗对策】

应根据肿瘤性质、大小、位置、形态、生长速度、患眼及对侧眼的视力、年龄、全身情况、心理因素等选用合适的治疗方法。

1. 虹膜痣一般为良性,不需处理,如果肿物突然增大变黑,则是恶变的征兆,应早日手术切除。

2. 虹膜囊肿如果导致难以控制的青光眼,则可采用激光或手术切除治疗。

3. 脉络膜血管瘤为良性病变，一般不需处理。如果肿瘤较大可采用激光治疗。

4. 脉络膜转移癌，主要针对原发肿瘤进行治疗，可根据原发肿瘤情况用放疗或化疗。一般多为癌症晚期，眼球摘除术已无治疗意义。

5. 脉络膜黑色素瘤是葡萄膜恶性肿瘤中最多见的一种，主要治疗措施如下：

(1)局部光凝　适用于肿瘤位于后部，直径≤3 mm，厚≤2 mm的患者，光凝后的患者必须定期随访。

(2)局部冷凝　适用于肿瘤在赤道部及之前的患者，但不能完全消除肿瘤，容易引起渗出反应。

(3)局部温热疗法　经瞳孔温热疗法(TTT)适用于肿瘤位于后部，直径≤3 mm，厚 2～5 mm者。

(4)放射疗法　对不宜光凝、肿瘤中等大小尚有一定视力者，可单独使用，亦可在眼球摘除前使用以减少肿瘤转移的可能。

(5)局部切除手术治疗　经巩膜局部切除或称为部分板层巩膜脉络膜切除术。适用于后极部小范围肿瘤。但局部切除手术操作复杂，损伤大，容易扩散，手术并发症多，故并未广泛开展。

(6)眼球摘除　由于术中对眼球的挤压可能将瘤细胞挤入血循环内导致转移，因此，摘除眼球尚有争议，已不是首选的治疗方法。只有当肿瘤进展到晚期及患者视功能丧失时，才作眼球摘除。

（穆　剑　苏毅华）

第10章 视网膜病

第一节 视网膜血管病

一、视网膜动脉阻塞

视网膜动脉阻塞（retinal artery occlusion，RAO）是发生于视网膜中央动脉或分支动脉或视网膜睫状动脉的阻塞，由于相应区域视网膜缺血、缺氧，视细胞迅速死亡，使视功能急剧下降。

本病起病急骤，多发生于50岁以上有高血压、动脉硬化、糖尿病、全身或局部炎症性血管病的患者，部分患者有视网膜低灌注（如低血压、高眼压等），少数病人可以发生于全身各种介入治疗后。

【诊断步骤】

（一）病史采集要点

1. 视力下降或视野暗区发生的时间，是否突然发生，有无伴有眼痛、头痛。

2. 发病前有无一过性黑蒙病史。

3. 是否有高血压、动脉硬化、糖尿病等心血管疾病病史。

4. 近期是否有其他疾病介入治疗病史。

（二）体格检查要点

1. 一般情况　体温、血压、脉搏、身高、体重等。

2. 视力及矫正视力。

3. 眼前段　结膜有无充血，角膜是否透明，前房深度是否正常，房水情况，虹膜有无新生血管。

4. 瞳孔　大小、直接及间接对光反射是否存在。

5. 眼底　视乳头颜色是否变浅,视网膜动脉管径是否变细或呈粗细不均匀,血柱有无节段状或中断,视网膜有无水肿及水肿的位置、范围,黄斑有无"樱桃红斑"。

6. 眼压　是否在正常范围内。

(三)辅助检查要点

1. 眼底荧光素血管造影(FFA)　FFA 检查对视网膜血管性疾病的诊断有重要价值,FFA 可以判断动脉阻塞的类型、阻塞的程度和范围,FFA 检查时要注意观察早期视网膜的循环状况,有无毛细血管无灌注及侧枝循环等。

2. 实验室检查及其他特殊检查

(1)血、尿常规、血糖、血沉、血脂、血黏度等。

(2)心电图,必要时做超声心动图。

(3)颈动脉彩色多普勒检查。

(四)进一步检查项目

1. 视网膜电图(ERG)　ERG 有助于评价本病的预后,为客观判断治疗效果提供有价值的依据。

2. 视觉诱发电位(VEP)　VEP 对急性期视网膜动脉阻塞诊断意义不大,但对病程后期或鉴别诊断有意义。

3. 视野检查　对于临床表现不典型的患者,可行视野检查以鉴别诊断。

【诊断对策】

(一)诊断要点

1. 病史　50 岁以上突然出现无痛性视力下降是本病的特点,大部分患者有高血压、动脉硬化、糖尿病等心血管疾病病史,在病史询问中要特别注意。

2. 临床表现　具有典型病史、视力、瞳孔及眼底表现,即可作出诊断。但有些患者发病数周甚至数月之后才来就诊,眼底已无典型表现,则需做进一步的检查。

3. 辅助检查　FFA、ERG、VEP、颈动脉彩色多普勒、超声心动图等检查均可提供诊断及鉴别诊断依据。

(二)临床类型

根据动脉阻塞的部位,可以分为以下三种:

1. 视网膜中央动脉阻塞(central retinal artery occlusion,CRAO)　是指发生

于视网膜中央动脉主干的阻塞。其特点为：

（1）单侧性、无痛性突然视力下降或丧失，视力可迅速下降至指数、光感甚至无光感。

（2）瞳孔散大，直接对光反射迟钝或消失，间接对光反射存在。

（3）视盘苍白。

（4）视网膜动脉高度狭窄，呈线状，常可见血柱呈节段状或串珠状，部分动脉小分支已看不到，静脉也变细。

（5）整个视网膜，特别是后极部视网膜呈乳白色水肿，黄斑中心凹处因没有视网膜内层而不受视网膜中央动脉阻塞的影响，呈圆形暗红色斑，称为"樱桃红斑"（图10-1）。

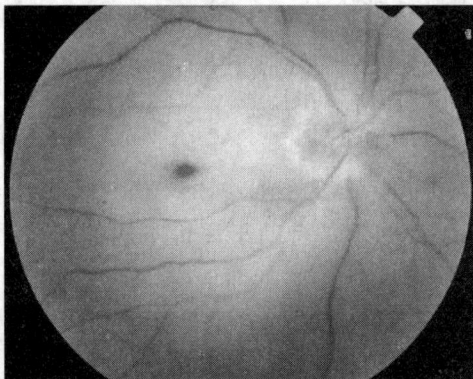

图10-1 视网膜中央动脉阻塞

（6）有些患者发病数周以后才就诊，视网膜水肿已消退，可呈现正常色泽，但视网膜动脉仍很细窄，可出现白鞘或呈白线化。

（7）FFA 由于患者从起病至就诊的时间间隔长短不同，阻塞程度不同，阻塞后循环代偿情况也不同，FFA所见也变化很大，常见的有以下几种：

1）视网膜中央动脉无灌注。

2）臂-视网膜循环时间（arm-retina circulation time，ARCT）延长，正常ARCT为10~15秒，CRAO时可延长至30~50秒甚至更多。

3）视网膜循环时间（retinal circulation time，RCT）延长 视网膜循环时间指由视网膜动脉在视盘见到荧光充盈时算起，到某一静脉出现荧光的时间。正常RCT为1~2秒，CRAO时可延长到5~20秒。

4）动脉小分支无灌注和毛细血管无灌注 由于视网膜动脉血流受阻，阻塞远端动脉内灌注压低,某些动脉小分支出现无灌注及该动脉供血区的毛细血管无灌注。

5)毛细血管扩张及侧支循环　视盘上及毛细血管闭塞区周围常有反应性的毛细血管扩张和侧支循环形成。

6)动脉充盈时间正常　在动脉阻塞数周或数月后,原来阻塞的动脉已复通,FFA可表现动脉充盈时间正常。

(8)ERG　CRAO的ERG表现主要有:

1)振荡电位变小或消失,它可以判断视网膜内层因缺血而产生的损害程度。

2)b波降低或消失　常见于阻塞较重的CRAO。

3)负波型ERG。

2. 视网膜分支动脉阻塞(branch retinal artery occlusion,BRAO)是发生于视网膜某一分支动脉的阻塞,最常见于颞上分支。其特点为:

(1)单侧性、无痛性部分视野缺损,可有不同程度视力下降。

(2)眼底分支动脉狭窄,血柱呈节段状。有时在阻塞动脉近端可见栓子,多数在血管分叉处。

(3)在该分支动脉分布区域的视网膜呈乳白色水肿。

(4)FFA　早期可见该支动脉无灌注或充盈迟缓,相应静脉回流时间延长,部分患者可见阻塞点管壁着色,阻塞区小动脉及毛细血管无灌注。

3. 睫状视网膜动脉阻塞　在我国,约有15%的人有睫状视网膜动脉,在有睫状视网膜动脉的人中,其动脉阻塞可有:

(1)单纯性睫状视网膜动脉阻塞　中心视力急剧下降,在视盘-黄斑区视网膜出现水肿。

(2)CRAO合并睫状视网膜动脉阻塞。

(三)鉴别诊断要点

1. 与前部缺血性视神经病变(anterior ischemic optic-neuropathy,AION)鉴别,该病有以下特征:

(1)早期出现局限于某一象限的视盘水肿。

(2)视网膜血管可见高血压、动脉硬化的相应表现,但看不到节段性或串珠状血栓。

(3)视野检查可见与生理盲点相连的弓形或扇形暗点。

(4)FFA　显示早期弱荧光或视盘充盈迟缓或缺损。

(5)VEP　以振幅降低为主。

2. 与眼动脉阻塞鉴别　眼动脉阻塞时,视网膜中央动脉及睫状动脉血供同时中断。有以下特征:

(1)患者视力常无光感。

(2)视网膜水肿更严重,范围更广泛,超过后极范围,黄斑区不能见到樱桃红斑。

(3)FFA 显示脉络膜背景荧光呈弱荧光或无荧光。

(4)ERG 检查,a、b 波降低或消失。

【治疗对策】

本病的治疗原则是:一经确诊,立即治疗。

(一)急诊处理

1. 立即吸氧　吸 95％氧＋5％二氧化碳混合气体。

2. 按摩眼球。

3. 血管扩张药物　亚硝酸异戊酯吸入或舌下含服硝酸甘油。

4. 前房穿刺　对发病数小时以内的患者,前房穿刺可迅速降低眼压,改善眼球血液灌注。

5. 口服降眼压药物。

(二)后期处理

经急诊处理后,部分患者视功能有所恢复,继续以下治疗:

1. 继续口服血管扩张剂。

2. 神经营养药的应用。

3. 体外反搏或高压氧治疗。

4. 请内科会诊,治疗内科病,如高血压、糖尿病、高血脂等。

【疗效判断】

视网膜动脉阻塞的预后与阻塞的部位、程度及阻塞的原因及发病至开始治疗的时间等有关。一般而言,分支阻塞比主干阻塞预后好,不完全阻塞预后较好,发病数小时内治疗者预后较好。

【出院后随诊】

出院后 1 个月内每周复查 1 次,以后视病情可适当延长随诊时间。眼科检查主要有以下几个方面:

1. 视力、眼底情况。

2. 虹膜、房角、眼底有无新生血管。

3. 眼压。

4. 全身情况 血压、血糖、血脂等。

二、视网膜静脉阻塞

视网膜静脉阻塞(retinal vein occlusion,RVO)是临床上常见的一种视网膜血管性疾病,是较易致盲的眼病。发病的原因是多因素的,可有血管壁的改变、血液流变学的改变及血流动力学的改变等,眼局部的病变和某些开角性青光眼对本病也有影响。发生本病大多数是50岁以上老年人,常伴有心血管疾病,部分年轻人也有发病,以血管炎多见。

【诊断步骤】

(一)病史采集要点

1. 视力下降或视野缺损发生的时间,单眼或双眼发病,有无伴有眼痛、头痛。

2. 过去有无心脑血管疾病、糖尿病、系统性红斑狼疮、结节病、血液病等全身性疾病。

3. 过去有无眼部疾病(如葡萄膜炎、青光眼等),有无一过性黑蒙。

(二)体格检查要点

1. 一般情况 血压、脉搏、体重等

2. 眼科检查,包括:

(1)视力。

(2)裂隙灯检查 注意有无虹膜新生血管。

(3)瞳孔 大小,直接和间接对光反射是否存在。

(4)眼底检查 扩大瞳孔检查眼底。视盘是否水肿,生理凹陷是否扩大,视网膜静脉是否迂曲扩张,是各个象限静脉还是某分支静脉受累,视网膜有无出血及出血范围,黄斑有无水肿。

(5)眼压 是否在正常范围内。

(6)房角镜检查 房角是否有新生血管。

(三)辅助检查要点

1. FFA FFA有助于检测视网膜缺血、水肿及有无新生血管,可以了解血管阻塞的程度、毛细血管无灌注的范围、有无新生血管形成及视网膜静脉和毛细血管有无渗漏等情况。在病程早期的急性阶段,由于视网膜广泛出血使视网膜小血管及毛细血管的观察受影响,只能观察未被出血遮蔽的区域,而4～6周后,产生新生血管的危险性增大,此时 FFA 检查较发病几天内检查更有意义。但对于临床诊断不明确的患者,则需发病早期 FFA 检查以明确诊断。

2. 实验室检查及其他特殊检查

(1)血、尿常规、血糖、血脂、血黏度、血沉等检查。

(2)心电图、胸部 X 线照片。

(3)必要时行颈动脉彩色多普勒检查。

(四)进一步检查项目

1. OCT 检查 OCT 检查可以清楚地显示 RVO 时视网膜浅层或深层出血、渗出、黄斑水肿、视盘水肿、视网膜厚度等情况,对于有 FFA 禁忌证而未能行 FFA 检查的患者特别适用。

2. ERG ERG 主要用于 RVO 的预后判断。

3. B 超检查 对于视网膜出血量多、突破内界膜进入玻璃体而形成玻璃体积血使眼底不能看见时,B 超检查可以了解玻璃体混浊的程度及有无视网膜脱离。

【诊断对策】

(一)诊断要点

1. 病史 对于突然出现单眼无痛性视力下降或视野缺损的患者,应高度怀疑RVO 及详细询问有无全身性心脑血管疾病。

2. 临床表现 对于眼前段未见明显异常而视力下降或视野缺损,眼底有典型改变的患者,诊断并不困难,但应双眼散瞳检查,以排除全身性疾病的眼底病变。

3. 辅助检查 FFA、OCT、ERG、B 超等检查均可提供诊断依据。

(二)临床类型

根据阻塞的部位,可以分为视网膜中央静脉阻塞(central retinal vein occlusion,CRVO)、某分支静脉阻塞(branch retinal vein occlusion,BRVO)和视网膜上(下)半中央静脉阻塞(hemi-central retinal vein occlusion,HCRVO)。

1. CRVO 发生在筛板或其后水平的视网膜中央静脉阻塞。其特点为:

(1)单侧性无痛性视力下降,视力下降的程度依据阻塞的程度而不同,严重者可降至眼前指数。

(2)眼底表现 视盘充血水肿,各个象限视网膜静脉扩张、迂曲,全视网膜散在火焰状、线状、片状出血,越靠近视盘出血越多,后极部常见棉绒斑,视网膜水肿(图 10-2)。

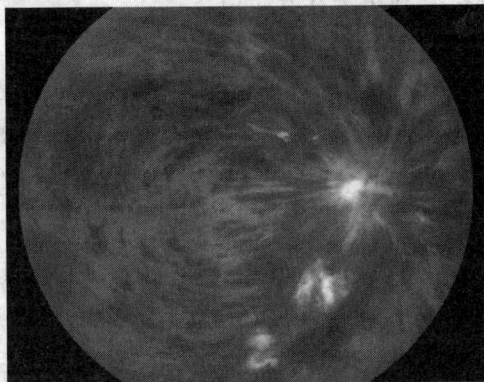

图 10-2　视网膜中央静脉阻塞

（3）FFA　在病程早期,视网膜内大片出血 FFA 显示大片遮蔽荧光,在未被出血遮蔽的区域出现毛细血管无灌注区,静脉回流迟缓,视网膜静脉和毛细血管荧光渗漏,在造影后期黄斑区形成花瓣样高荧光。病程晚期,随着出血的吸收,可以清楚显示毛细血管无灌注区,在其周围可以看到扩张的毛细血管和微动脉瘤,可以看到各种异常径路的侧支循环,新生血管可以见于视网膜任何部位,但在视盘上和无灌注区周围更常见,新生血管大量渗漏荧光素,黄斑周围毛细血管扩张渗漏,形成黄斑囊样水肿的花瓣样高荧光。

2. BRVO　发生于视网膜某一分支静脉的阻塞,颞上支最常见,其次为颞下支。其特点为:

（1）单侧性无痛性部分视野缺损,视力可正常或降低。

（2）眼底表现　视网膜某一分支静脉纤曲扩张,在该静脉分支引流区域视网膜出血、水肿、渗出,病变累及黄斑时出现视力下降。

（3）FFA　同 CRVO,但局限于某一分支区域。

3. HCRVO　临床表现同 BRVO,病变范围为上方或下方视网膜。

根据阻塞的程度,可以分为不完全阻塞（非缺血型）和完全性阻塞（缺血型）。

1. 非缺血型

（1）视力　轻、中度下降。

（2）眼底表现　静脉轻度纤曲、扩张,视网膜出血较少,视网膜轻度水肿。

（3）FFA　无或有较少的毛细血管无灌注区。随着病情进展,部分患者可转变成缺血型。

2. 缺血型

（1）视力　严重下降,多数患者在0.1以下。

（2）瞳孔　可有瞳孔直接对光发射迟钝或消失。

（3）眼底表现　视网膜静脉高度纡曲、扩张,部分被视网膜出血和水肿掩盖而呈节段状、腊肠状,视网膜广泛出血、明显水肿,有多量的棉絮斑,视盘水肿。

（4）FFA　可见广泛大片的毛细血管无灌注区,病程长的患者可见新生血管。

（三）并发症

1. 黄斑囊样水肿　是视网膜静脉阻塞最常见的并发症,也是本病视力下降的主要原因之一。发生率CRVO高于BRVO,发生的时间根据病情轻重而有不同,病情严重者发生早,可在发病一个月内发生,也可在发病数月后出现。

2. 新生血管性青光眼　新生血管性青光眼是本病最严重的并发症,通常发生在缺血型患者,预后极差。

3. 黄斑前膜形成。

（四）鉴别诊断

1. CRVO需与下列疾病鉴别

（1）眼缺血综合征　视网膜出血多位于中周部,且出血较少,毛细血管异常、无灌注区和微动脉瘤也多位于视网膜周边部,FFA检查,可见脉络膜充盈迟缓或呈斑块状充盈。

（2）糖尿病视网膜病变　常为双眼患病,无明显的视网膜静脉纡曲扩张,硬性渗出多,FFA显示视网膜循环时间正常。有糖尿病病史,血糖高。

（3）视盘水肿　多为双眼患病,视网膜出血少且靠近视盘,视盘周围视网膜轻度水肿,远离视盘的视网膜多无水肿。

2. BRVO需与下列疾病鉴别:

（1）高血压性视网膜病变　多为双眼患病,视网膜出血不局限于某一区域,视网膜动脉明显细窄,反光增强,无明显的视网膜静脉纡曲扩张。有高血压病史。

（2）渗出性老年性黄斑变性　病变局限于黄斑部(颞上、下血管弓之间),视网膜静脉无迂曲扩张,可见玻璃膜疣,FFA黄斑部可见脉络膜新生血管。

【治疗对策】

1. 一般治疗　急性期无特殊治疗。可给予神经营养药物改善视网膜营养,活血化淤中药促进出血吸收、改善微循环。大约8～12周后视网膜出血已大部分吸收,视网膜水肿也已好转。但不能以出血吸收作为治愈的标准,复查FFA是必不可少的,因为此时FFA可以发现视网膜隐匿性病变,尤其对缺血型视网膜中央静脉阻塞。

2. 激光治疗

(1)局部视网膜光凝　若 FFA 发现视网膜有小片的毛细血管无灌注区或血管渗漏,可行局部视网膜光凝。

(2)广泛视网膜光凝　出现以下情况时,应行广泛视网膜光凝:①FFA 显示视网膜有大片的毛细血管无灌注区或新生血管形成;②虹膜或房角发现新生血管;③发生新生血管性青光眼。

(3)黄斑光凝　黄斑区视网膜血管渗漏引起黄斑水肿,应行黄斑格栅状光凝。

(4)激光诱导脉络膜视网膜静脉吻合术　近年来国内外学者陆续报道了激光诱导脉络膜视网膜静脉吻合术治疗非缺血型视网膜静脉阻塞,但由于激光诱导脉络膜视网膜静脉吻合术后部分患者发生了一些较严重的并发症,影响了该手术的普遍开展。

3. 手术治疗

(1)玻璃体视网膜手术　已发生玻璃体积血,经保守治疗后无好转或已发生牵拉性视网膜脱离者应行玻璃体切除术,术中同时行病变区视网膜光凝或广泛性视网膜光凝。

(2)玻璃体腔内注射曲安奈德　曲安奈德是一种长效糖皮质激素,其玻璃体腔内注射可用于治疗多种原因引起的黄斑水肿,减少增生性玻璃体视网膜病变的发生。

(3)视网膜动静脉鞘膜切开术　视网膜分支静脉阻塞常发生在动静脉交叉处,此处动静脉共处于同一鞘膜中,当动脉管壁硬化或鞘膜增厚时,导致静脉受压,管腔狭窄,血流缓慢,继而引起管壁内皮肿胀坏死和出血,诱发栓塞。近年来不少学者报道施行动静脉鞘膜切开术后,静脉灌注恢复,使视网膜内出血、水肿减轻。

(4)放射状视神经切开术　放射状视神经切开术是近年来国内外学者治疗缺血性视网膜中央静脉阻塞的一种手术方法,用显微玻璃体手术刀从视盘鼻侧边缘穿刺直至筛板,松解巩膜环、筛板和临近视盘的巩膜,为中央静脉减压。对此,也有不少学者对放射状视神经切开术提出了争议。

【随访】

视网膜静脉阻塞患者随访是非常重要的。前 4 个月每 2 周复查 1 次,以后每月复查 1 次,每次均查视力、裂隙灯检查和眼底检查。裂隙灯检查主要检查虹膜(尤其瞳孔缘)有无小红点状新生血管,如虹膜出现新生血管应立即行广泛性视网膜光凝。

对于已行激光治疗后的患者,复查时应注意观察眼压、虹膜新生血管和眼底情况,部分患者在出血吸收后需补充光凝。

视网膜静脉阻塞患者新生血管的出现约在发病后 3 个月左右,部分严重者可以提前,因此,发病 3 个月时,应进行一次 FFA 检查。

三、视网膜静脉周围炎

视网膜静脉周围炎(periphlebitis of netina)又名 Eales 病,是 1882 年由 Eales 首先阐明玻璃体积血与视网膜静脉的关系,并予以详细报道。近年来有不少学者称之为特发性视网膜血管炎。本病多见于青年男性,常双眼先后发病,其特点为反复发生视网膜玻璃体出血,双眼周边部小血管闭塞,引起增殖性玻璃体视网膜病变,有时可合并新生血管性青光眼。本病的病因不明,曾有学者认为与结核病有关。

【诊断步骤】

(一)病史采集要点

1. 患者年龄、性别。

2. 是否双眼先后发病。

3. 过去是否出现突然视力下降数日后视力又有所好转。

4. 有无糖尿病、系统性红斑狼疮、类肉瘤病、Behcet 病、多发性动脉炎等疾病,有无全身结核病史。

(二)体格检查要点

1. 一般情况 血压、脉搏、身高、体重等。

2. 眼科检查

(1)视力。

(2)裂隙灯检查 前房有无细胞浮游、有无 Tyndall 现象,虹膜有无新生血管。

(3)眼底 必须充分散大瞳孔检查,病变部位主要位于周边还是后极部,视网膜小血管有无迂曲扩张,有无白鞘,病变附近视网膜有无出血,有无新生血管,是否双眼患病。

(4)玻璃体 有无积血及纤维增殖。

(5)眼压。

(三)辅助检查要点

1. FFA 患者玻璃体积血不多,尚能看清眼底时,FFA检查非常必要。造影时要注意观察周边部小血管是否渗漏、管壁染色,有无视网膜无灌注区及新生血管。

2. B超 当玻璃体积血多而不能看到眼底时,B超可显示玻璃体情况及有无视网膜脱离。

3. 实验室检查 血常规、尿常规、血糖、风湿及免疫方面的血液学检查等。

4. 胸片 检查有无结核或类肉瘤病。

【诊断对策】

(一)诊断要点

1. 病史 对于青年男性,突然出现视力下降和眼前黑影飘动,过去曾有类似发作史,应高度怀疑本病。

2. 临床表现 常双眼发病,周边视网膜小血管迂曲扩张或有白鞘,其附近视网膜有出血,可伴有玻璃体积血。

一眼玻璃体积血而眼底看不见时,尽管另眼无症状,亦应充分散大瞳孔后详细检查眼底,尤其是周边部,如在周边部看见有一处或多处小静脉充盈迂曲或有白鞘,即可作出Eales病的临床诊断。

3. FFA FFA对诊断Eales病及鉴别诊断很有帮助。FFA可显示受累的周边小静脉荧光素渗漏,管壁染色,有的患者周边视网膜有无灌注区及新生血管形成。

4. B超 玻璃体积血多或出现视网膜脱离时有相应的超声显示。

(二)鉴别诊断

1. 视网膜分支静脉阻塞 多为单眼发病,老年人多见,病变位于阻塞静脉分支区域,多在后极部。

2. 糖尿病视网膜病变 病变以后极部为主,硬性渗出多,有糖尿病病史,血糖高。

3. 系统性红斑狼疮、类肉瘤病、Behcet病等可以引起视网膜血管炎的疾病。Eales病是指特发性视网膜血管炎,应通过全身检查及各种实验室检查等辅助检查排除系统性红斑狼疮、类肉瘤病、Behcet病等疾病。

【治疗对策】

1. 玻璃体大量出血时,应给与止血药物治疗,嘱患者注意休息,避免剧烈运动。

2. 碘剂及活血化瘀药物治疗　在病情稳定、玻璃体仍有积血未吸收者可试用。

3. 激光治疗　在玻璃体积血基本吸收后,激光光凝病变区。

4. 手术治疗　严重的玻璃体积血经保守治疗无吸收或发生增殖性玻璃体视网膜病变,应作玻璃体手术和眼内激光光凝。

5. 病因治疗　有结核病者应行抗结核治疗。

【随访】

因 Eales 病易复发,患者应根据医嘱定期随访。复诊时应散大瞳孔检查眼底周边部,必要时复查 FFA。若 FFA 显示周边视网膜出现无灌注区,可行激光补充光凝。

四、Coats 病

Coats 病又称为外层渗出性视网膜病变,由 Coats 于 1908 年首先报道。本病好发于男性青少年,多单眼发病,偶有双眼发病。病程进展缓慢,早期常无自觉症状不易察觉,直至视力显著下降或出现白瞳或外斜时才引起家长注意。主要的临床特征是眼底呈现大片黄白色渗出,视网膜小血管扭曲、串珠状,毛细血管迂曲扩张,微动脉瘤形成,病程进展可发生渗出性视网膜脱离、并发性白内障和新生血管性青光眼等。

【诊断步骤】

(一)病史采集要点

1. 患者年龄、性别。

2. 发病时间,单眼或双眼,是否足月顺产,出生时体重及身体状况,有无吸氧史,有无发热或全身性疾病史。

3. 母亲孕期有无风疹等疾病,家族中有无类似病史等。

(二)体格检查要点

1. 一般情况　血压、脉搏、身高、体重等。

2. 眼科检查

(1)视力　4～5 岁以上儿童可测视力,较小的儿童可检查患儿抓物、追光等。

(2)眼前段检查　结膜有无充血,角膜是否透明,双眼瞳孔大小是否一致,瞳孔内的颜色,有无白色、黄色、灰白色等异常反光,晶状体是否混浊。

(3)眼底检查 扩大瞳孔检查,视网膜有无大片黄白色或灰白色渗出或团块,视网膜血管有无异常纡曲扩张,有无微动脉瘤,有无视网膜脱离。

(4)玻璃体 有无灰白色团状物质或混浊,有无纤维增殖。

(5)眼压 是否正常。

(6)眼位及眼球运动。

(7)由于多数患儿检查不合作,必要时可给予口服镇静剂后进行详细检查。

(三)辅助检查要点

1. FFA 有助于了解视网膜血管的异常形态及有无新生血管。

2. B超 了解玻璃体及视网膜情况,有助于鉴别诊断。

3. CT 有助于鉴别诊断,特别是与视网膜母细胞瘤鉴别。

4. 彩色超声多普勒 有助于与视网膜母细胞瘤鉴别。

5. 实验室检查 血常规、尿常规、血生化检查等。

【诊断对策】

(一)诊断要点

1. 单眼发病,男性青少年多见。

2. 眼底有大片黄白色视网膜下渗出物,有时可间杂有发亮的胆固醇结晶,病灶区有点状、斑状出血。

3. 视网膜血管异常 多在视网膜血管第二分支后,出现扭曲、扩张或串珠状,可有微动脉瘤。

4. FFA 病变区视网膜血管扩张纡曲,毛细血管扩张,荧光素渗漏,有时可见毛细血管无灌注区及新生血管。

5. 当诊断不能确立时,B超、CT、彩色超声多普勒检查均有助于鉴别诊断。

(二)鉴别诊断要点

1. 与白瞳症鉴别 见视网膜母细胞瘤节。

2. 视网膜静脉周围炎 常双眼发病,周边视网膜小血管纡曲扩张或有白鞘,其附近视网膜有出血,可伴有玻璃体积血,多数患者无大片视网膜下渗出。

3. 视网膜静脉阻塞 多为单眼发病,老年人多见,视网膜静脉纡曲扩张,FFA显示循环时间延长,无大片视网膜下渗出。

【治疗对策】

1. 激光光凝　适用于病变早期，神经上皮下积液少时，激光封闭病变区异常血管和无灌注区，促使渗出吸收。

2. 冷凝　如神经上皮下积液多，渗出范围广时，可对病变区放液后巩膜外冷凝或冷凝后联合激光治疗。

3. 玻璃体视网膜手术治疗　对于玻璃体和视网膜增生严重或发生视网膜脱离，可考虑行玻璃体视网膜手术。

五、早产儿视网膜病变

早产儿视网膜病变(retinopathy of prematurity,ROP)是早产儿和低体重儿发生的一种视网膜血管增生性病变，本病绝大多数见于胎龄小于 32 周、体重小于 1 500 克的早产儿，有出生后吸高浓度氧病史。ROP 是发生在早产儿的眼部疾病，严重时可导致失明，胎龄、体重愈小，发生率愈高。早期筛查和治疗可以阻止病变的发展。

2004 年卫生部印发《早产儿治疗用氧和视网膜病变防治指南》，指导医务人员规范开展早产儿、低体重儿抢救及相关诊疗工作，以下所述均参照该《指南》。

【诊断步骤】

(一)病史采集要点

1. 出生时胎龄、体重及身体状况。

2. 有无吸氧史。

(二)体格检查要点

1. 一般情况　体温、脉搏、体重、发育等。

2. 眼科检查

(1)强调散瞳检查，使用间接检眼镜，必要时联合巩膜压迫器。可给予镇静剂后进行检查。

(2)注意检查眼底后极部视网膜血管有无扩张、纡曲，周边部有无无血管区、分界线、隆起的嵴及纤维血管增生，有无视网膜脱离。

(三)辅助检查要点

1. 荧光素眼底血管造影(FFA)　了解眼底血管的异常情况及有助于鉴别诊断。

2. B超 有助于鉴别诊断。

【诊断对策】

（一）诊断要点

1. 早产儿、低体重儿。

2. 双眼发病。

3. 眼底表现 病变早期在视网膜的有血管区和无血管区之间出现分界线是ROP临床特有体征。分界处增生性病变，视网膜血管走行异常，以及不同程度的牵拉性视网膜脱离，应考虑ROP诊断。

4. 病变晚期前房变浅或消失，可继发青光眼、角膜变性。

（二）ROP的国际分类

1. 病变分区 病变部位分3个区：

Ⅰ区：以视盘为中心，视盘中心至黄斑中心凹距离的2倍为半径画圆。

Ⅱ区：以视盘为中心，视盘中心到鼻侧锯齿缘为半径画圆的Ⅰ区以外的环形区域。

Ⅲ区：Ⅱ区以外剩余的部位。

病变范围以时钟钟点表示。

2. 病变分期 病变严重程度分为5期：

1期：在眼底视网膜颞侧周边有血管区与无血管区之间出现分界线；

2期：分界线隆起呈嵴样改变；

3期：嵴上发生视网膜血管扩张，伴随纤维组织增殖；

4期：纤维血管增殖发生牵引性视网膜脱离；

　4A期：黄斑以外的视网膜脱离；

　4B期：包括黄斑的部分视网膜脱离。

5期：视网膜全脱离。

3. Plus病 指后极部视网膜血管纡曲、扩张。

4. 阈值前病变

包括：Ⅰ区的任何病变、Ⅱ区2期合并Plus病、Ⅱ区3期无Plus病及Ⅱ区3期（比阈值病变的钟点少）合并Plus病。

5. 阈值病变

包括：Ⅰ区或Ⅱ区3期病变、范围达5个连续钟点并伴有附加病变；Ⅰ区或Ⅱ区3期病变、范围累积达8个钟点合并Plus病。

（三）鉴别诊断要点

1. 见 Coats 病。

2. 家族性渗出性玻璃体视网膜病变,本病特征为:①无早产和吸氧史;②为常染色体显性遗传,有家族史;③FFA 显示视网膜血管分支众多,分布密集,在赤道部附近呈扇形并终止,荧光素渗漏。

【治疗对策】

（一）治疗原则

1. 对Ⅲ区的 1 期、2 期病变定期随诊。

2. 阈值前病变密切观察病情。

3. 对阈值病变行间接检眼镜下光凝或冷凝治疗。

4. 对 4 期和 5 期病变可以进行手术治疗。

（二）筛查标准

1. 出生体重<2 000 克的早产儿和低体重儿。

2. 对于患有严重疾病的早产儿筛查范围可适当扩大。

3. 首次检查应在出生后 4～6 周或矫正胎龄(孕周＋出生后周数)32 周开始。检查时由有足够经验和相关知识的眼科医生进行。

（三）随诊

1. 阈值前病变每周检查 1 次。

2. 血管仅发育到Ⅰ区,无 ROP 时,1～2 周检查 1 次。

3. Ⅱ区无 Plus 病时,2～3 周检查 1 次。

（四）终止检查的时间

1. 视网膜已血管化(鼻侧已达锯齿缘,颞侧距锯齿缘 1 个视盘直径)。

2. 矫正胎龄达 45 周,以往无阈值前病变。

3. 视网膜血管已发育到Ⅲ区,以往无Ⅱ区的病变。

第二节 黄斑疾病

一、中心性浆液性脉络膜视网膜病变

中心性浆液性脉络膜视网膜病变(central serous chorioretinopathy,CSC)是常见的眼底病,多见于青壮年男性,病因不明。精神紧张、劳累、情绪波动、睡眠不足常可诱发。多数患者单眼发病,视力轻度或中度下降,并有视物变小、视物变形或视物变色,有中心或旁中心暗点,眼底黄斑区呈一盘状视网膜神经上皮浅脱离。CSC 是一自限性疾病,大多数 3～6 个月可自愈,但也易复发,多次反复发作视力不能恢复。

【诊断步骤】

(一)病史采集要点

1. 患者发病年龄、是双眼还是单眼发病。

2. 视力是否下降,有无眼前暗点、视物变小、视物变形,有无色觉改变。

(二)体格检查要点

1. 一般情况 体温、脉搏、体重、发育等。

2. 眼科检查

(1)视力及矫正视力。

(2)眼前段 是否有异常。

(3)眼底检查 眼底黄斑区是否有盘状脱离,有无视网膜出血或脂性渗出,视盘上有无小的缺损或凹陷。

(三)辅助检查要点

1. Amsler 方格表 Amsler 方格表检查可以早期发现黄斑病变。

2. 荧光素眼底血管造影(FFA) 可以精确地确定视网膜色素上皮损害的部位,及确定是否采用激光治疗。

3. OCT 能显示视网膜神经上皮浆液性脱离的范围和高度,并可了解有无脉络膜新生血管(choroidal neovascularization,CNV)。

(四)进一步检查项目

1. 吲哚氰绿血管造影（ICGA）　如果病变不典型、诊断不能确立或可疑有 CNV,ICGA 可了解脉络膜血管情况及有无 CNV。

2. 多焦 ERG　可直观地显示视网膜各部位的视功能。

【诊断对策】

（一）诊断要点

1. 病史　青壮年,单眼视力减退、视物变小、视物变形或中心暗点。

2. 视力　初发时视力多在 0.5 以上,反复发作患者视力可降至 0.1。

3. 眼底　扩瞳检查,黄斑区暗红色,轻度盘状隆起,中心凹反光消失,脱离区内可有黄白色小点状沉着,病变范围约 1～3PD 大小,恢复期黄斑区可出现色素紊乱(图 10-3)。

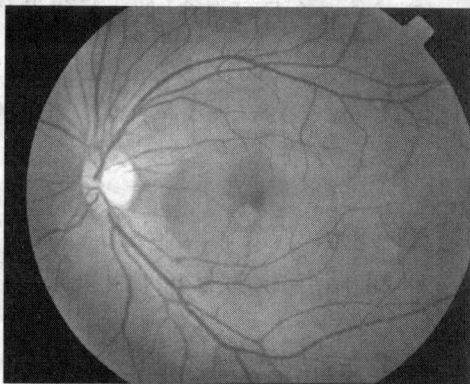

图 10-3　中心性浆液性脉络膜视网膜病变

4. Amsler 方格表检查有线条扭曲、变形或暗点。

5. FFA　活动期病变在造影早期有一个或几个强荧光点,随时间延长而渗漏,强荧光点逐渐扩大呈墨渍弥散状或炊烟状,晚期荧光积存,勾划出神经上皮脱离的轮廓。

6. OCT　可见黄斑部浆液性视网膜脱离。

（二）鉴别诊断要点

1. 老年性黄斑变性　一般年龄超过 50 岁,常为双眼患病,有玻璃膜疣、可有视网膜出血,FFA、ICGA、OCT 检查可见 CNV。

2. 先天性视盘小凹　视盘上有小的缺损呈一小凹陷状,黄斑区可以出现连接视盘的浆液性视网膜脱离。FFA 主要渗漏是在视盘小凹,黄斑区见不到渗漏点。

3. 视网膜脱离　下方视网膜脱离常可有后极部视网膜浅脱离,扩大瞳孔检查眼底周边部可见视网膜脱离及裂孔。

4. 黄斑囊样水肿　患者有内眼手术史或眼部其他疾病(如视网膜静脉阻塞、糖尿病视网膜病变、葡萄膜炎、视网膜血管炎等)病史,FFA 显示黄斑中心凹周围毛细血管有荧光渗漏,晚期黄斑区呈典型的花瓣样荧光素积存。

【治疗对策】

1. CSC 为自限性疾病,多数患者在数月内可自愈。嘱咐患者注意休息,保证睡眠,消除紧张情绪,戒烟、酒。

2. 激光治疗　FFA 检查有活动渗漏点且距中心凹 200 μm 以外,可激光光凝渗漏点。

3. 药物治疗　FFA 检查无活动渗漏点或渗漏点距中心凹 200 μm 以内时,可给予神经营养药物,改善黄斑区神经上皮营养。

【随访】

CSC 预后较好,患者可 2~4 周复查一次,检查视力和眼底,直至病变消退。若病变长期不愈或病变复发多次,可复查 FFA 或 OCT。

二、老年性黄斑变性

老年性黄斑变性(agerelated macular degeneration,AMD)又称为年龄相关性黄斑变性,是西方国家老年人致盲的主要原因,近年来由于我国人民生活水平的不断提高,平均寿命的不断延长,老年性黄斑变性的发病率有逐年增加的趋势。AMD 患者多为 50 岁以上,双眼同时或先后发病,病变累及视网膜色素上皮、感光细胞、脉络膜多层组织,确切的病因尚不清楚,可能与遗传因素、环境因素和视网膜慢性光损伤有关。患者眼底可有不同的表现,根据临床表现和病理的不同分为两型:干性型或称萎缩型和湿性型或渗出型。两型的临床表现和治疗均不同。

【诊断步骤】

(一)病史采集要点

1. 患者发病年龄、是否双眼发病。

2. 视力是否进行性下降,有无眼前暗影、视物变形。

(二)体格检查要点

1. 一般情况　血压、脉搏、体温、体重、发育等。

2. 眼科检查

(1)视力。

(2)眼前段　是否正常。

(3)眼底检查　眼底黄斑区是否有色素紊乱、黄白色玻璃膜疣、地图状萎缩、色素沉着等,有无视网膜出血、渗出,有无黄白色或灰色膜,有无视网膜下纤维化等。

(4)玻璃体　有无玻璃体积血。

(三)辅助检查要点

1. Amsler 方格表　Amsler 方格表检查可以发现和记录中心视野受损的程度。

2. 荧光素眼底血管造影(FFA)　可以显示视网膜出血和色素上皮损害程度及脉络膜新生血管(choroidal neovascularization,CNV)情况。

3. 吲哚氰绿血管造影(ICGA)　能发现 FFA 不能发现的隐匿性 CNV,特别是有视网膜下出血或渗出时。

4. OCT　可以观察到视网膜各层的渗出、出血、CNV 等病变情况,为 AMD 的检查提供重要的补充材料,OCT 为非侵入性检查,复查时较易被患者接受。

5. B超　当玻璃体积血眼底看不清时,B超可以了解视网膜混浊的程度和有无视网膜脱离。

(四)进一步检查项目

1. 多焦 ERG　可直观地显示视网膜各部位的视功能。

2. 共焦激光断层扫描仪　用激光共焦显微摄像系统获得和分析眼后段的三维眼底断层图,可直接了解黄斑部视网膜的厚度,定量测量黄斑部病变的范围,可用来监测 AMD 患者治疗前后的病情变化。

【诊断对策】

(一)诊断要点

1. 病史　50 岁以上老年人,双眼发病,视力下降或有眼前暗影、视物变形。

2. 眼底表现　①后极部散在玻璃膜疣,黄斑区色素紊乱、中心凹光反射消失、地图状萎缩、色素沉着等;②黄斑区视网膜浅层或视网膜下出血、渗出,或有黄白色或灰色膜;部分患者玻璃体积血;③双眼病变程度可不同。

3. 辅助检查　FFA、ICGA、OCT 等检查可提供诊断及分型依据。

(二)临床类型

干性或萎缩性 AMD：①多为 50 岁以上老年人，常双眼发病，视力缓慢进行性下降，或有视物变形；②双眼黄斑区色素紊乱、中心凹光反射消失，后极部散在有一些圆点状、边界清晰的黄色硬性玻璃膜疣，部分患者后极部呈地图状萎缩；③FFA：病程早期可见视网膜色素上皮萎缩的"窗样缺损"，病程晚期由于脉络膜毛细血管萎缩呈现弱荧光，可见残留的脉络膜大血管，无脉络膜新生血管的高荧光。

湿性或渗出性 AMD：①多发生在 60 岁以上老年人，常为一眼先发病，对侧眼正常或处于萎缩性 AMD 的早期；②当出血或渗出等病变未累及黄斑中心凹时，多无自觉症状，当病变累及黄斑中心凹时，常出现视物变形或扭曲，视力急剧下降或中心出现暗点；③眼底表现：后极部出现较多边界不清、互相融合的软性玻璃膜疣，视网膜浅层出血、渗出，或视网膜下出血、有灰色膜，如果出血量大、范围广，可呈轻度隆起，其外形似一翻转的平底锅，严重者出血可突破内界膜进入玻璃体，形成玻璃体积血，眼底无法看清。因此，老年人突然发生大量玻璃体积血，眼底看不清，而对侧眼有干性 AMD 表现者，应考虑为渗出性 AMD；④部分病程长的患者，眼底出血、渗出等病变吸收、机化，病变区形成一片机化的瘢痕。

（三）鉴别诊断要点

1. 干性或萎缩性 AMD　应与以下疾病鉴别：

（1）中心性浆液性脉络膜视网膜病变　青壮年患者，通常单眼患病，无出血，无玻璃膜疣，FFA 可见活动渗漏点，无 CNV。

（2）遗传性黄斑变性　患者年龄常小于 50 岁，无玻璃膜疣，家族中有类似患者。

（3）黄斑区视网膜前膜　黄斑区可见玻璃纸样反光，视网膜呈皱褶状，小血管纤曲或变直，FFA 显示黄斑小血管变直或迂曲，伸入无血管区，可有荧光素渗漏。

2. 湿性或渗出性 AMD　应与以下疾病鉴别：

（1）中心性渗出性脉络膜视网膜炎　多发生于 20～40 岁青壮年，通常为单眼发病，通常病灶为 1/4～1PD，对侧眼无玻璃膜疣。

（2）近视性黄斑病变　常见于高度近视眼，部分患者黄斑区有黄白色或白色长短不一的线状、网状条纹，形如漆器上的裂纹，A 超检查眼轴长，B 超可见后巩膜葡萄肿，可与 AMD 鉴别。

（3）外伤性脉络膜破裂　有外伤史，常为单眼，可见以视盘为中心的弧形脉络膜裂伤，有时可见眼其他部位外伤表现。

（4）脉络膜恶性黑色素瘤　当渗出性 AMD 患者视网膜色素上皮或神经上皮下出血性脱离，出血量大时，表现为眼底轻度灰黑色隆起，易被误诊为脉络膜黑色素瘤,FFA 可以鉴别,视网膜下血肿出血遮蔽荧光呈大片无荧光区,其内偶有 1～2 个高荧光斑点,荧光不断扩大加强,而脉络膜黑色素瘤因瘤体新生血管丰富,呈现较多强荧光斑,不断渗漏荧光素。B 超检查可显示脉络膜肿物。

(5)息肉状脉络膜血管病变　渗出性 AMD 和息肉状脉络膜血管病变均好发于老年人,眼底后极部都可出现出血、渗出等表现,两者容易混淆。息肉状脉络膜血管病变眼底后极部有视网膜下橘红色结节样病灶,部分患者 FFA 检查时可见异常分支的血管网和末梢息肉状扩展病灶,ICGA 检查能更充分的表现息肉状脉络膜血管病变的特征,于 ICGA 早期,病灶处显示特征性的分支状脉络膜血管网和末端膨大的多个孤立或簇状的息肉状病灶,晚期部分息肉状病灶染料渗漏或染色,部分息肉状病灶中心为弱荧光,周围环状染色。

【治疗对策】

(一)萎缩性 AMD

无特殊治疗。

(二)渗出性 AMD

1. 激光治疗　①CNV 位于黄斑中心凹 200 μm 以外者,可用激光光凝,封闭新生血管膜;②CNV 位于黄斑中心凹 200 μm 内者,可应用光动力疗法(photodynamic therapy,PDT)治疗:即采用静脉注射一种光敏剂,然后用特定波长的激光照射,可选择性地使 CNV 闭塞,而不损伤视网膜及脉络膜正常组织;③经瞳孔温热疗法(transpupillary thermotherapy,TTT):即采用半导体红外激光,根据 CNV 病灶大小,采用较低功率,较长时间照射,对眼底病症只产生较体温略微升高的低温效应。促使新生血管栓塞、萎缩,抑制新生血管形成,减少渗出和促进出血吸收。

2. 手术治疗　玻璃体视网膜手术切除 CNV 或黄斑转位术。

【随访】

萎缩性 AMD,每 6 个月一次,注意眼底有无向渗出性转化。把 Amsler 方格表给患者带回家,每天检查一次,如果发现 Amsler 方格表方格扭曲或出现暗点,应立即复诊。

渗出性 AMD 患者,激光或 PDT 或 TTT 治疗后,也应每天检查 Amsler 方格表,如果发现有改变应立即复诊;治疗后 2 周、4 周、2 个月、3 个月、6 个月复查,必要时复查 FFA,当确定有 CNV 复发时,可考虑再次治疗。

三、中心性渗出性脉络膜视网膜炎

中心性渗出性脉络膜视网膜炎(central retinochoroiditis)是一种局限于黄斑的脉络膜视网膜肉芽肿性炎症,由 Rieger 于 1939 年首先报道,故又称 Rieger 型中心性渗出性脉络膜视网膜炎。国外多见于弓形体感染,其次为结核、梅毒、组织胞浆菌病,国内则多与结核有关。病变主要位于脉络膜,并产生视网膜下新生血管膜,多发生于 20~40 岁的青壮年,通常为单眼发病。

【诊断步骤】

(一)病史采集要点

1. 患者发病年龄、是否双眼发病。

2. 视力是否进行性下降,有无眼前暗影、视物变形。

(二)体格检查要点

1. 一般情况　体温、脉搏、体重、发育等。

2. 眼科检查　视力、眼前段、眼底检查,主要观察:眼底黄斑区有无视网膜出血、渗出,有无黄白色或灰色膜,是否有玻璃膜疣、浅层盘状隆起等。

(三)辅助检查要点

1. Amsler 方格表　Amsler 方格表检查可以发现和记录黄斑中心受损的程度。

2. 眼底荧光素血管造影(FFA)　可以显示视网膜出血和色素上皮损害程度及脉络膜新生血管(CNV)情况。

3. 吲哚氰绿血管造影(ICGA)　能发现 FFA 不能发现的隐匿性 CNV,特别是有视网膜下出血或渗出时。

4. OCT　可以观察到视网膜各层的渗出、出血、CNV 等病变情况。

5. 多焦 ERG　可直观地显示视网膜各部位的视功能。

(四)进一步检查项目

1. X 线胸片。

2. 血常规、结核菌素试验、弓形体凝聚试验、梅毒血清试验等检查。

【诊断对策】

(一)诊断要点

1. 病史　20~40 岁青壮年,单眼发病,视力下降或有眼前暗影、视物变形。

2. 眼底表现　病变局限于黄斑,病灶呈灰白色或灰黄色圆形或椭圆形,稍隆起,大小约 1/4～1PD,周围有环形或弧形出血,病灶周围可有黄白色渗出。

3. 辅助检查

(1)FFA　造影早期在黄斑区灰白色或黄白色病灶处显示辐射状、花边状或颗粒状高荧光,荧光素迅速渗漏,扩大增强,晚期形成强荧光斑。病灶周围出血遮蔽荧光。

(2)ICGA 和 OCT　可清楚显示 CNV。

(二)鉴别诊断要点

1. 老年性黄斑变性　50 岁以上老年人,双眼发病,有玻璃膜疣,病变范围可大于 1PD,甚至达颞侧上下血管弓。

2. 中心性浆液性脉络膜视网膜病变　黄斑区有浅层盘状脱离,无视网膜出血,FFA 有特征性的活动渗漏点,OCT 检查可见视网膜神经上皮脱离,无 CNV。

【治疗对策】

1. 寻找病因,进行病因治疗。但大多数患者虽经过各项检查,仍不能确定病因。

2. 激光治疗　CNV 位于黄斑中心凹 200 μm 以外者,可用激光光凝。

3. 光动力学治疗(PDT)　CNV 位于黄斑中心凹 200 μm 以内者,可行 PDT 治疗。

【随访】

1. Amsler 方格表检查,每周一次,如果发现 Amsler 方格表方格扭曲变形加重,应立即复诊。

2. 行激光或 PDT 治疗后的患者,治疗后 2 周、4 周、2 个月、3 个月、6 个月复查,必要时复查 FFA,当确定有 CNV 复发时,可考虑再次治疗。

四、近视性黄斑变性

近视性黄斑变性(myopic degeneration of macula)见于高度近视眼。高度近视眼轴变长,眼底出现退行性变化,故又称病理性近视,由于眼球后极部向后扩张,呈后巩膜葡萄肿,后极部视网膜色素上皮和脉络膜毛细血管萎缩,黄斑部可发生漆裂纹、出血、Fuch 斑和视网膜下新生血管,并发生玻璃体后脱离,周边视网膜变性,易于发生视网膜裂孔和视网膜脱离,部分患者可合并有开角性青光眼。

【诊断步骤】

(一)病史采集要点

1. 患者是否高度近视,近视度数是否不断加深。

2. 近来视力是否下降,有无眼前暗点、视物变小、视物变形。

(二)体格检查要点

1. 一般情况　体温、脉搏、体重、发育等。

2. 眼科检查　视力及矫正视力、眼前段、眼底检查,主要观察:眼底视盘周围是否有月牙形或环形视网膜脉络膜萎缩(近视弧),视网膜是否呈豹纹状,黄斑区有无视网膜脉络膜萎缩,有无出血,有无黄白色线样条纹(漆裂纹),有无黑色类圆形微隆起斑(Fuch 斑),周边视网膜有无变薄、格子样变性,有无视网膜裂孔和视网膜脱离。

3. 小瞳验光或散瞳验光　了解患者近视度数和能否矫正。

4. 压平眼压　是否正常。

(三)辅助检查要点

1. Amsler 方格表　可以早期发现黄斑病变。

2. 荧光素眼底血管造影(FFA)　可以显示视网膜出血、漆裂纹和脉络膜新生血管(CNV)情况。

3. ICGA　当有视网膜出血时,能更清楚地显示漆裂纹和发现 FFA 不能发现的隐匿性 CNV。

4. OCT　可以观察到视网膜各层的渗出、出血、CNV 等病变情况。

(四)进一步检查项目

1. A 超　了解眼轴的长短。

2. B 超　了解有无后巩膜葡萄肿,有无视网膜脱离和玻璃体有无后脱离及玻璃体混浊情况。

3. 多焦 ERG　可直观地显示视网膜各部位的视功能。

【诊断对策】

(一)诊断要点

1. 病史　高度近视患者出现视力下降或有眼前暗影、视物变形。

2. 视力及验光度数　近视大于－6D。

3. 眼底表现　眼底视盘周围有月牙形或环形视网膜脉络膜萎缩(近视弧),视网膜呈豹纹状,有时可透见脉络膜大血管。

4. 黄斑区有视网膜脉络膜萎缩斑,部分患者黄斑区可见大片白色巩膜组织,有黄白色线样条纹(漆裂纹)呈条状、分支状、网状,黄斑区视网膜可见出血,或有黑色类圆形微隆起斑(Fuch 斑)。

5. 辅助检查

(1)Amsler 方格表检查有线条变形。

(2)FFA、ICGA、OCT 等检查可显示漆裂纹和 CNV。

(3)A 超示眼轴常大于 26～27 mm。

(二)鉴别诊断要点

1. 老年性黄斑变性　一般年龄超过 50 岁,常为双眼患病,有玻璃膜疣,无近视弧和漆裂纹,无后巩膜葡萄肿。

2. 中心性渗出性脉络膜视网膜炎　多发生于 20～40 岁青壮年,可无或有轻度近视,无近视弧和漆裂纹,无后巩膜葡萄肿。

【治疗对策】

(一)激光治疗

1. CNV 位于黄斑中心凹 200 μm 以外者,可用激光光凝,封闭新生血管膜。

2. CNV 位于黄斑中心凹 200 μm 内者,可应用光动力疗法或经瞳孔温热疗法封闭新生血管膜。

3. 合并有周边视网膜变性或视网膜裂孔而无网脱者,激光治疗变性区或裂孔周围。

(二)手术治疗

1. 若患者发生裂孔性视网膜脱离时,应手术治疗,封闭裂孔,使视网膜复位。

2. 若患者眼轴大于 28 mm,近视大于－10D,且有进行性加重的趋势,可行后巩膜加固术。

【随访】

嘱患者平时注意避免剧烈运动和重体力劳动,注意用眼卫生,每 3～6 个月复查一次眼底和测压平眼压,如发现可疑 CNV,应复查 FFA 或 OCT、ICGA。

五、黄斑视网膜前膜

黄斑视网膜前膜(macular prevetind membrane)是指黄斑视网膜内界膜表面

的无血管性纤维增生膜。可继发于眼外伤、眼内炎症、眼内手术、玻璃体积血、视网膜血管病变、视网膜色素变性、视网膜冷凝或光凝、视网膜脱离复位手术等眼病;也有部分老年人无其他眼部疾病而发生黄斑部视网膜前膜。

【诊断步骤】

(一)病史采集要点

1. 患者发病年龄、单眼或双眼患病,过去是否有眼外伤、眼内炎症、眼内手术、玻璃体积血、视网膜血管病变、视网膜冷凝或光凝、视网膜脱离复位手术等眼病。

2. 视力是否下降,有无视物变形、有无眼前暗影。

(二)体格检查要点

1. 一般情况　体温、脉搏、体重、发育等。

2. 眼科检查

(1)视力。

(2)眼前段　结膜有无充血、角膜是否透明、有无 KP、前房有无细胞和纤维蛋白渗出等。

(3)眼底检查　扩大瞳孔,用裂隙灯结合 78D/90D 透镜或三面镜检查。黄斑部是否有玻璃纸样或湿丝绸样闪光,黄斑视网膜小血管有无迂曲或变直,有无放射状皱褶,有无灰白色纤维膜;同时检查有无其他眼部疾病的眼底表现。

(三)辅助检查要点

1. Amsler 方格表　可以早期发现黄斑病变。

2. FFA　可以了解黄斑部视网膜小血管被牵拉的程度和小血管渗漏情况及有无黄斑水肿;了解有无其他眼部疾病。

3. OCT　OCT 检查在黄斑可清楚地看到视网膜表面薄膜和膜牵引造成的视网膜增厚,鉴别真性裂孔和假性裂孔。

【诊断对策】

(一)诊断要点

1. 病史　多数单眼患病,有视力下降或有眼前暗影、视物变形。

2. 视力　患者有不同程度的视力下降,大部分患者能在较长时间内保持 0.3 以上视力,少数患者因病变严重,视力可降至 0.1 以下。

3. 眼底表现　①黄斑部有玻璃纸样或湿丝绸样闪光;②黄斑视网膜小血管迂曲或变直;③黄斑部有放射状皱褶;④黄斑有灰白色纤维膜;⑤有时视网膜前纤维

膜较厚并形成环形,看起来像一个裂孔(假裂孔)。

4. 辅助检查　FFA、OCT 检查均可提供诊断和鉴别诊断依据。

(二)临床类型

1. 继发性黄斑部视网膜前膜　继发于眼外伤、眼内炎症、眼内手术、玻璃体积血、视网膜血管病变、视网膜冷凝或光凝、视网膜脱离复位手术等眼病。

2. 特发性黄斑部视网膜前膜　绝大多数发生于老年人,无其他眼部疾病。根据临床所见,国内外学者对该病有不同分期。我国文峰1999年根据检眼镜及FFA所见,将特发性黄斑视网膜前膜分为三期:①1 期:黄斑区有玻璃纸或湿丝绸样反光,FFA 显示黄斑区小血管正常或仅轻度蛇行,拱环无改变;②2 期:黄斑区小血管迂曲蛇行或牵拉变直,或有放射状皱褶,FFA 显示黄斑拱环变形,但小血管无染料渗漏;③3 期:可见较明显膜形成,黄斑区小血管走行明显异常,FFA 显示黄斑区小血管染料渗漏或膜染色,或有全层黄斑裂孔形成。眼底见有假黄斑裂孔形成者,若FFA 显示其周围小血管无染料渗漏就归为 2 期;若染料渗漏则归为 3 期。

(三)鉴别诊断

1. 黄斑裂孔　有时黄斑视网膜前膜较厚且皱缩,检眼镜下像黄斑裂孔(假裂孔),易与真性黄斑裂孔混淆。真性黄斑裂孔黄斑部有一 1/4～1/2PD 大小的、边界清晰的暗红色裂孔,裂孔底部有黄色颗粒,有时孔前可见漂浮的盖膜;OCT 可鉴别真性裂孔或假性裂孔。

2. 老年性黄斑变性　常为双眼患病,有玻璃膜疣、可有视网膜出血,FFA、ICGA、OCT 检查常可见 CNV。

3. 中心性浆液性脉络膜视网膜病变　青壮年患者,FFA 可见活动渗漏点,OCT 可见黄斑部浆液性视网膜脱离。

【治疗对策】

1. 对于能在较长时间内保持视力稳定的患者,一般不需治疗。

2. 若患者视网膜前膜较厚且视力明显减退或出现明显视物变形,可行玻璃体切除术并剥除前膜。

3. 对于继发性视网膜前膜者,应同时治疗原发眼病。

【随访】

无手术指征的患者应定期随诊,每 3～6 个月检查 1 次,每次均检查视力和眼底;少数患者手术剥膜后可复发,故应把 Amsler 方格表给患者带回家,每天检查一次,如果发现 Amsler 方格表方格扭曲加重,应立即复诊。

六、黄斑裂孔

黄斑裂孔(macular hole)是指黄斑的神经上皮层缺失。可因外伤、变性、眼内炎症、眼内手术、高度近视、长期黄斑囊样水肿等眼病引起;有部分老年人无其他病因发生的黄斑裂孔,称为特发性黄斑裂孔。眼底表现为黄斑有一 1/4～1/2PD 大小的、边界清晰的暗红色裂孔,裂孔底部有黄色颗粒,有时孔前可见漂浮的盖膜。患者可出现不同程度的视力下降。

【诊断步骤】

(一)病史采集要点

1. 患者发病年龄、有无高度近视、过去是否有眼外伤、眼内炎症、眼内手术、黄斑囊样水肿等眼病。

2. 视力是否下降,有无眼前暗影、视物变形。

(二)体格检查要点

1. 一般情况　体温、脉搏、体重、发育等。

2. 眼科检查

(1)视力。

(2)眼前段　结膜有无充血、角膜是否透明、有无 KP、前房有无细胞和纤维蛋白渗出等。

(3)眼底检查　扩大瞳孔,用裂隙灯结合 78D/90D 透镜或三面镜检查。黄斑中心是否有一暗红色圆形的斑或裂孔,孔前有无盖膜;同时检查有无其他眼部疾病的眼底表现。

(4)玻璃体　有无玻璃体后脱离。

(三)辅助检查要点

1. Amsler 方格表　可以早期发现黄斑病变。

2. OCT 检查　在黄斑裂孔的诊断和分期上具有重要的作用,在相应裂孔处见到光带中断现象,对临床难以辨认的小裂孔 OCT 也能清晰显示,并可显示玻璃体后脱离的情况。

3. 眼底荧光素血管造影(FFA)　在裂孔早期无改变,后期可有类圆形的色素上皮脱失;同时有助于鉴别诊断。

【诊断对策】

(一)诊断要点

1. 病史　有视力下降或有眼前暗影、视物变形。

2. 眼底表现　黄斑有一 1/4～1/2PD 大小的、边界清晰的暗红色裂孔,裂孔底部有黄色颗粒,有时孔前可见漂浮的盖膜。

3. 玻璃体　可见玻璃体后脱离。

4. 辅助检查　OCT 检查可提供诊断及分期依据。

(二)临床类型

1. 继发性黄斑裂孔。

2. 特发性黄斑裂孔　分为 4 期:

1 期:即将发生的裂孔,视力轻度下降,又分为 1a 期和 1b 期。

1a 期:黄斑中心凹变浅,视网膜轻微水肿。

1b 期:黄斑中心凹凹陷消失,视网膜轻度水肿。

2 期:黄斑裂孔形成,视力明显下降。中心凹或其周围的全层裂孔,裂孔直径通常小于 400 μm,裂孔边缘有盖附着。

3 期:裂孔扩大,直径大于 400 μm,伴玻璃体中心凹脱离,裂孔前方可有有盖或无盖。

4 期:玻璃体后皮质完全脱离,伴较大的全层裂孔。

(三)鉴别诊断

1. 假性黄斑裂孔　多见于黄斑区视网膜前膜,由于膜较厚并形成环形,检眼镜假裂孔周围视网膜前膜呈玻璃纸样皱褶,小血管移位或变直,FFA 和 OCT 可鉴别。

2. 黄斑出血　黄斑区类圆形出血有时会误诊为黄斑裂孔。黄斑出血 FFA 显示遮蔽荧光,OCT 无视网膜神经上皮光带缺损。

【治疗对策】

1. 玻璃体切除术　对全层黄斑裂孔可采取玻璃体切除术,解除玻璃体对中心凹的切线牵引。亦有学者报道采用玻璃体切除联合黄斑区内界膜剥离术治疗黄斑裂孔获得较好封闭裂孔和改善视力的效果。

2. 激光光凝　有高度近视和视网膜脱离史的黄斑裂孔患者,如无手术条件,可行激光封闭黄斑裂孔。

【随访】

大多数黄斑裂孔患者可长期维持视力稳定,很少发生视网膜脱离,因此可以长期随诊,每 3 个月检查 1 次,注意视力和眼底的改变,一旦发生视网膜脱离,应尽快手术。

七、Stargardt 病

Stargardt 病是原发于视网膜色素上皮层的常染色体隐性遗传性疾病,由 Stargardt 于 1909 年首先报道。患者多在 6～20 岁发病,双眼患病,视力缓慢进行性下降,发病早期眼底改变不明显,仅见黄斑中心凹光反射消失,病程稍久黄斑区出现黄色斑点,并形成一个横椭圆形的萎缩区,约 1.5～2PD,晚期视网膜色素上皮、脉络膜毛细血管萎缩。部分患者黄色斑点弥散分布于后极部眼底,称 Stargardt 病伴眼底黄色斑点症。

【诊断步骤】

(一)病史采集要点

1. 患者发病年龄,是否双眼患病。

2. 是否出现视力缓慢进行性下降。

3. 家族中有无类似患者。

(二)体格检查要点

1. 一般情况　体温、脉搏、体重、发育等。

2. 眼科检查　包括视力、眼前段和扩瞳眼底检查,主要观察:眼底是否有色素紊乱、黄色圆形斑点、地图状萎缩和金箔样反光,病变局限于黄斑还是后极部眼底。

(三)辅助检查要点

1. 眼底荧光素血管造影(FFA)　可以显示视网膜色素上皮损害程度及脉络膜毛细血管情况。

2. 多焦 ERG　有助于本病的诊断。

3. ERG　有助于本病的诊断和鉴别诊断。

4. EOG　当诊断不能确定时,可行 EOG 检查有助于鉴别诊断。

【诊断对策】

(一)诊断要点

1. 病史　青少年患者,双眼发病,视力逐渐缓慢下降。

2. 视力　视力下降程度常常与眼底表现不符,最终视力多在0.1。

3. 眼底表现　在病变的不同时期,眼底所见也不同,可有下列几种表现:①病程早期仅见中心凹光反射消失;②黄斑区或后极部视网膜有黄色圆形斑点;③黄斑区视网膜色素紊乱、呈金箔样反光,多数呈横椭圆形,约1.5～2PD;④晚期后极部可见地图状萎缩,仅见脉络膜粗大血管和白色巩膜。双眼病变程度基本相同。

4. 辅助检查

(1)FFA　Stargardt病特征性的造影表现为黄斑区呈现横椭圆形的斑点状高荧光,其间夹杂一些色素遮蔽荧光。在病程早期出现视力减退而眼底无明显改变时,FFA可见黄斑区视网膜色素上皮色素脱失的透见荧光;病程晚期出现脉络膜毛细血管萎缩,FFA呈现弱荧光,并可透见脉络膜粗大血管。部分患者特别是伴有眼底黄色斑点症的患者,FFA可见脉络膜湮没征,即造影时脉络膜背景荧光不显影。

(2)多焦ERG　明显异常,提示中心凹严重损害。

(3)ERG、EOG　正常或轻度异常。

(二)鉴别诊断要点

1. 玻璃膜疣　常见于老年人,FFA所有的玻璃膜疣都呈现高荧光,而Stargardt病黄色斑点可有或无高荧光,在一些没有黄色斑点的区域也可见高荧光。

2. 视锥或视锥-视杆细胞营养不良　早期即有严重色盲和视力减退,黄斑区可出现"牛眼样色素改变",ERG于病变早期明视ERG即明显降低。

3. 卵黄样黄斑营养不良　双眼黄斑部深层卵黄色圆盘,约0.5～3PD,EOG明显异常。

4. 氯喹或羟氯喹性黄斑病变　黄斑部出现牛眼样外观,在黄斑部可见环形脱色素区,其周围又见色素增生环,中心凹反光消失。患者有氯喹或羟氯喹用药史。

【治疗对策】

目前尚无有效治疗。

第三节　视网膜脱离

视网膜脱离(retinal detachment,RD)是指视网膜神经上皮与色素上皮分离。根据发生的原因不同分为裂孔性视网膜脱离、牵拉性视网膜脱离、渗出性视网膜脱离。裂孔性视网膜脱离是临床最常见的类型。

一、裂孔性视网膜脱离

裂孔性视网膜脱离(rhegmatogenous detachment of retina)是玻璃体和视网膜共同参与的病理过程,玻璃体液化、玻璃体后脱离、视网膜变性、视网膜神经上皮与色素上皮之间的附着力减退等是促使发生视网膜脱离的因素。由于视网膜萎缩变性或玻璃体牵引形成视网膜神经上皮全层裂孔,液化的玻璃体经裂孔进入视网膜神经上皮与色素上皮之间,形成视网膜脱离。中老年人、高度近视、视网膜格子样变性、无晶体眼和人工晶体眼以及眼外伤等易患视网膜脱离,一眼有视网膜脱离史另眼也易患视网膜脱离,少数患者有视网膜脱离家族史。

【诊断步骤】

(一)病史采集要点

1. 患者发病年龄,单眼或双眼发病。

2. 是否有高度近视、无晶体眼和人工晶体眼以及眼外伤等病史。

3. 有无突然出现的眼前大量飞蚊和闪光感。

4. 有无某方视野突然有一块暗影,暗影有无逐渐扩大。

5. 是否出现视力减退。

6. 过去有无视网膜脱离病史。

7. 有无视网膜脱离家族史。

(二)体格检查要点

1. 一般情况　体温、脉搏、体重、发育等。

2. 视力。

3. 眼前段检查　有无 KP、房水闪辉,有无虹膜后粘连和瞳孔闭锁,有无晶状体混浊。

4. 眼底和玻璃体　扩大瞳孔检查,最好用间接检眼镜、巩膜压迫器或用三面镜详细检查。主要观察:①玻璃体有无后脱离,玻璃体中有无一环形混浊或片状混浊,有无纤维增殖,有无粗大的色素颗粒或出血;②视网膜是否隆起以及隆起的范围,是否呈灰白色、高低起伏的波浪状,视网膜血管颜色是否变暗、纡曲,在隆起的边缘有无白色或有色素的弧线,视网膜下有无纵横交错的白色线条,视网膜有无星形皱褶或皱襞;③有无视网膜变性;④是否见到视网膜裂孔,裂孔的形状,是一个或多个裂孔。

5. 眼压　是否正常或偏低。

(三)辅助检查要点

1. B超　当患者由于屈光间质严重混浊看不到眼底而又高度怀疑有视网膜脱离时,B超可了解有无视网膜脱离,但不能检查出有无裂孔。当诊断不能确定时B超可辅助鉴别诊断。

2. OCT　当症状和体征不典型,OCT检查可辅助鉴别诊断。

3. FFA　有助于鉴别诊断。

4. ERG　了解视网膜脱离视功能受损的严重程度以及对预后的估计。ERG严重下降或熄灭,提示预后不良。

【诊断对策】

(一)诊断要点

根据典型病史和眼底表现,裂孔性视网膜脱离的诊断并不困难。但在视网膜脱离的不同时期或症状不典型,视网膜隆起不高,伴有视网膜后增殖或高度怀疑裂孔性视网膜脱离而裂孔未找到时,应充分扩大瞳孔检查,最好用间接检眼镜、巩膜压迫器或用三面镜详细检查。

1. 新鲜发生的视网膜脱离　多有玻璃体后脱离,玻璃体中可有一环形混浊或片状混浊,有粗大的色素颗粒或出血;视网膜隆起呈灰白色、高低起伏的波浪状,眼球转动时脱离的视网膜随之抖动,视网膜血管颜色变暗、纡曲,多数患者不难找到裂孔,患者通常眼压偏低。

2. 脱离时间较长的视网膜脱离　在视网膜脱离的边缘可有白色或有色素的弧线,凸面向着视盘,脱离的视网膜下有纵横交错的白色线条,视网膜变薄;视网膜长期脱离后,常产生局部视网膜星形皱褶或整个视网膜呈粗大的放射状皱襞,视网膜呈漏斗状,可看到或不能看到视盘,玻璃体内可看到增殖条索(图10-4)。

3. 晚期视网膜脱离阶段　患者长期视网膜脱离未治疗或手术失败,患者无光

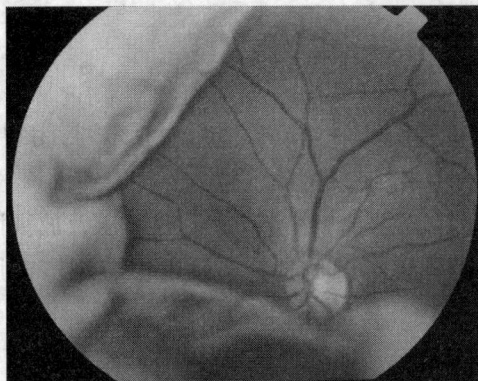

图 10-4　视网膜脱离

感,产生房水闪辉,虹膜后粘连和瞳孔闭锁,并发白内障及继发性青光眼。

4. 寻找裂孔　发现视网膜裂孔是诊断裂孔性视网膜脱离的依据及治疗的关键。裂孔的形态有圆形、马蹄形、L形等,锯齿缘截离为半月形。

(1)最先出现黑影相对的视网膜是最早脱离的区域。

(2)多数裂孔发生在周边部视网膜,有的裂孔藏匿于脱离的视网膜皱褶之间,需多次反复检查,有的需要在不同的体位下检查,或让患者平卧休息几天后检查。

(3)外伤后的视网膜脱离常为锯齿缘截离或黄斑裂孔。

(4)上方视网膜脱离的裂孔多在上方;下方视网膜脱离裂孔可在上方或下方,当在下方视网膜找不到裂孔时,要在上方视网膜寻找;后极部视网膜脱离常由黄斑裂孔引起。

(5)格子样变性部位或旁边常有裂孔。

(6)如在玻璃体腔内见到游离的裂孔盖,提示裂孔在其附近。

(7)不能满足于发现一个裂孔,有的患者有多个裂孔。

(二)鉴别诊断

1. 渗出性视网膜脱离　视网膜脱离无裂孔,存在全身或眼底相应疾病的改变,FFA有助于鉴别。

2. 牵引性视网膜脱离　患者有外伤、炎症、反复玻璃体积血和眼内手术史,玻璃体混浊,牵拉视网膜呈帐幕样外观,无裂孔。

3. 原发性视网膜劈裂　一般为双侧性,多在颞侧,视网膜呈圆顶状,无视网膜皱褶,眼球转动时视网膜不随之抖动,玻璃体无色素颗粒或出血,OCT可鉴别。

4. 脉络膜脱离　呈圆顶状隆起,色较深暗,若是内眼手术的患者,前房变浅,眼压极低。B超可鉴别。

【治疗对策】

原则上,裂孔性视网膜脱离一旦确诊应尽快手术,封闭裂孔、放出视网膜下液、减轻玻璃体对视网膜的牵引,使视网膜复位。

1. 简单视网膜脱离　可选择巩膜冷凝、硅胶填压及放视网膜下液术。

2. 比较复杂的视网膜脱离　可选择巩膜冷凝、环扎、硅胶填压及放视网膜下液术,部分患者还要行眼内气体填充。

3. 复杂的视网膜脱离　必须联合玻璃体手术。

【预后判断】

视力预后与术前黄斑是否脱离、脱离时间的长短、脱离的程度、有无增殖性玻璃体视网膜病变密切相关,黄斑未脱离或脱离时间短,术后可恢复较好视力;脱离时间长、范围大或出现增殖性玻璃体视网膜病变,即使手术成功,视网膜复位,也无法恢复较好视力。

【随访】

患者出院后需休息 2～3 个月,避免剧烈运动和重体力劳动。出院后 1 周复查,以后 2 周～1 个月复查 1 次,主要检查视功能情况,角膜、前房情况,眼底裂孔是否封闭,视网膜是否平伏,眼内填充者要注意眼压情况;部分患者可双眼患病,复诊时同时检查另眼,如发现视网膜裂孔,应立即治疗。

二、牵拉性视网膜脱离(traction detachment of retina)

眼外伤、视网膜血管病、糖尿病视网膜病变、早产儿视网膜病变、玻璃体积血、眼内手术、葡萄膜炎等疾病可发生玻璃体和视网膜纤维增生,机化条带产生机械性牵拉,使视网膜神经上皮与色素上皮脱离,开始脱离的视网膜可无裂孔,若玻璃体视网膜牵引力增加可造成牵拉性视网膜裂孔,形成牵拉裂孔性视网膜脱离。

【诊断步骤】

(一)病史采集要点

1. 是否有眼外伤、视网膜血管病、糖尿病视网膜病变、早产儿视网膜病变、玻璃体积血、眼内手术、葡萄膜炎等病史。

2. 有无某方视野突然有一块暗影,暗影有无逐渐扩大。

3. 是否出现视力明显减退。

(二)体格检查要点

1. 一般情况 体温、脉搏、体重、发育等。

2. 视力。

3. 眼前段检查 结膜有无充血,有无 KP、房水闪辉,有无虹膜后粘连和瞳孔闭锁,有无晶状体混浊。

4. 眼底和玻璃体 扩大瞳孔检查,最好用间接检眼镜、巩膜压迫器或用三面镜详细检查。主要观察:①玻璃体有无纤维增殖、机化条带或出血,有无玻璃体混浊;②视网膜是否隆起呈帐篷样,隆起处的视网膜表面是否呈凹面,且凹面朝着前方,视网膜下有无纤维条索;③是否见到视网膜裂孔,裂孔的形状,是一个或多个裂孔;④另眼有无其他眼底改变。

(三)辅助检查要点

1. B超 当患者由于屈光间质严重混浊看不到眼底而又高度怀疑有视网膜脱离时,B超可了解有无视网膜脱离,但不能检查出有无裂孔。FFA:有助于鉴别诊断。

2. ERG 了解视网膜脱离视功能受损的严重程度以及对预后的估计。ERG严重下降或熄灭,提示预后不良。

【诊断对策】

根据病史和眼底表现(玻璃体视网膜有纤维增殖、机化条带,视网膜隆起呈帐篷样,表面呈凹面),牵引性视网膜脱离的诊断可确立。

【治疗对策】

需尽早施行玻璃体切除联合视网膜复位术。

三、渗出性视网膜脱离(exudative detachment of retina)

【概述】

由于视网膜色素上皮或脉络膜的病变,液体集聚在视网膜神经上皮下,引起视网膜脱离。常见于 Vogt-小柳-原田综合征、交感性眼炎、视网膜血管瘤、Coats病、大泡性视网膜病变、葡萄膜渗漏综合征、视网膜脉络膜肿瘤、恶性高血压、妊娠高血压综合征等疾病。渗出性视网膜脱离的共同特点是视网膜下液总是流向眼底最低处,坐位检查时,视网膜下方脱离最高,视网膜上方则呈浅脱离,平卧时后极部视网膜脱离最明显,周边视网膜变平坦;一般无视网膜裂孔;同时还有其他原发眼底病变的特殊表现。

【治疗对策】

主要是针对原发病进行治疗。

第四节 原发性视网膜色素变性

原发性视网膜色素变性(primary pigmentary of degeneration of the retina)是一种慢性进行性疾病,常双眼发病,以夜盲、视野缩小、眼底有骨细胞样色素沉着、光感受器和视网膜色素上皮功能丧失为特征,有明显的家族遗传性。

【诊断步骤】

(一)病史采集要点

1. 患者发病年龄、是否双眼发病。

2. 是否有夜盲,从亮处进入暗处时是否较长时间才能适应。

3. 有无视野缩小。

4. 视力是否进行性下降。

(二)体格检查要点

1. 一般情况 体温、脉搏、体重、发育等。

2. 眼科检查,包括:

(1)视力。

(2)眼前段 有无白内障。

(3)眼底检查 扩瞳后检查眼底,视盘是否呈蜡黄或苍白,视网膜血管是否普遍变细,视网膜是否呈青灰色,有无骨细胞样色素沉着(尤其是赤道部)。

(4)眼压。

(5)色觉检查。

(三)辅助检查要点

1. 视野 　了解患者视野缩小的程度。

2. 眼底荧光素血管造影(FFA) 　可了解视网膜色素上皮和脉络膜的改变及视网膜血管的改变。

3. 暗适应 　暗适应功能下降是本病的诊断依据之一。

4. ERG 　能客观地检查视网膜色素变性患者的视功能,对早期诊断有帮助。

5. EOG 　在疾病的早期即可出现异常。

【诊断对策】

(一)诊断要点

1. 病史 　双眼发病,有暗适应能力下降和夜盲。可有周边视野缩小和家族史。

2. 视力 　病程早期视力可正常,晚期视力下降。

3. 眼底表现 　①视网膜色素沉着:赤道部视网膜血管旁出现骨细胞样色素沉着是本病的特征性改变,随着病情发展由赤道部向周边和后极部扩展;②视盘:早期颜色正常,晚期蜡黄或苍白;③视网膜血管:呈一致性狭窄,尤以动脉为显著。晚期动脉极细,但无白线化或白鞘。晚期视网膜和脉络膜毛细血管萎缩,暴露脉络膜大血管(图 10-5)。

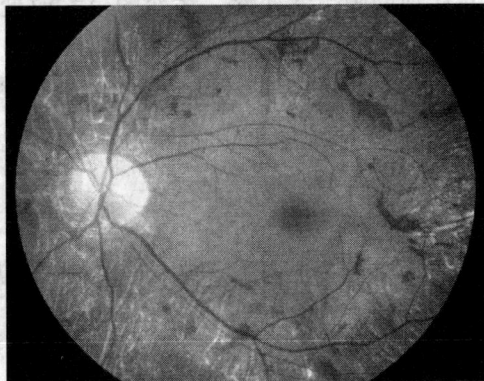

图 10-5　视网膜色素变性

4. 辅助检查 　根据病史和典型的眼底表现,即可做出临床诊断,若病变不典型,则需进一步的辅助检查。

(1)视野 　早期视野改变为环形暗点,以后环形暗点逐渐变宽而周边视野逐渐缩小,最后形成管状视野。

(2)FFA　病程早期显示斑驳状强荧光,病程进展可见大片透见荧光,色素沉着处为遮蔽荧光,晚期因脉络膜毛细血管萎缩,呈现大片弱荧光并可见脉络膜大血管。

(3)ERG　呈低波延迟型,其改变常比自觉症状和眼底改变出现早。

(4)EOG　光峰/暗谷比明显降低或熄灭,在病程早期即可查出。

(二)特殊类型的视网膜色素变性

1. 象限性视网膜色素变性　眼底视网膜一个象限有色素变性的病变,患者多为双眼对称损害,且常为鼻下象限受累。有相应的视野改变,症状较轻,视力较好。

2. 单侧性视网膜色素变性　一眼具有原发性视网膜色素变性的典型表现,而另眼完全正常(包括视觉电生理检查),经5年以上随访无发病,并排除继发性视网膜色素变性才能诊断为单侧性视网膜色素变性。本型患者多数发病年龄较大,一般无家族史,常为偶然发现患病,患眼常见广泛的眼底病变,视盘明显萎缩,视功能严重损害,多数患者不易排除继发性病变的可能,因此,诊断单眼性视网膜色素变性应特别慎重。

3. 无色素性视网膜色素变性　有少数患者具有典型的视网膜色素变性的症状和体征,即有夜盲和视野缩小,视盘蜡黄或苍白,视网膜血管变细,ERG异常,但眼底无色素性改变或仅在周边视网膜有少许色素,称为无色素性视网膜色素变性。

4. 中心性和旁中心性视网膜色素变性　病变的色素改变在黄斑部或其附近,又称为逆性视网膜色素变性。疾病的早期即有明显的中心视力减退和色觉障碍,眼底检查可见黄斑部及其附近视网膜萎缩变性,有骨细胞样色素或斑块状色素沉着,ERG检查呈低波型,随着病变进展,周边部视网膜也出现色素堆积,并出现血管改变,视盘萎缩。

(三)并发症

1. 白内障　较常见的是后囊下白内障,多出现于疾病晚期。

2. 青光眼　少数患者可伴有青光眼,多为开角性青光眼。

3. 黄斑囊样水肿　少数晚期患者合并有黄斑囊样水肿。

4. 高度近视　部分患者伴发高度近视。

(四)鉴别诊断

1. 继发性视网膜色素变性　可继发于脉络膜视网膜炎、眼外伤、梅毒、药物中毒、视网膜脱离复位术后等,详细的病史询问和眼部检查可以鉴别。

2. 白点状视网膜变性　眼底散在多量均匀一致的小白点,无色素增生。

3. 无脉络膜症　脉络膜萎缩合并散在、小色素颗粒,无骨细胞样色素沉着,黄斑和视盘正常。FFA 显示脉络膜不充盈。

【治疗对策】

视网膜色素变性目前尚无有效治疗,晚期患者可配戴助视器。

第五节　视网膜肿瘤

一、视网膜母细胞瘤

视网膜母细胞瘤(retinoblastoma,RB)是婴幼儿最常见的眼内恶性肿瘤,2/3 的患儿在 3 岁前发病,约 30% 的患儿双眼同时或先后患病,部分患儿有家族遗传史。视网膜母细胞瘤早期常不被家长注意,直至肿瘤发展到眼底后极部,经瞳孔可见黄白色反光如猫眼样,或因视力显著下降出现外斜,或因肿瘤产生继发性青光眼引起眼痛时才引起家长注意而就医。

视网膜母细胞瘤有两种生长方式:内生型和外生型。内生型最常见,肿瘤起源于视网膜内核层,向玻璃体腔扩展形成团块状,检眼镜下容易看到。外生型起源于视网膜外核层,肿瘤向脉络膜方向生长,易形成视网膜脱离,肿瘤被脱离的视网膜遮挡而难以用检眼镜看清。

【诊断步骤】

(一)病史采集要点

1. 患者年龄,发病时间,单眼或双眼。

2. 是否足月顺产,出生时体重及身体状况,有无吸氧史。

3. 有无发热或全身性疾病史。

4. 家族中有无类似病史。

(二)体格检查要点

1. 一般情况　血压、脉搏、体重等。

2. 眼科检查

(1)视力　较小的儿童可检查患儿抓物、追光等,4~5 岁以上儿童可测视力。

(2)眼前段检查　结膜有无充血,角膜是否透明,前房有无变浅或积脓,虹膜有无结节,双眼瞳孔大小是否一致,瞳领内的颜色,有无白色、黄色、灰白色等异常反光,晶状体是否混浊。

(3)眼底检查　扩大瞳孔检查,视网膜有无团状、块状黄白色或灰白色隆起肿物,视网膜血管有无异常纡曲扩张,有无视网膜脱离。同时对无症状的"好眼"也应扩大瞳孔详细检查,有的患儿双眼患病。

(4)玻璃体　有无灰白色团状物质或混浊。

(5)眼压　是否正常。

(6)眼位及眼球运动　有无眼位偏斜或眼球运动障碍。

(7)由于多数患儿检查不合作,必要时可给予口服镇静剂后进行详细检查。

(三)辅助检查要点

1. B超　对于临床诊断有重要意义,RB时显示玻璃体内弱或中强回声光团,与眼底光带相连,多数患者有强光斑回声(钙化斑)。

2. CT或MRI　可显示肿瘤的大小、位置、形状及眼外蔓延情况,视神经管有时可见扩大,多数患者CT可见肿瘤钙化斑。

3. 彩色超声多普勒　可见瘤体内出现红、蓝相伴行的血流信号,与视网膜中央动、静脉相延续。

(四)进一步检查项目

1. FFA　当诊断不明确时,FFA有助于RB与其他视网膜血管病鉴别。

2. 实验室检查　血常规、尿常规、血生化检查等。部分患者尿液中香草基苦杏仁酸和高香草基酸含量增高。

【诊断对策】

(一)诊断要点

1. 小于5岁儿童。

2. 瞳领区有黄白色反光如猫眼样。

3. 眼底有团状、块状黄白色或灰白色隆起肿物。

4. B超或CT显示眼内肿瘤并有钙化斑。

5. 彩色超声多普勒可辅助RB的诊断。

6. 肿瘤已蔓延至眶内可产生眼球突出,肿块暴露于睑裂外。

(二)临床分期

1. 眼内生长期　肿瘤向眼内生长,眼底可见黄白色或灰白色隆起肿块,一个或多个,大小因就诊时间而异,肿瘤进入玻璃体后,呈境界不清的团块,表面凹凸不平,可见新生血管,瘤组织碎片可以脱落播散于周围形成种植性生长,可散落于前房形成假性前房积脓或虹膜瘤结节。

2. **青光眼期** 肿瘤不断增长,眼压逐渐升高,由于婴幼儿角、巩膜富有弹性,在高眼压下眼球不断扩大,同时可见角膜浑浊、前房变浅、瞳孔散大固定。

3. **眼外蔓延期** 肿瘤继续生长,破坏眼球壁向眼外蔓延进入眶内或向后扩散至视神经,眼球突出固定、巩膜破溃,肿瘤迅速发展成巨大肿块,暴露于睑裂外,肿瘤可部分坏死或合并感染而溃烂、出血。

4. **全身转移期** 肿瘤细胞可由血循环或淋巴管向远处转移至肝、肾、肺、骨髓、脑等,亦可沿视神经向颅内转移。

以上 4 期是视网膜母细胞瘤的一般发展规律,由于肿瘤的发展受到许多因素的影响,不可能完全按照以上 4 期发生发展,有的肿瘤尚未引起眼压升高就已经蔓延至球后视神经、眶内或远处转移。

(三)鉴别诊断

1. **Coats 病** 多数患者在 6 岁以上,男性多见,病程较长,发展缓慢,眼底可见大片视网膜下渗出,有明显的视网膜血管改变,视网膜血管出现扭曲、扩张或串珠状,有微动脉瘤,FFA 可见大量毛细血管扩张,荧光素渗漏,有时可见毛细血管无灌注区及新生血管,B 超、CT 和彩色多普勒检查可鉴别。

2. **早产儿视网膜病变** 有早产、低体重、吸入高浓度氧病史,常为双眼发病,眼底无实性肿块,可见纤维血管膜自嵴开始经玻璃体达晶状体后方。B 超和 CT 可鉴别。

3. **先天性白内障** 多为双眼发病,晶状体混浊,部分患者伴有眼和/或全身其他先天异常。

4. **转移性眼内炎** 多为双眼性,眼底视网膜水肿,呈黄白色或灰白色隆起,玻璃体呈脓性混浊,常有高热病史或全身其他部位感染病史。

5. **永存原始玻璃体增生症** 多为单眼性,常伴有小眼球、白内障、继发性青光眼等,晶状体后玻璃体内可见灰白色纤维血管膜。

【治疗对策】

本病的治疗原则是首先考虑控制肿瘤生长、转移,挽救患儿生命,其次考虑保留眼球、保留视力。

1. **手术治疗**

(1)眼球摘除术 RB 眼内期,肿瘤已达眼底 1/2 以上,可行眼球摘除术,术中应避免压迫眼球,剪断视神经应距巩膜壁后 10 mm 以上。

(2)眶内容剜出术 肿瘤已穿破眼球壁向眶内生长、视神经管扩大,应行眼眶内容剜出术,术后应联合放疗或化疗。

2. 保留眼球的治疗

(1)冷凝 早期较周边的小的肿瘤可采取经巩膜冷凝,使瘤体缩小或消退。

(2)外部放射治疗 适用于肿瘤较大或分散的患者。

(3)巩膜表面贴敷放射治疗 适用于较小的肿瘤,后极部的肿瘤。

(4)经瞳孔温热疗法。

(5)光动力治疗。

【随访】

视网膜母细胞瘤约 30% 的患儿双眼同时或先后患病,对于单眼患病的患儿,应定期检查对侧眼,开始 1 年内,每 1～3 个月检查 1 次,以后每 3～6 个月检查 1 次,至少 3 年以上。检查时应充分散大瞳孔,不合作者可口服镇静剂或全身麻醉下检查,一旦确诊,应立即治疗。

二、视网膜毛细血管瘤(capillary hemangioma of the retina)

视网膜毛细血管瘤是一种错构瘤,由 von Hippel 于 1895 年首先报道。单独的视网膜毛细血管又称 von Hippel 病,合并小脑血管瘤时称为 von Hippel-Lindau 综合征。von Hippel 病多发生于 10～30 岁青少年,可单眼或双眼患病,血管瘤多位于视网膜周边部,有一对异常扩张迂曲的滋养血管与其相连。von Hippel-Lindau 综合征除了有视网膜和小脑的血管瘤以外,还常伴有肾上腺、肾、肝、卵巢、附睾、胰腺等部位的血管瘤、囊肿或肿瘤。

【诊断步骤】

(一)病史采集要点

1. 发病年龄、单眼或双眼发病。

2. 视力是否下降。

3. 有无全身其他症状。

4. 家族中有无类似患者。

(二)体格检查要点

1. 一般情况 体温、脉搏、体重、发育等。

2. 视力。

3. 眼前段　瞳孔大小,注意虹膜有无新生血管。

4. 眼底　视网膜有无一个或多个红色肿瘤,肿瘤大小、位置,有无高度纤曲扩张的动静脉与之相连,周围及黄斑有无渗出及出血,有无视网膜脱离。

5. 眼压　是否升高。

(三)辅助检查要点

1. FFA　对诊断非常重要。

2. 眼部B超　了解视网膜情况及鉴别诊断。

(四)进一步检查项目

1. 头颅 MR 或 CT　了解有无血管瘤或肿瘤,尤其小脑和延脑。

2. 腹部B超或CT　了解有无肾上腺、肾、肝、卵巢、附睾、胰腺等部位的血管瘤、囊肿或肿瘤。

【诊断对策】

(一)诊断要点

眼底检查见视网膜特别是周边部视网膜有一个或多个红色血管瘤,有一对异常扩张纤曲的动静脉与其相连即可诊断为 von Hippel 病,若合并有小脑、肾上腺、肾、肝、卵巢、附睾、胰腺等部位的血管瘤、囊肿或肿瘤,则诊断为 von Hippel-Lindau 综合征。

若视网膜毛细血管瘤较小或合并有视网膜大量渗出或视网膜脱离,诊断不确定时,FFA 可鉴别。视网膜毛细血管瘤 FFA 动脉期即可显示供养血管,瘤体内迅速充盈荧光,与之相连的静脉随即出现层流,晚期荧光渗漏而成强荧光团。

发病早期瘤体较小,患者可无任何症状;病程较长瘤体渗出累及黄斑或发生渗出性视网膜脱离时,视力明显受损;病程晚期可继发青光眼、葡萄膜炎、并发性白内障等。

(二)鉴别诊断

1. 蔓状血管瘤　无明显的肿瘤,病变区视网膜血管异常扩张纤曲如藤蔓状,动静脉短路,动静脉血管颜色接近。

2. Coats 病　无明显的肿瘤,视网膜下大片黄白色渗出,FFA 可见大片视网膜毛细血管扩张,微动脉瘤形成。

3. 视网膜母细胞瘤　视网膜可见单个或多个白色肿瘤,无视网膜血管迂曲扩张,B超可鉴别。

【治疗对策】

1. 激光光凝　对扁平的中、小血管瘤，激光光凝效果好。
2. 冷凝　血管瘤已发生视网膜脱离时，冷凝效果好。
3. 全身治疗　有全身血管瘤或肿瘤的患者，应请神经科、内科或外科会诊进行全身治疗。

【随诊】

根据患者视网膜血管瘤大小及治疗情况，开始应每月复查 1 次，若病情稳定，可 3～6 个月复查 1 次，同时需注意患者全身情况。

三、视网膜蔓状血管瘤

视网膜蔓状血管瘤（retinal racemose angioma）是一种少见的斑痣性错构瘤，多为单眼发病，眼底视网膜血管扩张纡曲，血管行径如藤蔓状，多数患者有视力下降，部分患者伴有中脑血管畸形，称为 Wyburn-Mason 综合征。

【诊断步骤】

（一）病史采集要点

1. 单眼或双眼发病。
2. 视力是否下降。
3. 有无全身其他症状。
4. 家族中有无类似患者。

（二）体格检查要点

1. 一般情况　体温、脉搏、体重、发育等。
2. 视力　有无视力下降。
3. 眼底　视网膜血管是否纡曲扩张，病变的范围和程度，有无血管白鞘，视网膜动、静脉颜色是否接近。有无视网膜出血、渗出或渗出性视网膜脱离。
4. 有无神经系统体征。

（三）辅助检查要点

1. FFA　动、静脉充盈时间是否接近，有无异常动、静脉交通，视网膜血管形态和病变范围。
2. 头颅 CT 或 MRI　了解有无颅内血管畸形。

【诊断对策】

（一）诊断要点

1. 眼底视网膜血管纡曲扩张　病变的范围和严重程度不一,病变的范围可局限于一个象限或累及整个眼底,视网膜血管病变轻者仅见动静脉小分支轻度纡曲,动静脉交通,重者所有视网膜血管高度纡曲扩张,血管行径如藤蔓状,视网膜动、静脉颜色接近,有时形成血管白鞘,可有少量出血、渗出。

2. FFA　可见视网膜动、静脉几乎同时充盈,动、静脉异常交通,视网膜血管纡曲扩张,无明显血管渗漏。

3. 伴有神经系统症状和体征,且伴有脑血管畸形者,可诊为 Wyburn-Mason综合征。

（二）鉴别诊断

1. 视网膜毛细血管瘤　视网膜特别是周边部视网膜有一个或多个红色血管瘤,有一对异常扩张迂曲的动静脉与其相连,可合并有视网膜大量渗出或渗出性视网膜脱离,FFA 可鉴别。

2. Coats 病　视网膜下可见大片黄白色渗出和渗出性视网膜脱离,FFA 显示大片视网膜毛细血管扩张,微动脉瘤形成。

3. 视网膜静脉阻塞　视网膜静脉纡曲扩张,动脉管径正常或狭窄,视网膜可见较多出血,FFA 显示视网膜循环时间延长,视网膜静脉充盈迟缓。

【治疗对策】

目前尚无有效治疗。

四、视网膜海绵状血管瘤

视网膜海绵状血管瘤（retinal cavernous angioma）是少见的视网膜血管错构瘤,是先天性血管畸形,多发生于青少年,单眼发病,部分患者合并有颅内或皮肤海绵状血管瘤。

【诊断步骤】

（一）病史采集要点

1. 单眼或双眼发病。

2. 视力是否下降。

3. 有无全身其他症状。

4. 家族中有无类似患者。

(二)体格检查要点

1. 一般情况　体温、脉搏、体重、发育等。

2. 视力　有无视力下降。

3. 眼底　视网膜是否有暗红色多囊样或葡萄串样肿物,囊腔内有无血浆与血细胞分离的液平面,视网膜血管行径是否正常、是否迂曲扩张,有无视网膜出血、渗出或渗出性视网膜脱离。

4. 有无神经系统体征。

(三)辅助检查要点

1. FFA　了解瘤体充盈情况,有无典型的血浆与血细胞分离的"帽状荧光"(即上方为血浆强荧光,下方为血球弱荧光),有无渗漏。

2. 头颅 CT 或 MRI　了解有无颅内血管畸形。

3. 皮肤科检查　了解有无皮肤海绵状血管瘤。

【诊断对策】

(一)诊断要点

1. 单眼发病。

2. 视力　与瘤体发生的位置有关,如血管瘤发生在黄斑外,视力正常,否则产生严重视力障碍。

3. 眼底可见暗红色、大小不一、多囊样或葡萄串样肿物,表面可有白色薄膜,可见血浆与血球分离的液平面,少有出血、渗出。

4. FFA　造影早期瘤体充盈极缓慢,呈遮蔽荧光,中晚期,部分瘤体出现强荧光,部分瘤体出现"帽状荧光"(即上方为血浆强荧光,下方为血球弱荧光),无荧光渗漏。

(二)鉴别诊断

1. 视网膜毛细血管瘤　视网膜特别是周边部视网膜有一个或多个红色血管瘤,有一对异常扩张纤曲的动静脉与其相连,可合并有视网膜大量渗出或渗出性视网膜脱离,FFA 可鉴别。

2. 视网膜母细胞瘤　视网膜可见单个或多个白色肿瘤,无视网膜血管纤曲扩张,B 超、FFA 可鉴别。

【治疗对策】

视网膜海绵状血管瘤一般不发展,无需治疗。

五、视盘黑色素细胞瘤

视盘黑色素细胞瘤(melanocytoma of optic disc)是一种原发于视盘的良性肿瘤,生长极慢,多见于中年人,单眼发病,多数患者无任何症状,而于眼底检查时偶然发现。

【诊断步骤】

(一)病史采集要点

1. 发病年龄、单眼或双眼发病。

2. 视力是否下降。

(二)体格检查要点

1. 一般情况　体温、脉搏、体重、发育等。

2. 视力。

3. 眼底　视盘上或其邻近视网膜有无一个或多个黑色肿瘤,肿瘤大小、隆起度,其他部位视网膜是否正常。

(三)辅助检查要点

1. FFA　有助于诊断和鉴别诊断。

2. 眼部B超　有助于鉴别诊断。

3. 声彩色多普勒　有助于鉴别诊断。

【诊断对策】

(一)诊断要点

1. 视盘上灰黑色肿块,大小一般在1PD左右,轻度隆起,少数可见色素细胞周围种植。

2. 视网膜正常。

3. 视力正常。

4. FFA　瘤体呈遮蔽荧光,无荧光渗漏。

5. 辅助检查　超声彩色多普勒检查肿瘤内无血流信号,可与脉络膜恶性黑色素瘤向视盘蔓延鉴别。

(二)鉴别诊断

1. 脉络膜恶性黑色素瘤　肿瘤呈扁平或蘑菇状隆起,可伴有视网膜脱离;FFA 早期可见斑驳状高荧光,晚期呈弥漫性强荧光;超声彩色多普勒检查可见肿瘤内有明显的血流信号。

2. 眼底出血　有时眼底出血较厚,颜色较暗,易与视盘黑色素瘤混淆。但仔细检查可见有其他的视网膜血管或视网膜病变存在。

【治疗对策】

定期观察,由于肿瘤生长极慢,一般不必处理。

(陈雪梅)

第11章 | 视神经疾病

第一节 视乳头水肿

视乳头水肿(papilledema)是多种病变的共同眼底表现,是非炎症性被动水肿。常见的病因是各种原因所致的颅内压增高,眼眶内的占位性、炎症性、浸润性病变,眼内的葡萄膜炎、视网膜脉络膜炎、后巩膜炎、各种原因所致的低眼压,以及全身性疾病如糖尿病、高血压、血液病等。一般由颅内压增高和全身病所致的视乳头水肿为双侧性,由眼内或眶内原因所致的视乳头水肿为单侧性。

【诊断步骤】

(一)病史采集要点

1. 有无一过性视物模糊,视力是否下降。

2. 有无伴有头痛、呕吐等颅内压增高的症状。

3. 有无眼外伤、内眼手术、眼内炎症等病史。

4. 有无糖尿病、高血压、血液病、内分泌性疾病等病史。

(二)体格检查要点

1. 一般情况 体温、脉搏、血压、体重、发育等。

2. 视力。

3. 瞳孔 大小、对光反射情况。

4. 眼底 双侧或单侧发病;患眼视乳头边界是否模糊不清,有无隆起、充血;视乳头周围有无火焰状或线状出血;有无视网膜中央静脉搏动;视网膜静脉有无纤曲扩张;眼底有无其他眼病或全身性疾病的眼底表现;有无一眼出现视乳头水肿而另眼出现视乳头萎缩。

5. 眼位和眼球运动　有无伴有颅神经麻痹所致的眼球运动障碍。

6. 眼球突出度。

(三)辅助检查要点

1. 头颅 CT 或 MRI　对双侧性病变,应行头颅 CT 或 MRI,了解有无颅内病变。

2. 眼眶 CT 或 MRI　了解有无眶内病变。

3. FFA　有助于诊断和鉴别诊断。

4. 视野　有助于诊断和鉴别诊断。

5. 实验室检查　血常规、血糖、肝肾功能、甲状腺功能检查等。

【诊断对策】

(一)诊断要点

1. 视力　正常或轻度下降

2. 瞳孔　大小、对光反射正常

3. 眼底　早期视乳头边界模糊、充血、轻度隆起,视网膜中央静脉搏动消失;病情进展,视乳头隆起可高达 3～4D,周围可见火焰状、线状出血,视网膜静脉纡曲扩张,视乳头周围视网膜水肿皱褶(图 11-1),如病因不能及时治疗,视乳头可呈边缘不清、灰白色或白色的视神经萎缩外观。在某些额叶肿瘤、嗅沟脑膜瘤,肿瘤首先压迫一侧视神经,使该侧视神经萎缩,以后肿瘤长大产生颅内压增高,使对侧眼出现视乳头水肿,又称 Foster-Kennedy 综合征。由眼内其他病变或全身性疾病所致者,眼底还可见其特殊的眼底改变。

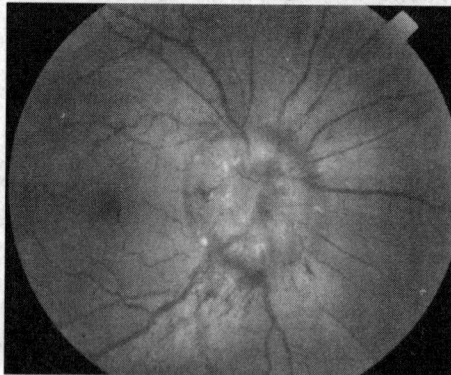

图 11-1　视乳头水肿

4. 视野　生理盲点扩大是视乳头水肿的典型表现；如颅内病变所致，其视野改变的类型则依据病变部位而有相应的视野表现。

5. FFA　造影早期视乳头表面毛细血管扩张，荧光素渗漏，晚期整个视乳头呈现高荧光。

6. 头颅和眼眶 CT 或 MRI　了解有无颅内或眶内病变。

7. 请神经科或内科会诊。

(二)鉴别诊断

1. 视神经炎　患者视力严重下降，伴转动眼球时疼痛；患眼瞳孔散大，单眼患者患眼直接对光反射迟钝或消失，间接对光反射存在；双眼患者，直接和间接对光反射消失；视野有中心暗点、旁中心暗点或周边视野缩小；头颅 CT 或 MRI 部分患者有脱髓鞘疾病。

2. 缺血性视神经病变　患者年龄多大于 50 岁，伴有全身心脑血管疾病，视力突然下降，视乳头水肿为非充血性，呈白色，视野改变为与生理盲点相连的弧形或扇形缺损，FFA 早期可见视乳头区域性低荧光或充盈迟缓或缺损。

3. 视乳头血管炎　多单眼发病，视力正常或轻度下降，视乳头轻度隆起，视野正常或生理盲点扩大，头颅和眼眶 CT 或 MRI 未见异常。

4. 视乳头玻璃疣　视乳头玻璃疣常埋藏在视乳头深部，挤压视乳头使其呈饱满隆起状，并非真正的视乳头水肿，视乳头无充血，在视乳头边缘可见桑葚样的发光体，FFA 在造影早期可见小结节状荧光，随造影时间延长荧光增强，但不扩大，无渗漏。

5. Leber 视神经病变　常发生于 10～30 岁男性，可有家族史，双眼先后发病，视力急剧下降，血液 mtDNA 检查可确诊。

【治疗对策】

1. 尽快找到病因，针对病因治疗。

2. 视神经鞘减压术　主要适应于病因不明或病因不能解除，有严重头痛而内科对症治疗无效，而视功能有进行性损害的颅内压增高性视乳头水肿患者。手术时采取 VEP 监测防止视功能进一步损害。

第二节　视神经炎

视神经炎(optic neuritis)临床上是指视神经的炎症、退变、脱髓鞘疾病等能够阻碍视神经的传导、引起视功能的一系列改变的视神经病变。根据发病部位的不同分为视乳头炎和球后视神经炎。多见于儿童和青壮年,常突然发病,视力急剧下降。常见的病因主要有各种全身性急性或慢性传染病,眼眶、鼻窦、脑膜等炎症的蔓延,脱髓鞘疾病,各种眼内炎症等,约半数的患者病因不明。儿童视神经炎多为视乳头炎,常双眼发病,病因多与感染有关。

【诊断步骤】

(一)病史采集要点

1. 患者发病年龄、是否双眼发病。

2. 视力是否急剧下降。

3. 有无眼眶痛,特别是转动眼球时。

4. 有无色觉改变。

5. 有无其他神经系统症状如四肢无力、麻木、刺痛感等。

6. 有无全身或眼眶、鼻窦、脑膜等炎症。

(二)体格检查要点

1. 一般情况　体温、脉搏、血压、体重、发育等。

2. 视力。

3. 瞳孔　大小、直接和间接对光反射情况。

4. 眼底　视乳头边界是否模糊不清,有无充血、水肿隆起,视乳头表面或周围有无小出血,视乳头周围视网膜有无水肿或放射状条纹,视网膜静脉有无纡曲扩张。

5. 色觉检查。

(三)辅助检查

1. 视野　有无中心暗点、旁中心暗点或周边视野缩小。

2. VEP　对视神经炎提供客观检查,有辅助诊断价值。

3. FFA　有鉴别诊断意义。

（四）进一步检查项目

1. 头颅 CT 或 MRI　了解有无脱髓鞘疾病。

2. 请神经内科会诊。

【诊断对策】

（一）诊断要点

1. 病史　儿童或青壮年，突然发生视力急剧下降，严重者可降至光感或无光感；可伴有眼球痛，转动眼球时加剧。

2. 瞳孔　患眼瞳孔散大；单眼患病者直接对光反射迟钝或消失，间接对光反射存在；双眼患者，直接和间接对光反射消失。

3. 眼底　球后视神经炎，视乳头可正常；若炎症靠近视乳头，则有视乳头充血水肿，视乳头周围视网膜轻度水肿或呈放射状条纹，视网膜静脉轻度纡曲扩张，视乳头上或周围有少量出血。

4. 视野　中心暗点、旁中心暗点、哑铃状暗点、周边视野缩小等。

5. 色觉检查　可见红绿、蓝黄色觉障碍。

6. 头颅 CT 或 MRI　部分患者有脱髓鞘疾病，同时可排除颅内占位病变。

7. 对不典型病例，可行 VEP 和 FFA 检查。视神经炎 VEP 表现为潜伏期延长、振幅降低。FFA 对视神经炎诊断意义不大，但对假性视乳头炎和其他可引起视乳头水肿的眼底病变有重要鉴别诊断意义。

（二）临床类型

1. 视乳头炎　眼底视乳头边界不清、充血水肿，周围视网膜轻度水肿或呈放射状条纹，视网膜静脉轻度纡曲扩张，视乳头上或周围有少量出血。

2. 球后视神经炎　早期眼底正常，约 1 个月后可见视乳头颞侧变淡。根据受累部位不同，可将球后视神经炎分为以下三种类型：

（1）轴性球后视神经炎　病变侵犯乳头黄斑束神经纤维，最常见。

（2）球后视神经周围炎　病变主要侵犯球后视神经鞘膜及其周围神经纤维束，视野特征为向心性缩小。

（3）横断性球后视神经炎　病变累及整个视神经横断面，为最严重类型，视力表现无光感。

（三）鉴别诊断

1. 视乳头水肿　多为双眼，视力正常或轻度下降，转动眼球时无眼球痛，视乳头高度隆起，常达 3D 以上，视野改变为生理盲点扩大，可有神经系统症状，头颅

CT 或 MRI 可见颅内占位病变。

2. 缺血性视神经病变 多数患者年龄大于 50 岁,伴有全身心脑血管疾病,视力突然下降,转动眼球时无眼球痛,视乳头水肿呈白色,视野改变为与生理盲点相连的弧形或扇形缺损,FFA 早期可见视乳头区域性低荧光或充盈迟缓或缺损。

3. 视乳头血管炎 多单眼发病,视力正常或轻度下降,视乳头轻度隆起,视野正常或生理盲点扩大,头颅 CT 或 MRI 未见异常。

4. Leber 视神经病变 常发生于十几岁至二十几岁的男性,可有家族史,一眼视力急剧下降,另一眼于数天或数月后发病,视乳头轻度水肿,可有视乳头旁毛细血管扩张,数周后发展成为视神经萎缩,血液 mtDNA 检查可确诊。

5. 假性视乳头炎 视力正常或降低,验光有屈光不正,视乳头无水肿或边界稍模糊,视野正常。

6. 眼眶肿瘤压迫视神经 多为单眼,视乳头水肿,视网膜静脉纡曲扩张,可伴有眼球突出、眼球运动障碍,眼眶 CT 可发现眶内肿瘤。

【治疗对策】

1. 积极寻找病因,针对病因治疗。

2. 糖皮质激素治疗 早期大剂量糖皮质激素冲击疗法,同时给予抗消化系统溃疡药物,密切观察激素所致的全身并发症。

3. 神经营养药物和扩张血管药物的应用,改善微循环,改善视神经缺氧,增加营养物质,加快神经的新陈代谢,以利于神经组织的恢复。

4. 抗生素的应用 有感染性炎症者应联合应用抗生素治疗。

5. 有脱髓鞘疾病或神经系统异常者,应请神经科会诊或转神经科治疗。

第三节 缺血性视神经病变

缺血性视神经病变(ischemic optic neuropathy)是供应视神经的营养血管发生循环障碍所致的急性缺血性改变。临床上可分为前部缺血性视神经病变和后部缺血性视神经病变。前部缺血性视神经病变是由于后睫状动脉循环障碍所致的视乳头供血不足,视乳头急性缺血缺氧,产生视神经功能损害;后部缺血性视神经病变是供应筛板后至视交叉的视神经的血管发生循环障碍所致的视神经功能损害。以前部缺血性视神经病变多见。本病多见于老年人,常双眼同时或先后发病,常有高血压、动脉硬化、心脑血管性疾病、糖尿病、血液病,各种原因所致的血压过低、眼压过高也可发生视神经的缺血性改变,巨细胞性动脉炎、系统性红斑狼疮、结节性动脉炎等引起的颞动脉炎症也可产生血管狭窄或阻塞。

【诊断步骤】

(一)病史采集要点

1. 患者发病年龄、是否双眼发病。

2. 视力是否突然下降。

3. 有无出现视野缺损。

4. 有无眼痛、头痛。

5. 有无高血压、动脉硬化、心脑血管性疾病、糖尿病等全身性疾病病史。

(二)体格检查要点

1. 一般检查　体温、脉搏、血压、体重、发育等。

2. 视力。

3. 瞳孔　大小、直接和间接对光反射情况。

4. 眼底　视乳头边界是否模糊不清、水肿隆起,有无局限性苍白区域,视网膜动、静脉比例,有无视网膜出血、渗出。

5. 眼压。

(三)辅助检查

1. 视野　有无与生理盲点相连的象限性视野缺损或扇形、弧形视野缺损。

2. FFA　有无视盘低荧光或充盈迟缓或充盈缺损等,同时了解有无其他视网膜血管性疾病和视网膜病。

3. VEP　对视神经病变提供客观检查依据,有辅助诊断价值。

(四)进一步检查项目

1. 头颅CT或MRI　了解有无颅内占位病变或脱髓鞘疾病等,有助于鉴别诊断。

2. 颈动脉彩色多普勒　了解有无颈动脉狭窄和血流速度等。

3. 实验室检查　血常规、血糖、血脂、血沉、血免疫学和风湿性疾病等检查。

【诊断对策】

(一)诊断要点

1. 病史　老年人突然发生视力急剧下降,多伴有高血压、动脉硬化、心脑血管性疾病、糖尿病等全身性疾病。

2. 瞳孔　患眼瞳孔散大；单眼患病者直接对光反射迟钝或消失，间接对光反射存在；双眼患者，直接和间接对光反射消失。

3. 眼底　视乳头边界模糊不清、水肿隆起，呈苍白或淡白色，多局限于视乳头某一区域；如双眼先后发病，可见一眼呈视乳头萎缩，另眼呈视乳头水肿的表现。有高血压、动脉硬化、心脑血管性疾病的患者可见视网膜动脉狭窄、反光增强、动静脉交叉压迹等表现。

4. 视野　有典型的视野改变：与生理盲点相连的象限性视野缺损或扇形、弧形视野缺损。

5. FFA　缺血性视神经病变 FFA 表现依据其病程早、晚期以及部分缺血或全部缺血而不同。早期可见视盘缺血区低荧光或充盈迟缓或充盈缺损，晚期有荧光增强、荧光渗漏等表现。

6. 血沉　颞动脉炎性缺血性视神经病变者血沉增高。

（二）临床类型

1. 特发性（动脉硬化性）缺血性视神经病变　多见于 50～60 岁患者，有高血压、动脉硬化、高血脂、糖尿病等心脑血管疾病病史，除视乳头病变外，眼底有动脉硬化的表现，血沉正常，对全身应用糖皮质激素治疗无反应。

2. 颞动脉炎性（非动脉硬化性）缺血性视神经病变　较特发性少，患者年龄通常大于 60 岁，双眼多见，常有头痛，血沉增高，颞动脉活检显示巨细胞性动脉炎，全身应用糖皮质激素治疗视力改善、血沉下降。

（三）鉴别诊断

1. 视神经炎　患者年龄较轻，视力严重下降伴转动眼球时疼痛，视乳头充血水肿明显，视野有中心暗点、旁中心暗点或周边视野缩小，FFA 表现为早期视乳头毛细血管扩张、荧光素迅速渗漏，头颅 CT 或 MRI 部分患者有脱髓鞘疾病。

2. 视乳头水肿　双眼患病，视力正常或轻度下降，视乳头高度隆起，常达 3D 以上，视网膜静脉纡曲扩张，视野改变为生理盲点扩大，可有神经系统症状，头颅 CT 或 MRI 可见颅内占位病变。

3. Foster-Kennedy 综合征　一眼视乳头萎缩，一眼视乳头水肿，为视乳头萎缩侧额叶占位性病变，常伴有颅内高压，头颅 CT 或 MRI 可鉴别。

4. 视网膜静脉阻塞　多为单眼发病，视网膜静脉纡曲扩张，视网膜有较多出血，FFA 可鉴别。

【治疗对策】

1. 针对病因治疗,积极治疗高血压、动脉硬化、高血脂、糖尿病等全身疾病。

2. 糖皮质激素　目前国内外多数学者均赞成应用糖皮质激素治疗,特别是颞动脉炎性,以减少视乳头水肿、促进渗出吸收。可根据患者年龄和全身情况,采用静脉滴注或口服。

3. 复方樟柳碱　患侧颞浅动脉旁皮下注射,可缓解血管痉挛,增加血流量,改善血流供应,促进缺血组织恢复。

4. 神经营养药物的应用。

5. 扩张血管药物的应用。

6. 体外反搏和高压氧治疗　可增加颈总动脉的血流量,改善眼动脉供血。

7. 降低眼压　可给予口服降眼压药或眼局部滴降眼压药。

8. 活血化瘀中药治疗。

第四节　Leber 视神经病变

Leber 视神经病变(Leber's hereditary optic neuropathy)由 Leber 于 1871 年报道并确定本病是家族遗传性疾病。该病的遗传方式不完全符合孟德尔的遗传定律,女性通过线粒体 DNA 传给后代,多数患者为男性,女性为基因携带者。

【诊断步骤】

(一)病史采集要点

1. 患者性别、发病年龄、是否双眼同时或先后发病。

2. 视力是否急剧下降。

3. 有无眼痛、头痛。

4. 家族中有无类似患者。

(二)体格检查要点

1. 视力。

2. 眼底　视乳头边界是否模糊不清,有无水肿隆起,是否充血或苍白,视乳头表面或周围有无小血管扩张,视网膜静脉有无纡曲扩张。

3. 色觉　有无色觉障碍。

(三)辅助检查

1. 视野　有无中心暗点、旁中心暗点或周边视野缩小。

2. FFA　视乳头表面和附近有无小血管扩张,有无荧光素渗漏。

3. VEP　有无潜伏期延长和峰值减小,对视神经病变有辅助诊断价值。

(四)进一步检查项目

1. 血液线粒体 DNA(mtDNA)检测　有确诊价值。

2. 突变热点基因或全基因序列测试　有时可发现新突变位点。

【诊断对策】

(一)诊断要点

1. 10～30 岁男性。

2. 双眼同时或相隔数日至数周内出现视力急剧下降,视力常降至 0.1 或眼前指数。

3. 眼底视乳头轻度肿胀,视乳头旁可见小血管扩张,数周后发展为视神经萎缩。

4. 有家族史。

5. 如无家族史,则需做血 mtDNA 检测来确诊。

(二)鉴别诊断

1. 视神经炎　视力严重下降伴转动眼球时疼痛,视乳头充血水肿明显,头颅 CT 或 MRI 部分患者有脱髓鞘疾病,无家族史。

2. 缺血性视神经病变　多数患者年龄大于 50 岁,伴有全身心脑血管疾病,视乳头水肿呈白色,视野改变为与生理盲点相连的弧形或扇形缺损,FFA 早期可见视乳头区域性低荧光或充盈迟缓或缺损,无家族史。

【治疗对策】

目前无有效治疗方法,可给予多种维生素和神经营养药支持疗法。

第五节　视乳头血管炎

视乳头血管炎(optic disc vasculitis)是视乳头血管的非特异性炎症,常发生于全身健康的青壮年,单眼发病。

【诊断步骤】

(一)病史采集要点

1. 患者发病年龄、单眼或双眼发病。

2. 有无视力下降,轻度下降或严重下降。

3. 有无眼痛、头痛。

4. 有无其他神经系统症状。

(二)体格检查要点

1. 一般情况　体温、脉搏、血压、体重、发育等。

2. 视力。

3. 瞳孔　大小、直接和间接对光反射情况。

4. 眼底　视乳头边界是否模糊不清,有无充血、水肿隆起,视乳头表面或周围有无小出血,视乳头周围视网膜有无水肿或放射状条纹,视网膜静脉有无纡曲扩张。

(三)辅助检查要点

1. 视野　有助于诊断和鉴别诊断。

2. 头颅 CT 或 MRI　了解有无颅内占位病变和脱髓鞘疾病等。

3. 眼眶 CT 或 MRI　了解有无眶内占位病变等。

4. FFA　有助于诊断和鉴别诊断。

5. VEP　有辅助诊断价值。

【诊断对策】

(一)诊断要点

1. 病史　全身健康的青壮年,单眼视力轻度下降,无眼痛、头痛。

2. 视力　正常或轻度下降。

3. 瞳孔　大小正常,直接和间接对光反射存在。

4. 眼底　视乳头边界模糊不清、充血、水肿隆起,隆起高度一般小于 3D;视乳头表面和周围可见出血和渗出;视网膜静脉纤曲扩张。

5. 视野　可正常或生理盲点扩大或相对性中心暗点。

6. 头颅 CT 或 MRI　无颅内病变。

7. 眼眶 CT 或 MRI　无眶内占位病变。

(二)鉴别诊断

1. 视乳头炎　患者视力严重下降,伴转动眼球时疼痛;瞳孔散大,直接对光反射迟钝或消失,间接对光反射存在;视野有中心暗点、旁中心暗点或周边视野缩小;头颅 CT 或 MRI 部分患者有脱髓鞘疾病。

2. 视乳头水肿　多为双眼,视乳头高度隆起,常达 3D 以上,可有神经系统症状,头颅 CT 或 MRI 可见颅内占位病变。

3. 缺血性视神经病变　患者年龄多大于 50 岁,伴有全身心脑血管疾病,视力突然下降,视乳头水肿为非充血性,呈白色,视野改变为与生理盲点相连的弧形或扇形缺损,FFA 早期可见视乳头区域性低荧光或充盈迟缓或缺损。

4. 视网膜中央静脉阻塞　多发生于老年人,常伴有高血压、动脉硬化、糖尿病等全身疾病,眼底除视乳头水肿外,视网膜静脉纤曲扩张,广泛性视网膜出血,FFA 可见视网膜循环障碍。

5. 视乳头玻璃疣　视乳头玻璃疣常埋藏在视乳头深部,挤压视乳头使其呈饱满隆起状,并非真正的视乳头水肿,视乳头无充血,在视乳头边缘可见桑椹样的发光体,FFA 在造影早期可见小结节状荧光,随造影时间延长荧光增强,但不扩大,无渗漏。

【治疗对策】

1. 糖皮质激素治疗　早期大剂量糖皮质激素,有较好的疗效,同时应注意激素的副作用。

2. 神经营养药物的应用　增加营养物质,加快神经的新陈代谢,以利于神经组织的恢复。

第六节　中毒性视神经病变

中毒性视神经病变(toxic optic neuropathy)是由外来毒物如烟、酒、药物和其他金属或有机物等毒物侵及视神经节细胞和视神经,产生视力减退。常双眼受累,早期可伴有色觉障碍。

【诊断步骤】

(一)病史采集要点

1. 有无过度吸烟、饮酒,有无长期使用某些药物如乙胺丁醇、氯喹、异烟肼、洋地黄、苯妥英钠等,有无长期接触甲醇、有机磷、铅等化学物品。

2. 是否双眼视力下降和视野缺损。

3. 有无色觉障碍。

(二)体格检查要点

1. 一般情况　体温、脉搏、血压、体重、发育等。

2. 视力。

3. 瞳孔　大小、直接和间接对光反射情况。

4. 眼底　视乳头边界是否清晰,有无水肿隆起,颜色是否正常;视网膜血管有无纤曲扩张;视网膜有无水肿、出血、渗出。

5. 色觉　有无异常。

(三)辅助检查要点

1. 视野　有无中心暗点、旁中心暗点或周边视野缩小。

2. VEP　对视神经损害提供客观检查,有辅助诊断价值。

(四)进一步检查项目

1. 血液实验室检查　全血细胞计数、肝肾功能等,有铅接触史者做血铅检查。

2. 神经科会诊　了解有无其他神经系统损害。

【诊断对策】

(一)诊断要点

1. 病史　有过度吸烟、饮酒史,或长期使用某些药物如乙胺丁醇、氯喹、异烟肼、洋地黄、苯妥英钠等病史,或长期接触甲醇、有机磷、铅等化学物品。出现双眼视力无痛性进行性下降。

2. 视力　下降程度依据病程早晚而不同。

3. 眼底　早期眼底可正常,以后视乳头颞侧苍白至全苍白。

4. 色觉　可伴有色觉障碍。

5. 视野　可有中心暗点、旁中心暗点或周边视野缩小。

6. VEP　可表现为潜伏期延长、振幅降低。

(二)鉴别诊断

1. 球后视神经炎　无烟、酒、药物和其他毒物接触史。突然发生视力急剧下降,严重者可降至光感或无光感;可伴有眼球痛,转动眼球时加剧;头颅 CT 或 MRI 部分患者有脱髓鞘疾病。

2. 缺血性视神经病变　无烟、酒、药物和其他毒物接触史。多数患者年龄大于 50 岁,伴有全身心脑血管疾病,视力突然下降,视乳头水肿呈白色,视野改变为与生理盲点相连的弧形或扇形缺损。

【治疗对策】

1. 去除病因。

2. 增加蛋白质和维生素的摄入量,给予神经营养药物全身应用。

3. 如铅中毒引起,血铅增高,可药物排铅治疗。

4. 如同时有肝肾功能或神经系统功能损害,应请内科或神经科会诊。

第七节　视神经萎缩

视神经萎缩(optic atrophy)是指外侧膝状体以前的视神经纤维、神经节细胞及其轴索因各种疾病所致的传导功能障碍所致,可由炎症、缺血、压迫、外伤、中毒、脱髓鞘疾病、遗传性疾病等多种原因引起。

【诊断步骤】

(一)病史采集要点

1. 有无进行性视力下降和视野缺损。

2. 有无色觉障碍。

3. 有无头痛、眼痛及其他神经系统症状。

4. 有无头颅或眶部外伤史。

5. 有无心脑血管疾病史。

6. 有无药物及中毒史。

7. 有无家族遗传疾病史。

(二)体格检查要点

1. 一般情况 体温、脉搏、血压、体重、发育等。

2. 视力。

3. 瞳孔 大小、直接和间接对光反射情况。

4. 眼底 视乳头边界是否清晰,颜色是否呈灰白、苍白或蜡黄色,视乳头血管数目是否减少,视网膜动脉是否细窄或闭塞,有无血管白鞘。

5. 色觉 有无色觉障碍。

6. 眼压。

(三)辅助检查要点

1. 视野 视野检查对于病因诊断有重要价值。

2. VEP 了解视神经传导功能。

3. 头颅 CT 或 MRI 排除颅内占位病变和脱髓鞘疾病。

【诊断对策】

(一)诊断要点

1. 视力减退。

2. 瞳孔 患眼瞳孔散大,直接对光反射迟钝或消失,间接对光反射存在。

3. 眼底 视乳头边界清晰或稍模糊,呈灰白、苍白或蜡黄色,以视乳头颞侧较明显;视乳头血管数目减少;视网膜动脉细窄;由视网膜或脉络膜病变引起的眼底还可见原发病变的眼底改变(图 11-2)。

4. 色觉 红绿色觉障碍多见。

5. 视野 视野改变是多种多样的,根据原发病变的不同而不同,可见中心暗点、鼻侧或颞侧视野缺损、向心性视野缩小、管状视野等。如双颞侧偏盲应考虑视交叉病变。

6. 有头颅和眼外伤史者要考虑外伤性视神经萎缩。

7. 对原因不明的视神经萎缩要考虑 Leber 视神经病变。

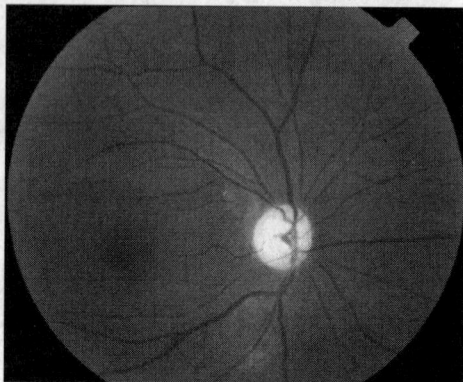

图 11-2　视神经萎缩

8. 应排除青光眼所致的视神经萎缩,以避免延误治疗。

(二)临床类型

1. 下行性(原发性)视神经萎缩(descending optic atrophy)　为筛板后的视神经、视交叉、视束、及外侧膝状体的视路损害,如球后视神经炎、视交叉病变所致的视神经萎缩。视乳头色苍白、边界清晰,可见筛板。

2. 上行性视神经萎缩(ascending optic atrophy)　由于视网膜或脉络膜的广泛病变引起视网膜神经节细胞的损害所致,如视网膜色素变性、视网膜脉络膜炎等。除视神经萎缩外,还可见原发病变的眼底改变。

3. 继发性视神经萎缩(secondary optic atrophy)　是由于长期的视乳头炎症或水肿引起。视乳头边界模糊不清,生理凹陷消失,筛板不可见。

【治疗对策】

1. 积极寻找病因,针对病因治疗。

2. 残余的视功能保护

(1)神经营养药的应用。

(2)扩张血管药的应用。

(3)体外反搏和高压氧治疗。

(4)各种神经生长因子的应用。

第八节　牵牛花综合征

牵牛花综合征(morning glory syndrome)是一种视乳头的先天发育异常,眼底表现视乳头酷似一朵盛开的牵牛花。多累及单眼,视力明显减退,可伴有眼部其他先天异常和中枢神经系统及颅面骨发育异常。

【诊断步骤】

(一)病史采集要点

1. 患者发病年龄、是否双眼发病。

2. 有无视力减退。

3. 有无神经系统症状。

4. 有无家族史。

(二)体格检查要点

1. 一般情况　体温、脉搏、血压、体重、发育,五官颜面有无畸形等。

2. 视力。

3. 眼底　视乳头大小、颜色,中央有无凹陷,有无异常的视网膜血管数量和走向,视乳头周围视网膜有无灰白或灰黑色隆起;有无其他的视网膜脉络膜异常改变。

4. 有无小眼球、斜视等眼部异常。

(三)辅助检查要点

1. FFA　了解眼底视乳头及视网膜脉络膜情况。

2. 头颅 CT 或 MRI　了解有无颅内发育异常。

【诊断要点】

1. 视力减退。

2. 眼底　视乳头比正常大 3～5 倍,呈粉红色,中央深凹陷;从视乳头发出约20～30 支小血管呈辐射状走向视网膜周边;视乳头周围可有一灰白或灰黑色隆起环(图 11-3)。

3. FFA　视乳头中央呈弱荧光或荧光遮蔽,周围呈弥漫性高荧光;视网膜血

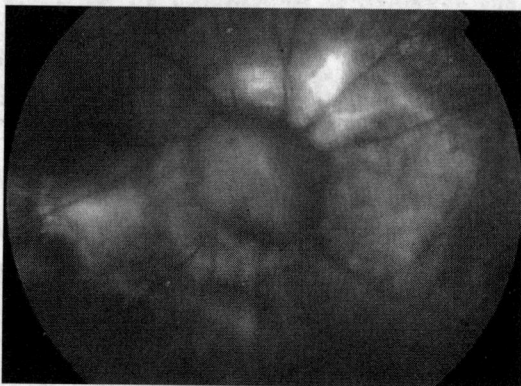

图 11-3　牵牛花综合征

管无荧光渗漏。

4. 头颅 CT 或 MRI　有时可见颅内发育异常。

【治疗对策】

目前尚无有效治疗方法。

（陈雪梅）

第*12*章 | 屈光不正

屈光不正是引起视力低下的一类常见眼病,是相对于正视眼而言的一组非正常屈光状态。

屈光是眼的主要功能之一。当眼的调节状态处于静止时,来自 5 m 以外的平行光线经过眼屈光媒介的屈折作用后,恰好落在视网膜上并形成焦点,称为正视眼(emmetropia)。平行光线不能在视网膜上形成焦点的眼则称为非正视眼,即屈光不正(errors of refraction)。

眼轴的长短与眼的屈光力的大小,是决定眼屈光状态的两个基本要素,两者相匹配方能成为正视眼,如眼轴与眼屈光力不相适应,则形成屈光不正。

屈光不正包括远视眼,近视眼,散光眼。

第一节 远视眼

【概述】

眼在调节静止时,平行光线经过眼屈光系统屈折后,结像在视网膜后方的一种屈光状态,称为远视眼(hypermetropia)。

远视眼是眼轴过短或屈光力低于正常的一类屈光不正。其光学焦点落在视网膜之后,在视网膜上不能形成清晰的影像,而是一个模糊的弥散圈,因此不能看清外界景物(图 12-1A)。

正视眼的视网膜与无限远的平行光线能形成共轭焦点,所以正视眼不用调节即能看清远处物体。而远视眼要看清楚外界物体,就必须使眼球后的焦点向前移至视网膜上,只有通过两种方法:第一是靠加强眼球自身的调节作用使焦点前移

（图 12-1B）；第二是配戴凸透镜，使平行光在入眼之前先适度聚合，从而视网膜后的焦点前移至视网膜上（图 12-1C）。

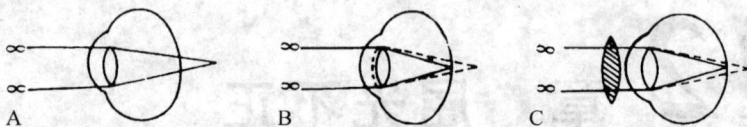

图 12-1　远视眼成像模式图

A. 平行光在视网膜后聚焦；B. 通过调节焦点移到视网膜上；C. 凸透镜使平行光在视网膜上成像

远视眼分为轴性远视（axial hypermetropia）和屈光性远视（refracte hypermetropia）。远视屈光状态中多为眼轴较短的轴性远视眼，与眼球发育有关。

正常成人眼轴平均为 23.5～24 mm。人类在出生时眼球前后径平均只有 17.3 mm，随着年龄增长、身体的生长发育，眼的前后径逐渐增长，至青春期才达到成人水平。可见正常出生时的眼屈光多为远视状态。屈光状态由远视发育到正视的过程称为正视化。在大约 8～10 岁完成正视化前的远视状态多属于生理性远视，但学龄儿童屈光度超过其年龄段的屈光生理值仍属于病理性远视。

人眼正视化过程中如果受到外界环境因素或内在遗传因素的影响，使眼轴发育减缓或停滞，保留远视的屈光状态，形成轴性远视眼。眼球每短 1 mm，约有 3 D 的远视屈光度。远视眼眼轴短通常在 2mm 以内，因此大多数远视度数不超出 6 D，高度远视者仅为少数，且多伴小眼球和眼球发育不良。

屈光性远视主要是由于角膜或晶状体表面弯曲度变小、扁平导致，虽然眼轴正常但眼屈光力低于正常而产生的曲率性远视（curvature hypermetropia）也称为指数性远视（index hypermetropia）。另晶状体向后脱位或被摘除后，均可表现为高度远视。

根据不同屈光度，远视眼可分为＋2 D 以下的轻度远视（low hypermetropia）；＋2 D～＋5 D 以内的中度远视（moderate hypermetropia）以及＋6 D 以上的高度远视（hight hypermetropia）。

根据不同年龄、屈光程度和眼调节状态，远视又分为可被睫状肌生理性调节所代偿的隐性远视（latent hypermetropia）或不能被生理性调节所代偿的显性远视（manifest hypermetropia），隐性远视加上显性远视称为总和性远视（total hypermetropia）。

【诊断步骤】

(一)病史采集要点

1. 发病年龄　发生视朦或体检发现视力下降、验光为远视屈光状态的年龄。

2. 视力下降与年龄关系　视力是否伴随年龄增长而改变如主诉年轻时视力好,40岁左右出现远近视力下降,视近物模糊是否更明显。

3. 视疲劳症状　是否在视朦时或虽然视力正常但近读不能持久、伴有头痛、眼眶周酸痛等视疲劳症状。

4. 眼位偏斜　是否伴有内斜、内隐斜或间歇发生内斜或外斜。

5. 既往史　高度远视可有家族史。是否有戴镜史。是否有外伤或晶状体摘除手术史。部分病人可伴有小眼球、小角膜及青光眼。

(二)眼科检查要点

1. 视力检查

(1)远视力　成年人尤其是中度及以上远视者可出现不同程度的远视力下降。学龄前儿童可因中度及以上远视眼导致弱视而存在矫正视力不良。轻度和部分中度远视的儿童多为远视力正常的隐性远视,视力检查中,凡是远视力低于0.9或虽然在0.9以上但接受凸透镜能达到1.0以上者,均可视为远视可能者。

(2)近视力　中度以上远视眼往往近视力不良更甚于远视力,若远视力正常但在正常老视年龄(40~45岁)之前出现近视力下降,可能是隐性远视出现的"早花"现象。

2. 眼前段常规检查　注意角膜的形态、晶状体的形态和位置,是否存在角膜、晶状体扁平;晶状体脱位或缺如。

3. 眼屈光检查　视网膜检影为远视屈光状态。

4. 眼底检查　是否存在中、高度远视可有的视盘小、色红、边界不清的假性视神经炎改变。

5. 调节力　中度以上的远视眼由于长期、过度运用调节往往出现调节异常,主要有调节强直、调节疲劳等。

远视眼落在视网膜上模糊影像的刺激,使视中枢形成视动性近反射(near reflex),即睫状肌、瞳孔括约肌和内直肌的同时兴奋,产生调节、瞳孔缩小和集合三联运动。无论看远、看近都要通过调节加强眼的屈光力,使远视眼落在视网膜后方的物像前移并力图使之形成视网膜上清晰的焦点,长期过强的调节可导致调节时间延长、调节痉挛。

6. 眼位情况　是否有内隐斜、内斜。由于过多使用调节产生过强的集合，2～4 D 的中度远视可伴有显内斜视或调节视标诱出的间歇性内斜视，高度远视也可由于放弃调节表现为外斜视。

（三）辅助检查要点

1. 视网膜检影　拟诊远视眼要作屈光检查时，16 岁以下尤其是存在内斜视的儿童必须用阿托品眼膏散瞳、16～40 岁可用复方托品酰胺，40 岁以上才考虑小瞳验光。如果同时存在明显调节紧张症状、调节集合功能异常以及检影的客观结果与主观需求镜片不符时，尤其需要重视睫状肌麻痹下的客观屈光度检查。

2. 眼生物测定　中度及以上的远视眼可通过 A 超眼生物测定了解眼轴，明确是否轴性远视，还有利于儿童患者初诊及随诊时对屈光发展的预测和动态观察。

3. 双眼视觉检查　如果出现弱视、内斜视可进行同视机、线状镜、四孔灯、立体视图等远、近双眼视觉检查。

【诊断对策】

（一）诊断要点

1. 病史　根据患者年龄、视力、是否合并视疲劳症状及眼位偏斜等可作出诊断。

2. 检查及辅助检查　视网膜检影结果、远、近视力是主要的诊断依据。

3. 临床表现　远视眼临床症状的轻重，与远视的程度、调节力的强弱有密切的关系。

（1）视力　轻度远视眼，年龄小或调节力强者，可以通过加强自身的调节力来弥补屈光缺陷，故远视力可正常。当远视不能被调节作用所代替（如远视度数高或调节力弱）者，远视力和近视力均可出现不同程度的降低，近视力降低更为明显。有些远视眼可出现远视眼性近视表现，即利用物象放大来增加辨认物体的能力，常常在视物时总要把目的物靠近眼前，因此有时被误认为近视眼。儿童远视眼如果度数高，或视力得不到早期的矫正，可引起视网膜功能发育不良导致弱视（amblyopia）。

（2）视疲劳（asthenopia）　视疲劳是远视眼最突出的症状，特别是在中度和中度以上远视者，表现为眼球眼眶酸痛，并有沉重压迫感，眼结膜充血或流泪。症状轻者在眼睛稍作休息时可缓解，严重者可出现头痛，甚至恶心呕吐等。少数可出现严重的全身症状，如神经衰弱或植物神经功能紊乱。远视眼引起的视疲劳主要与调节有关，故也称之为调节性视疲劳（accommodative asthenopia）。远视眼看远处要使用调节,看近处时必须使用更多的调节。比如要看清眼前 33 cm 处物体,正视眼必须使用 3 D 的调节,而一个为 2 D 的远视眼则必须使用 5 D 的调节,显然,远视眼在看近所需要的调节比正视眼要多,所以视疲劳总是在连续使用近视力时出现,导致近距离阅读不能持久。

(3)调节与集合联动失调　调节和集合之间是紧密相连的联合运动。正常情况下,调节与集合保持协调作用。正视眼看远不需调节也不需集合,看近时调节与集合同步运动。通常双眼在固视 33 cm 处的物体时,需要的调节为 3 D,集合角为 3 MA(meter angle)。远视眼看远时必须使用调节,但为了使两眼视线保持平行则不需要集合,于是出现调节与集合的矛盾。当固视 33 cm 处的物体时,两眼的集合角是 3 MA,其调节除了 3 D 之外还必须加上其原有的远视度数,如一个 2 D 的远视者此时的调节为 5 D,即出现调节大于集合。因此远视眼看远和看近都可发生调节与集合联动关系的失调。

(4)斜视　由于调节与集合关系紊乱的结果,通常是病人放弃双眼单视而形成内斜视(esotropia)或间歇出现内斜。多见于中度远视的学龄前儿童,少部分远视屈光度较高的患者是放弃调节发生外斜视。

4. 远视眼的病理改变　多见于高度远视眼,但有时也见于中度远视眼者。

(1)眼底改变　视神经乳头呈假性视神经炎。表现为视神经乳头颜色暗红,边界不清或不规则,生理凹陷变浅或消失;视乳头周围的视网膜可见绢丝样的反光;动脉血管反光增强呈动脉硬化状。有的表现为先天性缺陷,如黄斑缺如或黄斑部发育不良等。

(2)小眼球　眼球变小,不仅为眼球的前后径短,整个眼球的各个径向都较短,而且角膜也变小,相对于缩小的眼球来说晶状体显得变大,同时由于远视眼总是处在调节状态,使晶状体变厚,虹膜被推向前致前房变浅,因此小眼球的远视眼易引发青光眼。

(3)眼的大 α 角　一般高度远视眼的黄斑部离视乳头远些,相应的角膜也偏离中央,使视轴穿过角膜时要在光轴的鼻侧,因此形成眼的大 α 角,造成假性外斜视的外观。

(4)面部不对称　常发生于单眼的高度远视,与远视眼同侧的脸部发育不良,造成面部的不对称。

(二)鉴别诊断

远近视力均不好的远视需与近视、散光鉴别,40 岁左右出现近视力下降需与老视鉴别。通过视网膜检影结果可明确诊断。

【治疗对策】

远视眼的治疗分非手术治疗和手术治疗。

（一）非手术治疗

主要是配戴凸透镜。一般来说，远视程度很轻，视力正常，无调节疲劳症状，无内斜视，无弱视者，可不需治疗。但是如有上述任何一种症状出现，则应该配戴眼镜。

所有青少年儿童远视配镜都必须在睫状肌麻痹下进行检影验光，再根据其年龄、调节状态、视力、主觉症状、眼肌肌力等来决定配镜的度数，原则上，应选择最大屈光度达到最好视力的镜片。远视并有内斜视者应给予全矫，远视并有弱视者应尽可能全矫并配合弱视治疗，而且眼镜必须常戴。远视并有外斜视者则应矫正不足；轻度远视且远视力正常但有视觉症状者可在使用近视力时配戴眼镜。

学龄前儿童轻度远视，若视力正常，且没有其他视觉症状者，为生理性远视，可不予矫正。必须强调的是，学龄前儿童正处在视觉发育的关键时期，倘若远视度数明显，视力减退或出现内斜视而未得到及时矫正者，可因延误视觉发育而引起弱视。因此要高度重视对学龄前儿童的视力保健，及时发现和矫治远视眼，避免弱视的发生。

儿童的远视可随年龄的增长而变化，故儿童配镜后应每半年至一年复查一次，以免眼镜过矫而影响视力发育。

成年人远视应根据其视力、主觉症状、调节因素、身体状况、从事的职业性质、以及精神状态等情况，来决定是否配镜以及配镜的度数。如轻度远视，视力正常，不出现视疲劳者，可不需配镜。但若出现视觉症状，或有视力下降则应给予配镜治疗。矫正镜片以获得最佳视力的最大度数并能配戴舒适为适宜，还根据患者的年龄，调节力，眼肌平衡，全身健康状况及职业性质等作为参考。年轻者因隐性远视的成分大，矫正度数可少些，有明显视疲劳或内斜视者应全部矫正。

（二）手术治疗

包括角膜手术、角膜缘后巩膜环形缝线术和晶状体手术。其中角膜手术分为组织消融术（PRK 和 LASIK）、组织添加术（角膜镜片术）、组织收缩术（激光角膜热成形术 LTK 和传导性角膜成形术 CK）。由于要使角膜中央变陡才能达到治疗远视的目的，这比使角膜中央变平要难得多。因此目前相对近视眼手术来说，远视眼屈光手术的远期疗效仍不尽人意。

第二节　近视眼

【概述】

眼的调节处于静止状态时,平行光线经眼屈折后,结像在视网膜的前方,这种眼球异常的屈光状态为近视眼(myopia)。

近视眼是由于眼轴过长,或角膜或晶状体的屈光力量过强而引起眼球屈光力与眼轴不相适应导致的一类屈光不正。其光学焦点落在视网膜之前,远点移近,因此近视眼最突出的症状是看远不清。

近视眼是目前世界范围内最常见的眼病。据估计,全球近视眼患者在 10 亿以上。近视的发病与人类种族、性别、年龄、地区、环境等因素有关,根据我国部分地区的调查结果表明,近视的发病女性多于男性,城市明显高于农村,近视发病率随着受教育年限的增加而增加,且随着现代社会科学的发展,人们的生活和学习条件以及生活模式的改变,使近视的发病率日渐增加,儿童和青少年近视的发病年龄也日渐提前。

近视眼的发生以及发展主要是遗传和环境两大因素影响。大量的实验结果表明,近视眼的易感性是可以遗传的,决定近视眼遗传特性的主要成分为眼的轴长。病理性近视眼是以常染色体隐性(也有显性)的方式进行遗传的。环境因素对近视眼的发生和发展起到重要的作用。近年研究结果证明引起视觉变化的因素主要有视觉剥夺和光学离焦,视觉信息的改变是产生近视眼的直接原因。

【诊断步骤】

(一)病史采集要点

1. 发病年龄　发生视矇或体检发现视力不良、验光为近视屈光状态的年龄。

2. 视力下降与年龄关系　自幼就发生,学龄期开始还是成年或老年期出现。

3. 用眼习惯　读书写字的姿势、距离,是否长时间看电视、电脑等,平时是否有眯眼视物。

4. 视疲劳症状　有无眼眶胀痛、头痛等视疲劳症状。

5. 眼位偏斜　是否伴有外斜、间歇发生外斜或内斜。

6. 既往史　高度近视可有家族史。是否有戴镜史、是否有定期检查更换眼镜。每年近视加深的度数。

(二)眼科检查要点

1. 视力检查

(1)远视力　最突出的症状为远视力下降。

(2)近视力　一般无明显下降,高度近视合并眼底病变的患者可有近视力的下降。

(3)矫正视力　针孔或负镜可矫正远视力。

2. 眼前段常规检查　注意角膜的形态、晶状体的形态和位置,是否存在角膜弯曲度增加、晶状体增厚或球形。

3. 眼屈光检查　视网膜检影为近视屈光状态。

4. 眼底检查　是否存在视乳头变形、视盘周围及后极部视网膜脉络膜萎缩、弧形斑、漆裂斑,Fuchs斑、出血斑,黄斑部有无病变,有无后巩膜葡萄肿,视网膜周边有无格子状变性。

5. 调节力　近视者视近时集合大于调节,为保证双眼单视功能,患者常以增加调节以求接近集合,导致调节紧张甚至引起调节痉挛,调节痉挛者会有假性近视。另外近视患者长期不必使用调节,会出现调节功能衰退或调节力降低。

6. 眼位情况　是否有外隐斜、外斜。为了解决集合与调节之间的失调,近视患者减弱集合以求与调节相称,甚至可能放弃一眼的集合作用,使眼偏向颞侧。早期可能是外隐斜,日久可逐渐由外隐斜变为永久性的外斜视。另外高度近视有可能表现为内斜乃至固定性内斜的状况。

(三)辅助检查要点

1. 视网膜检影　是近视眼的主要诊断手段。拟诊近视眼要作屈光检查时,10岁以下儿童必须用阿托品眼膏、30岁以下可用复方托品酰胺散瞳排除假性近视。

2. 眼生物测定　中度及以上的近视眼可通过A超眼生物测定了解眼轴,明确是否轴性近视,还有利于儿童患者初诊及随诊时对屈光发展的预测和动态观察。

3. 角膜曲率检查　角膜曲率仪或角膜地形图检查,是否存在圆锥角膜等。

4. 双眼视觉检查　如果出现弱视、外斜视可进行同视机、线状镜、四孔灯、立体视图等远、近双眼视觉检查。

5. 眼底荧光血管造影　检查高度近视患者有无合并黄斑区新生血管等高度近视性视网膜病变。

【诊断对策】

一、诊断要点

根据患者年龄、远近视力、视网膜检影结果及眼底病理性改变可明确诊断。

(一)近视眼的分类

近视眼的分类可根据近视的程度、近视的原因、近视的性质等方面来进行分类。

1. 根据程度分类

(1)轻度近视(low myopia)　−3 D 以下。

(2)中度近视(moderative myopia)　−3 D～−6 D。

(3)高度近视(hight myopia)　−6 D 以上。

2. 根据病因分类

(1)轴性近视(axial myopia)　指眼轴明显延长的一类近视。成年人眼轴约为23.5～24 mm。见于大多数单纯性近视眼和病理性近视眼。

(2)屈光性近视(refractive myopia)　指眼的屈光力量过强的一类近视,包括以下两类:

1)曲率性近视(curvature myopia):见于角膜或晶状体的表面曲度增强,曲率半径变小而使屈光力增强(如圆锥角膜、球形晶状体等)所引起的近视。

2)屈光指数性近视(index myopia):由于房水、晶状体、玻璃体的屈光指数增高而使屈光力增强(如糖尿病所致晶状体、房水渗透压改变、核性白内障)引起的近视。

3. 根据性质分类

(1)单纯性近视(simple myopia)　是一类主要与环境因素相关的近视眼,发病一般在青少年发育时期 10～13 岁开始,且随发育停止而渐趋稳定,没有明显的遗传因素,也称后天性近视眼(acquired myopia)、环境性近视眼(environmental myopia)、青少年近视眼或学校性近视眼(school myopia)。具有发展较慢、近视度一般<6 D、矫正视力较为理想的特征,少数有相应的眼轴延长,眼底可呈现轻度豹纹状、弧形斑或轻度玻璃体混浊,但不影响其他视功能。

单纯性近视眼也可发生于早年无近视病史的成年人,一般发病有明显的诱因,如长时间近距离用眼等,故也有称其为成年人近视眼或迟发性近视眼。

(2)病理性近视(pathological myopia)　是一类与遗传有关的近视眼,发病一般自幼年(6 岁以前)开始,近视程度在成年(25 岁)后仍呈进行性发展,除了屈光异常之外还合并眼其他组织的变性性病理改变,故也称为先天性近视眼(congenital myopia)、变性性近视眼(degenerative myopia)、恶性近视眼(malignant myopia)、进行性近视眼(progressive myopia)等,其主要的临床特点是:有遗传因素;近视发自幼年时期并持续进行性加深,近视发展在青春发育期较快,成年后屈光度仍在继续加深;近视度>6 D;眼轴明显延长,眼轴长度与屈光度多呈正比,眼轴每增长 1 mm,屈光度加深 3.00 D;早期即可出现视网膜退行性、变性性眼底改变,并进行性加重;矫正视力不理想,近视力也受影响;视野、暗适应、对比敏感度等视功能可受损;多伴有其他合并症,如玻璃体变性液化等。

4. 根据眼的静态屈光分类

(1)真性近视(true myopia) 指远视力<1.0,凹透镜可使视力提高,用睫状肌麻痹剂散瞳后视网膜检影屈光状态为近视屈光(屈光度≥-0.25 D)者,为不可逆性。

(2)调节性近视(regulative myopia) 指远视力<1.0,凹透镜可使视力提高,用阿托品散瞳后视网膜检影,屈光状态为正视眼,或为轻度远视者。见于视近负荷等因素引起的睫状肌紧张、调节痉挛而表现的一种近视状态,为可逆性。

(3)混合性近视(mixed myopia) 指用阿托品散瞳后视网膜检影,近视屈光度降低,但未完全消失,为有调节参与的近视眼,或称为半真性近视、中间性近视。散瞳前后矫正视力的凹透镜超过 0.50 D 即可诊断。

(二)单纯性近视眼的临床表现

1. 视力障碍 远视力降低(<1.0)是近视眼最突出的临床表现。单纯性近视眼一般远视力降低明显,近视力多为正常。在一定范围内视力降低程度与近视程度相关,即近视程度愈高,视力愈差。通常,屈光度在-3 D 以上者,其远视力一般不超出 0.1,-2 D 者,在 0.2~0.3 之间,-0.50 D~-1 D 者可达 0.5。近视眼的远视力有时表现不稳定,患者常常把眼睛眯起使睑裂缩小,相对的瞳孔变小,减少球面差,以提高视力,实际上起到针孔效应。

2. 视疲劳 多在视近物时调节与集合的失平衡而出现视疲劳症状。患者常会有视近久后眼眶胀痛,头痛或偏头痛,怕光,眩晕,肩颈部乏力,酸痛,思睡,注意力不集中等表现。

3. 眼轴和眼底 少数单纯性近视眼可有相应的眼轴稍增长,眼底可呈现豹纹状,或轻度玻璃体混浊,但矫正视力可达正常。

（三）高度近视临床表现和对眼球的器质性损害

1. 视力障碍　远视力降低，一般低于 0.1，且常伴近视力下降，矫正视力不良。

2. 视疲劳　症状及发生的频率均会比单纯性近视高。

3. 高眼压　每年近视度数增加大于 1.00 D，或 20 岁以后近视度数仍继续进行性增加的患者应注意有否合并开角型青光眼，需定期注意监测眼压，注意眼底视盘视杯比例的改变及有否视野损害。

4. 眼轴和眼底　高度近视之眼底损害主要在两个区域，即因眼球壁扩张导致的赤道部前的周边部眼底病变和随着眼轴增长的眼球后壁向后延伸引起牵引形成的后极部眼底进行性萎缩性病变。

（1）后巩膜葡萄肿（posterior scleral staphyloma）　多见于视乳头颞侧部和黄斑区，其次视乳头周围，亦有见于视乳头鼻侧和视乳头下方者，早期后巩膜葡萄肿的形成可为戏剧性改变，首先眼底镜下可见白色棋盘格样脉络膜血管，随着病程进展，后极部组织向后延伸、膨大、视网膜脉络膜进行性萎缩，病变区不断向颞侧扩大，一般经过第二和第三个 10 年（10～40 年），形成有清楚新月形边缘、颜色苍白的后巩膜葡萄肿，在眼底镜下可见葡萄肿内之视网膜血管向后部凹陷，在葡萄肿边缘部网膜血管呈屈膝状，葡萄肿常伴有色素沉积。

（2）漆裂样纹损害（lacquer crack lesion）　漆裂样纹损害是在高度近视病变过程中后极部巩膜向后延伸因牵引力作用引起色素上皮-Bruch's 膜-脉络膜毛细血管复合层所形成的愈合了的裂痕组织，在眼底镜下多呈现细小的、不规则有时是断续的浅黄色线条状或粒点状，亦有呈浅黄色分枝状者，位于视网膜的最深层，其底部常可见大的或中等大的脉络膜血管横跨。

（3）玻璃体变性　高度近视眼玻璃体变性发生率很高，尤其多见于病程较长中年以上之患者，眼底镜下呈现油滴样或线条状液化物和不均匀混浊物飘荡，随着病程进展可引起玻璃体后脱离，较常见者是玻璃体自视乳头部脱离，眼底镜下可见视乳头前有乳头盘径大的灰色环状物，随眼球运动而飘动，玻璃体的变性使其对视网膜组织的支撑作用受到严重破坏。

（4）视网膜下新生血管形成　在晚期病例，黄斑区可存在视网膜下新生血管，它是引起黄斑区反复出血的重要原因之一。

（5）Fuchs 斑　是由色素上皮增殖而成，可能与脉络膜反复出血有关，眼底镜下于黄斑或其周围呈黑色圆形或近圆形约 1/3 到 1/2 盘径大小边缘清楚黑色素斑沉着，患眼视功能多严重受损且伴视物变形或有中心暗点。

（6）弥漫性和斑状眼底病变（图 12-2）　是一种包括布氏膜在内的脉络膜结缔

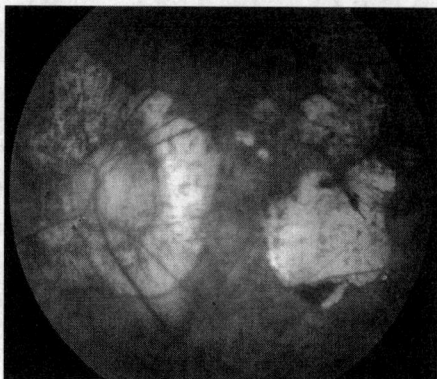

图 12-2 高度近视眼底改变

组织的萎缩性病变。弥漫性病变者在早期表现为豹纹状眼底为主,随着病程进展自颞侧近视弧起到黄斑区可见黄色点状病变,黄色点状病变可发展为弥漫性黄色病变,最后使眼底失去了豹纹状形态,病变进一步发展则可表现为类似原田氏病的晚霞样眼底改变,表现以黄斑为中心横径约 4～6 盘径、纵径约 3～5 盘径大小的萎缩性病变区。斑状病变则是境界清楚的脉络膜萎缩斑,早期为局限的脉络膜毛细血管萎缩和色素上皮萎缩,晚期则为完全性脉络膜血管萎缩,其病变部位可以分为黄斑区型、乳头近视弧周围和后极部散在型。在眼底镜下常见以黄斑区为中心的境界鲜明的脉络膜血管,在完全性脉络膜血管萎缩的病例,则眼底镜下可见视网膜水肿。不少病例,斑状病变与弥漫性病变混合一起,使眼底形态显得杂乱无章。

(7)视网膜脱离 为高度近视眼功能丧失的主要原因之一。上述眼底改变如后巩膜葡萄肿、玻璃体变性、漆裂纹损害等变性的出现是视网膜脱离发生的预兆。高度近视眼视网膜脱离常见为裂孔性。

二、鉴别诊断

1. 近视 见于视近负荷等因素引起的睫状肌紧张、调节痉挛而表现的一种近视现象,为可逆性。多见于少年,有明显诱因,近视力正常,远视力低常,波动性,伴视疲劳症状,采用睫状肌放松方法,视力可改善或恢复。或称假性近视。

2. 近视眼 一般是指单纯性近视。发病一般在青少年发育时期开始(10～13岁),且随发育停止而渐趋稳定,具有发展较慢、近视度一般<6 D、矫正视力较为理想的特征,少数有相应的眼轴延长,眼底可呈现轻度豹纹状、弧形斑或轻度玻璃体混浊,但不影响其他视功能。

3. 病理性近视眼病 发病一般自幼年开始(6 岁前),近视程度呈进行性发展,近视度>6 D;矫正视力不理想,近视力也受影响;眼轴明显延长,除了屈光异常之外还合并眼其他组织的变性性病理改变。

【治疗对策】

(一)配戴矫正眼镜

单纯性近视眼的主要治疗方法是配戴凹透镜进行光学矫正。通过配戴矫正眼镜,可以提高远视力,有利于进行学习、工作及生活等正常活动;能消除眼睛疲劳,促进调节与集合的平衡,可预防和矫正斜视,预防和治疗屈光不正性弱视,并且由于消除离焦现象对控制近视的进行性发展有一定的作用。

1. 框架眼镜 框架眼镜的发展非常快,无论是镜片、框架的形式多还是材料方面都有各种各样的选择。框架眼镜具有可选择性广、可逆性、对眼表组织无损伤性等优点。但因为凹透镜的光学成像原理,存在影响成像大小、棱镜效应及视野缩小等不足之处。

2. 角膜接触镜 与框架眼镜相比,接触镜对成像的大小影响较小,视野较大,而且外观不影响美观,尤其适合度数较高和屈光参差较大,以及某些特殊职业者。目前应用较广的有软性隐形眼镜及硬性透气性隐形眼镜(RGP),其中 RGP 较软性隐形眼镜的透氧率更高,矫正视力更好,但价格相对较贵。因为戴接触镜有严格的操作上和眼卫生方面的要求,长期配戴对眼表组织有一定影响,青少年患者选择配戴框架眼镜则更为安全。

3. 角膜矫形学(Orthokeratology,简称 OK 镜) OK 镜是用硬性高透氧(RGP)材料特殊设计的角膜接触镜,通过物理压塑作用矫正近视。可夜间配戴,通过角膜重塑和记忆,改变角膜曲率,不能阻止近视眼的病理发展进程,白天不用配戴眼镜,但需长期戴镜、长期随诊,对患者的依从性要求较高,可出现角膜接触镜的所有并发症,护理要求高,并非治愈近视眼、并非适合所有近视眼。

无论使用何种眼镜矫正近视眼,在配戴眼镜之前应进行正确的医学验光,尤其对青少年儿童的近视,必须充分麻痹睫状肌之后进行视网膜检影,以排除假性近视的存在。是否应该戴镜以及戴多少度眼镜应根据远视力的下降程度及眼位情况来决定。一般情况应低度矫正,即选择获得最佳矫正视力的最低度数,防止过矫。并应测出隐斜、调节幅度及 AC/A(调节性集合与调节的比值),以决定给低矫镜片或给充分矫正镜片。如在看远或看电视时出现外斜视或外隐斜者应给予充分矫正。调节幅度下降、AC/A 增加有内斜倾向者应低度矫正。双眼屈光度相差一般不应超出 3 D(包括球镜与等效球镜度),但对于高度的屈光参差也可根据患者的耐受能力给予充分的矫正。

关于近视眼配戴眼镜是否全部矫正的问题目前仍存在着意见分歧。有的学者主张近视戴镜矫正即增加了调节作用,可能对近视的发展以有害的影响,故强调视近时不应戴镜,且用于看远的眼镜也尽可能低度只作部分矫正;而另有学者则认为,因为集合时眼外肌对眼球的压迫可导致近视的发生或发展,故主张近视应戴完全矫正的眼镜并且无论看远或看近都要戴镜,以保证正常阅读距离和减少过度的集合活动,从而减少近视的加深;对于这两种完全相反的观点,有学者提出:(1)近视眼若因视力疲劳引起,则应常戴充分矫正的眼镜。(2)近视眼若因调节紧张引起的,则应给低度矫正镜片或近用时戴低度眼镜。(3)若因散光引起的眼疲劳者应充分矫正。(4)若伴有隐斜视者,则应加上三棱镜,以使眼肌保持平衡。(5)若因调节与集合功能失调者,则应给低矫镜片,并于阅读时加三棱镜。

近年来,青少年渐进多焦点眼镜的出现,是近视眼防治的新方法。青少年渐进镜是一种特殊的眼镜,镜片上方为视远区,下方为视近区。视远区和视近区之间有一个屈光度逐渐变化的过渡区,因而它可提供从远到近所有距离的清晰视力。据研究,青少年渐进多焦点眼镜通过视远区获得最佳的远视力,通过视近区的近距离阅读附加片进行看书学习,可减少因长时间近距离用眼所引起的调节紧张,从而对缓解近视发展起到一定的作用。

(二)药物治疗

采用睫状肌麻痹剂点眼,主要是用于调节性近视眼或混合性近视眼的治疗。

(三)手术治疗

屈光性手术是指通过手术的方式改变眼的屈光状态或病理过程的治疗方法。主要有:角膜屈光性手术、晶状体屈光性手术、巩膜屈光性手术三大类。对于单纯性近视眼,一般是选择角膜屈光手术。

1. 准分子激光原位角膜磨镶术(LASIK)与准分子激光角膜切削术(PRK)安全、有效,为目前角膜手术的主流术式。但有术后夜间视力下降、眩光、单眼复视及视物质感改变等副作用,部分还可能出现屈光回退。主要适用于年龄 18 岁以上,屈光度稳定 2 年以上,近视 $-1\,D \sim -15\,D$(PRK 治疗范围 $-1\,D \sim -6\,D$),远视 $+1\,D \sim +6\,D$,散光 $<6\,D$,屈光间质无混浊的患者。但圆锥角膜、严重干眼、中央角膜厚度 $<450\,\mu m$、严重眼附属器病变、眼或面部活动性炎症等均为绝对禁忌证。

2. 准分子激光上皮瓣下角膜磨镶术(LASEK) 应用低度酒精浸润软化角膜上皮,使其基底膜与前弹力层自然分开,再钝性分离成带蒂的角膜上皮瓣,然后激光扫描后回复上皮瓣,以软性隐性眼镜覆盖。适应证与 PRK 相同。因不需切削角膜瓣,手术风险相对较小,且特别适合角膜偏薄不适合做 LASIK 的患者。LASEK 最大的缺点是不能完全杜绝术后疼痛,术后早期视力也不如 LASIK 那么清晰稳定。

3. 飞秒激光角膜板层切削术 精确度达到微米水平,为 LASIK 提供高精确度、更安全的角膜瓣制作技术。但目前价格较昂贵。

4. 角膜基质环植入术 该手术拓宽了角膜屈光手术的适应范围,因其不损伤角膜中央光学区,不损耗角膜组织,因此具有可逆及可置换性,预测性好,疗效稳定,安全及并发症少等优点。主要适应于 18~55 岁,球镜度≤-5.0 DS,散光度<1 D,矫正视力良好,屈光度稳定 1 年以上,也适用于 LASIK、PRK 术后或圆锥角膜的病人。禁忌证包括:角膜直径<10 mm,角膜曲率<40 D 或者>46 D,角膜中央厚度<0.48 或者>0.57,眼睑异常或泪液异常、眼部疱疹病史或其他影响角膜稳定性的状态。

5. 有晶体眼人工晶体植入术 分为后房型和前房型。主要适用于-6 D~-18 D的近视,矫正视力良好,屈光度数已经稳定的患者。禁忌证主要有中央前房深度<2.8 mm 和角膜内皮细胞计数<2 000 个/mm^2。主要并发症有并发性白内障、继发性青光眼、角膜细胞丢失、瞳孔变形等。

(四)近视眼的随访

近视患者(尤其是学龄期患者)应每年复查视力,验光,定期合理更换眼镜,定期复查眼底、眼轴、眼压,指导青少年及其家长科学用眼,预防近视屈光度的不断加深。

(五)近视眼的预防

近视眼的病因比较复杂,已知除了遗传因素之外,环境因素在近视眼的发生与发展中起了很大的作用。但目前尚未能在遗传因素方面取得有效的预防措施,因此近视眼的预防工作主要还是在环境因素方面。

眼的发育从远视到正视化的过程包括了幼儿期、学龄前期、生长发育期。在此期间眼的屈光状态变化较大,也较容易受环境因素的影响,因此学龄前期、生长发育期的视力保健工作应强调用眼卫生的重要性。

为抑制近视眼发生率不断上升的趋势,可采取综合防治措施,包括:

①改革教育制度,减轻青少年学生视觉负担;

②良好的学习环境,如课室、家庭的采光,合格的阅读印刷品,符合青少年生理的桌椅高度等;

③科学用眼,养成良好的读写习惯,读写时应保持标准视距,控制看电视、操作电脑、游戏机的姿势;正确近作业用眼的视距,一般以 30 cm 为标准,握笔姿势、读写姿势要端正;避免躺卧阅读;避免在走路或乘车时阅读;

④减少近距离持续用眼时间,每 30～45 分钟休息片刻或改变用眼距离;

⑤提倡远眺等调节训练,减轻视疲劳;

⑥开展体育锻炼,增加户外活动;

⑦合理的饮食,营养要均衡;

⑧优生优育,避免双方高度近视者婚配;

⑨一旦诊断近视,应配戴准确合格的眼镜;近年来有提倡配戴双焦镜者,认为双焦镜可放松调节,并有利于近作业过度引起的调节与集合关系失调的恢复,对预防近视眼的发生和防止近视眼加深有积极的作用。

⑩中医药防治近视眼副作用少,学生容易接受,具有一定的优势。

(六)高度近视的防治原则

高度近视眼者应尽早验光配镜,幼年儿童患者有弱视者更应尽早进行弱视治疗。

从预防的角度出发,高度近视眼尤其儿童青少年患者应在屈光度增加至 8 D 之前、眼轴长度增长至 26 mm 之前、年龄在 20 岁(最好在 10 岁)之前,控制其屈光度、眼轴长度,避免引起严重的眼底损害。

后巩膜加固术是目前眼科临床在控制高度近视病程进展的效果较好的方法,而且手术应尽早进行,以争取把眼底损害及屈光度、眼轴长度控制在最早期阶段。后巩膜加固术的目的在于抑制高度近视的发展,降低近视的屈光度,提高视力。其原理为:(1)机械性的加固巩膜,阻止眼球进行性扩张及眼轴的进行性延长,减轻近视引起的视网膜、脉络膜被牵引扩张的变化,植入物引起的炎症增殖反应及新生血管增生可改善视网膜及脉络膜的循环;(2)由于加固材料紧压眼球后巩膜,使眼球缩短,屈光度略有下降,可使视力有不同的提高。

后巩膜加固术主要适应于:(1)早期发生的近视＞－3.00 D,每年进展＞－1.00 D,预测有可能发展为进行性近视者;(2)儿童或青少年发展迅速的进行性近视＞－6.00 D,每年进展＞－1.00 D,伴有眼球前后扩张,后巩膜葡萄肿形成,伴有或不伴有视力下降;(3)年龄 20 岁以上,屈光度＞－10.00 D,视力进行性下降,后巩膜出现明显的葡萄肿,荧光造影显示眼底退行性病变;(4)年龄大于 55～60 岁,尽管屈光度不增加,但合并明显的视网膜脉络膜退行性病变;(5)高度近视合并视网膜脱离,在视网膜复位手术的同时行后巩膜加固术。

后巩膜加固术虽是已经比较成熟的近视眼防治手术,但仍有可能存在术中损伤涡静脉、断肌迷失、巩膜穿破,术后可能出现复视及眼球运动障碍、眼睑及球结膜水肿、植入物排斥、葡萄膜炎、眼内出血等并发症。

第三节 散光眼

【概述】

由于眼球屈光介面不同子午线上的屈光力不一致,造成外界光线进入眼内不能在视网膜上形成焦点的眼,称为散光眼。

眼的屈光间质表面弯曲度不均一、屈光间质的屈光率改变、屈光间质的光学中心偏离等都可造成散光。

平行光经过曲率不等的角膜或晶状体,在眼内形成一条屈光度最强,另一条屈光度最弱的相互垂直的两条径线,光线通过强弱两条不同的主径线后,形成相互垂直的前与后两条焦线。两焦线距离愈大,散光度数愈高。由于平行光不能在散光眼的眼内形成焦点,散光眼看外界物体都是朦胧不清的。圆柱镜有使一个平面上的光发生屈折,与此平面相垂直面的光不发生屈折的光学特点,因此可通过圆柱镜将焦间距缩短至两条焦线融合成为一个焦点来矫正散光。

【诊断步骤】

(一)病史采集要点

1. 发病年龄 发生视朦或视物重影、验光为散光状态的年龄。大部分散光眼为先天性,自幼发生。

2. 主要临床表现 视朦、重影,小儿可有眯缝眼视物、侧头视物,视物变形,视疲劳症状明显。

3. 既往史 是否有角膜炎、外伤、上睑下垂、胬肉、白内障、内眼手术等病史。

(二)眼科检查要点

1. 视力检查

(1)远视力 主要症状为远视力下降。

(2)近视力 远视性散光或较高度数的近视性散光均会有近视力的下降。

2. 眼前段常规检查 有无上睑下垂、眼结膜有无肿物压迫;注意角膜的形态,角膜有无溃疡、有无缝线或瘢痕、尤其注意有无圆锥角膜;有无翼状胬肉;晶状体的形态、混浊程度和位置,有无脱位。

3. 眼屈光检查 视网膜检影为散光屈光状态。

4. 眼底检查 是否存在视乳头变形、视网膜脉络膜萎缩、弧形斑,黄斑部有没有病变。

(三)辅助检查要点

1. 视网膜检影 16岁以下尤其是存在内斜视的儿童必须用阿托品眼膏散瞳,16～40岁可用复方托品酰胺,40岁以上才考虑小瞳验光。如果同时存在明显调节紧张症状、调节集合功能异常以及检影的客观结果与主观需求镜片不符时,尤其需要重视睫状肌麻痹下的客观屈光度检查。

2. 综合验光仪散光表和交叉圆柱镜确定散光轴位及度数。

3. 角膜曲率检查 角膜曲率计或角膜地形图了解角膜各轴位曲率,排除圆锥角膜。

4. 双眼视觉检查 如果出现弱视、斜视可进行同视机、线状镜、四孔灯、立体视图等远、近双眼视觉检查。

【诊断对策】

(一)诊断要点

根据患者年龄、远近视力、视网膜检影结果可明确诊断。

(二)临床类型

1. 按散光眼的原因分类

(1)曲率性散光 由眼的屈光体表面弯曲度不均一所引起,往往发生在角膜。由于人的角膜略呈椭圆型,生理上角膜的垂直径线屈光力大于水平径线屈光力(一般不超出0.2 D),轻度的生理性散光不影响视力。散光度数较大者多为先天性,或在发育过程中形成,另外,上、下眼睑对角膜长期的压迫作用、眼手术引起的眼肌牵拉因素、角膜缘瘢痕收缩、翼状胬肉对角膜的影响等均可造成曲率性散光。

(2)指数性散光 多为晶状体不同区域的屈折率改变引起,如晶状体出现白内障时引起的屈光变化导致各种散光。

(3)光心偏离性散光 如疾病、外伤引起的晶状体半脱位或位置明显偏斜。

2. 按光学特点分类

(1)规则散光(regular astigmatism) 两条主径线相互垂直成直角(或不成直角而斜向交叉),能被柱镜片矫正的散光。

(2)不规则散光(irregular astigmatism) 眼球的屈光系统各个屈光面不平滑,造成各径线的屈光力不一致,或同一径线上各部分的屈光力也不一致。这种散光因为不能形成前后两条焦线,故圆柱镜不能矫正其视力。常见于角膜外伤或炎症遗留的瘢痕所造成。圆锥角膜曲率高于47 D,引起的散光眼视力常呈进行性下降。规则散光的分类又有如下多种方法。

3. 根据屈光状态分类

(1)单纯散光(simple astigmatism) 一条焦线落在视网膜上,另一条焦线落在视网膜之后(或前)。即一焦线为正视,另一焦线为远视(或近视)。前焦线在视网膜上,后焦线在视网膜之后者,称为单纯远视散光(simple hypermetropic astigmatism)。前焦线在视网膜之前,后焦线在视网膜上者,称为单纯近视散光(simple myopia astigmatism)。

(2)复性散光(compound astigmatism) 两条焦线都落在视网膜之后(或之前),即两条焦线都是远视(或近视)状态,但程度不同。两条焦线都落在视网膜之后者,称为复性远视散光(compound hypermetropic astigmatism)。两条焦线都落在视网膜之前者,称为复性近视散光(compound myopia astigmatism)。

(3)混合性散光(mixed astigmatism) 一条焦线在视网膜之后,而另一条焦线在视网膜之前。即一径线为远视状态,另一径线为近视状态。

4. 根据与角膜生理常态的关系分类

(1)顺规散光 由于正常角膜垂直径线的曲率半小于水平径线的曲率半径,因此垂直径线的屈光力大于水平径线的屈光力,符合角膜生理常态,强主径线在角膜垂直方向者称为顺规散光。

(2)逆规散光 散光不符合角膜生理常态,强主径线在角膜水平方向者称为逆规散光。

(3)斜散光 强与弱两条主径线不是垂直成直角相交,而是斜向交叉者称为斜散光。

5. 根据两眼柱镜的轴向分类

(1)对称散光 两眼柱镜轴位同在90°或180°,或两眼柱镜轴位的度数总和等于180°。

(2)不对称散光 两眼柱镜轴位总和不是180°或大于180°。

(3)同轴散光 两眼柱镜轴位相同,如同在45°。

(4)异轴散光 一眼为顺规散光,另一眼为逆规散光。如近视散光一眼轴位180°,另一眼轴位90°。

(三)散光眼的临床表现

1. 视力下降 视力下降是散光眼的主要症状之一,只有轻度顺规散光属于生理范围的视力可正常。散光的类型和程度对视力产生直接影响。视力下降的程度逆规散光较顺规散光者明显,复性散光较单纯散光者明显,度数较高的混合性散光视力下降更严重而且矫正难以取得满意效果。相对而言,近视性的散光近视力比远视力好,远视性的散光则远、近视力均不好。调节作用对青少年散光眼的视力也产生一定影响,尤其是屈光性质有远视成分的散光眼。例如调节作用可使单纯远视散光变为单纯近视散光,混合性散光变为高度近视散光,使视力下降更为明显。

2. 视疲劳　在所有的屈光不正中散光眼的视疲劳症状最突出。由于散光眼的视网膜上不能聚为一个焦点,所以不论看远还是看近都是朦胧不清,经常要通过改变调节或眼睑成裂隙状,其效果是使眼屈光系统的史氏光锥的焦线距离缩短,以接近最小弥散圈,使视力稍为清晰,但却易造成视疲劳,如眼痛,头痛,流泪,视物重影,近距离工作不能持久等。高度散光因为视力很差,且不能通过自我调节提高视力,视疲劳症状反而不明显,主要表现为严重视力障碍,因放弃调节,还可表现为外斜视。

【治疗对策】

散光眼的治疗包括光学矫正及手术治疗。

(一)光学矫正

配戴柱镜进行光学矫正,是散光眼的主要治疗方法。散光眼即便度数很轻,若有视力下降,或出现视疲劳和视觉干扰症状者,都应配戴矫正眼镜。配镜前应经过检影验光,青少年儿童则应散瞳验光,还可结合角膜曲率计的测量,以了解真正的散光性质和程度,再结合主观试镜,才可确定配镜处方,应防止过度矫正。

柱镜能矫正散光眼的视力,是通过柱镜的光学特性,使散光眼内所形成的两焦线的间距缩短,变两焦线为一个焦点,并使焦点落在视网膜上。散光程度轻者,通过配戴柱镜,视力可得到理想的矫正。由于光学镜片在矫正屈光不正的同时,视网膜像的放大或缩小以及畸变对视觉造成一定的干扰作用,尤其是高度散光镜片,可使患者明显感受到视网膜像的偏斜或畸变,造成的视觉干扰而不能忍受,甚至引起空间定位的误差。因此,对于高度散光,斜轴散光,或度数并不高但从未戴过眼镜的散光者,应采取先用较低度的矫正镜片,以患者能接受为原则,让其慢慢适应以后,再配戴完全矫正的镜片。或采用"最小弥散圈法",即用"减柱加球"的方法,这样可使两焦线尽量地靠近史氏光锥的最小弥散圈,使两焦线的间距尽量地缩短,达到提高矫正视力的效果。

高度散光不能适应框架眼镜者,可选择角膜接触镜矫正。不规则散光可试用透气硬性隐形眼镜。

（二）手术治疗

适用于因眼部手术如白内障或角膜移植术后所致的散光，如松弛性角膜切开术等。

（三）其他

上睑下垂的治疗，睑结膜肿物的切除，切除胬肉，角膜炎或角膜溃疡的治疗，角膜缝线拆除，白内障手术等。

第四节　屈光参差

【概述】

两眼的屈光状态不相一致者，称为屈光参差（anisometropia）。两眼的屈光状态可存在轻度的差异，完全一致者少见。屈光参差有多种类型。可表现为两眼屈光性质的不同，或两眼屈光性质相同而屈光程度不同。临床上把屈光参差分为生理性和病理性，两者的划分是以全国儿童弱视斜视防治学组（1985）提出的统一试行诊断标准，即两眼屈光度相差为球镜≥1.50 D，柱镜≥1 D 者为病理性屈光参差。

人的眼睛发育的趋势，一般具有远视的度数会不断减轻，近视的度数会不断发展的规律性。如果两眼在远视的消减程度或近视的发展进度不同，就可引起屈光参差。先天因素者，出生时就有明显的两眼眼轴或其他屈光间质发育不平衡，导致两眼的屈光状态不相对称；另外，眼外伤、眼的手术也可造成屈光参差。

【诊断步骤】

（一）病史采集要点

1. 发病年龄　发生视朦或视物重影、验光为近视、远视或散光状态的年龄。

2. 主要临床表现　视朦、重影，视疲劳症状。

3. 既往史　是否有外伤、上睑下垂、胬肉、白内障、内眼手术等病史。

（二）眼科检查要点

1. 视力检查

(1)远视力　主要症状为远视力下降。

(2)近视力　也可有近视力的下降。

(3)矫正视力　屈光度高特别是远视或散光度数高的一眼多出现矫正视力不良。

2.眼前段常规检查　有无上睑下垂;注意角膜的形态,角膜有无缝线或瘢痕;有无胬肉增生;晶状体的形态、混浊程度和位置,晶状体有无脱位或倾斜。

3.眼屈光检查　视网膜检影为双眼分别呈现状态或程度不同的屈光表现。

4.眼底检查　是否存在视乳头变形、视网膜脉络膜萎缩、弧形斑及其他器质性病变。

5.调节力　双眼调节力不等。

6.眼位情况　屈光参差严重者可因一眼屈光度过高视力太差而放弃该眼调节继而集合不足引起继发性外斜。

(三)辅助检查要点

1.视网膜检影　16岁以下尤其是存在内斜视的儿童必须用阿托品眼膏散瞳,16~40岁可用复方托品酰胺,40岁以上才考虑小瞳验光。如果同时存在明显调节紧张症状、调节集合功能异常以及检影的客观结果与主观需求镜片不符时,尤其需要重视睫状肌麻痹下的客观屈光度检查。

2.综合验光仪散光表和交叉圆柱镜确定散光轴位及度数。

3.角膜曲率检查　角膜曲率计或角膜地形图了解角膜各轴位曲率。

4.双眼视觉检查　由于屈光性质或程度不同常出现双眼分视现象,如近视或近视度数深的一眼司看近,远视或近视度数浅的一眼司看远,患者多有双眼视异常,如单眼抑制等,应进行同视机、线状镜、四孔灯、立体视图等远、近双眼视觉检查。

【诊断对策】

(一)诊断要点

主要根据年龄、临床表现及视网膜检影结果为两眼屈光度相差为球镜≥1.50D,柱镜≥1 D即可明确诊断。

(二)临床表现

1.视疲劳　多发生在两眼参差度数较小者。是由于两眼成像大小不等和两眼的调节矛盾所引起。一般认为,两眼屈光度相差0.25 D时,可使两眼视网膜上成像大小相差0.5%。由于屈光参差两眼视网膜上的成像大小不等,但人的两眼调节作用是相等而且是同步的,为了使两眼的像得以融合并能产生立体视觉,两眼可因调节的矛盾和双眼融像的困难而引起双眼视疲劳。两眼屈光参差度数较大者,度数高之眼常常因为视力差而废用,故视疲劳症状反而不明显。

2. 双眼单视功能障碍　多发生在两眼参差度数较大者。因为人眼可耐受的两眼视网膜的影像差别最大不超过 5％,即两眼屈光参差最大耐受度为 2.50 D。当屈光参差超过此限度时,由于两眼视网膜上物象大小相差悬殊,就会发生两眼融像困难,引起双眼单视功能障碍,造成立体视的破坏。

3. 交叠视力　即看远时用一眼,看近时用另一眼的交替用眼现象,常见于一眼为正视或轻度远视,另一眼为轻度近视的屈光参差者,这种避难就易的办法可使患者不用或少用调节,也不必使用集合,故习惯于这种用眼方法者可减少因为调节和集合的矛盾所产生的视觉症状。

4. 单眼视力　两眼屈光参差度数较大时,度数较高眼常处于视觉模糊状态,于是只用视力好之眼注视目标,而度数高之眼则容易形成知觉性弱视。尤其在屈光参差的远视眼更容易成为弱视。

5. 斜视　屈光参差若已形成一眼知觉性弱视,该弱视眼因为不能注视目标而发生分离,形成知觉性外斜视或知觉性内斜视。

【治疗对策】

(一)配戴眼镜矫正

轻度和中度的屈光参差,应通过验光配戴足量或接近足量的光学眼镜,达到最佳矫正视力,并经常戴用,以保持双眼单视功能。由于透镜在视网膜上形成的像大小有差异,两眼镜片性质的不同,或透镜度数高低参差较大时,视网膜上的像大小差异就更明显,因此两眼参差度数高时通常要减少参差度进行配镜。一般认为,戴镜两眼之间度数相差应不超出 3 D,但也有主张两眼之间度数相差 6 D 为界限。总之对于高度屈光参差的配镜,应根据具体情况以及因人而异。如少年儿童,即使是高度屈光参差也应该尽可能全矫,因为少年儿童的适应能力较强,也有利于双眼单视功能的建立。但对于成年患者,两眼参差度很高时则难以忍受,可将屈光度低之眼矫正到最佳视力,屈光度过高之眼作部分矫正,以能提高视力,也不会对另一眼产生干扰症状为限度。

高度的屈光参差最为理想的方法是配戴角膜接触镜。因为接触镜在视网膜上的像大小差异比框架眼镜小,也不引起框架眼镜容易产生的棱镜作用,所以患者更易接受。

（二）手术矫正

戴镜无法忍受的近视性的屈光参差者可进行屈光手术，如准分子激光角膜切削术治疗。白内障术后无晶状体所引起的高度屈光参差，可通过人工晶状体植入手术矫正。

（三）弱视和斜视的治疗

对有弱视和斜视儿童的屈光参差除了戴镜充分矫正视力之外，还应积极进行弱视治疗，必要时行斜视矫正手术。

（冯涓涓　廖瑞端）

第13章 | 眼的调节与集合异常

第一节 调节与集合异常

一、调节异常

【概述】

人眼在变换注视远近物体时眼睛的晶状体屈光能力改变的现象叫眼调节。

静止状态的正视眼,从无限远的点状光源射入眼内的平行光线经屈光系统聚集于系统的后主焦点,其后主焦点正好落在视网膜上。位于眼前有限距离的物体,特别是很近眼前的物体,由于进入眼球的光是散开的,其物点的共轭焦点在后主焦距以外,即位于视网膜后虚焦点,光束在视网膜上截成模糊圆,以致物像不清,此时必须增加眼的屈光力量,使焦点移至视网膜,才能看清物体,这一功能称为调节。

调节异常是指眼不能准确地聚焦,或者不能维持、改变其调节状态。包括调节范围、程度、持续时间、变换调节的时间。临床类型有调节痉挛、调节麻痹、调节滞后、调节超前、调节不能持久、双眼调节不等。

调节异常的病因有环境因素、眼的本身因素及全身因素。视觉卫生环境,如照明、印刷品质量或长时间从事精细近距离工作影响调节功能;眼部疾病如虹膜睫状体炎、眼内炎、眶壁及球壁的炎症刺激引起睫状肌痉挛;眼球及其附近的挫伤由于交感神经麻痹引起睫状肌痉挛或悬韧带撕裂,均可使调节增加;此外,屈光状态与调节功能密切相关。患者的健康状况和全身疾病也影响调节功能,可为先天性异常,或神经性,也可为药物作用、感染、中毒、外伤等。

【诊断步骤】

(一)病史采集要点

1. 起病情况　起病时间,病程长短,用眼习惯,眼镜配戴度数、时间及习惯,其他眼病史及全身疾病史。

2. 主要临床表现　视物模糊、复视、视物显大或显小,调节异常造成的视力障碍还可影响整个视野,感觉症状有眼胀痛,但罕有剧痛者,头痛或偏头痛。

(二)临床检查要点

1. 视力检查　远近视力均需要检查。

2. 眼前段及眼底检查排除眼部疾患。

3. 视网膜检影确定屈光状态　16 岁以下尤其是存在内斜视的儿童必须用阿托品眼膏散瞳,16～40 岁可用复方托品酰胺,40 岁以上才考虑小瞳验光。如果同时存在明显调节紧张症状、调节集合功能异常以及检影的客观结果与主观需求镜片不符时,尤其需要重视睫状肌麻痹下的客观屈光度检查。

调节范围与调节程度与静态屈光状态密切相关。正视眼的远点位于无限远,不需调节就能看清远物,其静态屈光为零。当注视近点处物体时,需用全部的调节力。近视眼的远点在眼前的有限远以内,调节范围小于正视眼。远视眼的远点在眼的后方,调节范围比正视眼大。

4. 双眼视觉的检查　同视机、线状镜、四孔灯、立体视图等检查远、近双眼视功能。

(三)调节的检测

1. 基本概念

(1)远点　眼不使用调节时,能清晰看到的最远处物体位置。此时正视眼处于完全松弛的休息状态,眼的屈光力最小。远点距离的倒数为静态屈光度。

(2)近点　当眼处于最大调节时,所能看清的最近物体所处的位置。此时眼的屈光力最大。调节时眼的屈光称为动态屈光度。

(3)调节范围　是指远点与近点之间的距离。在该范围内,眼可利用不同程度的调节看清不同距离的物体,这一范围所包含的空间称为调节区。调节范围以距离表示。

(4)调节程度　为眼的静态屈光与最大调节时的动态屈光之差,代表眼可提供的全部调节,称为调节范围或调节力,以屈光度表示。

2. 测定方法　分为客观方法和主观方法。客观法是指动态视网膜检影法,主观法是通过测定调节近点检测其调节能力。临床上常使用主观法评定调节功能：

(1)绝对性调节 调节近点和调节幅度都是反映绝对性调节能力的指标。一般以 r 代表远点(以米为单位)，R 代表注视远点的屈光力(以度为单位)；p 代表近点，P 代表注视近点的屈光力；a 代表调节范围，A 代表调节程度。则 Donders 调节公式为 A＝P－R，a＝r－p。

1)调节近点 使用近视力表，嘱患者注视 20/20 视力相等或患者最好视力的视标，操作者在 40 cm 处开始，从远到近慢慢移动视标，直到患者诉视标模糊为止，记下该点至角膜顶点的距离，则为调节近点。

2)调节幅度 反映个人可使用的最大调节力。视标和检测方法同调节近点，不同的是检查时患者配戴镜片以充分矫正其屈光不正(最大正镜度数矫正的屈光度数)，此时测得的调节近点距离米数的倒数，则为调节幅度。这种方法是先把非正视眼矫正成正视眼，正视眼的远点屈光度为零。根据公式 A＝P－R 所得。单眼分别检测后双眼检测。一般最小调节幅度为 15－0.25×年龄。

调节近点与幅度均测定三次取平均值，单眼双眼分别测定。

(2)相对性调节

反映把集合固定时，调节可单独活动的力量。

1)正相对调节(PRA)——患者配戴镜片矫正为正视，双眼同时观察 20/20 或最好视力的视标，操作者在患者眼前逐渐增加负镜的度数，直至视标由清楚至模糊，此时的负镜度数为正相对调节。

2)负相对调节(NRA)——视标同正相对调节，逐渐增加正镜度数直至视标模糊所得的正镜度数为负相对调节。

(3)调节的灵敏度

是指调节改变的速度。可采用改变视标距离或球镜度数两种方法。前者是前后反复移动视标距离，每次患者需认清视标，测定每分钟移动的次数。后一种方法是患者手持 Flipper 镜片(＋2.00 D 镜片)，注视 40 cm 处相当于 6/9 视力行的视标，1 分钟内从正到负镜度进行多次翻转，每次变化都要求必须看清字体，单眼和双眼都要进行检测。＋翻转一次为一周期。Flipper 镜片的使用，除了测量调节的灵敏度外，双眼的 Flipper 测试也反映了调节性融合的能力。

另外，客观检测方法有两种：

1)Nott——动态检影法 是通过两个不同距离的调节来诊断有无调节滞后。在 40 cm 放阅读卡，中间有孔，从 67 cm 处检影，正常情况下 40 cm 处需要 2.50 D 调节，而 67 cm 处需要 1.50 D 的调节，两个距离有 10 cm 调节差异。

2)MEM——单眼评估检影法 由于调节刺激所引起的调节性变化可以保留下来,但保留时间很短。患者双眼开放,在其习惯的阅读距离,一只眼前放试镜片1分钟,如再检影用正镜度中和——调节滞后,用负镜度中和——调节超前。

测定调节时要把两眼分开测量。因为双眼的调节要比单眼的大 0.5 D。另外,为避免测得的调节近点太近或太远,所带来的不方便,可在测量者眼前适当加一定度数的镜片,测完后再把所加镜片部分减去。

(4)调节持久力

指调节的耐力。调节的速度和能量在开始时都是正常的,但维持的时间很短,随着时间的推移,调节能力会下降。用 ±2.00 D 镜片检测,6 秒钟翻转 1 个周期,记录其时间。通常有耐力的时间很短,在 1 分钟之内。

3. 诊断标准及分级,以表 13-1～表 13-6 进行说明:

表 13-1 调节幅度的分级

分级	描述	幅度
5	非常强	比平均值高 1.00 D 或以上
4	强	高于平均值 0.50 D
3	合适	处于年龄的平均值
2	弱	比平均值低 2.00 D
1	非常弱	比平均值低 4.00 D 或以上

表 13-2 相对性调节分级

分级	描述	正相对性调节和负相对性调节
5	非常强	≥2.50 D
4	强	2.25 D
3	合适	1.75～2.00 D
2	弱	1.50 D
1	非常弱	<1.50 D

表 13-3　调节灵敏度的分级

分级	描述	翻转次数/分钟	
		单眼	双眼
5	非常强	≥18	>10
4	强	14～18	8～10
3	合适	10～13	6～7
2	弱	6～9	4～5
1	非常弱	<6	<4

表 13-4　调节超前的分级(MEM 检影法)

分级	描述	引起调节的屈光度
5	非常强	+0.25D
4	NA	NA
3	合适	0.00D
2	弱	−0.25D
1	非常弱	≥−0.50D

NA＝not applicable

表 13-5　调节滞后的分级

分级	描述	NOTT 或 MEM(右眼或左眼)
5	非常强	+0.25D
4	强	+0.50D
3	合适	+0.75D
2	弱	+1.00D
1	非常弱	+1.25D

表 13-6　调节持久力的分级

分级	描述	双眼(秒)	单眼(秒)
5	非常强	≥108	≥60
4	强	84～108	48～59

分级	描述	双眼（秒）	单眼（秒）
3	合适	60～83	36～47
2	弱	36～59	24～35
1	非常弱	＜36	＜24

【诊断对策】

调节异常分为以下几种类型，主要根据病因、临床表现及调节检测结果可进行诊断。

1. 调节痉挛（spasm of accommodation） 调节痉挛是由于副交感神经兴奋过度，引起非自主性的肌强直，分为功能性和器质性。功能性多由过度使用调节而引起。神经受刺激所引起者，多为器质性。两者症状表现基本相同，但轻重程度有差别。

（1）症状 主要特点是明显的视觉干扰症状。包括眼部不适、头痛、头晕、眉弓部发胀、恶心、怕光、复视和间歇性视物模糊合并视物显大症。发病时副交感神经处于持续兴奋状态，睫状肌肌张力增加，使眼屈光系统的远点及近点均移近，造成假性近视，以致远视眼度数变浅，正视眼变成近视，近视眼度数加深。检影时中和点不稳定，用雾视法也难以提高远视力。用足够强的睫状肌麻痹剂后的检影法与用药前的屈光度作对比为本病的可靠诊断方法，一般认为前后相差 0.5 D 为异常。正常情况下，睫状肌的紧张度仅为 1.0 D，前者可高达−20.0 D。

（2）功能性调节痉挛 多为睫状肌功能不全和过度使用调节引起，是疲劳造成的一种持续的兴奋状态。其诱发因素有环境因素、眼的本身因素及全身因素。

调节痉挛与屈光状态直接相关，尤其常见于早期近视眼患者和青春期的散光患者。另外刚上小学的儿童由于大量的家庭作业迫使其调节长期处于紧张状态进而成为痉挛状态，形成假性近视。老视眼初期为了维持近距离视力而用力调节，也可引起调节痉挛。眼外肌肌力不平衡，特别是集合不足或过强，又从事精细近距离工作者也多见。

（3）器质性调节痉挛 局部或全身应用毛果芸香碱、毒扁豆碱、DTP、组胺、毒蕈碱等胆碱类药物或使用磺胺类药物、有机砷化物和过量使用维生素 B_1 也可引起调节痉挛；虹膜睫状体炎、眼内炎、眶壁及球壁的炎症等局部炎症刺激引起睫状肌痉挛；眼球及其附近的挫伤由于交感神经麻痹引起睫状肌痉挛或悬韧带撕裂，均可使调节增加；流行性脑炎、脊髓炎、脑膜炎、眼眶内容炎或巩膜炎等因脑干和动眼神经干或神经核受到病灶刺激引起调节痉挛；三叉神经痛反射性刺激引起；黄疸和流行性感冒也可引起调节痉挛。

2. 调节麻痹（Paralysis of accommodation） 调节麻痹可为单侧或双侧。可突然发病，也可由部分性调节衰竭迁延发展形成。原因可为由眼局部或全身等多种因素，可为先天性异常，或神经性，也可为药物作用、感染、中毒、外伤等。药物为引起调节麻痹最常见的病因。包括抗胆碱类的睫状肌麻痹剂，阿托品及其衍生物的全身或局部应用、治疗帕金森综合征用药过度、抗组胺类药物和神经阻滞药物作用于睫状神经节、大量使用安定类药物。眼本身的疾病、传染病、代谢性毒血症、外中毒者、创伤性等因素均可导致调节麻痹。先天性缺陷较少见，多与虹膜缺损等合并发生。睫状神经麻痹很少单独发生。如病变侵犯到第Ⅲ对脑神经，多可累及眼肌。

调节麻痹典型的症状：近点远移，向远点靠拢，可合并瞳孔放大、视物显小。调节麻痹后对视力的影响，随着屈光状态不同有所差异。正视者只影响近视力；近视者除眩目外，远近视力均影响不大；远视者对任何距离的物体均看不清楚。正视眼的老视眼，因其近点已向远移，故对视力影响并不显著。

3. 调节功能失调 调节功能失调有以下几种类型：

（1）调节不足（accommodation insufficiency） 调节不足是指调节的幅度不足，通常是指在正常的或希望的阅读距离，不能得到清晰的物像刺激。其原因可能为功能性的、屈光性的，包括近距离工作过度、集合异常、远视、看近不戴眼镜的近视、老视、屈光参差等，眼部疾病及全身状况也会导致调节不足。

（2）调节滞后（lag of accommodation） 调节滞后有时被看成是调节的不精确，是在注视的目标有分离的时候（当有注视分离的时候）不能产生精确的集合。检测方法有两种：

1）Nott——动态检影法 是通过两个不同距离的调节来诊断有无调节滞后。在 40 cm 放阅读卡，中间有孔，从 67 cm 处检影，正常情况下 40 cm 处需要 2.50 D 调节，而 67 cm 处需要 1.50 D 的调节，两个距离有 10 cm 调节差异。

2）MEM——单眼评估检影法 由于调节刺激所引起的调节性变化可以保留下来，但保留时间很短。患者双眼开放，在其习惯的阅读距离，一只眼前放试镜片 1 分钟，如再检影用正镜度中和——调节滞后，用负镜度中和——调节超前。如果需要＋0.25 D，为明显滞后；用－0.25 D，说明调节超前，－0.50 D 或更多则明显超前。

（3）调节超前（accommodation excess）　　调节超前是指调节超前聚焦于刺激物体，有时也看作是调节痉挛。检影是诊断调节超前的必要手段。静态检影是指使用睫状肌麻痹剂，进行前后比较。动态检影是指不使用睫状肌麻痹剂，用 Nott 或 MEM 方法判断。

（4）调节困难（accommodation infacility）　　调节困难是指没有能力很快地改变聚焦，也就是一种惰性调节。调节困难很容易引起视物模糊及视疲劳症状。典型的病人经常抱怨要看清物体非常缓慢，特别是由看近转为远或由看远转为看近时感到视物不清。检测方法是使用 Flipper 镜片。在病人习惯的阅读距离进行检查，从±1.50 D 开始→±2.00 D。正常反应时间不能少于 1 周期/5 秒，也就是 1 分钟12 次翻转（12 周期，±为一周期）或 20 周期 90 秒，单眼、双眼都测定，双眼差别要<2 周期。

（5）调节不能持久（ill sustained accommodation）　　调节不能持久是指在调节发生作用一段时间后，才出现耐力不足，不能持久地调节，调节的速度和能力在开始时都是正常的，但维持的时间很短，随着时间的推移，调节能力下降，通常有耐力的时间很短，在 1 分钟之内。检测方法与调节困难一样，使用 Flipper 镜片，至少 1分钟，调节不能持久的患者，使用±2.00 D 镜片翻转，开始时速度很快，但后来反应下降，这种检测方法比较容易发现调节耐力不足，不能持久。临床上如果只是检测 1～2 个周期，再乘以时间去推测，那么很难发现调节耐力不足。调节耐力不足会引起各种症状如视疲劳，阅读不能持久，干扰视，头痛，早期老花的症状。

【治疗对策】

1. 一般治疗　　治疗调节异常关键在于去除病因。功能性调节痉挛的治疗重要是矫正屈光不正和肌力不平衡；症状较重者应用阿托品麻痹睫状肌 3～4 周；注意改善视觉卫生环境，如照明、印刷品质量等，且不能过长时间近距离工作；短期休息和增加户外体育锻炼以改善全身因素。器质性调节痉挛的治疗，去除病因同时局部可使用阿托品解除调节痉挛症状。

如有应用副交感神经抑制类药物引起调节麻痹者，应立即停药。缩瞳剂（特别是毛果芸香碱）不仅能刺激睫状肌，且其缩瞳作用可增进视力，起到治疗调节麻痹的效果。如果调节麻痹迟迟不能恢复，应配戴双焦点眼镜，不宜过度矫正，保证在不疲劳的情况下眼还有锻炼的机会。如果只是单眼麻痹，可将患眼遮盖，或配一单眼弱凸镜片，从而可舒适地使用双眼。

2. 功能训练　　调节功能异常还可通过视觉训练达到获得相关年龄正常调节

幅度、相对调节幅度、正常的持续调节能力、正常的调节灵敏度、正常的调节与集合的比例、双眼平衡的调节能力、视觉信息处理过程完整协调的调节的目的。

视觉训练通常综合运用眼镜、棱镜、滤光镜、特殊治疗仪及计算机程序。一般到诊所在医生的指导下进行，并在家里练习来巩固正在提高的视觉技巧。疗程根据病情的严重性制定，由几周至几个月不等。

调节不足患者训练时，戴远用矫正眼镜，手持近视力表或测调节点用的画有细短线的卡片，置于距眼较远处，逐渐向眼移近，同时用力注视，直至视标变模糊为止，然后将之退至原处，如此反复进行，每次尽可能将近点移近，并坚持注视片刻，以不产生疲劳为度。每日可训练数次。如果集合过强，则训练时应遮盖一眼，两眼轮流进行。如果集合不足，则应两眼同时训练，如此集合亦可得到加强。

调节不足、调节不能持久等调节功能障碍患者可通过 Flipper 训练改善病情，患者注视 40 cm 处视力表 6/9 的视标，快速翻转 Flipper，每次变化均需看清视标，每天 9 分钟，持续两周。

视觉训练是一种个体化的过程，通过医生根据病人的症状和体征、常规检查结果、病人的需要制定方案并监控其实施，以达到提高视觉认知技巧和功能、改善病人生活质量的目的。

二、集合异常

【概述】

集合是指人眼为了保持双眼正常的视网膜对应，把远近不同的物体看成一个，两眼不停地调整视轴的集散度。主要为内直肌收缩活动的结果，由第Ⅲ对脑神经（动眼神经）支配，亦可自主随意完成。

集合功能异常在临床上并非少见，它涉及到眼肌本身功能不全和眼屈光不正。集合功能异常表现为视疲劳所引起的一系列视干扰症状，随着病情发展最终不能维持双眼单视，由隐斜变为显性斜视。

【诊断步骤】

(一)病史采集要点

1. 起病情况　起病时间，病程长短，用眼习惯，眼镜配戴度数、时间及习惯，其他眼病史及全身疾病史。

2. 主要临床表现　视物模糊、读书错行、头晕、头痛和阅读困难等。最后由于不能维持双眼单视,由隐斜变为显性斜视。斜视发生后,视力降低,立体视觉丧失,但视干扰症状(除复视干扰外)即行消失。

(二)临床检查要点

1. 视力检查　远近视力均需要检查。

2. 眼前段及眼底检查排除眼部疾患。

3. 视网膜检影确定屈光状态　16岁以下尤其是存在内斜视的儿童必须用阿托品眼膏散瞳,16~40岁可用复方托品酰胺,40岁以上才考虑小瞳验光。

4. 双眼视觉的检查　同视机、线状镜、四孔灯、立体视图等检查远、近双眼视功能。

5. 调节的检查　因集合与调节密切相关,调节功能的检查对集合异常的诊断非常必要。

(三)集合的检测

1. 基本概念

(1)集合近点　双眼单视的最近点称为集合近点。当集合作用达到最大限度时,再移近物体则出现复视,此时物体所在之点为集合近点。

(2)集合远点　注视远距离目标时,视轴平行,不需用集合,当集合作用完全停止时,两眼能看清物体所在之点称为集合远点。

(3)集合范围与集合程度　集合近点与其远点之间的距离称为集合范围。由无限远至近点之间的距离称为阳性集合范围;超过无限远,也就是两眼视线集合于眼球后时,因为两眼视线向外分开,称为阴性集合范围。

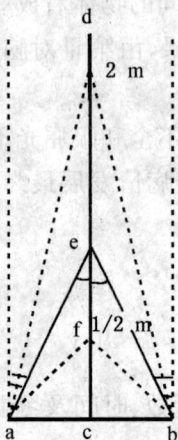

(4)集合程度　即集合能力。表示集合程度的单位为米角(图13-1),假设眼在休息时,两眼的视轴一直向前成为两条平行线,即从a和b引出的两条虚线。假若两眼注视在1m处的物体e,从a和b联结的中点为c,c与无限远处的d相连为cd,则两眼的视轴ae和be与cd相交于e,于e处相夹之角称为1米角(MA)。由集合近点求米角的公式为:ma=100/pc,pc为集合近点至眼的距离,单位为cm。故两眼注视1米目标时为1米角,注视0.5米时为2米角。米角所占的圆弧度根据两眼视轴间距而非瞳距来计算。此角的真正大小随着两眼瞳孔距离而改变。

求集合角的圆周度公式为:

集合角的度数=(两眼中心距/集合近点)×50+3°

图13-1　米角示意图

2. 检测方法

（1）绝对性集合

一般测试集合近点（NPC）以反映集合功能的强弱，方法为：患者注视相当于6/9视力的视标，操作者在40 cm处开始，每3～5 cm平稳地移动视标，直到被检测者鼻部，询问被检测者视标是否由清晰变成模糊（模糊点），然后出现重影、复视（破裂点），再回退直到重新看清晰（恢复点），分别记录这三点的距离。

另外可在RAF标尺上测定，这种方法被认为是测定NPC最准确者。RAF标尺置于－45度的低位，患者注视尺上的点或线，慢慢移动视标，直至患者出现复视或观察到患者双眼分离。测量三次取平均值。

一般正常值<9 cm，>10 cm为集合功能不足，<3 cm为集合功能过强。

（2）相对性集合

反映把调节固定不动时，集合单独改变其集散程度的范围。

检测视标为单一的相当于6/6视力或被检测者最好视力，被检测者屈光状态为用最大正镜度矫正的屈光度数。

近处正相对集合：患者双眼同时观察40 cm处的视标，操作者使用棱镜串在其中一眼逐渐增加基底向外的三棱镜，至患者诉视标出现模糊（模糊点），继续增加至出现复视（破裂点），减少三棱镜度数至重新恢复清晰（恢复点），分别记录。平均为模糊点15——17$^\triangle$，破裂点19——21$^\triangle$，恢复点8——11$^\triangle$。

近处负相对集合：患者双眼同时观察40 cm处的视标，操作者在其中一眼逐渐增加基底向内三棱镜，至患者诉视标出现模糊（模糊点），继续增加至出现复视（破裂点），减少三棱镜度数至重新恢复清晰（恢复点），分别记录。平均为模糊点12——13$^\triangle$，破裂点20——21$^\triangle$，恢复点11——13$^\triangle$。

远处相对集合检测方法为视标放在6米处，余均同近处检测的方法。但远处负相对集合没有模糊点存在，远处正相对集合平均为模糊点8——10$^\triangle$，破裂点16——20$^\triangle$，恢复点9——11$^\triangle$。远处负相对集合平均为破裂点6$^\triangle$，恢复点4$^\triangle$。

（3）集合的灵敏度 用8$^\triangle$基底向内（BI）和8$^\triangle$基底向外（BO）或4$^\triangle$BI和4$^\triangle$BO的Flipper镜片检测，方法同调节灵敏度的检测。

3. 诊断标准及分级（表13-7～表13-12）

表 13-7　6 米负相对性集合的分级(三棱镜底朝内)

分级	描述	破裂点(△)	恢复点(△)
5	非常强	8	9
4	强	7	5
3	合适	6	4
2	弱	5	2
1	非常弱	4	2

表 13-8　6 米正相对性集合的分级(三棱镜底朝外)

分级	描述	模糊点(△)	破裂点(△)	恢复点(△)
5	非常强	>14	>24	>15
4	强	11~14	21~24	12~15
3	合适	8~10	16~20	9~11
2	弱	7	15	8
1	非常弱	<7	<15	<8

表 13-9　40 厘米负相对性集合的分级(三棱镜底朝内)

分级	描述	模糊点(△)	破裂点(△)	恢复点(△)
5	非常强	>18	>26	>18
4	强	14~18	22~26	14~18
3	合适	12~13	20~21	11~13
2	弱	11	19	10
1	非常弱	<11	<19	<10

表 13-10　40 厘米正相对性集合的分级(三棱镜底朝外)

分级	描述	模糊点(△)	破裂点(△)	恢复点(△)
5	非常强	>23	>28	>18
4	强	18~23	22~28	13~18

续表

分级	描述	模糊点(△)	破裂点(△)	恢复点(△)
3	合适	15~17	19~21	8~11
2	弱	14	18	7
1	非常弱	<14	<18	<7

表 13-11　集合灵敏度的分级

分级	描述	翻转次数/分钟
5	非常强	>15
4	强	11~15
3	合适	5~10
2	弱	3~4
1	非常弱	<3

注:40厘米处用 8△底朝内 8△底朝外检测,6米处用 4△底朝内 8△底朝外检测

表 13-12　集合持久力的分级

分级	描述	翻转次数/分钟
5	非常强	>90
4	强	66~90
3	合适	30~65
2	弱	18~29
1	非常弱	<19

注:40厘米处用 8△底朝内 8△底朝外检测,6米处用 4△底朝内 8△底朝外检测速度:6秒/周期

【诊断对策】

集合异常分为以下几种类型,主要根据病因、临床表现及调节检测结果可进行诊断。

1. 集合功能不全　集合功能不全具有低 AC/A 的特征,看远时眼位正常,看近时为外隐斜,有症状的病人可能在远处正位,40 cm 处有 5△外隐斜,在接近于集合近点时由于合像储备力量不足,难以从事远近不同的双眼单视,不能完成随意性集合。集合不全病人 PRC 降低,NPC 下降,绝对性功能不全的集合近点往往大于 11 cm。在某一特定的工作距离难以集合者,称为相对性的集合不全。

(1)原因　集合功能是一种晚期演化形成的视功能,并与后天的学习和训练有关,故延迟发育是最常见的因素;瞳孔距离过宽等解剖因素可使集合困难;全身病、中毒、代谢和内分泌疾病等全身疾病或虚弱、精神病态的不稳定性、重症肌无力导致的内直肌麻痹或减弱以及由于散开功能过度所继发等因素均可引起集合功能不全。

另外,一种重要原因是由于异常调节与集合间关系而导致的视觉的干扰。如果调节与集合之间的协同作用已经发育,而调节功能未能得到正常地发挥,集合功能也处于废用状态,就会发生典型的集合功能不全。常见是未经矫正的近视眼。在远视眼或老视眼开始用镜片矫正其屈光不正时,亦可能由于这种人工性调节功能降低引起集合功能不足。在明显的远视、屈光参差或老视等,由于看近物的影像不清,不能形成习惯性的集合反射也会引起功能不足。在弱视或盲的病例,由于废用的关系使之形成集合不足性假性眼肌麻痹。这种假性的肌麻痹开始为间歇性,可以慢慢发展为永久性外斜视。

(2)症状　视疲劳为主要症状,很多病例并无不适感,疲劳程度与精神状态有关。特别易于发生在做长时间近距离工作时,甚至可因视物模糊、复视和头痛放弃工作。把一眼遮盖症状即可消失。观察运动物体有困难,常常在看电影时头痛并有晕车。学生多发生于学习时,表现为瞌睡型学生症候群。此病与神经类型的不稳定性或神经衰弱有关,有时认为某一环境是发生症状的条件,但并无明显的客观变化;有时身体状况已经好转,而症状仍然持续存在。有时身体并未好转而症状消失。再者,有些患者绝对集合范围是正常的,若与调节之间的对比关系不适当亦可引起集合困难。

(3)诊断　看远为正位,在接近近点时只用一眼固视而另一眼为间歇性散开最终呈现双眼复视。当用 Maddox 杆查 6 m 处的隐斜为正位眼,而近距隐斜为 $6^\triangle$ 外隐斜。应与静态的外隐斜及散开过度相鉴别,外隐斜对各种不同距离的偏斜均较恒定,散开过度表现为远距离时散开最大,当注视点越向眼前移动,散开程度就会越低,集合近点正常、集合的三棱镜度正常,但散开的三棱镜度则随距离增加而加大。老年性"假的集合功能不足"是指老视眼调节功能降低,合并集合范围降低,也称集合功能不足合并调节功能不足。

2. 集合功能过度　集合功能过度,或称集合痉挛,可能是一种习惯性变化,也可能由于运动神经系统的影响所形成。集合功能过度者 AC/A 较高,向远看为正位,看近点处发生明显的内隐斜,用三棱镜所测集合度明显增加,散开度正常。此外,即使痉挛性者眼球的侧方运动亦不受限制。

集合功能过度可分为原发性的集合过度、继发性集合功能过度、集合过度合并调节过度三种类型。原发性的由中枢神经系统受刺激所引起；继发性者一般由散开功能不足所引起；集合过度合并调节过度典型例子是未矫正的远视眼，为了看清物体的细节过度使用调节，导致集合功能过度。

集合功能过度者经常抱怨近距离工作困难，因为当他们近距离工作时，内隐斜会增加，字体变模糊、间歇性复视并伴有眼胀痛、头痛、怕光、眩晕等视疲劳症状使之不能长时间坚持近距离工作，这种病人很容易发展为内斜视。

3. 散开功能不足 散开功能不足是由强直性集散功能不平衡所引起，一般是功能性，其特点为 AC/A 低，散开三棱镜度明显减退，视远目标时表现为明显的内隐斜，例如近处 $3^\triangle$ 内隐斜，远处 $10^\triangle$ 内隐斜，严重者可表现出显性偏斜形成间歇性同侧复视。这种复视的特点是距离越远，复像距离越大。融合性分开不足的病人在晚上驾车时，容易产生视疲劳症状。

4. 散开功能过度 散开过度是看远时两眼视轴过度散开，但看近时为正位眼，常伴有高的 AC/A，可能是近处融合性集合痉挛的结果。散开功能过度者除具有一般视疲劳症状外，可间歇出现交叉性复视，形成视觉干扰，使患者具有典型的广场恐怖症和不喜欢参加群体活动的特点。

诊断主要根据眼处于休息状态时成为明显的外隐斜，在接近于近点时则无外隐成为正位。要与基本型外隐斜鉴别，可通过长时间的遮盖试验，例如视远时 $10^\triangle$ 外隐斜，看近为 $3^\triangle$ 外隐斜，如果长时间遮盖没有变化，且有高的 AC/A，则为散开功能过度；反之，基本型外隐斜经过长时遮盖后，近处的 $3^\triangle$ 外隐斜会增加至 $10^\triangle$。

【治疗对策】

(一)一般治疗

治疗集合异常首先要消除致病因素。

1. 集合功能不全一般不采用手术疗法，主要治疗方法有光学矫正，对远视者要戴矫正不足的镜片，近视者要充分矫正。正位训练失败者可用基底向内的三棱镜，将缓解三棱镜放在看近用的镜片中，使集合在全部集合的中 1/3 范围活动。

2. 集合功能过度要去除病因，尽量减少近距离工作时间。屈光不正者要予以矫正，隐斜度可用适当的三棱镜予以矫正。正位训练可以试用，但效果不理想。双眼合像法是从放松集合着手带动调节放松，故为治疗这类功能性疾病的理想方法。

3. 散开功能不足唯一方法只能用基底向外三棱镜使缓解其视疲劳症状。如果是集合过度继发性散开功能不足，应积极治疗原发病避免出现显性内斜视。

4. 散开功能过度治疗效果不明显，一些负镜下加可以帮助病人抑制远处过度分离，基底向内的三棱镜也可能有效，但最有效的是正位训练。

（二）功能训练

集合异常通过视觉训练达到获得正常的集合近点、正常的集合范围及能力、消除抑制、正常的与集合相关的眼球运动控制能力、正常的调节与集合的比例、正常的深度知觉或立体视、视觉信息处理过程协调的双眼视。集合训练对于眼位正的患者来说很重要，特别是融合性集合范围较低的患者。

对于集合痉挛的患者，放松集合的方法为命患者通过两个透明卡看远方目标，并教会患者能够利用卡上的视标形成生理性复视（和双眼合象）使两眼的调节和集合放松。对于更为困难的病例可用分视镜、立体镜或弱视镜进行解痉的训练。

集合功能不全通过视觉训练可使非意识性集合和意识性集合都予以提高。对于非意识性集合的训练，可在大型弱视镜上进行。其法为逐渐增加基底向外的三棱镜度用以提高看近的集合力量。亦可用立体图片逐渐增加其视差，在增加其立体视敏度的同时由于合象性集合力量的增加亦可提高其集合能力。

在训练意识性集合功能时，有一种生理复视法，其法为令患者注视远处的光点，同时将右手食指垂直地放在两眼的正前方，可以看到左右分开的模糊不清的两个指影。反之，如注视眼前的手指则远方的光点成为左右分开的两个光点。当把手指前后移动，远处的光点则忽而靠近忽而分开。

第二节　老　视

【概述】

人于年龄增长至一定程度时，在一般近距离工作中，须于其静态屈光矫正之外另加凸透镜，方能有清晰视力，这种现象称为老视。

老视是一种正常的生理现象，不能视为病态，更不属于屈光不正。是因为随着年龄增长，晶状体逐渐变坚实和硬化，失去了易于可塑性的特征，调节力逐渐减弱，静态调节衰竭，亦即物理性（晶状体）调节失效的表现。这种现象缓慢进行着，并不是突然发生的。近点逐渐后退，开始时并没有不方便的感觉，待近点距离超过个人的习惯性学习或工作距离时，就会感到严重的看近不方便。

正视眼大约在 45 岁开始成为老视。老视眼症状的出现,不但取决于年龄,而且也取决于屈光状态,还随各人的个体差异、生活习惯、工作条件和照明条件不同有所改变。习惯把书放在膝部阅读的人,主觉症状的出现就比惯于近距离工作的人为迟。

【诊断步骤】

(一)病史采集要点

1. 起病情况　起病时间,病程长短,用眼习惯,眼镜配戴度数、时间及习惯,工作种类,平时阅读习惯距离。

2. 其他眼病史及全身疾病史。

(二)临床表现

1. 首先在阅读时出现症状,看不清楚小的字体。为了能够看得清楚,就不自觉地把书本挪远,并且把头向后仰,灯光较暗时,看书不舒适,因为照明不足不仅使视分辨阈升高,还由于瞳孔散大在视网膜上形成较大的弥散圈,使老视眼的症状更加明显。随着年龄的增长,即使在白天从事近距离工作也易于疲劳,因此晚上看书喜欢用较亮的灯光。有些老人喜欢在阳光下看书。由于瞳孔缩小可以提高视力,高龄的人因老化可使瞳孔变小,故人到老年时虽然失去了调节力,但仍然可以看清一般细小的物体。

2. 老视眼早期的表现可能是调节力的不足,或者调节反应的迟钝,再继续发展,可以表现为视疲劳,如视物不能持久、间歇性模糊、眼部发胀、恶心、头痛,最终无法阅读。再者,过度紧张的慢性刺激,可以导致眼睑和结膜等组织的慢性炎性变化。

(三)临床检查要点

1. 视力检查　远近视力均需要检查,尤其是近视力的检查。

2. 眼前段及眼底检查排除眼部疾患。

3. 视网膜检影确定屈光状态　小瞳验光确定视远屈光度,再在此基础上根据患者年龄、用眼习惯附加正镜。

4. 双眼视觉的检查　同视机、线状镜、四孔灯、立体视图等检查远、近双眼视功能检查。

【诊断对策】

诊断要点　根据患者年龄、临床表现可明确诊断。

【治疗对策】

(一)配戴老视眼镜

目前,矫正老视眼的方法仍为配戴老视眼镜,借凸透镜的力量代替调节,从而把近点移到习惯工作的距离以内。为了能够把眼镜配得合适,首先要了解患者的工作种类及其习惯阅读距离,并且要测定眼的屈光度和调节程度。根据这些情况给予适当的矫正镜片,不但要补足近距工作所需要的调节力,还要有足够的保存力量。若是一个非正视眼,必须首先测定屈光情况和近点距离,使之在戴了矫正镜片之后,其远点在无限远,其近点在近距工作范围之内。

老视眼的矫正,必须以每个人的调节力为基础。在任何年龄,调节范围变化的个体差异很大,所以每名患者都要分别测定两眼的近点。所戴镜片的深浅,应根据近点距离而不是根据年龄。一般正视眼的近用镜参考度数平均为:45 岁+1.0 D,48 岁+1.5 D,50 岁+2.0 D,55 岁+2.5 D,60 岁+3.0 D。个别的病例,两眼之间的调节程度也有差别,例如一眼为 1.5 D,而另一眼为 2.5 D。在这种例子,就不能按常规的办法,而要两眼分别处理,把调节力较弱的一侧配较强的阅读眼镜。

假若,可使用的调节被镜片代替得太多,或者说镜片的力量太强,会形成视疲劳及不舒适。在不明显地影响到近距工作范围的视力时,可度数降低。若不能降低镜片度数,则可用基底向内的三棱镜加在凸透镜上,或者采用偏离光心透镜的办法。以期通过球面透镜的作用解决调节的问题,用三棱镜的作用来解决由于集合所产生的视觉干扰。

目前配镜的方式主要有三种,即单光老花镜、双光镜和渐进镜。

双焦点透镜(bifocal lens)可使老视者戴着既可看远又可看近,但因双焦镜的像跳作用,戴着这种眼镜从事户外活动时会有不适感觉和可能发生危险,因而近年来又有渐进多焦镜片(progressive multifocal lens)的产生。渐进多焦镜是近年国外比较流行的配镜方式,优点是美观并能满足远中近不同距离视觉需求,缺点是有周边像差,需要适应过程,且价格较普通单光镜和双光镜高。它由双焦和多焦镜片发展而来。即镜片的上半部分用来矫正眼固有的屈光不正,下半部分根据患者近工作习惯距离加上相应度数的凸透镜,在上下两部分之间即所谓过渡区或由看近转为看远再由看远转为看近时的视线通道上,其屈光度由上向下逐渐增加凸透镜度或逐渐减少凹透镜度,这样就可避免双焦镜片交界处的像跳现象,因而戴着这眼镜可以从事各种活动。近年来我国各大城市已在中老年知识分子中逐渐推广这类眼镜。由于这类眼镜均由树脂材料制成,重量轻又不易破碎,并能一副眼镜从起床到睡眠整日配戴,所以它将成为老年人配戴的理想眼镜。由于低度凸透镜具有预防近视发生和发展的作用,因而渐进多焦镜可能成为预防近视的理想途径。

（二）老视的手术治疗

有报道用巩膜扩张手术或巩膜松解手术对老视进行手术矫正,以扩宽睫状肌。巩膜扩张术是应用巩膜扩张带(scleral expansion band,SEB)重建晶状体赤道部与睫状肌之间的生理空间,使前部睫状肌纤维扩张而开始增加调节,术后经过视近训练,睫状肌恢复力量最终提高调节力。巩膜扩张带的材料为聚甲基丙烯酸酯,与人工晶状体的材料相同,具有良好的生物相容性和安全性。巩膜扩张带已从原来的360度环形条带改进为目前所应用的四个分离的单体。

1. 激光矫治老视眼　激光矫治老视眼是基于睫状体收缩可以增加晶状体弧度的原理,在近期提出的一种手术矫治老视眼的方法。术中采用激光在术眼睫状区对称性、放射状切除 8 条宽约 2mm、深度达 75％巩膜厚度的巩膜,伤口自然愈合后可以明显增加老视眼睫状体的收缩能力而达到矫治老视的效果。在美国,现正在进行有关此技术的基础研究,在包括日本在内的多个国家正在进行临床研究,并有部分临床结果报告。

2. 射频矫治老视眼　射频矫治老视眼是利用射频技术和眼的自然传导性能进行角膜成形,在角膜光学区以外形成胶原收缩的环行带而使中央角膜变陡,从而达到矫治老视的目的。术中根据患者屈光度不同,在角膜边缘标记 1～3（分别在6、7、8 cm 处)个环线,每个环线上标记 8～32 个治疗点,然后,用冷却式超细探针控释射频能进行角膜成形。有报告认为此方法并发症和副作用较少,是一种稳定,有效矫治老视眼的方法。

第三节　视疲劳

【概述】

视疲劳又称眼疲劳,是指近距离工作或阅读时容易发生眼睛疲劳现象,并非独立的眼病。通常由于眼或全身器质性和功能性因素以及精神(心理)因素交织的,错综复杂的以病人自觉症状为主的症状群(综合征),因而常称为眼疲劳综合征,归为心身医学范畴。发病原因包括眼部因素、体质因素和环境因素。

【诊断步骤】

（一）病史采集要点

1. 起病情况　起病时间,病程长短,用眼习惯,眼镜配戴度数、时间及习惯,工作种类,平时阅读习惯距离。

2. 其他眼病史及全身疾病史。

（二）临床表现

1. 视觉症状　视力下降、复视、调节功能异常（近点移远、调节时间延长）。

2. 感觉症状　眼胀痛、头痛或偏头痛,怕光,眩晕,手、肩、颈、腰乏力和酸痛,思睡困倦,注意力不集中,记忆力减退,多汗,急躁心烦,面部肌肉跳动感,胃肠功能欠佳,失眠等。

（三）检查要点

1. 常规眼部检查排除眼部疾病。

2. 验光　确定屈光状态。

3. 调节功能检查　近点距离,持续时间,调节时间（速度）。

（1）眼外肌功能检查　眼球运动,集合近点,融合范围,AC/A 比值,5 米和 30 厘米 Maddox 杆检查眼位。

（2）不等像检查。

4. 体格检查,有无全身性器质性或功能性变化。

【诊断对策】

（一）诊断要点

主要根据患者年龄、症状、屈光状态、眼位情况、调节集合功能检查结果、用眼习惯、眼病史及全身疾病史进行诊断。

（二）临床类型

1. 由于眼睛本身因素所致的视疲劳有五类

（1）调节性视疲劳　常见于中度以下的远视眼。正视眼看 5 米远的物体不需要调节即可在视网膜黄斑中心凹形成清晰的物像。但是在未矫正的远视眼需动用调节功能以代偿眼屈光系统的缺陷。因而远视眼注视近距离目标比正视眼用更多的调节力,由于过度的睫状肌收缩,以过量的调节力维持近距离工作,同时发生过度的集合,引起视疲劳症状。初时尚可维持近点在正常位置,稍久即出现视物"朦胧"、眼痛、近点远移、复视,稍休息,疲劳症状较缓解,又可继续工作,不久又出现上述症状,如此反复循环,当超过了主观意识控制"极限",终至力不从心,只好放弃了"控制"和"努力"下工作或阅读。多因屈光不正或配戴不合适的眼镜造成过度使用调节,调节功能衰弱和不全所致。

调节性视疲劳除常见于远视眼外,也常发生在各种屈光不正的散光眼,调节衰弱和紧张者。此外在老视青光眼、交感性眼炎、睫状体炎、糖尿病、贫血、营养不良、内分泌障碍等时易出现调节性视疲劳。

(2)肌性视疲劳 由于眼外肌力量不平衡所致的视疲劳常见于隐斜视、斜视、眼外肌不全麻痹。内或外隐斜视是一种潜在性眼外肌与神经反射的不平衡状态,但可以在融合反射控制下保持双眼单视,视线相对平衡,维持融合功能。为了维持正常眼位和保持融合功能,保持正常双眼视觉,融合力持续性紧张,且部分眼外肌过度紧张,而导致视疲劳。发生肌性视疲劳的主要部位和机制据信是中枢反射性抑制作用,局部眼外肌尚不致出现疲劳现象,因此隐斜视是否发生视疲劳,不仅取决于隐斜度大小,还与体内外环境有密切关系。另外,体质、神经系统的稳定性、融合反射储备能力,对所从事工作的心理状态都有密切关系。

(3)集合性视疲劳 近距离工作或阅读为了使双眼视线能落在黄斑中心凹,保持双眼单视,在调节力增加的同时两眼内直肌收缩,眼球内转。距离越近,内直肌收缩越强。另外看近距离物体时,集合、调节、缩瞳呈现联合动作。如果集合功能不足,集合近点>8~10 mm,融合范围亦较窄,无法代偿而发生视疲劳。另外,由于中枢神经受刺激,如脑膜受刺激,牙或鼻病变时以及癔病等发生痉挛性集合导致集合功能过强,亦可引起视疲劳。

(4)症状性视疲劳 是某些眼病或全身性疾病引起的视疲劳。如急、慢性结膜炎、角膜炎、泪液分泌不足、干眼症、睑缘炎、眶上神经痛、视网膜炎、青光眼等。在这些眼病中常出现视觉性症状合感觉性症状而致视疲劳。通常与近距离工作或阅读无明显关系。

(5)视像不等视疲劳 是由于眼屈光参差,术后无晶状体眼,眼镜的屈光度相差悬殊所引起。由于两眼视网膜视像大小不等,相差超过5%以上的耐受限度,引起融合困难,干扰视觉而发生视疲劳。

2. 由于全身性因素所致的视疲劳 多数学者认为视疲劳的发生和发展与个人体质及精神(心理)内在环境的不平衡有密切关系。虽然疲劳首先表现在眼睛,病因往往是复杂的全身性疾病所致。如甲亢、贫血、糖尿病、高血压、低血压、心功能不全、更年期、病后或手术后恢复期、过度睡眠不足、营养不良、癔病、精神病早期、分娩期、哺乳期等有明显视疲劳症状出现,而忽视了一些潜在性的全身性变化,找出各种"似是而非"的理由而自慰。可能是眼睛潜在着某些缺陷,在身体健壮,精神焕发时尚能通过代偿得到控制,而不被察觉,一旦身体健康状况不良或精神(心理)不平衡,疲劳现象首先表现在眼睛。

由体质因素引起的视疲劳,常常是器质性病变参杂着精神(心理)因素,两者互相作用,形成一种恶性循环的关系。同样的病因,有的引起很轻的视疲劳或毫无症状。有的表现心事重重,朝思暮想,精神十分紧张,心情沉重,忧郁妄想,担心是"盲"的前奏,症状被夸大了。Best(1934)认为所有的视疲劳都是一种精神(心理)状态,是一种神经官能症,属于心身医学范围。实际存在的病变与自觉症状不相称。除眼症状外尚合并有植物神经不稳定和其他精神(心理)症状,故称其为神经性视疲劳。难以用药物或矫正眼镜消除症状。

3. 环境因素的影响　在工作和生活环境中由于光、声、温度、化学刺激物、生活节奏的紧张、昼夜更替等环境的诸多因素通过大脑皮层对调节、眼外肌或精神(心理)上的干扰所致的视疲劳称为环境性视疲劳。

(1)照明光线　近代工作和生活环境不仅依靠自然光线照明,而更多采用人工照明。照明光线引起的视疲劳与光线强度、分布、稳定性、颜色有关系。

通常照明强度与视力成正比,但是过强的光线下容易发生视疲劳。照明强度对调节功能也有明显的影响。照明光线过弱、昏暗,分辨字体和工作目标困难,常需移近目标,增强调节力来补偿光线的昏暗。照明光线暗淡,神经活动呈现迟缓,视觉敏锐度降低,困倦,易发生视疲劳症状。照明光线过强,耀眼引起眩光现象,也易发生视觉障碍,导致视疲劳。在视野中有局部的强光照射眼睛引起暂时性视力下降和眼睛不舒服称为眩光。可能是强烈的光线刺激视网膜,而无法适应,降低了视网膜的敏锐度所致。强光照射眼睛是否发生眩光,而影响视力和诱发视疲劳,重要的因素是眼的适应状态,即或不强烈的光线,也可以产生眩光。如从暗房走出户外时,有眩光现象,又如在白天阳光下,汽车灯的强光照射眼睛并不引起眩光,而在夜间就十分耀眼。眼与光源的距离和投射角度亦有一定的关系,光源越近,投射光越接近视线,眩光则越强烈。

另外背景光与局部照明在光线分布上对视觉活动亦有密切关系。如工作面与周围背景光相差悬殊,眼要频频改变适应状态,瞳孔大小和调节功能的活动,可诱发视疲劳。最好用直接照明与间接照明综合照明,使背景光不过分低于工作面。

照明光线的稳定性不好,如光源摇摆不定,闪烁跳跃,忽明忽暗时,易发生视疲劳。因为视觉活动长期适应于太阳光的白色光线,有色光线照明,尤其是黄、红色光线照明较白、绿、蓝光易发生视疲劳。

（2）工作物或阅读文字的大小、对比度、稳定性、排列的密度等与视疲劳有密切关系。

【治疗对策】

1. 矫正眼屈光不正　包括验光以及对原眼镜定性、定量、定轴（柱镜）、瞳距等。

2. 视轴矫正　眼外肌训练，增强融合力，扩大融合范围。

3. 治疗眼病和全身性疾病。

4. 药物治疗　镇静剂，维生素 B，维生素 E，滴增强调节力功能的眼药水三磷酸腺苷。

5. 加强营养，增强体质，参加文体活动，增强体力，消除精神紧张和忧郁。

6. 心理辅导，增强抗病的信心与合作，消除恐惧感。

7. 改善不良的工作环境和生活节奏。

（附）电脑终端与视疲劳

视屏显示终端（visual or vidio display terminal，VDT），包括计算机的显示装置、电视机、游戏机等，现已广泛应用于各种工作场合及社会生活领域。随着电视及计算机技术的广泛普及，人们接触电视屏和终端显示屏的机会日益增多，全世界每天观看电视的人数已近 8 亿人次，而在工作中使用视屏显示终端平均每天超过 3 千万人次。VDT 对操作者健康的影响已被公认，操作者可出现眼及全身不适，包括眼、手、肩、足、腰部疲劳，称之为 VDT 症候群。另有研究显示，长期使用电脑的人普遍患有 VDT 干眼症，即容易眼干、眼红和疲倦。专家预测，随着电脑的普及，在未来 5 年中，干眼症患者的人数会以每年 10％的比率上升。

VDT 能产生两类辐射：一类是电磁辐射，一类是声辐射。电磁辐射包括电离辐射和非电离辐射，非电离辐射包括紫外线、可见光和红外线辐射射频和超低电磁波，电离辐射则为 X 线。

VDT 对眼的影响主要表现为眼酸、眼胀、眼痛、眼累不适、注意力难以集中、不愿睁眼、干涩、灼热感、视力下降等，检查时可发现角膜上皮点状糜烂，泪膜破裂时间缩短，调节功能异常，眼压升高等。全身症状包括：肩、颈、腰、背全身酸痛、情绪烦躁、植物神经功能失调、免疫力下降、神经衰弱、骨骼疼痛、妇女月经紊乱以及孕妇先兆流产等。故有人称为 VDT 综合征。国外学者通过对 395 名 VDT 作业者的调查后发现，VDT 作业所引起视疲劳与对照组比较有明显差异，VDT 工作者的视疲劳是普通工作者的 4 倍，其眼症状主要有近距离用眼时视物模糊、复视、文字跳跃走动等。这是因为 VDT 工作者的眼调节能力低下，调节速度迟缓，调节时间延长，在看近后再看远处常需片刻才能逐渐看清，相反也同样。这些人还多有眼困倦，甚至眼睑沉重难以睁开，对光敏感及眼球和眼眶周围酸痛、眼干、异物感、流泪等症，工作时间越长，影响越重。VDT 作业者尚有引起近视化倾向，并可能有角膜结膜炎、眼压升高、泪液分泌障碍、泪膜破坏时间缩短等。

VDT 作业时眼睛注视点频繁移动，集合增加，眼球运动负荷加重，这也是引起视疲劳的原因之一。

操作时精神集中或过度紧张，眼球扫描活动频繁或频繁交替注视，眨眼次数不足等也容易引起视疲劳。因为当人们注视荧光屏时，眼睛的眨眼次数会在无形中减少，由每分钟眨眼 20～25 次，减少至 5～10 次，从而减少了眼内润滑剂——泪液的分泌，同时眼球长时间暴露在空气中，使水分蒸发过快，造成眼睛干涩不适，长期如此就容易造成干眼症，严重的甚至会损伤角膜。另外，电脑荧光屏由小荧光点组成，眼睛必须不断地调整焦距，以保证视物清晰，时间过长，眼肌会过于疲劳。

VDT 荧屏亮光的眩目刺激和画面呈现闪烁跳动现象，有眩光，文字排列拥挤，静电等的影响。电脑荧光屏的电磁波、紫外线、放射线、刺眼的颜色和红外线等也会刺激眼睛，引起眼睛干涩、疲劳、重影、视力模糊甚至头颈疼痛等毛病。VDT 画面产生的疲劳刺激和屏幕上的反射光是使操作者分心和造成视觉不适的重要原因。VDT 屏面亮度与字符亮度间的对比度对于显示的清晰性尤为重要，对比度过高或过低，对视觉功能都会产生不良影响。作业者常抱怨闪烁和眩光，闪烁是由于图像的消失和更新而引起的瞬间亮度变化，在这种情况下，要求眼内肌和眼外肌做比正常情况下更激烈的运动，因而引起视疲劳和不适。不醒目的文字、亮度对比不适当以及外界光反射产生的眩光均可引起眼调节功能障碍。

工作环境问题包括照明条件、温度、湿度、噪声、换气、尘埃、音响等许多相关因素，照明是其中最重要的一个因素。照明与视觉活动有密切关系，通常照明强度与视力成正比，但过强的光线也容易造成视疲劳。照明的方式与光线的分布有关系，最好使用直接照明与间接照明相结合的综合照明，照明光线要稳定，有色光源照明容易发生眼疲劳。

字体大小、背景对比和稳定性与视疲劳的关系例如：细小的字体，即使努力靠近，增强调节也难以分辨清楚；在负像（浅底深字）下操作比正像（深底浅字）时操作更易引起视力下降。有人认为，负像作业时绿色背景是引起视疲劳的因素之一。

工作位置与工作姿势不当，或长时间被动体位如端坐、直腰、挺胸、肘和膝关节呈 90 度屈曲的强制性姿势易造成身体疲劳感，伴有头、眼、手、手指的细小频繁运动时作业人员就易于发生视疲劳。作业人员的眼不停地在键盘、资料和屏幕之间移动,频繁的变换眼与注视物的距离等都易发生视疲劳。

现在,预防 VDT 作业者视疲劳是当前电脑保健的重要内容之一,如何预防 VDT 综合征已引起眼科专家和劳动防护部门关注,还有很多问题要深入调查研究进一步提示发病机制,提出治疗方案。首先是就业前检查,斜视、无双眼单视、青光眼、高眼压者应避免 VDT 作业。就业后亦应定期进行眼科检查,同时注意自身保健,以便早期发现,及时治疗。二是视力矫正和眼镜的使用。出现视疲劳和视觉不适大多是因本人视觉缺陷造成的,如果不予纠正,而用改变姿势来凑合,结果往往是视力变得更坏或造成疲劳加重。最普通的视觉矫正方法是配戴合适的单焦点透镜,而年龄大的人则可以选用多焦点眼镜。

环境照明的改进是又一重要防范对策。VDT 照明要求是能同时看清屏幕、键盘和文件上的内容,并能清除屏幕上的反射和闪烁。绝大多数作业者研究指出,VDT 工作区照明水平应为 300~500 lx,并应有防止眩光措施,采用日光灯光质较好。照明不要产生阴影和眩光,避免在操作者前上方出现光源或光源照射在视屏上,背景光不要太强,视野中心与环境的亮度对比度不要超过 1:10。

什么样的工作位置和工作姿势合适呢? 国际上推荐的最佳设计是工作台和键盘与座椅高度均为可调试型,这可使 VDT 作业者能获得最适眼——荧屏、手臂——键盘的协调。建议调整荧光屏距离为 50~70 cm,荧光屏略低于眼水平位置 10~20 cm,成 15 度至 20 度的下视角。因为角度及距离能降低对屈光的需求,减少眼球疲劳的几率。对于经常出现的干眼症,建议在干涩感出现前,可以定时点用人工泪液;自行注意频密并完整的眨眼动作;避免座位上有气流吹过,并在座位附近放置茶水,以增加周边的湿度。

VDT 画面显示方式和条件将随科技水平的提高而不断改进,如不醒目的文字、不适当的对比度及眩光等均将随显示器的改进而得到解决。亮度对比度不可过高或过低,一般在屏面背景亮度为 20 cd/m², 8:1~12:1 的对比度可有最佳视觉功能。如果对比度高于 14:1 或低于 6:1 时,操作者的视觉作业会受到明显影响。研究人员比较了环境背景和目标间的颜色对比及亮度对比对检查反应的影响,结果显示,目标颜色与背景成对比色时检查最快,且亮度对比的作用比颜色对比的作用大得多。

多数作业者认为,VDT 作业一天宜在 4 小时以内,连续作业 1 小时应休息 10 分钟。由于多数电视机和 VDT 产生的射频辐射最大强度在机器的背面和侧面,故建议 VDT 操作人员一周内工作时间不要超过 20 小时,并采取一定的自我保护对策。

改善机房环境,若有条件可安装负离子发生器,保持空气清洁新鲜;合理安排工作与休息,配戴防护眼镜,防止静电对眼睛损害;加强体质锻炼等。

VDT 作业者出现眼部不适,应及早到医院进行详细的眼科检查,排除引起视疲劳的其他原因。休息、矫正屈光不正(配戴合适眼镜)是治疗视疲劳的首项措施,其中视轴矫正对于调节或集合功能不足的视疲劳,是临床治疗的有效方法,对于难治性视疲劳可采用药物治疗。

一般 VDT 作业引起的视疲劳可分为调节痉挛型和调节麻痹型两类,调节痉挛型视疲劳可应用托品酰胺或阿托品点眼,或用 1.25% 的新福林点眼。调节麻痹型视疲劳可用新斯的明点眼,也可用 β 受体阻滞剂类药物,以增强调节功能。

长时间作业者可出现泪液分泌减少及角膜上皮损伤及泪膜破裂时间缩短,导致眼干、异物感及视疲劳,有报道戴用 $+0.5\,D$ 的透镜和点人工泪液有效。长时间作业致眼痛,有人认为与眼压升高有关,用 α、β 受体阻滞剂点眼,可使眼疲劳减轻。

同时提醒家长注意,儿童若长久使用电脑,更易引起屈光的改变而不自知,应多加注意家中儿童使用电脑的环境及时间。

(冯涓涓　廖瑞端)

第四节　斜　视

【概述】

筋膜系统将双眼球悬挂在眼眶内、睑裂中央,并通过 12 条眼外肌的协调运动使双眼同时工作,保持双眼单视。如果中枢或周围神经支配异常或因眼外肌运动不协调而导致的眼位偏斜,使被注视物体不能同时在双眼的黄斑中心凹上成像的现象称为斜视(strabismus)。能被大脑融合机制控制的眼位偏斜称为隐斜,否则为显斜,其中部分时间能被融合机制控制的眼位偏斜称为间歇性斜视。斜视除影响人的外观,更重要的是破坏双眼视功能。

根据不同病因,斜视主要分为共同性斜视、非共同性斜视(麻痹性斜视)、A-V综合征以及特殊类型斜视等几大类。

【诊断步骤】

一、病史采集要点

斜视出现的时间和诱因：是出生即有或后天获得？是突然发病或逐渐发生？是否有受惊吓、高热抽搐史、外伤（包括产伤）、是否有围产期异常，如缺血缺氧性脑病、脑瘫等病史。

斜视的特点：是间歇或持续性？是双眼交替或单眼恒定性？是视近、视远或远近均出现？偏斜程度有无随年龄而改变？

是否有视朦、双眼复视、眩晕、步态不稳和歪头视物。

是否伴有眼眶、副鼻窦病变或全身疾病如甲亢、重症肌无力等。

患病后做过何种治疗，有否好转或加重？是否有经规范验光后配戴矫正眼镜，屈光状态是近视或远视？所戴镜片度数？戴镜后眼位有无改变，有无行弱视治疗？

有无手术和家族史。

各年龄段的生活照片。

二、专科检查要点

(一)常规检查

1. 视力检查　除远、近裸眼和矫正视力检查外，注意双眼视力的检查。

2. 屈光状态检查　儿童斜视用1％阿托品眼膏完全麻痹睫状肌后检影验光。共同性斜视与眼屈光状态相关，如儿童内斜视常见于＋2～＋4 D远视患儿，部分外斜患者在近视屈光度眼镜矫正下斜度减少甚至消失。

3. 裂隙灯和眼底镜检查有无眼球器质性病变，了解是否存在知觉性斜视的可能性。

4. 外观上注意颜面（特别眼睑）异常对真性或假性斜视诊断的影响；注意有无内眦赘皮、单眼旁中心注视（大正、负 kappa 角）假性斜视和胸锁乳突肌痉挛引起的非眼性斜颈。

(二)双眼视功能的检查

双眼视功能又叫双眼单视，是指一个目标同时落在双眼视网膜对应点（主要是黄斑部），所形成的两个有轻微差异的影像，经大脑综合分析，融合为单一的具有三维空间完整物像的过程。双眼视功能分为三级：Ⅰ级为同时视，Ⅱ级为融合功能，Ⅲ级为立体视觉。

正常视网膜对应是指两眼的黄斑及视网膜对应点均有共同的视觉方向。异常视网膜对应是指在两眼的视网膜非对应点产生了共同的视觉方向，即注视眼黄斑部与斜视眼黄斑部以外的视网膜成分建立了新的异常联系的一种双眼现象。凡同视机检查自觉斜视角等于他觉斜视角或两者相差 5°以内的为正常网膜对应，那么两者相差 5°以上即为异常网膜对应。

显性斜视的病人因眼位偏斜，无正常视网膜对应所以双眼视功能异常。斜视的病人术前了解其视网膜对应状态及双眼视功能，对手术的设计及术后双眼视功能重建的预测都很重要。临床上非斜视的也会出现双眼视觉异常，它是一种潜在性的双眼视觉丢失，是正常双眼视向斜视性异常双眼视过渡的中间状态，在高强度近距离工作下因储备力下降而出现的隐匿性双眼单视失代偿。非斜视双眼视觉异常的病因以调节、辐辏异常为主，病人常有间歇性视物模糊、复视、跳字、头痛、注意力不集中等。

1. 同视机检查

检查目的：检查斜、弱视患者的双眼视（三级）功能，视网膜对应情况。

检查方法：

(1)同时知觉功能检查　用一级画片（同时知觉画片）（图 13-2）检查，患者能够同时看到两幅画片称为有同时视。按其画片的大小不等，所对应的视角不同又分为 3 类：

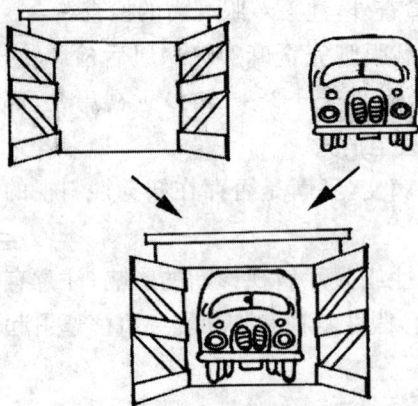

①旁黄斑画片：对应的视角是 100°，能够投射到旁黄斑区。②黄斑画片：对应的视角是 30°～50°，投射黄斑区。③中心凹画片：对应视角是 10°，投射黄斑中心凹。

让患者使两张画片重叠，这时同视机上显示的角度是患者的自觉斜角，医生判断患者自觉斜角与他觉斜角是否相同，如果相同，说明患者有正常视网膜对应，如果不同，说明患者没有正常视网膜对应。自觉斜视角与他觉斜视角相差在 5°以下者可作为正常。

图 13-2　同时知觉画片

(2)融合功能检查　使用二级画片（融合画片）（图 13-3），其由一对各有一控制点或对照点的相近图片组成，如一张片猴子有尾巴但无吹气泡；另一张猴子无尾巴但有吹气泡。根据控制点部位的大小，此类画片可分为：中央控制点画片（3°画片）：可用于中心凹融合功能检查；周边控制点画片（10°画片）：检查周边融合功能；正常人在双眼注视时可同时分别看到图片上的两个控制点即一幅有尾巴有气泡的完美画面。若患者看不到其中一个控制点，则说明有一眼受到抑制。利用融合画片可以测定患者的融合范围。正常的融合范围是：集合 25°～30°（儿童略小）；水平分开 4°～6°；垂直分开为 2°～4°；旋转融合范围较大为 15°～25°。融合范围的大小可作为双眼视觉正常与否的标志。

（3）立体视功能检查　使用三级画片（立体画片），有定性及定量检查，可测出立体视觉的灵敏度即立体视锐度，以秒弧度（"）为单位，其值越小则立体视功能越好。每一对三级画片的图案

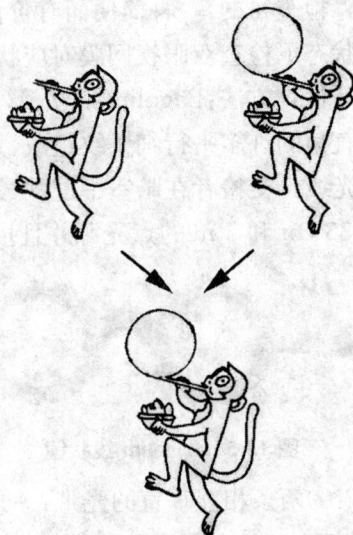

图 13-3　融合画片

存在水平差异，水平视差被视觉中枢感知会产生深度知觉。立体视画片包括一般立体视画片及随机点立体视画片，前者用于立体视的定性测定，后者用于立体视锐度的测定。

2. Worth 四点灯试验

检查目的：判断有无单眼抑制、复视及双眼单视

检查方法：四点灯中一个灯为红色，两个为绿色，一为白色，红绿眼镜和四点灯红绿互补。受检者戴红绿眼镜，红片置于右眼，分别在 33 cm 和 6m 处检查。

结果判断：（图 13-4）

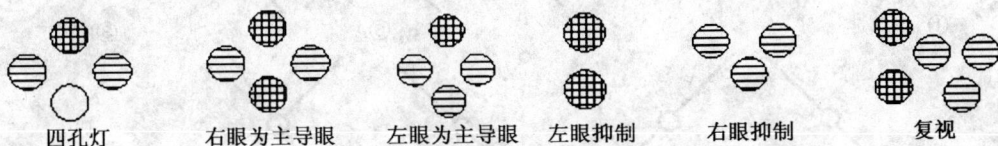

四孔灯　　右眼为主导眼　　左眼为主导眼　　左眼抑制　　右眼抑制　　复视

图 13-4　Worth 四点灯试验结果

4 个灯，有双眼单视，2 红 2 绿则右眼为主导眼；3 绿 1 红则左眼为主导眼；仅 2 个红灯，左眼抑制；仅 3 个绿灯，右眼抑制；5 个灯，复视，红在右为内斜视，红在左为外斜视；5 个灯，白灯一半红一半绿，双眼交替使用。

3. Bagolini 线状镜法

检查目的：一种简便而有价值的判断有无同时视、融合功能的方法，是接近自然状态下检查双眼视网膜对应状态的手段。

检查方法：Bagolini 线状镜（图 13-5）的左右镜片分别由右线 135°，左线 45°互成直角的许多平行细条纹组成，通过线状镜注视点光源可以看到与条纹方向垂直的光线。受检者在暗室中配戴最佳的远用矫正镜，右手持手柄通过线状镜先后注视 33 cm 和 5 m 的点光源并且描述所见光线情况。

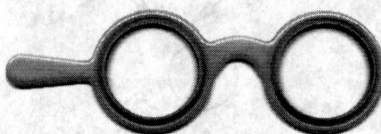

图 13-5　Bagolini 线状镜

结果判断（图 13-6）：

①两条光带相互垂直，交叉在点光源上：遮盖眼球不动，有双眼单视，正常视网膜对应；遮盖眼球有移动，有斜视，为异常视网膜对应；

②两条相互垂直的光带，一只眼的光带在中央有断线现象，说明该眼有中心性抑制暗点，且有周边融合存在；

③双光带并双光源为复视；

A：水平复视：同侧复视为内斜，交叉复视为外斜。

B：垂直复视：两垂直交叉光线左侧或右侧上下方分别有两个光源，

④仅一条光带，说明单眼抑制，根据所见光带方向判断抑制眼；

⑤交替看到左或右边的光线及其上的光源，见于双眼视力平衡的交替性斜视。

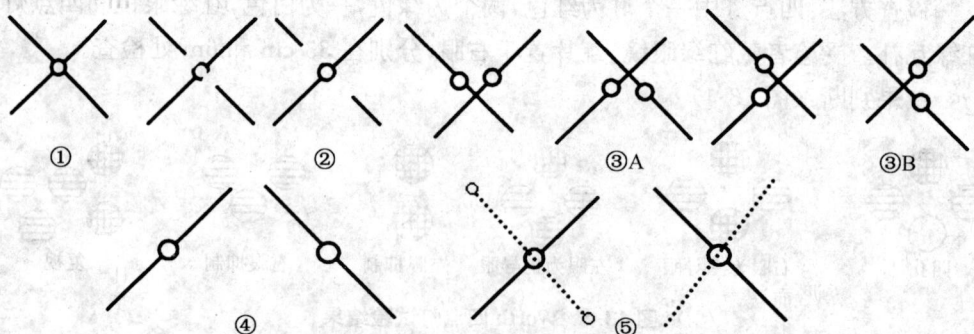

图 13-6　Bagolini 线状镜结果

4. 立体视检查　立体视觉是一种需要大脑皮层视觉中枢独立完成的高级双眼视功能。

①远距离检查法：常用同视机，为静态立体视觉；

②近距离检查法：33～40 cm 的立体视是双眼使用调节辐辏参与的动态立体视觉，包括 Titmus 立体图（图 13-7）、颜氏立体图本等。

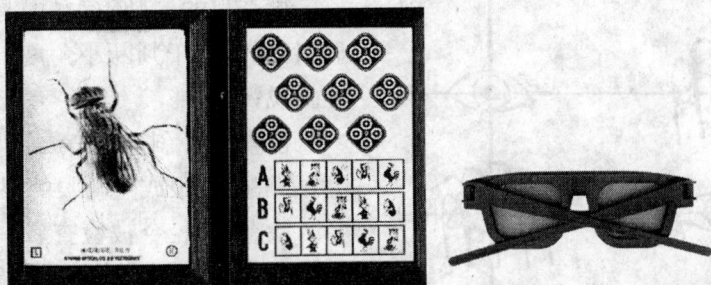

图 13-7　Titmus 立体图

三、眼位及斜视角定量检查

通过眼位和斜视角定量检查可了解：隐或显性斜视（包括间歇性斜视）；水平斜（内斜、外斜）或垂直斜（上斜、下斜）；单侧或交替性斜视；共同性或非共同性斜视；并可了解斜视度数和主斜眼。

（一）眼位检查

1. 角膜映光法

检查目的：根据角膜反光点位置粗略判断眼位及偏斜度，对有明显斜度的测定简易、快速，但结果粗略，易受 Kappa 角、瞳孔大小及位置、角膜大小影响，适用于婴幼儿及纯美容手术者。

检查方法：嘱患者水平注视 33 cm 处的点状光源，观察角膜反光点的位置。

结果判断：两眼反光点位于角膜中央，则为正位。

反光点一眼位于角膜中央，另一眼位于角膜中央的鼻侧为外斜视。

反光点一眼位于角膜中央，另一眼位于角膜中央的颞侧为内斜视。

2. 交替遮盖法（图 13-8）

检查目的：用于判断正位眼或某种类型的斜视倾向。

检查方法：遮盖板迅速在两眼之间不间断交替移动，避免双眼同时注视的机会，观察有无眼球运动。

结果判断：无眼球移动则为正位或微小内斜视。

去遮盖眼由内向外移动为内（隐）斜，由外向内移动为外（隐）斜。有眼球移动者需结合单眼遮盖法判断隐斜或显斜。

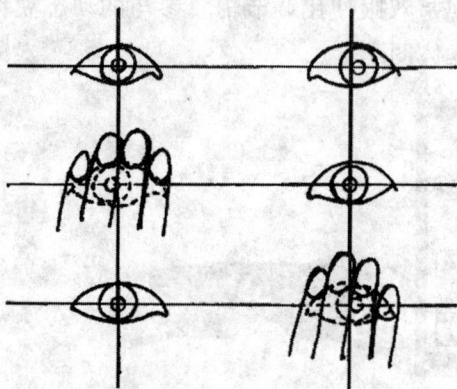

图 13-8　交替遮盖法

3. 单眼遮盖法（又称遮盖-去遮盖法）

检查目的：判断存在的是隐斜或是显斜，通常用于判断小角度斜视及间歇性斜视；

检查第一斜角和第二斜角是否相等；了解注视眼或主斜眼的眼别。

检查方法：令被检查者一眼先后分别注视 33 cm 和 5 m 视标，检查者用挡板遮盖另眼 5 秒以上，去遮盖令其注视视标，观察被遮盖眼有否眼球运动。再换眼同法遮盖检查。

结果判断：正位——令未盖眼注视视标，去遮盖后，未遮盖眼和被遮盖眼均不动；再作原未遮盖眼的遮盖，去遮盖后时两眼仍不动；

隐斜——去遮盖后，被遮盖眼迅速返回正位，且原注视眼不动，另眼检查相同；

显斜——去遮盖后，被遮盖眼停留在斜位上或返回注视眼位，而原未盖眼却滑向偏斜眼位；

第一、第二斜视角——两眼分别检查发现，去遮盖眼均显出相同的斜度为共同性斜视；分别去遮盖后，左右眼表现的斜视度不一致，则为第一、第二斜视角不等，有麻痹因素；

注视眼与主斜眼——a. 去遮盖后，被遮盖眼停留在某种斜位，但片刻后返回注视眼位，而原未盖眼却滑向偏斜眼位，遮盖眼为注视眼，未遮盖眼为主斜眼；b. 去遮盖后，被遮盖眼一直停留在某种斜位，仍为另眼注视，则被遮盖眼为主斜眼。若对侧眼去遮盖后也出现类似情况则为交替显斜和交替注视。

（二）斜视角的定量测量

1. 角膜映光法

检查目的：作为偏斜量的临床粗测。

检查方法：嘱患者水平注视 33 cm 处的点状光源，观察角膜反光点的位置。要注意瞳孔大时不容易准确判断斜视度，检查时可在眼球侧面用另一个电筒灯光作辅助光源，有利于在瞳孔收缩下判断眼斜视度。对于调节性内斜视需用调节视标诱出，对于间歇性外斜视需让患者看 5 m 以外的远距离目标或遮与不遮检查法诱出。

结果判断:反光点位于瞳孔缘时斜视度约为 15°,位于角膜缘约为 45°,位于瞳孔缘和角膜缘之间约为 30°。斜度≤45°时,角膜反光点的移动每毫米相当 7°。因此小于 5°的偏斜不易测出。(图 13-9)

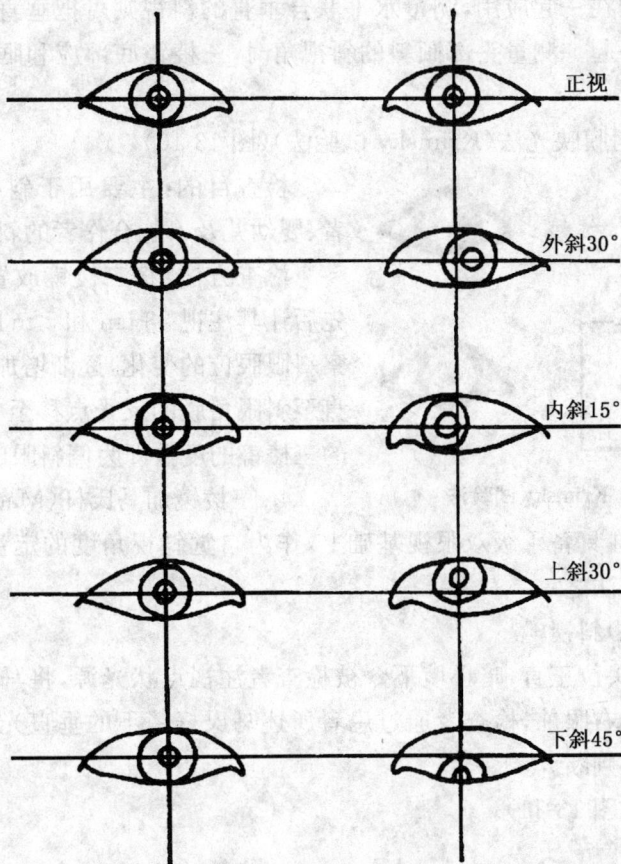

正视

外斜30°

内斜15°

上斜30°

下斜45°

图 13-9　角膜映光法

2. 三棱镜加交替遮盖法

检查目的:适用于双眼均为中心注视者,作为客观斜视角度的定量检查。

检查方法:左右眼分别检查远 5 m 和近 33 cm 两种距离,三棱镜尖指向斜视方向,从小到大逐渐增加三棱镜度数至交替遮盖时眼球不再移动,此时三棱镜度数为被检查眼的斜视度。对怀疑有 A-V 征者,还应加作远距离向上、下 25°注视时的斜视角度。检查时患者平视 5 m 远视标,眼前加三棱镜交替遮盖得出远距离斜视角度,再分别检查患者的下颌内收眼球向上 25°和下颌上抬眼球向下 25°注视视标时的斜视角度,以便排除注视 33 cm 近视标而引起的调节和集合误差。值得一提的是,正常人眼球向上 25°注视时可有约 8△ 的自然分开趋势。

由于同一方向三棱镜叠加在一起的折射力比实际度数要大,故同一方向三棱镜一般不能叠加在一起应用,测量水平联合垂直的斜视则可把垂直和水平方向的三棱镜叠加在一起。测量头部倾斜的斜视角时,三棱镜底部应和眶外侧壁或眶底平行。

3. 三棱镜角膜映光法(Krimsky 试验法)(图 13-10)

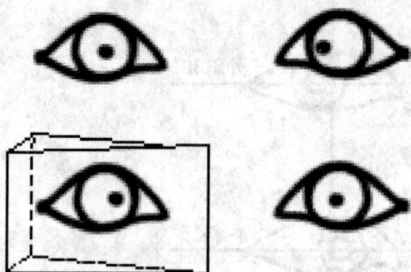

图 13-10　Krimsky 试验法

检查目的:主要用于斜视眼不能注视者、婴幼儿及不能合作者的斜度粗估。

检查方法:将三棱镜放置在健眼前,并先后让其注视 33 cm 和 5 m 的点状光源,观察斜眼眼位的变化,逐渐增加三棱镜的度数直至斜眼角膜的反光点移至中央,这时所用的三棱镜的度数即为偏斜眼的斜视度数。

4. 三棱镜加马氏杆(Maddox)法

检查目的:在具备 I 级双眼视基础上,作为自觉斜视角度的定量检查,也是隐斜度数的检查方法之一。

(1)水平(隐)斜视

检查方法:头位正直,暗环境下令被检查者注视点状光源,将马氏杆镜片横置于检影用空镜架右眼前,检查者通过患者所述马氏杆镜下的垂直光线与裸眼所见灯光的位置关系判断。

结果判断:(图 13-11)。

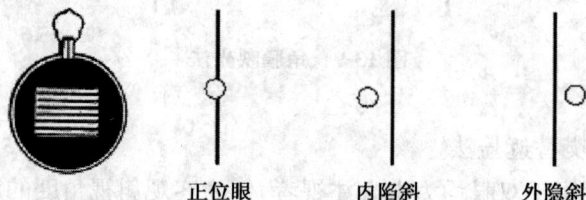

正位眼　　　内隐斜　　　外隐斜

图 13-11　三棱镜加马氏杆法检查水平斜视

光线恰好经过光点,则为正位;

光线位于光点的右侧即与马氏杆同侧,则为同侧复视,示有内(隐)斜视;

光线位于对侧则为交叉复视,示存在外(隐)斜视。

（2）垂直（隐）斜视

检查方法：将马氏杆镜竖放在右眼前，患者则见一点状光及一水平光线，根据网膜投射方向可知，高位眼复像在下、低位眼复像在上。通过光点与水平光线的关系可判断出是上（隐）斜、正位或下（隐）斜。

结果判断：（图 13-12）。

光线恰好经过光点，则为正位；

光线位于光点的下方则示有右眼上（隐）斜视；

光线位于光点的上方则示有右眼下（隐）斜视。

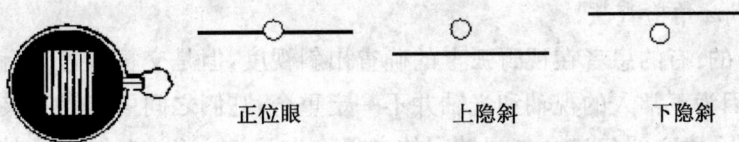

正位眼　　　　　　　上隐斜　　　　　　　下隐斜

图 13-12　三棱镜加马氏杆法检查垂直斜视

斜度判断：在判断出（隐）斜视类型后，按照基底朝眼偏斜反方向放的原则，将三棱镜放置在一眼前，逐渐增加度数直至光线正好通过光点，这时的三棱镜度数即为被检者的自觉（隐）斜视度数。

5. 视野弧法

检查目的：较角膜映光法更为客观准确，适用于各种斜视术前的定量检查，尤其是水平斜视的远近不同距离的斜视度的定量比较。

检查方法：

A. 视远斜视度：令被检查者坐在视野弧前，下颌固定在颌托上，并移向一侧，让被检眼居视野弧中心，另一眼通过视野弧注视孔注视 5 m 处的视标，检查者手持一点光源由内向外或由外向内沿视野弧移动，直至反光点落在被检查眼瞳孔的中心，当检查者的眼与点光源及被检眼瞳孔中心光点连成一线时，从视野弧上读出点光源所对应的刻度，即为视远时的斜视度数。

B. 视近斜视度：检查时，下颌托置于中央，让一眼注视 33 cm 处视野弧的中心，用与视远法相同方法检测视近斜视度数。更换注视眼，同样方法检查另眼。

6. 同视机法

检查目的：作为自觉和他觉斜视角度的定量检查。

检查方法：运用视力最差眼所能看清的最小同时知觉画片进行检查。

a. 自觉（又称主观）斜角检测：病人下颌放在同视机下颌托上，检查者将同视机同时视画片分别插入同视机双臂的画片盒内,嘱病人双眼注视画片,移动同视机臂角度至两个画片重合,如狮子进入笼子中央,这时在同视机读出的度数为病人的自觉斜角,以弧度或三棱镜度表示。

b. 他觉(又称客观)斜角检测:在自觉斜角处(无自觉斜角的病人在角膜映光法查出斜视角处)交替熄灭双眼注视画片的灯,让病人分别注视亮灯的画片中心,观察亮灯时眼球的移动方向调整机臂的移动方向,直至眼球不动,这时的同视机读数为他觉斜角。对于检查结果的判断,要考虑近感辐辏对结果的影响,即内斜度数偏大,外斜度数偏小。

7. Kappa 角检查法

检查目的:有的患者在视野弧上的确查出斜视度,但是交替遮盖没有出现眼球运动,这是因为正常人的视轴和光轴并不一定重合,它们之间可能存在夹角。垂直于瞳孔的瞳孔中心线(光轴)与视轴间的夹角称为 Kappa 角。Kappa 角的检查对于判断假性斜视和手术设计意义重大。

(1)视野弧检查法

检查方法:遮盖一眼,向眼别相反位置移动颌托使被检眼位于距离为 33 厘米的视野弧中央并注视其 0°刻度处的视标。检查者在此刻度附近移动一点光源使其在角膜上反光点的位置恰在瞳孔中央,此时所对视野弧上的刻度为 Kappa 角的度数。同法,移动下颌托检查另一眼。

结果判断:若为 0°刻度,则 Kappa 角为 0°,示被检眼的视轴与光轴一致。若是被检眼的颞侧刻度,则 Kappa 角为正,若是被检眼的鼻侧刻度,则 Kappa 角为负。

(2)同视机 Kappa 角画片

检查方法:画片上有字母和数字(EDCBA012345),0 位于画片的中央。让病人一只眼依次注视数字或字母,直到该眼的角膜映光点准确地位于瞳孔中央为止,这时读出的是 Kappa 角的度数。

结果判断:角膜反光点位于角膜中央的鼻侧,称为正 Kappa 角,反之位于颞侧的称为负 Kappa 角。

检查意义:±5°以内的 Kappa 角为正常范围。一般人均为正 Kappa 角,但超过+5°的 Kappa 角表现为外斜的外观,而超过-5°则表现为内斜的外观。此时需结合遮盖试验进一步鉴别,如超过+5°Kappa 角,遮盖试验眼位不移动,提示为假性外斜视。同理超过-5°Kappa 角,遮盖试验眼位不移动,提示为假性内斜视。Kappa 角显示的假性斜视是一种双眼单视下眼位的生理斜度或为偏心注视,必须将视野弧所测的斜视角减去该患者的±Kappa 角才能作为斜视手术设计的客观依据。

（三）眼球运动的检查

眼球运动检查对麻痹性斜视、牵制性斜视的诊断、治疗和手术设计均重要。包括单眼运动（水平、垂直、旋转），双眼同向运动（注视运动）、双眼异向运动（集合、分开运动）。

1. 单眼运动的检查（图 13-13）

用于判断肌肉作用力量的亢进或低下，尤其在多条肌肉麻痹时，必须查单眼肌肉运动，并与对侧同名肌肉运动相比较。由于单条肌肉的作用较难被记住，临床上可根据其运动规律总结如下：内、外直肌分别只有内转或外转作用，而 4 条垂直肌除了上、下转的垂直运动作用外，直肌（上、下直肌）有内转作用，斜肌（上、下斜肌）有外转作用，上方肌（上直肌和上斜肌）有内旋作用，下方肌（下直肌和下斜肌）有外旋作用。角膜垂直轴上端向鼻侧倾斜为内旋，向颞侧倾斜为外旋。

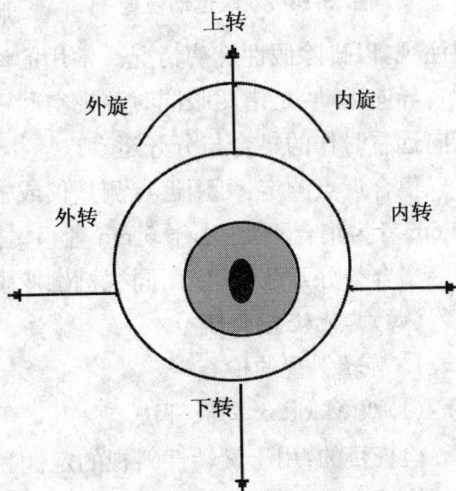

图 13-13　单眼运动检查

单眼运动正常的判断标准：

内转：瞳孔内缘达上、下泪小点的连线；

外转：角膜外缘到达外眦角，应记录离外眦角的毫米数。

婴幼儿外转不能或不足要注意区别是外转麻痹或交叉注视，可用娃娃头试验鉴别：双手固定患儿头部，突然使其头部转向对侧，同时观察眼球是否能外转到位。

上转时角膜下缘到达内外眦连线；

下转时角膜上缘到达内外眦连线。

双眼检查时，超过上述标准为亢进，不能到位者为运动不足。注意用单眼运动检查鉴别麻痹性斜视存在的眼球运动受限，通常会在向患眼麻痹肌作用方向受到限制。

2. 双眼运动检查（图 13-14）

同向运动（注视运动）：是指双眼协调地同时向左、右、上、下注视和左、右旋转的运动。如左眼外直肌收缩，右眼内直肌也等量等速收缩，保持协调的眼球运动，维持了双眼视线的平行。

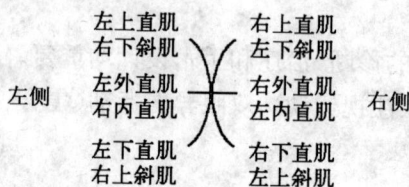

左上直肌	右上直肌
右下斜肌	左下斜肌
左外直肌	右外直肌
右内直肌	左内直肌
左下直肌	右下直肌
右上斜肌	左上斜肌

左侧 　　　　右侧

图 13-14　双眼运动检查

临床检查常用左侧、左上、左下、右侧、右上、右下 6 个主要诊断方位,这也是 12 条眼外肌的最大作用方位,检查 A、V 征时加正上、正下 2 个方位,加上原在位,称为 9 方位。检查时比较双眼运动幅度,注意睑裂的形态及睑缘位置是否对称,还应注意是哪只眼注视,以排除假性麻痹情况。常用的诊断眼位及其配偶肌。

异向运动:是指两眼同时注视空间不同距离时的运动,即眼球由远向近看或由近向远看时作的集合与分开运动。

集合近点测定:可用近点测量仪或辐辏测量仪检查。正常值是 6～8 cm,大于 10 cm 者为集合不足,小于 5 cm 者为集合过强。

集合与分开范围:使用同视机融像画片测定。

(四)其他检查项目

1. 旋转斜视的检查

(1)双 Maddox 马氏杆法

检查目的:用于旋转性斜视的定性和定量检查,适用于正常视网膜对应者。

检查方法:将颜色不同的两个马氏杆竖放入镜架上,右红左白。让病人注视 33 mm 处的点光源,并在左眼上放置一底向下的 $4^{\triangle}$ 三棱镜使其物像向上移位,若两光条不平行,表明有旋转性斜视。

结果判断:如果红色的光带右高左低,将红色马氏杆垂直轴外旋使两光线平行,并且可以判断患者右眼外旋。如果红色的光带右低左高,将红色马氏杆垂直轴内旋使两光线平行,并且可以判断患者右眼内旋。

(2)双 $4^{\triangle}$ 三棱镜检查

检查目的:主要用于旋转斜度的定性检查。

检查方法:用一个二底相对的 $4^{\triangle}$ 三棱镜放在右眼前,由于二底相对三棱镜在瞳孔中心会造成分光现象,视物时产生一分为二的效果。令被查者观察一横线时,放镜片的注视眼会看到两条横线,而另眼仍看为一条线,此时二眼所看到的横线为三条,根据三线状况判断旋转斜度情况。

结果判断:

左眼线鼻侧高,而颞侧低,说明有内旋情况(图 13-15a);

左眼线鼻侧低而颞侧高,说明有外旋情况(图 13-15a)。

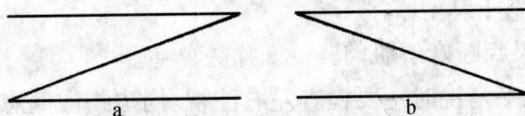

图 13-15 双 4△ 三棱镜检查

(3)同视机法

检查目的:采用"＋"字融合画片,又称隐斜画片,可以准确记录出患者的旋转斜视度。

检查方法:旋转使"＋"位于 180°和 90°径向,记录同视机上旋转的角度。

(4)Bagolini 线状镜法

检查目的:旋转斜度的定性检查。

检查方法:在暗室中双眼通过眼前线状镜注视点状光源,并观察光线所成夹角。有旋转斜视时,两眼所视的线状光不成直角交叉。

结果判断:(图 13-16)

内旋斜视:上下对顶角变为锐角,水平对顶角为钝角;

外旋斜视:上下对顶角变为钝角,水平对顶角为锐角。

(5)眼底镜检影法和眼底照相

检查目的:正常黄斑中心凹位于视盘颞侧缘外 2.5P D,视盘中心水平连线下约 0.8 mm(视盘下 1/3 处),眼底照相分析可定性判断有无旋转性斜视。

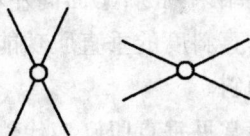

图 13-16 Bagolini 线状镜法

检查方法:散瞳下行眼底彩照,观察中心凹与视盘中心水平线的位置关系。

结果判断:①中心凹位于与视盘中心水平线上方为内旋眼位,显示上方肌群主要是上斜肌亢进或伴有下方肌群的麻痹。②中心凹位于视盘下缘连线下方为外旋眼位,提示下方肌群主要是下斜肌亢进或伴有上方肌群主要是上斜肌麻痹。

2. 麻痹性斜视的检查

(1)复视像检查法(红玻璃试验)

检查目的:自觉的定性眼球运动障碍的检查。仅可应用于具备双眼正常视网膜对应者,多用于后天性麻痹性斜视病人。检查方法:在半暗室环境下检查,光源距被检者 0.5～1 米,右眼前置红玻璃片,保持头部不动。记录:

a. 复视像是水平或垂直、交叉或同侧;

b. 复视分离最大距离方向;

c. 周边物像恒属于麻痹眼。

根据 a、b、c 结果判断麻痹肌肉。

结果判断:①水平复视时主要检查左右注视,周边物像属患眼。②垂直复视时重点在右上、右下、左上、左下寻找分离最大的方向,周边物像属患眼。

(2)同视机法

检查目的:判断麻痹肌或亢进肌;并可得出第一眼位及各个诊断眼位上的斜度,将水平、垂直、旋转斜度清楚显示出来。

检查方法:用同视知觉画片或"＋"画片分别测定 9 个诊断方位的主观斜视角,以最大斜视角所在的方位判断麻痹眼和麻痹肌。需有正常视网膜对应和视力良好。

结果判断:眼位偏斜度数最大的方位即为麻痹肌所在处,或为眼球运动受限明显处。水平肌的功能状态可在左右注视眼位上表现出来,垂直度或旋转度可在左上、左下、右上、右下眼位上表现出来。

(3)代偿头位

检查目的:麻痹性斜视病人的头位常位于使麻痹肌接受最少收缩冲动的位置。

检查方法:嘱患者保持正常的视物习惯,由检查者直观望诊。

结果判断:①面向左右转:为代偿水平肌功能不足。②下颏内收或上抬:为代偿垂直斜度的垂直肌功能不足。③头向某肩倾:为代偿旋转斜视而出现头位向某肩倾斜。

常见垂直肌麻痹代偿头位:

上斜肌麻痹时头向对侧肩倾斜,下颌内收,面向对侧;

上直肌麻痹时头向对侧或同侧倾斜,下颌上举;

下斜肌麻痹时头向同侧倾斜,面向对侧,下颌上举;

下直肌麻痹时头向对侧倾斜,面向同侧,下颌内收。

但有病人取相反的代偿头位,所以根据代偿头位并不能做出哪条眼肌麻痹的诊断。

(4)Bielschowsky 歪头试验

检查目的:用来鉴别斜肌与直肌麻痹。

检查方法:当头向某肩倾斜的代偿头位时,可将头位向反方向倾斜,对比观察有无眼球上下转现象。

结果判断:

①一眼上斜肌麻痹时可出现患眼眼球上转现象而另眼上直肌麻痹时则无此

现象。

②一眼下斜肌麻痹时可出现患眼眼球下转现象而另眼下直肌麻痹时无此现象。

（5）Parks三步法

检查目的：快速诊断哪条垂直肌麻痹。

检查方法：

①确定上斜眼。

②确定上斜是向右或向左水平注视时加大。

③利用前庭反射，观察头被动倾向一侧时眼位变化。当上斜肌麻痹时，头向患眼倾斜时，患眼上斜度数增大。

结果判断：举例说明。

①若上斜为右眼，表明右上斜肌、下直肌、左上直肌、左下斜肌麻痹。②左侧注视垂直偏位变大，可表明为右上斜肌及左上直肌麻痹。③头向右肩倾斜时，歪头试验阳性，说明右上斜肌麻痹。

（6）牵拉试验

检查目的：用于鉴别麻痹性斜视是肌肉麻痹还是机械牵拉，也用于共同性斜视术前。如常用于两眼视力相近、斜度不大的内斜视成年患者，了解牵拉正位后是否出现复视和复视的性质。

检查方法：滴表麻药物后，用一镊子夹住患眼一侧角膜缘处的筋膜向受累肌作用方向和其相反方向运动。

结果判断：

①主动牵拉试验阳性：让患者向麻痹的眼外肌作用方向转动，检查者对抗受累肌收缩力量向相反方向牵拉，如无张力则显示为该肌肉麻痹。

②被动牵拉试验阳性：向受累肌收缩作用方向牵拉，如有张力则为对抗肌痉挛或有机械性限制。

3. 影像学及实验室检查　麻痹性斜视常需通过影像学及实验室检查找出局部或全身病因。影像学包括CT或MRI等，实验室主要是甲状腺功能、血糖等内分泌检查和神经科检查。

4. 外眼照相　单纯水平性斜视的病人在手术前后作第一眼位及左右两侧眼位的外眼彩照，伴有垂直性斜视的行斜视九方位照相，除可以辅助判断斜视类型和麻痹肌肉外，更提供了宝贵的手术前后对照的历史资料。

【诊断对策】

一、诊断要点

1. 病史　发病时间及自觉症状对诊断有重要帮助,确切了解发病过程、治疗史、治疗结果及相关家族史是斜视的主要诊断方法之一。诱因多不明确。

2. 临床表现　具有典型斜视自觉症状,又有明确的体征,诊断通常并无困难。因斜视的种类不同,其症状和体征各异。

3. 辅助检查　上述常规眼科检查、视功能检查、屈光状态检查、双眼视功能检查、斜视的定性定量检查、眼球运动状态的检查、复视和 AC/A 比率的检查等检查均可提供诊断依据。

二、临床类型

斜视分类至今未有统一的标准。一般分为共同性斜视、非共同性斜视(麻痹性斜视)、A-V 综合征以及特殊类型斜视等。

（一）共同性斜视(concomitant strabismus)

共同性斜视是指眼外肌和所支配神经均无器质性病变,向各注视方向注视时斜视角度相同的一种眼位偏斜。它的主要特征是无明显临床症状,眼球运动正常,向各方位注视时斜视角度不变,左右眼分别注视斜视角相差不超过 5°,向上下注视斜视角差别小于 $10^\triangle$。引起共同性斜视的原因很多,主要是解剖异常和中枢神经控制失常或调节集合紊乱等因素。

1. 内斜视(图 13-17)

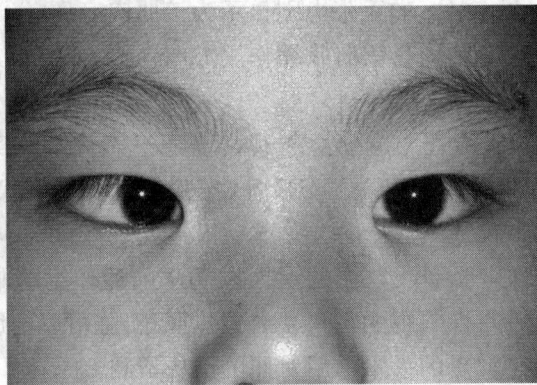

图 13-17　共同性内斜视

(1)先天(婴儿型)内斜视:是指生后6个月内发病,其特点是斜视度大,多大于20°并多为轻度远视,配戴眼镜不能矫正眼位,不受调节因素影响,常可交替性注视,少数为单眼性合并弱视,可有家族史。

(2)调节性内斜视:可分为屈光调节性内斜视、部分调节性内斜视和非屈光调节性内斜视。

1)屈光调节性内斜视 为发病多在3岁左右,有中高度远视,AC/A比正常,在睫状肌麻痹状态或用足度镜片矫正时内斜视可全部消失恢复正位。若屈光度长期得不到矫正可发生单或双眼弱视。

2)部分调节性内斜视 为内斜由部分调节因素引起,远视矫正或散瞳后内斜减少但并不能完全消失,多数AC/A比正常。常伴有弱视。

3)非屈光调节性内斜视 为调节与集合比率失调诱发过高的调节性集合(即AC/A比值高于正常),引起与屈光状态无明显相关的内斜视,可发生在远视、近视或正视的患者。其特点为近注视时内斜度数比远注视时加大在15△以上。

(3)非调节性内斜视

发病多在2岁后,内斜度数较大且稳定,AC/A比值正常或低下,单眼斜视者多伴有弱视。根据临床特征,将其分为集合过强、分开不足和基本型。

1)集合过强型内斜视 看近时斜视角大于看远时的斜视角(≥15△)。

2)分开不足型内斜视 看远时斜视角大于看近时的斜视角(≥15△)。

3)基本型内斜视 看远和看近时的斜视角几乎相等。

(4)继发性内斜视

1)知觉性内斜视 婴幼儿(一般5岁之前)因为屈光间质或视通路病变导致知觉性融合障碍而形成的内斜视。

2)外斜视术后内斜视 外斜视术后过矫。

3)残余性内斜视 内斜视术后欠矫。

2. 外斜视(图13-18)

(1)从看远和看近时的斜视角的差异可分为

1)基本型外斜视 看远和看近时的斜视角几乎相等。

2)分开过强型外斜视 看远时斜视角大于看近时的斜视角(≥15△)。

3)集合不足型外斜视 看近时斜视角大于看远时的斜视角(≥15△)。

4)假性分开过强型外斜视 看远时斜视角大于看近时的斜视角(≥15△),但是单眼遮盖或戴+3.0D眼镜后远近斜视角基本相等。

(2)从发病特点可分为

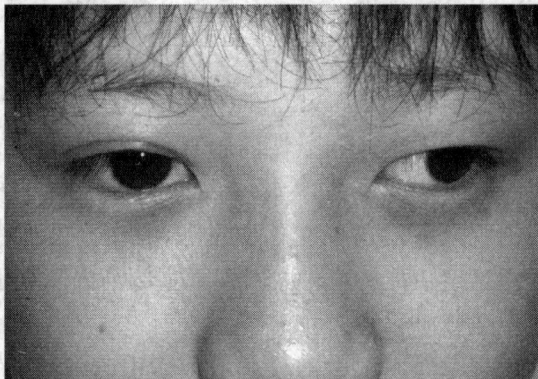

图 13-18　共同性外斜视

1)先天性外斜视　少见,一岁以内发病,斜度大和恒定。

2)间歇性外斜视　是从外隐斜逐渐过渡到恒定性外斜的一种斜视。在强光下常表现为畏光而闭上一只眼。其斜视度数变化不定,当注意力非常集中或看近时可为正位眼,疲劳或遮盖可诱发。间歇性外斜视以屈光参差近视患者居多。很少合并弱视。看近正位时有正常的双眼视功能,看远出现显斜时双眼视觉丧失。

3)恒定性外斜　可为单眼或双眼交替偏斜,单眼者常合并弱视。

4)继发性外斜

A)知觉性外斜视　一般 5 岁之后因为屈光间质或视通路病变导致知觉性融合障碍而形成的斜视。

B)内斜视术后外斜视　内斜视术后过矫。

C)残余性外斜视　外斜视术后欠矫。

(二)A-V 综合征

A-V 综合征是同时伴有垂直非共同性斜视的一种水平斜视,其两眼向上和向下注视的水平斜视度有明显的变化,类似字母 A 和 V,故称为 A-V 综合征。可分为外斜 A 征、内斜 A 征、外斜 V 征和内斜 V 征。A 征的上、下方水平斜度差异≥10$^\triangle$,V 征的差异≥15$^\triangle$ 。(图 13-19)

A-V 综合征的病因未明,眼外肌功能异常、肌止端异常和筋膜异常可能是其部分原因,也有继发在斜视术后。V 征通常与水平肌的分开过强、垂直肌的双上直肌不足或双下斜肌过强有关;A 征则与水平肌的集合过强、双下直肌不足或双上斜肌过强有关。

由于患者向正前方、上方、下方注视斜度不一,在某些位置可以维持融合功能,

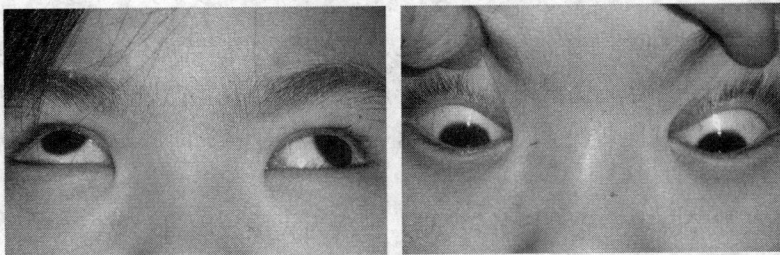

图 13-19 外斜 V 征

特别是在某注视方位如外斜 V 征或内斜 A 征的下方,其眼位正时有双眼单视功能,因此常伴有下颌抬高的代偿头位。内斜 V 征与外斜 A 征时向下注视斜度增加,患者需要收颌上视则会造成阅读或近距离工作的不适。患者常有视疲劳甚至复视。

(三)非共同性斜视

非共同性斜视(non-concomitant strabismus)是指向不同的方位注视和左右眼分别注视时斜视角度不同,并且伴有眼球运动障碍的眼位偏斜。临床上主要分为麻痹性斜视和限制性斜视。前者的原因有中枢神经系统、周围神经(动眼、滑车、外展)、神经和肌肉联结处和眼外肌本身的病变。后者常见外伤后组织嵌顿、手术后组织粘连、肌肉变性,如 Grave's 眼病等。

其特征是有①眼球活动障碍;②斜度不稳定,随注视方向而变化;③第二斜视角(受累眼做注视眼时的斜视角)大于第一斜视角(健眼做注视眼时的斜视角);④多有代偿头位;⑤后天的非共同性斜视常有复视。

大部分麻痹性斜视患者能在麻痹肌作用方向的反方向以代偿头位维持正常双眼单视,从而避免知觉异常的发生。例如,右眼外直肌麻痹,其抑制只出现在原在位与眼球向右转时,左转时仍有正常的双眼视觉,因此患者常出现面向右双眼左转注视的代偿头位。

在麻痹性斜视,知觉异常通常只发生在先天性与出生后早期发生的眼肌麻痹者。幼年患者眼位偏斜后双眼视功能会逐渐由代偿转化为失代偿以至出现单眼抑制、弱视等,部分还可渐变为第一、二斜视角相等的继发共同性斜视。一般而言,弱视眼一般是麻痹眼,但有些患者则习惯用麻痹眼作为注视眼,增加复视距离有利于克服双眼视觉干扰。因为斜度越大,落在患眼非对应点离黄斑就越远,这样复像距离加大且模糊,容易被抑制。这时非麻痹眼可能成为弱视眼。因此,弱视眼不一定就是麻痹眼。

麻痹性斜视根据发病的时间分为先天性和后天性。常见以下神经麻痹:

1. 滑车神经麻痹 受累眼内下转受限,下斜肌功能亢进表现上斜视,常有代偿头位(一般头位倾向健侧,下颌内收),歪头试验阳性(头向患眼倾斜时,患眼上斜度数增大)。

2. 外展神经麻痹 受累眼外转受限,表现为大度数内斜,有代偿头位。

3. 动眼神经麻痹 受累眼上睑下垂,内转受限,外上,外下运动也有不同程度限制,表现为大度数外斜,当累及眼内肌时出现瞳孔散大,对光反射消失。

(四)特殊类型斜视

特殊类型斜视是指病因、临床症状和治疗与一般斜视不同,易误诊和难处理的一类斜视。如:眼球后退综合征、Brown's综合征、DVD、固定性斜视以及甲状腺相关眼病等,此类病人多存在难以恢复的双眼视觉异常。

眼球后退综合征(Duane综合征):特征性的内转时睑裂缩小,眼球后退,外转睑裂增大。患眼多为外展受限呈内斜眼位,也有内转受限呈外斜眼位或内、外转同时受限部分患者内转是有明显上斜(上射现象)。被动牵拉试验阳性。

上斜肌肌鞘综合征(Brown's综合征) 患眼可正位或轻度下斜,向内上方转动受限,内上转时垂直斜度最大,多不合并上斜肌亢进,被动牵拉试验阳性。

垂直分离性斜视(DVD) 多为双眼发病,注视远目标时交替遮盖有被遮眼缓慢上飘合并外旋现象,去遮盖后被遮眼缓慢下转合并内旋,多合并先天性内斜视、眼球震颤和弱视,可以合并下斜肌亢进,头位侧转交替遮盖时也有交替上飘现象。

固定性斜视 常染色体显性或隐性遗传,也可散发;单眼或双眼固定在内下斜位,眼球不能运动,上转或向一侧注视时可诱出异常集合运动;可有上睑下垂,并伴有下颌上抬的代偿头位。

甲状腺相关眼病(Grave's眼病) 可伴有甲亢的全身症状;眼部症状主要包括眼睑回缩和上睑迟落;眼球突出;复视;限制性眼球运动障碍,较常见下直肌病变导致上转障碍;结膜充血水肿,暴露性角膜炎;视神经病变等。

(五)旋转性斜视

眼球沿矢状轴发生的旋转偏斜超过10°称为旋转性斜视,一般外旋斜视多见。旋转性斜视主要是由A-V综合征、DVD、斜视手术等引起。主要表现为旋转性复视和歪头视物,多数伴有斜肌功能的变化。临床上常用基底相对的双4$^\triangle$三棱镜、线状镜和眼底彩照作旋转性斜视的定性检查;用双马氏杆或同视机的十字画片作定量检查。由于正常旋转性融合范围较大(15°~25°),只有较大度数单眼的旋转性斜视才会引起复视等临床症状。

（六）微小斜视

是指 5°或 5°以内的单眼斜视，以内斜多见，部分是继发于斜视矫正术后。对单眼弱视患者应常规做遮盖和去遮盖试验，如未见眼球移动还需作 4$^\triangle$三棱镜试验、Bagolini 线状镜等方法加以判断。它的特点是偏斜眼有单眼弱视和旁中心注视，可有不健全的周边融合和大体立体视功能。多伴有屈光参差。

鉴别诊断要点：

（1）共同性斜视　隐外斜视与间歇性外斜视：后者初发病时常有头痛，畏光和视疲劳症状，遮盖-去遮盖法可鉴别；

屈光调节性内斜视与非屈光调节性内斜视：后者与屈光无关，即使完全矫正屈光不正后仍内斜，AC/A 比值高于正常；

调节性内斜视与内斜 V 征：后者无论视远视近，向下注视时内斜度数均较向上时增大≥15$^\triangle$。

（2）麻痹性斜视　麻痹性斜视与共同性斜视：后者多在 5 岁前发病，眼球运动无异常，第一斜视角与第二斜视角相等，各方向注视时斜视度均不改变；

麻痹性斜视与限制性斜视：后者常见 Grave's 眼病、眶壁骨折导致眼外肌肉或筋膜异常限制眼球向其相反方向转动，同时存在向病损眼外肌作用方向运动受限，眼球被动牵拉试验可鉴别；

滑车神经麻痹与上直肌麻痹：歪头试验鉴别，阳性应考虑上斜肌麻痹；

滑车神经麻痹与原发性颈肌性斜颈：前者患眼内下转动受限，头位被动转动易正位，遮盖患眼半小时后观察头位正常；后者胸锁乳突肌僵硬，被动转动正位困难。但是要注意前者可因长期代偿头位引起继发性胸锁乳突肌僵硬。

滑车神经麻痹与原发性下斜肌亢进：后者多伴有水平斜视，上斜肌功能正常，歪头试验阴性；

滑车神经麻痹与垂直分离性斜视（DVD）　后者多为双眼发病，交替遮盖有被遮眼缓慢上飘合并外旋现象，并且可出现在原位或内外转位，去遮盖后被遮眼缓慢下转合并内旋，可以合并下斜肌亢进，歪头试验阴性；

外展神经麻痹与 Duane 眼球后退综合征　后者眼球内转时伴有睑裂变小，眼球后退；

外展神经麻痹与先天性内斜视　后者娃娃头试验外转正常，常伴眼球震颤、DVD 或下斜肌亢进；

外展、动眼神经麻痹与重症肌无力　后者上睑下垂和斜视程度与疲劳有关，新斯的明试验阳性；

双上转肌麻痹与限制性下斜视　后者被动牵拉试验阳性；

动眼神经麻痹与甲状腺相关性眼病　后者常累及下直肌和内直肌,多伴有单眼或双眼突出、上睑退缩和迟落,影像学检查提示眼外肌肥大,甲状腺功能检查异常；

下斜肌麻痹与上斜肌肌鞘综合征(Brown's综合征)后者被动牵拉试验阳性。

动眼神经麻痹与眶尖综合征　后者动眼神经(Ⅲ)、滑车神经(Ⅳ)、外展神经(Ⅵ)、三叉神经第一支(Ⅴ1)及视神经(Ⅱ)损害。

【治疗对策】

(一)治疗原则

斜视的治疗包括非手术治疗和手术治疗,治疗的方法取决于斜视的临床类型及程度。

(二)术前准备

1. 做好卫生知识宣传教育及心理护理。

2. 做好眼部常规及斜视专科检查,眼位照相,注意术后融合无力性复视出现的可能。

3. 全身检查,排除手术禁忌证。

4. 手术前滴用抗生素滴眼液2~3天,每天3~4次。

(三)治疗方案

1. 非手术治疗

矫正屈光不正:内斜视伴有远视者或外斜视伴有近视者,配镜应予以充分矫正。戴足度镜6个月后斜视度数仍大于15°时,可考虑手术矫正。

小度数麻痹性斜视可通过三棱镜矫正。

肉毒杆菌毒素A局部注射治疗。

斜视伴弱视:一般先治疗弱视,待视力提高后再考虑矫正眼位。但若弱视治疗效果不明显,可考虑手术后再进一步行弱视治疗。

2. 手术治疗　经非手术治疗后仍有眼位偏斜者应考虑手术治疗。

(1)手术目的　尽量使双眼视轴平行,以有机会获得双眼视觉的可能性或获得周边融合;如果不具备条件则使其获得一个可以接受的外观。

(2)手术原则　减弱较强肌肉的作用和/或增强较弱或麻痹的肌肉作用。

(3)手术起点　水平斜度≥15$^{\triangle}$,垂直≥10$^{\triangle}$或如果垂直斜视<10$^{\triangle}$,但是下斜

肌亢进明显,也可以行下斜肌减弱术。

麻痹性斜视、A-V综合征和眼球后退综合征、垂直分离性斜视等特殊类型斜视一般在第一眼位和/或向下注视眼位存在明显斜视或存在明显代偿头位才考虑手术治疗。

(4)手术步骤　斜视手术中最主要的是掌握直肌的后退和缩短术。单条直肌后退或缩短术的最小和最大手术量是:内直肌后退最小为3 mm,最大为5 mm;缩短最小为4 mm,最大量9 mm。外直肌后退最小为5 mm,最大量12mm;缩短量最小为4 mm,最大为10 mm。上及下直肌后退最小3 mm,最大量为5 mm;缩短为3~5 mm。一般直肌后退和其拮抗肌缩短大约可以纠正5°斜视,并且比较适应于20~30°的内斜视。同样是1 mm后退,内直肌后退约为纠正2.5°内斜,外直肌后退则仅纠正约1.8°外斜。总之,肌肉力量的强弱与其纠正效果密切相关。

1)直肌后退术:

①结膜切口,可采用角膜缘、肌止线和穹窿部结膜切口;剪开筋膜囊,暴露直肌旁的巩膜。

②钩取直肌,分离肌间膜和节制韧带,注意完整保留肌鞘。

③在肌止端后约2 mm处双套环缝扎肌肉,在肌止端和缝线间剪断直肌。

④按设计量用量脚规标志新肌止线,用双针在此处穿过浅层巩膜,两针间的宽度相当于肌肉宽度。

⑤局麻者活结结扎缝线,并坐起来观察眼位调整后结扎缝线。

⑥间断或连续缝合球结膜切口。

2)直肌缩短术

①、②步骤同直肌后退术。

③用量脚规在直肌表面测量出缩短量的位置,在此处双套环缝扎肌肉;在缝线前2 mm处剪去所缩短的肌肉。

④双针分别从肌止端的后面穿过肌止端处的浅层巩膜在前面出针,并结扎。

⑤缝合球结膜切口。

(四)各类型共同性斜视的治疗方法

(1)隐斜视　轻度的隐斜视因为有良好的双眼单视和融合力,所以没有视疲劳等临床症状,不需要治疗。如果因较大度数的隐斜视引起视疲劳、阅读不能持久、间歇复视等临床症状,为了维持稳定的双眼视觉,特别是使患者保持长时间舒适的阅读能力,除通过训练矫正外可试用光学的方法进行矫正,内隐斜的使用底向外、外隐斜的使用底向内的压贴三棱镜片。如有近视、远视3 D或以上的屈光不正,还可考虑适当改变瞳距,利用凹或凸透镜本身的三棱镜作用,缓解患者的视疲劳。部分较明显的隐斜可转化成共同性斜视。

(2)先天性内斜视　先治疗弱视,手术时机选择在 2 岁左右,术后保留 5°内斜以利于建立双眼视。

(3)调节性内斜视

①屈光调节性内斜视:戴足度镜矫正屈光不正。对于初戴镜患者,需短期局部使用阿托品或托品酰胺松弛调节以耐受足度镜,并且要和患儿及其家长解释戴镜后视力可能会比戴镜前差,戴镜的目的是矫正眼位。注意每半年要重新散瞳验光,配镜以能保证正位眼或有小度数的内隐斜而无不适症状的原则逐渐降低远视度数。

长期戴足度镜有可能导致儿童调节功能的发育异常甚至出现外斜视,因此这类患儿应配合双眼视功能训练,在其生理性远视正视化过程中逐年减少正镜度数,直至摘掉眼镜仍能保持正位眼。所以屈光性调节性内斜视能够早期诊断并早期配镜矫正效果理想。若不及时予合理屈光矫正则将逐渐发展成恒定性内斜视最终产生弱视和丧失双眼视功能。

②非屈光性调节性内斜视:这种斜视患者用 1‰阿托品散瞳验光判断屈光状态后,以复光时最好的矫正视力为配镜原则,并且仍要注意每半年到一年要重新散瞳验光,检查双眼视功能和斜视度变化。可以采用双光眼镜(下加＋1.5～＋3 D 球镜)或使用缩瞳剂的方法减少视近物时的调节而诱发过强的集合。若以上方法仍不能矫正内斜视且出现双眼视功能异常时则需手术治疗,可考虑双眼内直肌减弱术。

③部分调节性内斜视:治疗上除积极治疗弱视外,还应在完全矫正远视屈光不正的基础上(戴镜 6 个月后),用手术的方法矫正镜下的内斜度数。并且需每年重新验光。

(4)非调节性内斜视　先治疗弱视,待视力提高后再考虑手术治疗。基本型在主斜眼行内直肌后退和外直肌缩短术;集合过强型可考虑双内直肌后退;分开不足型宜行双外直肌缩短,但若在一眼行内直肌后退和外直肌缩短,缩短量应大于后退量。

(5)间歇性外斜视　只要有眼位偏斜的机会就有双眼视觉破坏的可能,除了极少数患儿有自愈倾向,一般多需要手术治疗。小度数者可先通过非手术治疗控制双眼正位,如负镜和压贴三棱镜的应用。特别是高 AC/A 比的患者,负镜可刺激调节性集合以减少外斜,建议近视眼要足度矫正,远视低于 2.0 D 的不予矫正,或仅低矫至视力达 0.8～0.9 即可。

此斜视手术过矫或欠矫目前还有争议,部分学者认为有双眼视功能的间歇性斜视,手术设计量应为术后近期过矫 10△ 左右为好,此类设计可以获得远期满意的正位;没有双眼视功能的斜视,手术设计应保守一些,术后近期正位或欠矫 $5^\triangle \sim$ $10^\triangle$ 为好。我们认为年龄偏小、有正常网膜对应并有一定融合范围、AC/A 比高、看远才出现外斜者不宜过矫,让其在融合作用下较舒适地保持正位,术后通过正位视和融合功能训练可恢复并保持良好的双眼视觉。

(6)恒定性外斜视 治疗以在主斜眼上手术为主,若是知觉性外斜视以美容为目的术后常需过矫 $5°$。

(五)A-V 综合征

A-V 综合征在矫正屈光不正后在以下三种情况下需要手术治疗:1)正前方和向下注视时有斜视;2)有明显的代偿头位;3)虽然正前方和向下注视时眼位正位,但有明显的下斜肌功能亢进造成外观不正常也可行下斜肌减弱术。

伴有斜肌亢进的 A-V 综合征要先行斜肌再行水平肌手术。

(1)V 型斜视 有下斜肌功能亢进,先行下斜肌减弱术;无则行水平肌上下移位术。内直肌向 V 型尖端移位(1/2~1 肌肉宽度),外直肌向 V 型开口移位(1/2~1 肌肉宽度)。

(2)A 型斜视 有明显上斜肌功能亢进行上斜肌减弱术,但在正常网膜对应的患者应非常慎重,一般在主观(双马氏杆、同视机)和客观(眼底彩照)检查均确认内旋偏斜超过 $8^\triangle$ 才考虑上斜肌减弱术。无或轻度上斜肌功能亢进或有立体视觉的行水平肌上下移位术。内直肌向 A 型尖端移位(1/2~1 肌肉宽度),外直肌向 A 型开口移位(1/2~1 肌肉宽度)。

(六)非共同性斜视(麻痹性斜视)

麻痹性斜视主要是病因治疗。第一眼位正位,代偿头位不明显,有双眼单视、仅于某视野内出现复视者无须特殊治疗;正前方有斜度但小于 $10^\triangle$ 可用三棱镜治疗。手术治疗仅能矫正眼位不能恢复眼球运动功能,其目的是矫正正前方及前下方眼位以恢复双眼单视;手术原则为减弱亢进肌肉或加强麻痹肌,但前者的手术效果更可靠。

手术指征:正前方斜视大于 $10^\triangle$;病因已去除或其原发病不再复发且不危及生命。即使能用明显的代偿头位获得双眼视的儿童,也应早期手术,为其创造恢复双眼视的条件。

但要注意,长期的异常头位有可能导致脊柱畸形,即便手术后异常头位也难以改变,由于肌肉的继发改变,斜视可转为共同性,使双眼视失去代偿。

(七)特殊类型斜视

(1)Duane 综合征

①第一眼位无明显斜视和代偿头位者,无需特殊治疗。

②第一眼位明显斜视和有代偿头位者应手术。手术以减弱术为主,加强术为禁忌,否则术后会使眼球后退加剧。

③手术仅能改善眼位和代偿头位,眼球运动难以恢复。

(2)Brown 综合征

①有明显代偿头位或患眼有明显旋转斜视者,可切断上斜肌反转腱以解除机械性粘连。

②术后如出现上斜肌功能不足,下斜肌亢进,则应行下斜肌减弱术。

③术后代偿头位多可消除或改善,但眼球运动难以恢复。

(3)垂直分离性斜视

①无明显交替上斜,只在检查时暴露者可保守治疗。如果合并屈光不正,可以在配镜时用光学手段(正镜雾视法)转换注视眼,使眼位上飘明显的眼睛转为注视眼,以抑制或减少上飘。

②不合并下斜肌亢进者以减弱上直肌为主,对上飘现象明显者上直肌后退应大于 7 mm。也可行上直肌后徙联合后固定缝线术。

③合并下斜肌亢进者应行下斜肌转位术,将下斜肌断端固定在下直肌附着点颞侧。

④如果合并明显水平斜,应予以矫正;先矫正上斜视再处理水平斜。

(4)固定性斜视

①治疗以手术为主,目的是改善头位,主要采用下直肌断腱术。

②二期可考虑行上睑下垂矫正,宜用额肌悬吊术。

(5)Grave's 眼病

①以矫正第一眼位和前下方斜视并消除复视为目标。

②以解除因眼外肌变性造成的眼球运动限制为主要选择。

③单纯后徙一条肌肉不能充分矫正第一眼位时,可考虑内外直肌移位术或连接术。双眼受累的病人要考虑在双眼手术,以到达第一点提出的目标。

④垂直肌肉手术时,应避免或尽量减少对眼睑位置的影响。

(八)旋转性斜视

一般通过上下斜肌的减弱或加强来矫正此种偏斜。

(九)微型斜视

此类斜视由于斜度不超过 $10^{\triangle}$,无伴明显外观异常,且有较舒适的周边融合力,原则上不需手术治疗。但是要注意弱视治疗。

【术后观察及处理】

(一)一般处理

1. 卧位 术后可能有恶心、呕吐,应安静卧床休息。

2. 一般术后普通饮食,全麻术后可予半流饮食1天后改普通饮食,如恶心呕吐剧烈者,可暂停进食,予静脉点滴补充营养和水分。

3. 术后次日用抗生素和糖皮质激素眼药水开放点眼。

4. 术后5~6天可拆除球结膜缝线。如使用可吸收缝线也可不拆除。

(二)并发症的观察及处理

1. 感染 一般为缝线处或肌止端的感染,严重可扩散为筋膜炎、眶蜂窝织炎,如缝针穿破巩膜,可引起眼内炎。应积极予全身及局部抗生素治疗,如缝线处感染形成脓点,则应拆线并切开排脓。

2. 肌肉滑脱 表现为术后第一或二天出现眼球不能向该肌肉作用的方向转动。一旦确诊即手术探查。

3. 角膜干凹斑 因为球结膜水肿常在术后2~7天发生在角膜缘旁椭圆形的角膜浅凹。可予以人工泪液眼水治疗。

4. 结膜创口愈合不良 常见在鼻侧肌止线切口,由于结膜创口内卷或把半月皱襞当作创缘缝合所致。一旦发现尽快重新缝合。

5. 眼前段缺血 表现为患眼视力下降、眼部充血、角膜上皮水肿、角膜后沉着物、房水混浊、瞳孔散大且向缺血区移位,晚期出现晶状体混浊、虹膜萎缩,甚至失明。治疗上散瞳,用激素和血管扩张剂。应以预防为主,不要一次在同一眼行两条以上直肌手术。

6. 结膜肉芽肿 由缝线引起的异物刺激性肉芽增生。局部应用糖皮质激素和/或抗过敏眼水,如2个月内不消退,可手术拆除线结及剪除肉芽。

7. 结膜囊肿 结膜缝合时上皮碎片残留在结膜下。表现为球结膜较透明的圆形球状隆起。可先试行针刺放液,较大者可手术切除。

8. 眼睑位置改变 由于上下直肌手术过程中未充分分离直肌与眼睑间的联系,或手术量过大,或术后直肌纤维撕脱造成手术量过大所致。可先试行分离直肌和眼睑间的联系,如撕脱则使其复位,如失败则行眼睑矫形术。

9. 斜肌功能仍亢进 由于残留部分肌纤维所致。轻者可不处理,密切观察;影响眼位者可再次手术。

10. 复视 共同性斜视矫正术后可能出现复视,特别是内斜视,双眼视力较好而又有异常视网膜对应患者更容易出现,术者必须有所重视,术前向患者及其家属做好解释,使他们有充分思想准备。

术后复视有两种,一为矛盾性复视,另一种为融合无力性复视。

矛盾性复视特点是内斜视术后出现交叉性复视或外斜视术后产生同侧复视,与正常视网膜对应情况相反,故称矛盾性复视。复像为一清晰一模糊且不论远近均同样存在。这类复视往往在术后数日或数周可消失。其消失的途径可能是恢复了正常视网膜对应或产生新的抑制;也可能是斜视复发重新回到异常的视觉对应关系上,常见于年龄较大的和谐异常网膜对应的病人。

部分内斜视患者,尤其双眼视力较好或相近内斜视,由于过度减弱内直肌功能或术后轻度过矫,这部分患者在术后一旦重新获得正常视网膜对应,由于集合功能降低等原因而使融合范围缩小,导致融合无力性复视。这种复视特点是近距离复像明显,两像清晰度相近,而同视机检查融合范围明显低于正常值。融合无力性复视的年轻患者早期可做同视机融合功能训练或戴基底向内三棱镜矫正,同时应尽量减少远视镜片度,对明显过矫内斜视,经治疗无效,3~6 个月后考虑作外直肌后退术或内直肌前移术。

术前视力检查和角膜缘牵引试验,对于术后产生复视和复视性质的估计非常重要,尤其是双眼视力较好或相近的内斜视患者,可能会产生融合无力性复视,对此类复视的斜视患者是否手术,一定要慎重,并在术前反复试验,看患者的耐受力有多大,不能贸然去做,如果患者坚持手术,术前应做好手术方案,避免更多减弱内直肌功能或明显过度矫正。

11. 过矫及欠矫 斜视治愈标准有两个,一个是美容治愈,另一个是功能治愈。美容治愈指无双眼单视,眼位基本矫正;功能治愈要求远近距离均正位,有正常视网膜对应,足够大的融合范围及立体视觉。我国赫雨时把 5°以内的矫正不足与过度矫正量作基本正位眼的标准。过矫是指术后 6 周眼位呈过度矫正≥5°,欠矫则指术后残留斜视度≥5°~10°。轻度的矫正不足与过度矫正,早期应继续观察。明显矫正不足与过度矫正者,经调整眼镜屈光度和观察,估计第一次手术效果稳定后再行第二次手术。首次手术后 6 周以上仍过矫者方行二次手术,首选原后退肌肉复位;欠矫者可在 1~8 周内再次手术。

【疗效判断及处理】

一、共同性斜视的疗效评价

(一)完全功能治愈

1. 双眼视力均正常。

2. 眼位在任何情况下均正位或有少量隐斜。

3. 中心凹融合。

4. 正常视网膜对应。

5. 有中心凹立体视≤60″。

6. 无自觉症状。

(二)不完全功能治愈

上述项目中存在一项或几项缺陷:

1. 存在轻度弱视。

2. 有小度数眼位偏斜(≤±8$^\triangle$)。

3. 有融合。

4. 正常或异常视网膜对应。

5. 具有黄斑或周边部立体视。

6. 有自觉症状。

(三)临床治愈

无双眼单视功能,仅获得外观上的改善,第一眼位±15$^\triangle$以内,上、下偏斜10$^\triangle$以内。

二、非共同性斜视的疗效评价

(一)治愈

1. 复视和眩晕消失,正前方及前下方视野复视消失,在日常工作和学习中可舒适地使用双眼。

2. 代偿头位消失,具有一定的立体视功能。

3. 眼位基本正位(≤10$^\triangle$)。

4. 双眼眼球运动基本达到平衡、无明显麻痹肌功能不足或配偶肌功能过强。

(二)好转

1. 正前方及前下方视野复视消失,双眼视野扩大,正常工作和学习不受影响。

2. 代偿头位减轻,具有双眼单视功能。

3. 眼位偏斜＞10△。

4. 麻痹肌运动受限较前有进步，但仍可查见。

（三）无效

症状及体征大部存在，或虽有进步，仍干扰日常工作和生活。

【出院后随访】

出院时带药，注意术眼卫生；

定期门诊复诊，儿童需注意弱视治疗；

视朦和眼红加剧应及时就诊。

第五节　眼球震颤

【概述】

眼球震颤（nystagmus）是一种不自主有节律的眼球往返摆动，是在视觉、中枢神经系统、眼外肌和内耳迷路疾患中常见的眼部异常。隐性眼球震颤为遮盖一眼后出现未遮眼眼球往返摆动。中间带（neutral zone）是指眼震最轻或基本停止的位置，也称为"休止眼位"或"零带"（zero zone）。

【诊断步骤】

（一）病史采集要点

1. 震颤是先天或后天发病，有无诱因。患儿围产期有无异常，如：窒息、缺血缺氧性脑病等。

2. 是否需要戴镜矫正视力，有无眼位偏斜及歪头视物。3. 歪头视物时震颤是否减轻，视物有无清晰。

4. 有无手术、外伤史和家族遗传史。

（二）眼部检查要点

1. 检查平视及歪头时单眼和双眼视力。

2. 检查屈光状态，裂隙灯和眼底检查。

3. 检查眼位及眼球运动。

4.检查中间带。

5.检查眼球震颤值,用毫米尺测量正前方注视和休止眼位时角膜内侧缘或外侧缘移动的毫米数,所得即为眼震值。

6.检查头位扭转角,测量平视和代偿头位时垂直眉心的直棒在视野弧上的移动圆周度。

7.三棱镜试验,观察头位改善情况。

8.有头向一侧肩倾的代偿头位者行眼底彩照检查。

【诊断对策】

(一)诊断要点

1. 病史

2. 临床表现

(1)眼震多数呈钟摆型、冲动型,少数为旋转型。

(2)常伴有斜视。

(3)视力变化 多数眼震患者视力减退,但冲动型眼震多数有中间带,在此位置,眼震大为减轻或消失,视力最好。

(4)头位异常 冲动型眼震若中间带在第一眼位,则头位无代偿;若中间带在右方注视位,则头位转向左侧;若中间带在左方注视位,则头位转向右侧。也有下颌上举,双眼向下注视,或下颌内收,双眼向上注视的头位异常。少数有旋转中间带的眼球震颤出现头向一侧肩倾的代偿头位。

(5)有时眼震可自发痊愈,随年岁增长,眼震减轻。

(6)单眼遮盖、精神改变或紧张可使眼震加剧。

(7)后天急性发病者常有眩晕。

3. 眼部检查

(二)临床类型

1. 按震颤形式分:

(1)钟摆型 特点是眼球往返运动,每个方向的运动速度和幅度大致相等,波形可为正弦或三角曲线眼球往返运动。

(2)冲动型 特点是眼球往返运动存在快、慢相波并有一定的方向性。

2. 按震颤方向分 水平型、垂直型、斜向、旋转。

3. 按病因分

(1)眼性眼球震颤

1)注视性眼球震颤(ocular fixation nystagmus)

是黄斑部中心视力缺陷或障碍使注视反射形成困难或不能形成而引起的,多见于出生时或出生后不久即有中心视力不良者。常见于白化病、白内障、角膜混浊、视神经发育不良、全色盲、早产儿视网膜病变等。如果中心视力在2岁前丧失,眼震很可能发生,如果中心视力在2岁以后丧失,眼震发生的机会则少得多。

注视性眼震的发病机制为正常情况下,黄斑中心凹与眼外肌间有反射性联系,当物象短暂地离开中心凹时,能迅速地使它回到中心凹处。当中心凹视力低下不足以形成清晰物像时,反射联系减弱,所以眼球移动幅度无形增大,这时中枢协调系统必须更加努力控制,有时尚不能使物像停留在中心凹处,因此夸大了正常眼球的注视运动,形成眼球震颤。

这类眼震呈现一种缓慢平稳的钟摆型眼震,无快慢相,患者在企图注视时更加明显,不注视时减弱,在闭眼及睡眠时消失,患者中心视力很差,常伴有相应的眼部病变,无听力障碍,也没有自发性肢体偏斜。

2)视动性眼震(optokinetic nystagmus,OKN)　是对外界环境代偿运动的生理反应,是视觉系统对大面积连续运动刺激产生的双眼非随意性震颤反应,为正常反应,在正常人即可引出。OKN发生异常被认为是视觉系统发生病变的客观诊断依据。

OKN包括一个慢性跟随运动和相反方向快的再注视运动,如在行驶的车窗中向外望或注视眼前迅速旋转画有直线条的视动鼓时,随目标移动的注视点到达极限后迅速返回原位置,再注视另一目标,这样快慢交替移动,形成水平、有节律的跳动型震颤,慢相与移动方向一致,快相则相反。

OKN的有无在临床上有重要意义,如分辨伪盲、测定婴幼儿视力等。

(2)前庭性眼球震颤　是由于前庭核或其与小脑或脑干的联系通路发生病变而引起的眼球震颤。前庭系统主要与眼球运动各颅神经核、小脑顶核以及脊髓前角相联系。与眼球运动各颅神经核的联系路径为内侧纵束,与脊髓前角的联系路径为前庭脊髓束和内侧纵束的下行纤维。因此,前庭系统受刺激或破坏将有两种主要客观症状:眼球震颤和肢体偏斜。前庭性眼球震颤根据损害部位不同可分为前庭周围性眼震和前庭中枢性眼震。它们产生的眼震和肢体偏斜形式均可相同,主要症状鉴别如下:

1)前庭周围性眼震　多表现为水平性或水平旋转性,绝无垂直性眼震,其节律一般较中枢性细小,肢体和躯干向眼震慢相方向偏斜倾倒。主观症状伴有明显的眩晕,闭目后不减轻。眼震慢相方向和肢体偏斜方向一致,即所谓的"一致性偏斜",是前庭周围损害的最突出特征。前庭周围性眼震可见于 Meniere 症候群、颞骨岩部外伤、中耳炎、迷路炎、急性前庭神经损伤等。

2) 前庭中枢性眼震 此类眼震方向不一,可为水平性、旋转性或垂直性。眼震持续时间较长,节律粗大,不一定伴有明显的主观眩晕症状。所以,眼震慢相方向和肢体偏斜方向不一致,即所谓的"分离性偏斜",是前庭中枢部位损害的特征。眼震为冲动型,常是细微的快速震颤。常见于急性内耳炎、急性迷路炎、浆液性迷路炎等。前庭性眼震的主要症状为眩晕、耳鸣、耳聋等。由于眼震和前庭功能关系密切,临床上常以诱发眼震的方法作为评价前庭功能的主要客观指标。

(3) 中枢性眼球震颤 常见为炎症、肿瘤、外伤、中毒、缺血或出血导致脑干和小脑损伤等。眼震形式多为冲动型。中枢不同部位病变的眼震形式不同,垂直型眼震常为脑桥病变,第三脑室肿瘤和脑干梗塞引起跷跷板样眼球震颤等。根据有无全身肢体或言语等异常并结合 CT 或 MRI 等检查,请神经科会诊作出病因诊断。

(4) 先天性眼球震颤 为性显性或性隐性遗传疾病,现学者正在寻找其基因位点。先天性眼震在婴儿出生后几天就不同程度存在,但多在数周或数月后眼震明显时才被发现,常包括以下三种情况。

1) 知觉缺陷型眼震 主要由于眼本身的病变所造成。如黄斑部成像不清,常见的原因为高度屈光不正,先天性白内障或其他原因引起的屈光介质混浊,如角膜营养不良、先天性青光眼、白化病、无虹膜、全色盲等。眼震常为双侧性、钟摆样,慢快相速度相等,眼震表现为水平性、垂直性、旋转性及斜向性眼震,但以水平性为多见。视力与头位无关。

2) 运动缺陷型眼震 病因主要在传出通路,可能累及神经中枢或神经通路,眼部无异常病变,眼震呈跳跃型或冲动型,有快慢相区别,双眼向某一方向注视时眼震振幅及频率减少或眼震完全消失,视力因之增加,病人常采取代偿头位,使双眼处于眼震最轻或完全消失的位置,此位置称静止眼位,也称中间区、中和区。随年龄增长,震颤可减轻。

临床常见先天性特发性眼球震颤和眼球震颤阻滞综合征。眼球震颤阻滞综合征有其独特的临床表现:婴儿期发病,占婴儿型内斜的 $10\% \sim 12\%$。眼球震颤为水平冲动性,眼球内转位时眼震强度及幅度消失或减轻,外转位时眼震明显变大。视力在内转眼注视时提高,外转眼注视时视力下降。AC/A 比一般正常,内斜度不稳定,且角度较大。斜角大小与眼球震颤幅度成相反关系,震颤慢时,内斜变大;反之变小。代偿头位为面转向注视眼。

3) 隐性眼震 特点为双眼睁开时无眼震出现,遮盖一眼后可诱发眼震,眼震为冲动型,方向不固定,一般快相朝向未遮盖眼,即注视眼;其外转时震颤加重,内转时震颤减轻;双眼视力＞单眼。目前认为原因为:单眼及双眼固视反射发育不良,造成眼球运动协调的平衡不稳,当遮盖一眼后,一眼或双眼发生内斜,这样固视眼发生偏斜,为了矫正此种偏斜,由中枢传来的快速扫视运动,使内转眼外转,这样就产生快相向固视眼的隐性眼震。

(三)鉴别诊断要点

1. 显性与隐性眼球震颤　后者双眼睁开时无眼震出现,遮盖一眼后可诱发眼震。

2. 眼球震颤阻滞综合征和先天性内斜视　后者在正前方和外转位注视时不出现眼球震颤,并且因为能交替注视很少出现弱视;前者常伴有弱视,可双眼同时内斜,当遮盖一眼后出现面转一侧的代偿头位。

【治疗对策】

目前对眼震仍未有特别有效的治疗方法。

(一)一般处理

1. 向患者及家属解释　眼震是一种较为常见的难治性眼病,因为病因及发病机制目前尚未十分清楚,所以迄今未有根治的方法。

2. 社会及家庭不要歧视眼震患者,避免眼震患者受到压力及精神刺激。

(二)治疗方案

1. 非手术疗法　对能明确病因的眼震,去除病因对治疗十分重要。如有视觉障碍的,应尽早治疗影响视力的原发病;对前庭周围性眼震,应治疗内耳疾病等。

(1)光学矫正

对眼震患者(特别是 40 岁以下的)均应进行屈光检查,最好在静止眼位进行散瞳验光,矫正任何屈光不正,光学疗法包括:

1)普通眼镜　普通凹、凸透镜及圆柱镜等可矫正患者合并的屈光不正。

2)角膜接触镜　配戴角膜接触镜矫正屈光不正,眼震患者不但视力提高,而且眼震减轻。另外接触镜边缘与睑缘接触摩擦产生感觉反馈作用,使眼震减轻。对于无虹膜及白化病的眼震患者,给予带有人工虹膜的接触镜,以减少怕光,增加视力,减轻眼震。

3)同方向三棱镜　采用三棱镜主要是把静止眼位移到正前方并消除异常头位,从而达到治疗眼震的效果。双眼放置同方向的三棱镜,基底与静止眼位方向相反,从而使尖端指向静止眼位方向,使静止眼位由侧方移向正前方,从而增进视力并矫正代偿头位。对于有代偿头位的病人,配戴三棱镜时,基底应朝向颜面的转向侧,尖端应指向眼的转向侧。三棱镜的度数每眼不超过 $8\sim10^{\triangle}$,但采用压贴三棱镜,每眼可以配 $30^{\triangle}$。

4)异方向三棱镜 双眼放置异方向三棱镜,基底均向外,以诱发辐辏,从而抑制眼震,本法不适用于辐辏已被抑制和面部无偏向的患者。

5)带色三棱镜 戴有咖啡色的三棱镜,起到遮光暗黑的效应,可以减轻眼震。

(2)药物疗法 药物治疗眼震目前仍处于临床研究阶段,以肉毒杆菌毒素 A 为代表的几种药物,已显示对眼震的治疗有一定的效果。

1)肉毒杆菌毒素 A 肉毒杆菌毒素 A(botulinum toxin A,BTXA,商品名称为 Oculinum),是革兰阴性厌氧芽胞杆菌产生的一种嗜神经外毒素,它作用于神经末梢,抑制乙酰胆碱的释放,从而麻痹肌肉。已有报道 BTXA 用于治疗后天获得性眼震和先天特发性眼震,使患者视力不同程度提高。

2)其他药物 东莨菪碱、氯苯氨丁酸、利多卡因、酒精对某些特定类型的眼震有或多或少的治疗作用。

(3)治疗弱视 大部分眼震患者合并弱视,弱视治疗可提高眼震患者视力从而减轻震颤。治疗方法包括红光闪烁刺激法、后像法、视觉刺激法等。

2. 手术疗法 有中间带者的手术目的为通过手术使静止眼位(休止眼位)由侧方移向中央,改善或消除头位代偿,以增进视力,停止眼震或减轻眼震强度;手术起点为代偿头位大于 15°者,小于 15°一般不行手术治疗。

无中间带的患者有学者研究得出本体感受器(眼外肌肌腱)切除合并缩短,眼震缓解程度达 50%~60%。需要指出的是手术是不可能使眼震得到根治的。

手术疗法是治疗先天性眼震的主要方法,总的说来是眼外肌的减弱、加强、减弱与加强联合等术式。手术方法有多种,对有中间带或休息眼位的冲动型眼震常用安德森(Anderson)氏法、后藤(Goto)氏法、凯撒坦鲍姆(Kestenbaum)氏法、帕克撒(Parks)氏 5-6-7-8 法,其中 Parks 法最常用。对摆动型眼震有后固定缝线法登(Faden)氏法等。

(1)术前准备

1)做好卫生知识宣传教育及心理护理,强调手术不能治愈眼球震颤,仅能减轻和改善头位。

2)做好眼部常规及斜视专科检查,眼位、代偿头位照相及眼部录像,三棱镜试验检查能否纠正头位。

3)全身检查,排除手术禁忌证。

4)手术前滴用抗生素滴眼液 2~3 天,每天 3~4 次。

（2）Anderson 氏法　行双眼水平位一对配偶肌后退术，减弱慢相侧一对配偶肌。如病人代偿头位，面转向左侧，双眼静止眼位在右侧，则行右外直肌后退及左内直肌后退术。如代偿头位，面转向右侧，双眼静止眼位在左侧，则行左外直肌后退及右内直肌后退术。后退量约为 5～7 mm，一般外直肌比内直肌后退多一些，常外直肌后退 6 mm，内直肌后退 5 mm。

（3）后藤（Goto）氏法　与 Anderson 氏法相反，加强快相侧一对配偶肌，如病人代偿头位，面转向左侧，双眼静止眼位在右侧，则行右内直肌加强及左外直肌加强术。如面转向右侧，双眼静止眼位在左侧，则行右外直肌加强及左内直肌加强术。双眼肌肉手术量相等。

（4）凯撒坦鲍姆（Kestenbaum）氏法　将安德森（Anderson）氏法和后藤（Goto）氏法合并的一种方法，行双眼水平肌肉后退和加强术，分两次做。如病人代偿头位，面转向左侧，双眼静止眼位在右侧，则先行右外直肌后退及左内直肌后退术，以后再行右内直肌及左外直肌加强术。后退量和加强量相同，各 7 mm。

（5）帕克撕（Parks）氏 5-6-7-8 法

即两条内直肌手术量为 5 mm、6 mm，即一条内直肌后退 5 mm，另一条内直肌加强 6 mm；两条外直肌手术量为 7 mm、8 mm，即一条外直肌后退 7 mm，另一条外直肌加强 8 mm。例如病人面转向左侧，双眼静止眼位在右侧，则行右外直肌后退 7 mm，右内直肌加强 6 mm，左内直肌后退 5 mm，左外直肌加强 8 mm，每眼内、外直肌手术量的总和双眼相等，分别为 13 mm。

其适用于水平无斜视并且双眼视力一致，眼球移位的方向与代偿头位的方向要一致。如：面右/左转，双眼的移位方向为向右/左。面左转眼球向右侧注视：行右外直肌后退，内直肌缩短；左内直肌后退，左外直肌缩短。面右转眼球向左侧注视：行左外直肌后退，内直肌缩短；右内直肌后退，左外直肌缩短。

合并显斜，消除头位的手术要做在注视眼。即注视眼的手术矫正面转；非注视眼需要矫正的斜视度数＝第一眼位的斜度＋头位扭转角度数。例如：中间带位于右侧（面左转，视线向右）合并内斜视。

①如果主导眼为右眼，左眼内斜视。先行主导眼右外直肌后徙＋右内直肌截除；中间带由右转向正前使左眼内斜加大（第一眼位的斜度＋头位扭转角度数），按此度数行左内直肌后徙＋左外直肌截除。

②如果主导眼为左眼，右眼内斜视。主导眼左内直肌后徙＋左外直肌截除；中间带由右转向正前使右眼内斜减少或消除。

又如：中间带位于右侧（面左转，视线向右）合并外斜视。

①主导眼为左眼，右眼外斜视。先行主导眼左内直肌后徙＋左外直肌截除；中间带由右转向正前使右眼外斜加大，手术量加大（第一眼位的斜度＋头位扭转角度数），按此度数行右外直肌后徙＋左内直肌截除。

②主导眼为右眼，左眼外斜视。主导眼右外直肌后徙＋右内直肌截除；中间带由右转向正前左眼外斜减少或消除。

由于 Parks 氏 5-6-7-8 法术后复发率和低矫率高，Nelson 氏进行改良，比 Parks 氏手术量增加约 2mm（40％），分别为 7、8.4、9.8 及 11.2mm，病人手术效果满意。临床上多采用当病人无斜视且头位扭转角≤30°，行 Parks 氏 5-6-7-8 法；＞30°行 Parks 氏＋1～2mm，即 6-7-8-9 法。

(6)下颌内收/上抬的头位纠正　眼球移位方向应向下/上；下颌内收行双上直肌退后术及下直肌加强；下颌上抬则双下直肌退后术及双上直肌加强。头位扭转角≤25°，手术量行上下直肌各 4 mm。

(7)头向右肩/左肩倾　头向右肩倾斜，眼位向右旋转，行右上斜肌减弱＋左下斜肌减弱；向左肩倾斜，眼位向左旋转，行左上斜肌减弱＋右下斜肌减弱。术前应结合眼底彩照，依照黄斑位置判断眼球有无旋转，是内或外旋转以指导斜肌手术。

(8)后固定缝线法登(Faden)氏法　适用于无静止眼位的摆动型眼震。将双眼内直肌及外直肌肌肉止端后 12～14 mm 处的肌腹止在巩膜上，以减弱眼球的转动作用，从而增加视力。

【术后观察及处理】

1. 一般处理　同斜视，注意眼震有无减少，代偿头位有无消失，平视时视力有无提高，有无出现眼位偏斜。

2. 并发症的观察及处理　同斜视。

【疗效判断及处理】

1. 好转　眼震减轻并且代偿头位消失，平视视力提高。

2. 无效　眼震及代偿头位无减轻，平视时视力无提高。

【出院后随访】

同斜视。

（朱文珲　廖瑞端）

第14章 眼眶病

第一节　总　论

眼眶(orbit)是锥体形的骨性空腔,由额骨、蝶骨、筛骨、腭骨、泪骨、上颌骨和颧骨构成。其开口向前,尖端向后略偏内侧。成人眶深40~50 mm,容积25~28 ml,容纳了眼球、眼外肌、泪腺、神经、血管、筋膜及其间填充的脂肪组织。眶隔(orbital septum)是位于眼眶前部连接眶骨膜和睑板的一层弹性结缔组织膜。

眼眶疾病从病因来讲大致可分为炎症、肿瘤、外伤、先天和发育异常、代谢和内分泌性疾病、血管性疾病及寄生虫类疾病等。眼眶病变的体征由于病变性质和部位不同,临床表现也错综复杂。

【诊断步骤】

(一)病史采集要点

眼眶疾病首先应做好详细的病史询问,包括起病年龄、性别、患侧、起病的缓急、病程长短、伴随症状及进展情况,并需注意既往史、家族史、外伤史,了解是否存在系统性疾病如甲状腺相关性疾病及眼眶周围组织疾病如鼻窦炎等。

(二)体格检查要点

在眼部检查方面,应包括眼球位置的检查,眼球运动情况和眼睑的改变,以及视力、视野、眼底的改变,并进一步触诊眼眶及眶周围组织。

当眼眶骨性结构发生改变或眶内组织容积发生改变时,眼球位置会有所改变,包括眼球突出(exophthalmos)和眼球内陷(enophthalmos)。眼球突出是眼眶疾病的重要体征之一。检查时,让患者座位,头稍后仰,检查者位于患者背后,双食指提高患者上睑,从后上方向前下方看两眼是否对称。也可通过 Hertel 突眼计进行精确测量。我国眼球突出度正常值为 12~14 mm,两眼相差一般不超过 2 mm。检查时应注意患者为单眼突出还是双眼突出,并注意眼球突出的方向。若病变位于球后的肌圆锥内,如视神经胶质瘤、海绵状血管瘤、动-静脉畸形等或位于球后的软组织,如甲状腺相关性眼病、淋巴瘤,眼球可呈轴性前突;位于颞上方的泪腺肿瘤和皮样囊肿,可使眼球向鼻下方突起;上颌窦占位性病变,则可引起眼球向上方移位。值得注意的是患者是否存在体位性眼球突出,如眶静脉曲张,患者低头时眼球突出,立卧位时眶内压减低,眼球位置正常。眶底骨折、眶内组织的牵引、眶脂肪的减少等则可引起眼球内陷。

其他检查还包括观察眼睑位置,如上睑有无退缩和滞后,眼睑有无肿胀、充血,沿眶缘触诊检查眶骨的完整性,有无肿物,肿物的性质,并检查相应区域局部的淋巴结有无肿大。检查有无视力减退,有无视野改变,有无眼底病变,触诊眶组织有无搏动,眶动-静脉瘘、颈动脉-海绵窦瘘可触及眼眶组织波动。检查眼球运动情况。

全身的系统检查也很重要,特别是副鼻窦、鼻咽腔、内分泌系统以及神经系统等,对于儿童患者还应该特别注意血液和网状内皮系统的检查。

(三)辅助检查要点

主要是影像学检查,如疑有眶内占位性病变时则除了依靠常规检查外,还需利用各种特殊检查技术。

1. X线平片检查　主要检查骨性组织和钙化灶。

2. 超声波检查　对软组织有较好的分辨力,可显示眶内脂肪、神经、眼外肌和血管等,其中彩色多普勒影像检查(CDFI)可显示病变的供应血管和内部血管的彩色血流频谱图,对颈动脉-海绵窦瘘或某些眶肿瘤的鉴别诊断意义较大。

3. 电子计算机断层扫描检查(CT)　是眼眶病较常用的检查方法,可同时观察软组织和骨性结构,在揭示钙化特征和骨质改变方面最理想。可早期发现眶周和颅内交通性病变。对甲状腺相关性眼病、炎性假瘤等的鉴别诊断意义较大。

4. 磁共振成像(MRI)　灵敏度优于CT,并且可以消除骨质的干扰和伪影,对软组织有高清晰的分辨力,但对骨质、钙化灶分辨率较低,且不能用于检测磁性异物。

5. 病理检查　是诊断眼眶病最可靠的方法,但活体组织检查时应慎重,如恶性肿瘤有可能引起扩散等。

第二节 眼眶炎性病变

眼眶炎性病变(inflammatory lesion)非常多见,分类方法较多。按病程可分为急性、亚急性和慢性;按病原体可分为细菌、真菌、病毒以及原因不明的非特异性炎症等;按感染途径可分为外伤性、副鼻窦源性、血源性等,其中以副鼻窦源性最多见。甲状腺相关免疫眼眶病的基本组织学改变也属此类,但由于其复杂性,故在第三节进一步详细叙述。

【诊断步骤】

(一)病史采集要点

1. 起病的缓急、病程的长短,视力是否下降及下降的时间、速度、程度。

2. 有无眼红、眼痛、眼球突出,是否伴有头痛、复视、发热等症状。

3. 眼部外伤或手术史、既往病史,是否存在系统性疾病如甲状腺相关性疾病及眼眶周围组织疾病如鼻窦炎等。

(二)体格检查要点

1. 全身情况 尤其注意患者的神经和精神状态等。

2. 眼部检查 应认真仔细进行眼部检查,注意记录以下内容:

(1)视力、矫正视力,光定位、色觉等视功能检查。

(2)眼球突出的程度及突出的方向,必要时行突出度检查。

(3)眼球位置的检查、眼球运动情况。

(4)观察眼睑的改变,并进一步触诊眼眶及眶周围组织。内容包括:观察眼睑位置,如有无上睑退缩和滞后,眼睑有无肿胀、充血,沿眶缘触诊检查眶骨的完整性,有无肿物,肿物的性质,并检查相应区域局部的淋巴结有无肿大。触诊眶组织有无搏动。

(三)进一步检查项目

主要是影像学检查,必要时活检行病理检查(详见第一节)。

【诊断对策】

(一)诊断要点

各种类型眼眶炎性病变因其种类不同而表现各异,故其诊断要点也不同,详见下述临床类型。

(二)临床类型

1. 甲状腺相关性免疫眼眶病(thyroid-related immune orbitopathy,TRIO) 详见本章第三节。

2. 眼眶蜂窝组织炎和眼眶脓肿 眼眶蜂窝组织炎(cellulitis)和脓肿(abscess)是发生于眶内软组织或骨膜下的急性化脓性炎症,儿童眼球突出的最常见病因。可引起永久性视力丧失及颅内蔓延,常被视为危症。本病多因金黄色葡萄球菌、溶血性链球菌和嗜血杆菌感染所致,病原体多来自副鼻窦化脓灶,病变通过血管周围间隙或直接蔓延至眶内,少部分来源于其他邻近部位的化脓灶如牙周炎、眼睑及颜面部之疖肿,可直接蔓延也可通过静脉迁徙。眼眶穿通伤治疗不及时、手术后感染也是引起化脓性炎症的原因之一。

根据感染的部位和严重程度,可分为隔前蜂窝织炎,隔后蜂窝织炎,骨膜下脓肿和眶内脓肿。

(1)隔前蜂窝织炎 主要累及眶隔之前的眼睑及眼周组织,通常表现为发热,眼睑肿胀,压痛,上睑下垂,但眼球运动正常,瞳孔光反射及视力均未受损。

(2)隔后蜂窝织炎 由于眶内结构复杂,临床症状严重,可广泛累及眼部诸结构包括眼睑、眼球、眼外肌、肌锥内外脂肪、泪腺甚至海绵窦,主要为中性白细胞浸润。炎症初起表现为发热畏寒、疼痛、眼睑红肿,继而发生眼球突出、球结膜高度充血水肿,眼球运动障碍。如累及视神经,视乳头水肿、充血,晚期可发生视乳头萎缩。

(3)骨膜下脓肿 脓性物质积聚于眶骨膜和眶壁之间时,形成骨膜下脓肿,常位于鼻窦炎一侧的骨膜下,沿眶缘可扪及波动性肿物。

(4)眶内脓肿 眶内脂肪组织内形成脓肿为眶内脓肿,临床上不但眼部症状明显,全身中毒症状也较严重。

如果炎症蔓延至眶尖、海绵窦可引起眶尖综合征,累及海绵窦者还可形成脓毒性海绵窦栓塞,可引起动眼、滑车、外展神经的麻痹,并出现脑膜炎症状,耳后乳突部水肿是海绵窦血栓的特有体征。

影像学表现:CT和MRI可显示眶内组织炎症改变:眼睑软组织肿胀,边界不清楚,眼外肌肿胀肥厚,泪腺增大,眶内低密度脂肪影为软组织密度影取代。眶内及骨膜下脓肿可见圆形、椭圆形或梭形影。同时还可显示邻近部位的炎症病变以及侵蚀眼眶的途径。

总之，根据典型的临床表现和影像学表现，本病的诊断较容易。

3. 眼眶特发性炎性假瘤　眼眶特发性炎性假瘤（idiopathic orbital inflammatory pseudotumor，IOPT），病因至今尚不明确，目前多数学者认为炎性假瘤是一种免疫反应性疾病。

本病的病理，在急性期主要为水肿和轻度炎性浸润，浸润细胞包括淋巴细胞、浆细胞和嗜酸性细胞等多形炎症细胞，亚急性期和慢性期可见大量纤维血管基质形成，病变逐渐纤维化，当眶内组织全部纤维化时，眼球完全固定在眶组织内。也有少数特发性眶炎症在病变开始时就表现为纤维化。炎症可主要发生于眶内某一单一组织，如眼外肌、泪腺巩膜等，也可同时累及多种软组织。

IOPT 发病多见于 40～50 岁中年人，可单侧或双侧交替发生，较少双眼同时发病，炎症可表现为急性、亚急性或慢性。

结合病灶累及范围及起病特点，本病又可分成以下类型：

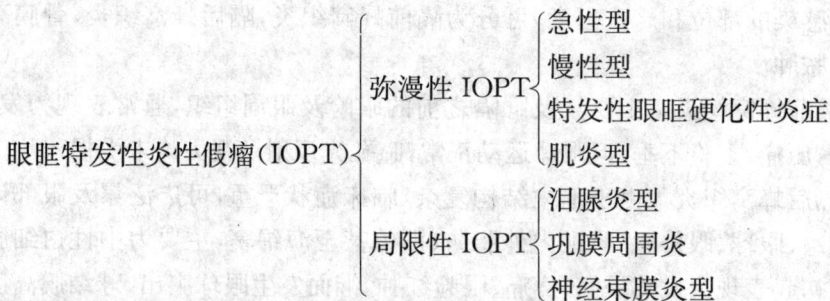

眼眶特发性炎性假瘤（IOPT）
- 弥漫性 IOPT
  - 急性型
  - 慢性型
  - 特发性眼眶硬化性炎症
  - 肌炎型
- 局限性 IOPT
  - 泪腺炎型
  - 巩膜周围炎
  - 神经束膜炎型

不同类型的炎性假瘤，临床表现存在较大差异。

急性炎性假瘤一般发作急，症状的出现与炎症累及的眼眶结构有关，可有眼周不适或疼痛、眼球转动受限、眼球突出、球结膜充血水肿、眼睑皮肤红肿、复视和视力下降等（图 14-1，图 14-2）。

弥漫性 IOPT 的急性型 B 超检查可见筋膜囊与视神经鞘内的水肿形成"T"征，为其特征性的表现。亚急性患者的症状和体征可于数周至数月内慢慢发生。慢性病例的症状或体征持续数月或数年，因此常表现为隐匿性的视力下降，眼球突出，复视，伴或不伴眼痛。弥漫性炎性假瘤还有一个亚型，即硬化性炎性假瘤（sclerosing pseudotumor），是由亚急性炎性假瘤发展的结果或者病变开始就表现为纤维化，整个眶内脂肪、视神经、眼外肌和眼球周围均可见纤维化病变，眼球活动明显受限，甚至固定。

肌炎型 IOPT 可累及一条或多条眼外肌，以上直肌和内直肌多见。特点为包括肌腱与肌腹的整条肌肉受累，同时伴有周围软组织浸润。急性期患者表现为复

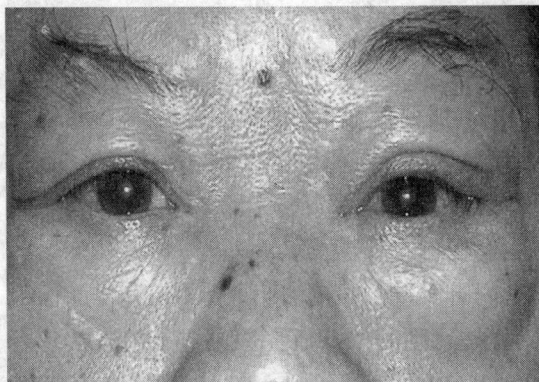

图 14-1　炎性假瘤(外观)

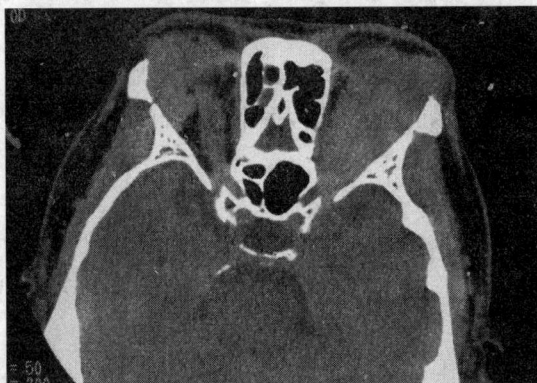

图 14-2　炎性假瘤(CT)

视和疼痛,眼球运动时疼痛加剧。

泪腺炎型时,为颞上方眼眶疼痛,上睑外侧压痛,水肿,上睑成"S"形改变并伴上睑下垂。

【鉴别诊断要点】

1. 与 Graves 眼病鉴别见第三节。

2. 骨膜下脓肿需与骨髓炎或转移瘤相鉴别,主要根据临床表现鉴别,鉴别有困难者可行活检确诊。

3. 眼眶特发性炎性假瘤,结合临床表现与超声、CT、MRI 等影像学检查手段多可确诊。部分鉴别诊断困难时,需要活体组织病理检查,才能确诊。

【治疗对策】

1. 眼眶蜂窝组织炎和眼眶脓肿的治疗包括：

(1)及时、积极治疗原发灶,据感染途径及细菌培养结果选择合适的抗生素,如病因不明确,可先选择强效广谱抗生素。

(2)根据病情适当使用糖皮质激素。

(3)一旦确诊眼眶内有脓肿形成时,则需及时切开排脓。

(4)若并发海绵窦血栓,则需按败血症原则进行抢救治疗。

2. 眼眶特发性炎性假瘤的治疗包括:

(1)全身使用糖皮质激素　为目前最常采用的治疗方法。对炎症细胞浸润为主的病灶较为敏感。用量及维持时间应注意,用量不足或减量太快易复发,长期使用则会引起全身严重不良反应。

(2)激素治疗不理想时可考虑联合免疫抑制剂或放射治疗。

(3)手术治疗　由于病灶边界不清,手术较难彻底清除,一般不主张。

第三节　甲状腺相关性免疫眼眶病

甲状腺相关性免疫眼眶病(thyroid-related immune orbitopathy,TRIO),又称Graves眼病(Graves orbitopathy)或甲状腺相关性眼病(thyroid-associated oph-thalmopathy,TAO)。Graves病是一种影响甲状腺、眼眶软组织和四肢皮下组织的自身免疫性病变,又可分为三个类型:弥漫性甲状腺肿伴有甲状腺机能亢进症状;甲状腺机能正常和甲状腺机能低下。三种类型均可伴有眼征。TRIO是与甲状腺功能异常和免疫系统失调相关的眼眶病。浸润性眼病变(infiltrative ophthal-mopathy)为促甲状腺激素性眼球突出症,也称恶性眼球突出症,多发生于甲亢治疗不当或甲状腺机能低下时,甲亢的一般症状虽然消失,但眼球突出症状反而加重。男女均可发病,中年女性居多。TRIO是最常见的眼眶病变,也是眼球突出的最常见病因之一,约有15%～28%单侧眼球突出和80%的双侧眼球突出是由TRIO引起的,其中50%以上的单侧眼球突出在影像上表现为双侧眼眶病变,尽管没有明显的临床症状。

从病理上看,病变一般发生在眼外肌的肌腹,大多数由淋巴细胞和浆细胞浸润,有散在的肥大细胞,眼外肌前 1/3 的肌腱部分不受炎症累及;早期炎症发生在肌内膜结缔组织间隔内,形成眼外肌水肿,晚期肌肉变性坏死、纤维化和脂肪浸润导致限制性甲状腺眼肌病变(restrictive thyroid myopathy)。眶内脂肪常增多,并可有充血、炎性细胞浸润甚至纤维化。

【诊断步骤】

1. 临床表现 除了甲状腺功能异常所引起的全身异常外,眼部症状常发生在眼部体征出现之后或同时出现,主要有畏光、流泪、视力模糊、眼痛、复视等。

2. 体征 改变主要表现为提上睑肌和眼外肌的损害,具体有以下几点:

(1)眼睑改变 是 TRIO 最主要,最常见的体征,包括眼睑退缩、上睑迟落和眼睑肿胀。上睑缘在上方角膜缘处或其上方,下睑缘在下方角膜缘下 1～2 mm 时,可诊断为眼睑退缩。眼球向下看时,眼睑不能随之向下移动称上睑迟落(von Graefe 征)。

(2)眼外肌改变 眼球运动受限,复视,眼球突出。受累的先后顺序为下直肌-内直肌-上直肌,外直肌较少受累。通常首先表现为眼球上转受限,当两眼运动不协调时,出现复视。早期眼外肌水肿时主要为眼球运动不足,当晚期眼外肌纤维化时,则出现限制性眼肌病变,表现为恒定性偏斜。

(3)眶内软组织炎性水肿 结膜充血水肿,泪阜水肿,眼球突出。眶内压增高引起静脉回流障碍是结膜充血的主要原因。

(4)视神经病变 视力下降。主要是过度肥大的眼外肌在眶尖处压迫视神经所致。严重时可造成视力的丧失。

(5)其他体征 眼球突出和眼睑退缩等可引起眼睑闭合困难,形成暴露性角膜炎,角膜溃疡等。

3. 影像学检查 TRIO 表现为眼外肌增粗,主要为肌腹增粗,附着于眼球壁上的肌腱不增粗,少数也可同时累及眼外肌肌腹和肌腱。CT 检查对 TRIO 鉴别诊断有重要意义,上直肌和下直肌在冠状面和斜矢状面上显示较清楚,肥大的眼外肌呈特征性梭形改变,如果只行横断面,增粗的上直肌和下直肌在横断面上表现为椭圆形肿块,容易误诊为肿瘤。

CT 和 MRI 均能较好地显示增粗的眼外肌,但在 MRI 上很容易获得理想的冠状面和斜矢状面,显示上直肌和下直肌优于 CT,而且根据 MRI 信号可区分病变是炎性期还是纤维化期,对于选择治疗方法帮助更大。

总之,对于具有典型眼部表现者,结合影像学检查可确诊本病。由于部分患者血清学检查甲状腺功能异常与眼眶病变呈分离病程,故血清学检查结果对该病的诊断帮助不大。

【鉴别诊断要点】

Graves 眼病需与以下疾病相鉴别:

(1)肌炎型炎性假瘤　典型表现为眼外肌肌腹和肌腱同时增粗,肌肉附着点处肥大,上直肌和内直肌最易受累,眶壁骨膜与眼外肌之间的低密度脂肪间隙为炎性组织取代而消失。多无眼睑退缩及迟落征。

(2)动静脉瘘(主要为颈动脉海绵窦瘘)　通常不伴有疼痛或炎症表现。常有多条眼外肌增粗,眼上静脉增粗。但无眼睑退缩和迟落,表现为体位性或搏动性眼球突出,局部有血管杂音,一般容易鉴别,如在 CT 上鉴别困难,可行 DSA 确诊。

(3)眶内肿瘤(如转移瘤及淋巴瘤等)　可压迫或直接侵犯使眼外肌肥大,CT 显示眶内占位性病变,如果表现不典型,鉴别困难,可行活检鉴别。

【治疗对策】

1. 眼部保护性治疗　人工泪液等保护角膜,减轻暴露性角膜炎症状,必要时可夜间配戴湿房镜或护目镜,角膜上皮损害严重,药物不能缓解时,可行睑裂缝合术使眼睑部分闭合。交感神经阻制剂如胍乙定等可减轻上睑退缩。

2. 药物抗炎治疗　糖皮质激素能迅速改善眼眶软组织炎症病变引起的疼痛、水肿、充血等,扭转视神经病变,是目前治疗该病的最有效药物。但对眼外肌病变和眼球突出的效果缓慢,相对不显著。免疫抑制剂与糖皮质激素的联合治疗既可提高疗效,又可减少糖皮质激素的用量,但由于其所引起的全身副作用,使用时应慎重,并需定期检测患者血常规、肝肾功能等全身情况。

3. 眼眶放射治疗　用于抑制眼眶淋巴细胞及成纤维细胞的增殖。对活动性眼眶炎症和充血等软组织炎症效果最好,可轻度改善眼球突出。目前主张在疾病早期(活动期和进展期)进行治疗。

4. 手术治疗　包括眼眶减压术,眼肌手术及眼睑退缩手术。

第四节　眼眶血管性病变

　　眼眶血供简单的讲，是由颈内动脉分出眼动脉分支，通过视神经孔，进入眼眶，也有少数人眼动脉起源于脑膜中动脉，经眶上裂进入眼眶。进一步分支供养各部眼组织。回流时，眶静脉无静脉瓣，大部分经海绵窦回流。当血管存在畸形或异常交通时，会进一步引起眼眶病变。

一、动静脉瘘

　　正常动-静脉间形成异常交通，即动-静脉瘘（arteriovenous fistula）。可由外伤性、自发性或先天性畸形所致。眼科较常见由于高血压，动脉粥样硬化等原因颈内动脉或硬脑膜动脉与海绵窦发生短路，前者又称颈内动脉海绵窦瘘（carotid cavernous fistula）（图 14-3，图 14-4）。

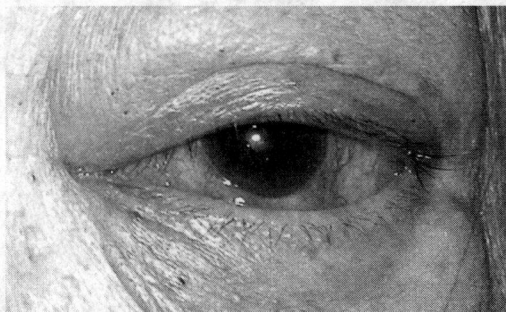

图 14-3　海绵窦瘘的外观

【诊断对策】

由于眼静脉回流压力增高所引起一系列改变。

1. 患者可有眼痛，头痛，甚至耳际隆隆声。

2. 搏动性眼球突出，球结膜血管迂曲扩张，眼睑水肿。

3. 眼底改变，包括视乳头水肿，视网膜出血，静脉扩张等。

4. 可继发眼内压增高。

5. 影像学检查　多普勒超声显示高流量特征，眼上静脉动脉化；增强 CT 动脉

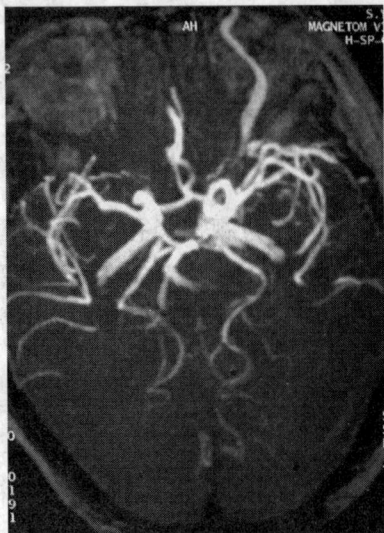

图 14-4　海绵窦瘘的 DSA 检查

期眼上静脉显影；MRI 见颈内动脉与海绵窦的直接交通。

【治疗对策】

根据动脉血静脉短路的流量决定。

1. 低流量由于进展缓慢，部分可自愈，不主张手术治疗。可进行对症治疗，如降血压治疗等。

2. 高流量一般需要治疗。可利用放射介入血管技术，选择性作用相应血管。

二、海绵状血管瘤

见眼眶肿瘤。

第五节　眼眶肿瘤

【诊断步骤】

(一)病史采集要点

1. 肿瘤生长的速度、病程的长短，是否累及视力及视力下降的程度。

2. 是否眼球突出及其突出的方向、速度和程度。

3. 有无合并眼部其他症状、是否伴有头痛、复视、发热等症状。

4. 眼部外伤或手术史、既往病史，是否存在全身性疾病如全身的肿瘤、甲状腺相关性疾病及眼眶周围组织疾病如肿瘤、炎症等。

(二)体格检查要点

1. 全身情况　尤其注意患者的全身淋巴结是否肿大等。

2. 眼部检查　应认真仔细进行眼部检查，注意记录以下内容：

(1)视力、矫正视力，光定位、色觉等视功能检查。

(2)眼球突出的程度及突出的方向，必要时行突出度检查。

（3）眼球位置的检查、眼球运动情况。

（4）观察眼睑的改变，并进一步触诊眼眶及眶周围组织。内容包括：观察眼睑位置，如有无上睑退缩和滞后，眼睑有无肿胀、充血，沿眶缘触诊检查眶骨的完整性，有无肿物，肿物的性状，并检查相应区域局部的淋巴结有无肿大。触诊眶组织有无搏动。

（三）进一步检查项目

主要是全身和眼眶的影像学检查，必要时活检行病理检查（详见第一节）。

【诊断对策】

（一）诊断要点

各种类型眼眶肿瘤表现各异，故其诊断要点也不同，详见下述临床类型内容。

（二）临床类型

1. 海绵状血管瘤（cavernous hemangioma）　是成人眶内最常见的良性肿瘤。患者常呈无痛性、慢性进行性眼突。瘤体多位于肌锥内或视神经外侧，生长缓慢，一般不影响视力。位于眶尖时，可压迫视神经，引起视力下降。A超有特异性表现，B超亦可显示瘤体形态。病情进展缓慢，病灶小，无视力损害时可观察，有症状时可手术切除。

2. 横纹肌肉瘤（rhabdomyosarcoma）　儿童最常见的原发性眶内恶性肿瘤。恶性程度高，预后不良。好发于眶上部，尤其是鼻上象限眼睑处。急性发病，皮肤有红、肿、热、痛表现，可误诊为眶蜂窝织炎。B超、CT、MRI等检查有助于诊断。

3. 淋巴增生性病变（lymphoproliferative diseases）　眼部的淋巴增生性病变主要是非霍奇金氏病，大多数原发于眼部，约30%～50%是全身淋巴瘤累及眼部。本病成人多见，发病高峰为50～70岁，女性略多。眼部淋巴增生性病变可发生于眼睑、结膜、泪腺和眼眶，可发生于单侧眼部，也可发生于双侧眼部。主要应与炎性假瘤鉴别；眼睑和结膜淋巴瘤须与眼睑肿瘤鉴别。许多病例依靠临床和影像鉴别较困难，主要依靠活检来鉴别。

（田　臻　骆荣江）

第15章 | 眼外伤

第一节 总 论

　　眼外伤(ocular trauma)是指眼球及其附属器受机械性、物理性或化学性因素侵害造成的组织结构或功能损害。由于眼是人体唯一暴露在体表、结构精细、组织又十分脆弱的功能器官,因而易受外力损伤。眼外伤是摧残视力最严重的病症之一,致盲率高达69.26%。在西方一些发达国家,如美国,眼外伤也是视力减退的主要原因,是继白内障之后第二位的致盲性疾病。据统计,我国每年有数百万到上千万人次发生眼外伤。因此,眼外伤的防治十分重要。

　　眼外伤以其致伤原因不同可分为机械性外伤和非机械性外伤两大类。由于损伤情况的不同,机械性眼外伤又可分为挫伤和穿通伤两种。非机械性眼外伤则包括化学伤、热灼伤和辐射性损伤等。眼外伤属于眼科急症,多突然发生,除致伤物造成的损伤外,伤后的感染、异物存留等可进一步导致严重的后果。机械性眼外伤,重者可使视力立即遭受严重损害,眼球破坏而不能保留,以至视力完全丧失。即使受伤不甚严重,但如延误治疗或治疗不当,也常造成无法挽回的影响。眼的酸碱化学伤重在急救处理,否则将对伤眼造成极为严重的后果。而发生交感性眼炎的患者,如不能及时治疗可导致双眼失明。因此,眼外伤的准确诊断、细心检查和正确处理对预后都有十分重要的意义。

　　以下介绍眼外伤的诊断和检查要点及其救治的总体原则。

【诊断要点】

（一）伤史采集要点

1. 受伤原因、时间、地点、周围环境。

2. **致伤物性质** 大小、作用方向、力量大小、金属、非金属，化学致伤物的浓度、酸/碱、固体/液体/气体等。

3. **受伤性质** 爆炸、射击、刺伤、敲击时溅起的飞屑、撞击、高压液体或气流的喷射等。化学伤患者应了解化学物的接触时间。

4. **症状** 眼痛、异物感、畏光、流泪、视力障碍、复视、头痛、头晕以及其他不适，身体其他部位的外伤等。

5. 曾经进行何种处理。

(二)体格检查要点

检查时应按解剖部位循序进行，突出重点，以免遗漏。检查眼球时，如病人疼痛明显，可先滴消毒的表面麻醉剂，以便对病人进行详细的检查。要注意避免向眼球施加任何压力，并防止因眼睑的突然闭合而使眼内容物脱出。

1. 检查视力并作好记录。无法采用视力表检查时，可通过让患者辨认眼前物品和数指，评估视力。

2. 检查眼睑，轻轻清除创面污渍和血痂等，了解创口情况。检查上、下泪小点和泪小管泪囊部位有无损伤。

3. 检查角膜、球结膜和巩膜的受伤情况，了解是否有异物和眼内容物嵌顿。

4. 检查前房和房水，是否前房消失，房水是否混浊，有无积血。

5. 检查虹膜和瞳孔，是否有虹膜脱出和嵌顿、粘连，瞳孔形状、大小和反应。

6. 检查晶状体是否破裂、混浊和脱位。另外，还应仔细检查眼球运动情况，确定有无眼外肌的损伤。

7. 不能排除有异物存留眼内或眶内的患者，必需行 X 线摄片检查，必要时应行计算机断层扫描(CT)检查或 B 超检查，以确定是否存在眼内或眶内异物。可能存的异物是否透 X 线非常重要，不透 X 线的异物须通过计算机断层扫描(CT)检查或 B 超检查。如有眼内异物存留，异物的成分也非常重要，铁和铜对眼有特殊的毒性作用。不同种类的玻璃有不同的放射密度，有时 X 线检查难以发现。

8. 应尽快进行眼底镜检查，因为出血或白内障形成可阻碍以后的眼底观察。但是在未查瞳孔反应之前不要散瞳。如果合并有脑外伤，应避免散瞳，目的是保留瞳孔反应，便于神经学诊断。

9. 检查时一定要注意颅脑和内脏等全身的外伤情况，应注意眼眶及周围组织有无损伤。如有眼睑皮下气肿，则证明已伤及鼻窦。如眼睑及周围皮肤有较大的创口时，应检查有无颅骨及颅内的外伤。眼眶深部和眶尖的外伤易损伤视神经，严重者视力立即丧失,眼球的严重穿通伤,还应考虑致伤物是否进入颅内。下睑和鼻侧球结膜下瘀血,说明可能有颅底骨折,当然还须有其他颅脑症状方可确定诊断。

【救治对策】

眼外伤是临床急症,紧急处理是医务人员在门诊或基层医疗单位或生产现场、前沿阵地救护时所采取的一些应急措施和抢救处理。眼外伤的紧急处理可能不一定是完善的处理,但紧急处理的意义十分重大。及时而适当的紧急处理对于轻的外伤可以加速治愈,减少痛苦和防止感染,严重外伤则可防止伤情进一步恶化,尽可能减少眼球结构和功能的严重破坏。

(一)救治原则

1. 处理全身情况　合并有休克、复合伤、多脏器损伤者应请相关的科室会同处理,以抢救生命为先。

2. 处理创面和伤口

(1)清洁创面、检查创口　按一般外科清创原则去除伤口污秽和异物,同时应检查伤口的深度、位置和是否整齐。对穿透眼睑的全层伤口应注意排除眼球的创伤,如球结膜和巩膜伤口,必要时应将球结膜伤口扩大,仔细检查和处理巩膜伤口。必须注意的是,有的结膜伤口虽然不大,但其下的巩膜伤口却比较复杂,特别是结膜下出血较多或结膜水肿明显者,容易掩盖巩膜裂伤的存在,若仅进行结膜伤口缝合将造成严重的不良后果。

(2)复位撕脱的组织,送回或剪除脱出的眼内容物　眼睑组织血液供应丰富,愈合能力较强。一般说来,该处组织如被撕脱,经过清洁处理等,仔细对齐予以复位缝合,多能良好愈合。不可轻易将撕脱下来的组织剪除或丢弃。

眼球内组织脱出,若为色素膜,脱出时间在 24 小时以内者,又比较清洁,经过适当的抗生素溶液冲洗后,可以予以送回。若脱出的为玻璃体时应将其剪除。如仅为少许脱出,应多切除一些为宜。若为晶状体嵌顿于伤口,应将其摘除。

(3)封闭伤口　伤口经过适当的清理之后,及时进行封闭,不但可以防止眼内容继续脱出,而且有止血和防止感染的意义。不管是眼睑或眼球的伤口,缝合时均应将创缘严密对齐,用小针细线仔细缝合。角膜或巩膜伤口不能全层穿透缝合,避免损伤色素膜或造成伤口渗漏,缝合一般以组织全层的二分之一到四分之三为好。

3. 防止感染　眼外伤发生后如有继发感染,轻者影响伤口愈合,严重的影响功能和外观。特别是眼球内的感染,后果更为严重。所以,创面或伤口处理妥善后,应当给予足量的广谱抗生素,控制感染的发生。

4. 解除痛苦 眼外伤常会有疼痛等刺激症状，反射性引起眼睑痉挛，而对眼球施加压力，对眼球的外伤极为不利。应适当给予止痛，使病人安静，痉挛缓解。

5. 止血 眼外伤造成大失血的情况少见，但如发生眼内出血则可能对日后视力的恢复产生不利的影响。持续大量的前房积血可引起继发性青光眼和角膜血染，大量的玻璃体内积血有可能导致发生增殖性玻璃体视网膜病变，造成严重的不良后果，所以对眼外伤患者及时采取止血措施十分重要。对有眼内出血可能的患者应双眼包扎，让患者静卧，并给予止血剂。

6. 化学伤患者应立即就近利用清洁水源分秒必争地冲洗伤眼。

（二）救治要点

1. 轻的外伤，应尽可能就地治疗。如眼睑皮肤擦伤和小的裂伤，结膜或角膜擦伤，及时治疗以迅速解除痛苦，防止感染，争取早日痊愈。

2. 眼睑的严重裂伤，致使眼球暴露者，应尽可能分层对齐缝合，尤其是睑缘的裂伤更应特别小心对齐缝合，不要丢弃组织，特别是皮肤组织，必要时再送往有条件的医院处理。

3. 眼球穿通伤必须转院者，应将伤眼或双眼包扎，避免压迫眼球，避免震动，以担架或车辆稳妥地送往附近有条件的医院处理。但应注意，如果必须长途转送者，应先将角膜和巩膜的伤口按前述原则处理和缝妥。如当地无缝合条件者，可先送至最近的医疗单位，缝合后才能长途转送。

4. 前房出血继发青光眼、怀疑有眼内异物或眼内出血的眼球挫伤，不具备检查和治疗条件的，必须转院，以免延误治疗。

5. 常规注射破伤风抗毒素十分重要，不可因为转院等原因而不予应用。

6. 如为机械性眼外伤合并有化学伤者，则应同时进行化学伤的处理。可能合并有颅脑症状或全身情况不稳定者，应请有关专科会同处理。

第二节 各 论

眼外伤在遵循以上诊断和检查要点及其救治的总体原则下，应根据其具体的外伤类型、部位、程度等情况区别对待，分述如下。

一、眼睑外伤

眼睑外伤是最常见的眼科急症,由于其暴露于体外,对眼球起到第一道屏障的保护作用,因而易受外伤。眼睑皮肤擦伤属于轻的外伤,虽然损伤表浅,如发生伤口感染也会造成不良后果。严重和复杂的眼睑裂伤,如处理不当,往往可造成畸形而影响正常功能。眼睑组织血管丰富,挫伤后易发生肿胀和皮下出血,严重者形成血肿。如出现典型"熊猫眼"样的眼眶皮下瘀斑者须警惕眶壁骨折和颅底骨折的可能。后者所引起的眼睑皮下瘀斑,多于受伤12小时后出现。眼睑爆炸伤和穿通性裂伤须排除合并眼球、眼眶甚至颅脑的外伤。常见的眼睑外伤包括:皮肤擦伤、眼睑挫伤和眼睑挫裂伤。

【诊断要点】

1. 伤史采集要点 了解受伤时的环境和全身情况,注意了解致伤物的性质和是否受污染,致伤物作用力的大小和方向等。

2. 眼部检查要点 轻者了解受伤的范围、深度,是否损伤睑板和肌肉,是否有睑缘或泪小管断裂。为判断是否有泪小管断裂,必要时通过泪小点注射美蓝或牛奶等标记物确定。伤情严重者要注意眼球和周围组织的受损情况。

3. 以开睑钩拉开眼睑,进行眼前段和眼底检查,以确定眼球是否受伤以及有无异物存留,同时加以相应的处理。

4. 明显的出血或眼球突出,常提示有眼眶外伤甚至颅脑、鼻窦外伤的存在。

【治疗对策】

1. 一般处理

(1)清创 创口周围皮肤用无菌肥皂水和生理盐水清洗,创口则以湿棉签轻轻擦拭或用生理盐水冲洗,务必将创口上的污物、异物、血痂等清除干净。单纯的皮肤擦伤,清创后涂抗生素眼药膏防止伤口感染。清创或缝合后以无菌敷料包封,直至创口愈合。

(2)有活动出血者给予压迫止血。皮下瘀斑一般7~14天能够完全吸收,早期使用冷敷控制出血,48~72小时以后皮下瘀斑无继续扩大则改用热敷,促进瘀血吸收。有明显污染的较深的眼睑裂伤和可能发生继发感染的创口,应放置引流。

(3)所有有较深创口的病人,都应注射破伤风抗毒素以预防破伤风的发生,使用破伤风抗毒素前必须进行药敏试验。

(4)对范围广泛的眼睑穿通伤,还应检查是否伤及眼眶、鼻窦、颅腔,必要时请相关专科会诊。

2. **伤口缝合** 伤口作一般处理后,皮肤擦伤、与睑缘平行、无哆开的小伤口,如自然对合良好,一般毋需缝合。其余的伤口按以下原则进行缝合,需要提醒的是,对于损伤的眼睑组织不应轻易丢弃和剪除。避免造成眼睑外翻、闭合不全等功能障碍。

(1)与眶缘平行的伤口,伤口哆开不多,作皮肤缝合即可。与睑缘垂直的伤口,眼轮匝肌切断或伤口哆开,应先缝合肌层,再缝合皮肤。

(2)眼睑全层裂伤时,必须分层缝合。通过皮肤面缝合睑板,再分别缝合肌肉和皮肤。如睑缘断裂,缝合时应注意先将睑缘对齐缝合。伤口较长者,应将睑板结膜层的缝合处与肌肉皮肤层的缝合处左右错开。怀疑伤及上睑提肌者,需寻找上睑提肌的断端并加以缝合,避免日后发生上睑下垂。

(3)伤口不整齐或皮肤撕裂破碎时,其手术原则是,一切尚可存活的皮肤碎片均应保留。不可轻易剪除。完全撕脱的皮瓣也应在充分清洗灭菌后,尽量复位缝合。以免造成睑闭合不全及睑外翻等后遗症。

(4)近内眦部的眼睑裂伤,应检查泪小管及泪囊情况,如有损伤应当妥善进行手术修复。该部位的深层外伤有可能伤及内眦韧带,表现为内眦变圆和睑裂变短。这种情况应寻找韧带的断端并缝合之。

(5)伤口愈合后,适当应用局部热敷、理疗以促进眼睑的功能恢复和改善外观。对于有瘢痕形成、眼睑畸形者,伤口愈合后3~6个月再进行二期手术整复。

二、泪器外伤

发生眼睑外伤者有可能合并有泪器的损伤。泪腺由于位于泪腺窝内,有眶骨保护,一般很少发生外伤。但严重的上睑外侧的裂伤或该部位的眶骨骨折也可伤及泪腺。泪腺组织严重破坏或泪腺管被切断时,可使泪液分泌或排出减少,甚至完全停止。但如结膜正常,尚不致发生眼干燥症。当损伤累及全部泪腺管,造成泪液蓄积而发生扩张,最终导致泪腺萎缩,如果囊肿样扩张无法自行消失者可行泪腺摘除。泪道(包括泪囊)的损伤则常与内侧眼睑的全层断裂伤合并存在。如仅上泪小管或上泪点的损伤,则无明显影响。内眦部骨折或皮肤撕裂伤常可伤及下泪小管或泪囊。如处理不当,将发生永久性溢泪或泪囊瘘。上颌骨的骨折如损伤鼻泪管造成鼻泪管阻塞,可产生慢性泪囊炎。因此,对于上眶缘水平的眼睑外伤和眼睑内侧的全层裂伤应常规排除泪器损伤。

【诊断要点】

1. 眼部检查要点　上眶缘水平的外伤注意是否有泪腺损伤,特别合并有眶骨骨折者。泪小点内侧的眼睑断裂伤应常规排除泪道损伤。

2. 泪小管断端的探查　泪小管断裂,特别是下泪小管断裂,如不能得到修复将遗留永久性溢泪。因此应尽量找到泪小管的断端,尽量修复断裂的泪小管。寻找泪小管颞侧断端一般比较容易,以泪道探针由泪点插入泪小管便可探知,而断裂的泪小管的鼻侧端查找就困难得多,查找方法如下:

(1)直接法　泪小管的断端一般呈轻度灰白色,创面比较整齐,断端没有明显退缩的,可以在断裂的组织内直接查找到泪小管的断端。

(2)标记法　如直接查找有困难,上泪小(点)管完好的通过上泪点注入生理盐水或消毒的牛奶、美蓝和荧光素等标记物,在这些标记物质的引导下查找下泪小管的鼻侧断端。

(3)探针法　上述方法不奏效,则尝试用半球状探针由上泪小管插入经适当旋转使探针由下泪小管鼻侧断端穿出。

(4)泪囊切开法　以上方法仍不能找到下泪小管的鼻侧断端,可将泪囊前壁切开,由泪囊内找到下泪小管或泪总管的开口,然后插入探针找到泪小管的鼻侧断端。

【治疗对策】

1. 泪腺外伤的治疗　在处理眼睑外伤或眼眶外伤时,如在伤口内发现泪腺组织已有严重破坏或泪腺脱出于伤口,可将泪腺摘除。

2. 泪小管断裂的修复虽不能保证成功,仍应及时进行手术。在仔细寻找到两侧断端后以细线由泪点插入泪囊由鼻道开口引出,泪小管两断端在显微镜下用10-0/9-0血管缝线间断缝合 3～4 针,硅胶管留管 3 个月后拔除。

3. 位于内眦部的伤口,如发现泪囊前壁已破裂,应先缝合泪囊壁,然后缝合皮肤伤口。如泪囊已严重破坏无法缝合,则将泪囊摘除,并封闭泪小点。

4. 陈旧外伤已形成泪囊瘘者,如泪囊尚较完整,则行瘘管切除术并进行泪囊鼻腔吻合。

三、结膜外伤

单纯的结膜外伤比较少见,特别是睑结膜的裂伤,多伴发于眼睑外伤。球结膜的外伤包括擦伤、挫伤、撕裂伤和结膜异物。球结膜外伤时,应检查是否伴有眼球或眼肌的外伤。结膜外伤所引起的结膜下出血,一般1～2周可自行吸收。但结膜下出血量大,形成血肿,伴有低眼压的情况,则应警惕巩膜破裂的可能。大范围的暗红色结膜下出血常是眼眶外伤的征象。下穹窿部的结膜下出血,常为颅底骨折所引起。有时小的异物通过球结膜和巩膜进入眼球内,球结膜上的细小裂伤很快闭合而不易被发现,此类伤员如稍有疏忽,易致漏诊和误诊,从而造成更大的危害。

【诊断要点】

1. 结膜外伤的检查和诊断一般比较简单,重点在警惕合并有其他眼球损伤的情况,因此,对于结膜外伤的检查仍需细心负责。

2. 睑板沟处和结膜穹窿部是结膜囊异物的好发部位,结膜异物的患者剧烈的异物感和刺激症状往往骤然发生,多数患者有角膜擦伤体征。而结膜下异物则多见于爆炸伤,常为多发性。

【治疗对策】

1. 结膜擦伤的治疗以预防感染为主。表面污物应冲洗干净。结膜囊涂抗生素眼膏,一般24小时内可痊愈。

2. 结膜撕裂伤的治疗　小的裂伤,不大于10 mm,且伤口哆开不大者,则不需缝合,涂抗生素眼膏,单眼包扎。伤口较大而哆开者,采取连续缝合。睑、球结膜都有创面者,注意防止睑球粘连,一旦发生睑球粘连每天以玻璃棒分离数次,必要时可放置隔离膜。结膜裂伤伴有眼球或眼肌的外伤时,则应以眼球及眼肌外伤的治疗为主。

3. 结膜异物的治疗　存留于上睑结膜的睑板沟、泪湖或半月状皱襞处的异物,用生理盐水浸湿的棉签轻轻拭去。存留于穹窿部球结膜的皱褶内的异物,必须细心寻找,为防止遗漏结膜囊内细小的粉尘状异物,对结膜异物患者应常规给予结膜囊冲洗。

4. 结膜下的异物,可在异物附近切开结膜,分离并掀起此处的结膜瓣而夹出之。密集的多发性细小异物,无法一一夹出的,可将该处球结膜或连同结膜下组织一并切除,缺损处可进行单纯缝合。

四、角膜外伤

角膜是眼球最前面的突出部分,因而易受损伤。角膜外伤多数由于机械性损伤所致,包括角膜擦伤、挫伤、裂伤和异物伤等。角膜外伤无论轻重,如处理不当者,都会造成角膜生理特点的改变而影响视力。所以角膜外伤的预防应该受到高度重视。一旦发生角膜外伤,应及时正确处理,减少对视力的影响。

角膜外伤的预后与受伤的部位、范围和深度密切相关。位于瞳孔区的角膜混浊,即使较小也会影响视力。周边部的损伤由于瘢痕收缩,使角膜产生散光等,也造成对视力的影响。

【诊断要点】

角膜外伤一般都有明显的眼刺激症状,如疼痛、畏光、流泪、异物感等。角膜外伤的体征多有眼球混合性充血;角膜挫伤者,角膜混浊可呈线状、格子状或盘状。角膜异物残留者,仔细检查一般不容易遗漏,但对较深层的角膜异物是否已穿通角膜全层应有准确的评估,如角膜深层的异物穿透角膜全层,角膜渗漏试验可呈阳性。由于角膜表层有丰富的感觉神经末梢,浅层异物的刺激症状往往较深层者更为明显。异物常引起角膜浸润,金属异物可在其周围形成锈环,灼热的异物烧伤角膜组织可形成炭环。

【治疗对策】

1. 一般处理

(1)用无菌生理盐水清洁结膜囊。

(2)清除结膜囊内异物,角膜异物必须予以剔除。

(3)结膜囊涂包括妥布霉素或多黏菌素的两联抗生素眼膏包眼。必要时结膜下注射庆大霉素2万U。

(4)刺激症状较重者适当给表麻药,可缓解疼痛,但过分使用表麻药会抑制角膜上皮细胞的再生,应避免频频滴用表面麻醉剂。

(5)如擦伤面积较大,刺激症状严重者,可应用快速散瞳剂散瞳以减轻症状,减少反应性虹膜睫状体炎的影响。

(6)滴用的一切眼药包括荧光素溶液,冲洗结膜囊的溶液、敷料,剔除角膜异物的器械等,必须严格无菌。

2. 抗感染 角膜外伤发生后,预防和控制感染对于预后非常重要,特别是预防绿脓杆菌的感染,角膜外伤一旦发生绿脓杆菌感染,角膜组织可在1~2天内遭受不可逆转的破坏。因此,在处理角膜外伤当中,常规给予包括妥布霉素或多黏菌素的二联抗生素包眼,用于检查和治疗的物品必须严格消毒,避免发生医源性的感染。对于角膜外伤者需随诊至角膜损伤痊愈。

3. 角膜异物的处理 一切残留于角膜的异物都应尽快清除,操作前常规滴1～2次表面麻醉剂。具体方法如下:

(1)冲洗法 利用提高洗眼壶(器)高度,达到增加冲洗时的水流压力,将黏附于角膜表面的异物除去,此法对角膜损伤最小。

(2)擦拭法 异物嵌入不深,但用冲洗法不能将其除去,则在表面麻醉下,以蘸有眼药膏的湿棉签,将异物轻轻擦去。

(3)剔除法 嵌顿牢固的角膜异物一般都需利用异物刀将异物剔除。特别对于金属异物,此法能够较为彻底地清除异物,操作时应使异物刀与角膜表面成切线方向,以防异物刀误伤眼球。

(4)对于残留时间较长、浸润比较严重的角膜异物,为了避免进一步加重角膜的损害,不必强求一次将异物彻底清除干净,可先尽量清除异物主体,次日再进一步将残留的锈环等剔除。

(5)处理角膜异物的注意事项 剔除异物的操作要求准确,尽量减少角膜损伤。要严格遵守无菌要求,所用器械和一切药品,包括荧光素、的卡因、生理盐水、抗生素眼膏或眼药水等,均应保持无菌。常备的药品应定期更换,以免造成污染,特别要预防绿脓杆菌感染。

4. 角膜挫伤的处理 如无合并眼球其他部位的损伤,以对症治疗为主,水肿严重者以50%葡萄糖溶液或5%～10%氯化钠溶液等高渗剂滴眼。

五、虹膜睫状体外伤

虹膜睫状体外伤是常见的眼外伤,多数由于钝挫伤所致。挫伤使虹膜和睫状体血管渗透性增强,分泌大量的前列腺素物质产生外伤性虹膜睫状体炎,瞳孔括约肌和睫状肌功能紊乱产生外伤性瞳孔散大,严重的挫伤还可以损伤虹膜和睫状体血管、破坏房角和损伤小梁造成前房积血、前房角后退、继发青光眼和玻璃体积血等。应该注意的是,前房积血者出血吸收后可以发生再出血,而前房角后退者则可延至中远期才出现继发青光眼的症状。

【诊断要点】

1. 外伤史结合房水闪辉等,外伤性虹膜睫状体炎的诊断并不困难,但需注意由于挫伤引起的血管渗透性增强和眼压变化,可能累及未受伤眼。

2. 因外伤性虹膜和睫状体麻痹致瞳孔散大或麻痹,应注意检查直接和间接对光反射,警惕视路损伤的存在。形成多角形瞳孔者则可能有瞳孔括约肌断裂。

3. 瞳孔呈"D"形、新月形等改变,是虹膜根部离断的典型特征,常常伴有出血。若整个虹膜根部离断,则为外伤性无虹膜。睫状体的撕裂破坏了房角的结构形成前房角后退,房角后退范围越大发展成青光眼的危险性愈高,必须定期随诊。

4. 前房积血是因虹膜或睫状体的血管破裂而产生。少量积血房水呈红色混浊;大量积血则形成液平面甚至充满前房。部分前房积血者出血吸收后一周左右可发生继发出血,这部分病人多数有眼压升高。

【治疗对策】

1. 一般处理 虹膜睫状体外伤常规给予抗炎消肿、必要时控制眼压等对症治疗。虹膜睫状体炎者早期应用皮质类固醇。适当散瞳,缓解睫状体痉挛,减轻刺激症状。前房出血者的散瞳与否则应根据具体情况。

2. 严重的虹膜根部离断并伴有复视者,应考虑虹膜根部修复术。

3. 前房出血的处理

(1)卧床休息,取半坐卧位防止出血渗入后房。

(2)双眼包封以减少眼球活动。

(3)应用止血药和联合应用皮质类固醇。

(4)散瞳以缓解刺激症状,但出血量少者可不必散瞳。

(5)必须密切注意眼压的变化,大量的积血加上眼压升高易形成角膜血染。

(6)大量积血持续一周仍未吸收并伴眼压升高者应及时行前房冲洗术清除积血。

4. 玻璃体出血的处理 氨基已酸有阻止血管内血凝块溶解的作用,可防止继发性出血。反复出血不止,则应考虑玻璃体内大量积血的可能,需进一步检查,必要时进行玻璃体切除术。

5. 角膜血染的处理 以预防为主,积极止血控制高眼压十分重要。如已出现角膜血染,即予 0.37% 依地酸二钠溶液滴眼或以其 2.5% 溶液 0.5 ml 结膜下注射,每日一次。对前房积血较多,保守治疗无效者,应及时行前房冲洗手术。

六、眼球穿通伤

任何原因造成眼球破裂者即为眼球穿通伤。无论锐器或钝力的作用都可造成眼球穿通伤;因致伤物的大小、性质和穿透眼球的深度、部位不同可造成眼球结构不同程度的损伤。由眼球前部进入贯穿整个眼球由后方穿出的双穿通伤称为眼球贯穿伤,也属于眼球穿通伤的一种。治疗的及时性、损伤的程度和部位、感染和并发症情况是眼球穿通伤预后的主要决定因素。

【诊断要点】

1. 有明确外伤史,角膜穿通伤多数有流"热泪"感,眼球全层伤口,前房变浅,眼压降低等典型病例诊断一般不难。

2. 有异物敲击史的伤者需常规排除眼内异物。

3. 单纯的巩膜穿通伤不多见,往往容易被忽视;表面无伤口,但眼内出血严重且眼压低者,需警惕后部巩膜穿通伤。

4. 根据受伤部位不同,眼球穿通伤可分为角膜穿通伤、角膜巩膜穿通伤和巩膜穿通伤。

【治疗对策】

1. 小伤口的处理 3 mm 或以下较小的伤口,对合整齐无哆开,无眼内容物脱出和嵌顿者,可不予缝合,伤眼包扎加保护眼罩。

2. 大于 3 mm、有眼内容物嵌顿的角膜或角巩膜伤口,原则上应予缝合。缝合力求严密没有渗漏,角膜中心部尽量减少缝线。

3. 伤口内看到异物时,应先将异物摘出,再处理伤口。

4. 眼球损伤极为严重,眼球无法保留者,应考虑行眼球摘除术。

5. 伤口位于睫状体部并有眼内容物嵌顿者,应及早全身应用皮质类固醇,预防交感性眼炎。

【并发症及其处理】

眼球穿通伤可产生以下一些合并症:

1. 外伤性虹膜睫状体炎 可按一般的虹膜睫状体炎治疗原则处理。

2. 球内异物伤 见下节。

3. 化脓性眼内炎 一般发生在外伤后1~3天。伤眼视力急性下降,出现剧烈疼痛和明显的刺激症状。检查见结膜明显充血、水肿,房水混浊、玻璃体或可见到雪球样混浊或脓肿形成。治疗时首先应充分散大瞳孔,全身和眼部使用大剂量的抗菌素和激素。如效果不明显,应采用玻璃体途径给药,抽取玻璃体进行细菌培养＋药敏试验。严重的化脓性眼内炎治疗效果不理想者应尽早行玻璃体切除术。

4. 交感性眼炎(sympathetic ophthalmia) 是指一眼穿透伤后导致双眼先后

出现慢性肉牙肿性葡萄膜炎的情形。本病属迟发性自身免疫性疾病,抗原成分可能为视网膜色素上皮或光感受器。受伤眼(称为"诱发眼")发生慢性葡萄膜炎并持续不退,一般经2～8周的潜伏期,另一只眼(称为"交感眼")突然出现与诱发眼相类似的葡萄膜炎,视力急剧下降。除了眼前段有炎症表现外,眼底也可出现黄白色点状渗出。本病的病程较长,常反复发作,晚期因视网膜色素上皮广泛破坏,眼底呈暗红色,称为晚霞状眼底。

为预防交感性眼炎,对眼球破裂伤口要尽早妥善处理。一旦出现本病,应按葡萄膜炎积极进行治疗,全身和眼部使用大剂量的糖皮质激素,疗效差者可选择使用免疫抑制剂。

七、球内异物伤

球内异物是一种特殊的眼外伤,异物可存留在于前房、后房、睫状体、晶状体、玻璃体和眼球壁,而以后部眼球内为最多。眼内异物一旦发生,除了造成眼球的机械性损伤,异物的存留更增加了眼内感染的风险,也增加发生交感性眼炎的危险。异物在眼内长期存留对眼组织产生持续的刺激。接近睫状体的异物引起经久不愈的虹膜睫状体炎。晶状体异物可加速白内障。玻璃体内异物可引起增殖性玻璃体视网膜病变。因而眼内异物需要及早诊断,及时手术。

异物的性质对于眼内异物的诊治有十分重要的作用。大多数金属异物在眼内存留时间过长都会发生化学反应,形成难治性的金属沉着症。植物或动物性的异物常引起强烈的炎症反应。

【诊断要点】

1. 初步判断眼内异物的存留　有爆炸伤或手锤敲击物体飞溅的外伤史。眼球穿通伤是眼内异物发生的先决条件,典型的角膜穿通伤伴眼内异物存留者有明显的流"热泪"的描述。

2. 异物性质和伤道的分析　受伤现场的有关物品都应详细了解,以帮助分析异物的来源和性质。角膜线状全层伤口、虹膜有相应裂口、相应部位晶状体局部混浊等都提示眼内异物的可能。

3. 异物的确定　对于不能排除有眼内异物存留的病例,必须常规拍X线片排除不透X线的异物(多为金属异物),发现有上述异物者加照异物定位片。怀疑异物存留眼内又无法通过X线检查确定者,可进一步通过CT、MRI或超声波检查确定,A型和B型超声扫描都可以诊断异物。其适用范围较广,对各种金属异物和非金属异物大多能清楚显示。

4. 眼内异物 X 线定位法　X 线定位法是眼内异物定位的重要方法。结果准确可靠,而且不受眼的屈光介质混浊的影响,是临床上最常用的方法。具体方法是:

(1)用带有指示杆的定位器(一种塑料制的角巩膜接触镜)或在角膜缘缝一内径为 11 mm 的金属环,金属环需留一小缺口作为标记标示眼球的方位。

(2)拍眼部正位片和侧位片。

(3)用眼内异物测量器测定异物的位置。

5. 眼内金属异物存留时间过长的伤者应警惕眼球铁锈症和铜锈症的发生。

【治疗对策】

眼内异物原则上应尽早取出。异物摘出是为了恢复和保存眼球功能,避免并发症。一切操作都要求精细,尽量减少组织的损伤,为恢复和保持视力创造条件。

眼内异物如何摘出因异物有无磁性而采取不同的方法。磁性异物手术时可用电磁铁吸出,非磁性异物要通过玻璃体手术取出。金属异物不透 X 线,可通过 X 线拍片进行异物定位,非金属异物的定位相对困难。

1. 磁性异物的电磁铁吸出

(1)前房和角膜后的异物,先缩瞳,再以电磁铁由原伤口吸出。

(2)后房异物如发生白内障,在对侧角膜缘作较大的切口,以电磁铁在切口处将异物吸出。晶状体透明者,则于异物所在处的角膜缘作切口,或切开虹膜根部吸出异物。

(3)已发生白内障的晶状体异物,行白内障摘除手术将异物一并摘除。要视异物的大小和囊膜的破坏情况决定采取何种白内障摘除方法,防止手术中异物丢失或嵌于前房角。

(4)睫状体前表面的异物在角膜缘作切口,睫状体其他部位的异物由最近处的巩膜上作切口。

(5)玻璃体内飘浮异物,选择距异物较近的睫状体平坦部作切口,必要时通过睫状体平坦部切口插入一磁作磁棒接力法。

2. 金属异物、附着于眼球壁的异物和无法通过电磁铁吸出的异物尽量转送有玻璃体手术条件的医院处理。

【并发症及其处理】

眼内异物伤可产生以下并发症：

1. 眼铁质沉着症（ophthalmic siderosis）　铁质异物在眼内存留数日至数月后即可向周围眼内各组织扩散和传播，呈现棕黄色微细颗粒样沉着，即铁质沉着症。铁质在虹膜，可使虹膜呈现棕色，日久后虹膜逐渐萎缩，出现后粘连、瞳孔散大、对光反应减弱、消失；在晶状体，可使前囊下出现棕色颗粒，晶状体皮质呈现弥漫性棕黄色混浊；在玻璃体，可使之液化并呈弥漫性棕褐色；在房角，可使小梁组织变性导致继发性青光眼；铁质播散到视网膜，可使之变性萎缩，导致视力减退、视野缩小。

本症治疗效果不好，重在预防，尽早取出铁质异物即可避免。

2. 眼铜质沉着症（ocular chalcosis）　铜质异物在眼内存留较长时间（数月后）也可向周围眼内各组织扩散和传播，呈现黄绿色混浊，即铜质沉着症。铜质在角膜沉着的位置以周边部的后弹力层为最明显，呈现典型的 K-F 环；在虹膜，可使虹膜呈现黄绿色，逐渐萎缩、瞳孔散大、对光反应减弱；在晶状体，可使前后囊下皮质出现黄绿色细小点状颗粒，晶状体前囊下皮质中部有一黄色圆盘状混浊，其周边有放射状花瓣样混浊；在玻璃体，可见金黄色明亮的反光团，裂隙灯检查可见玻璃体有许多细小黄绿色颗粒；铜质播散到视网膜，可使黄斑变性、视力减退，检查可见视网膜血管两侧出现金黄色反光。

本症治疗也效果不好，故重在预防，尽早取出铜质异物即可避免。

3. 外伤性白内障　异物穿透晶状体或在晶状体存留均可造成白内障，影响视力者可行白内障手术。

4. 葡萄膜炎　异物在眼内存留，可以导致长期的葡萄膜炎。故对反复发作的原因不明的葡萄膜炎，应该认真询问外伤史，必要时进行眼内异物排查。

5. 其他　临床上对不明原因的玻璃体混浊、机化膜和条索，增殖性视网膜病变、单眼继发性青光眼等情况，应考虑到眼内异物存留的可能性。

八、眼化学伤

眼化学伤是以酸、碱物质为主要致伤物所造成的眼部损伤。多发生于化工厂、施工场所和实验室。其受伤的程度与化学物质的种类、浓度、性质、物理状态、渗透力、接触时间、接触面积、化学物质的温度、压力等有关。

酸性化学物质多为水溶性，接触组织后发生组织蛋白凝固，减缓了酸性物质继续向深部组织扩散，因此组织损伤相对较轻。低浓度的酸性化学物，对眼部仅有刺激作用。高浓度酸性化学物,才会使组织蛋白发生凝固性坏死,在结膜和角膜表面形成焦痂。

常见的碱性眼灼伤常由强碱如氢氧化钠、氨水和生石灰等引起。碱性物质能与组织细胞结构中的脂类发生皂化反应,形成的化合物具有双相溶解度,能很快穿透眼组织,造成细胞的广泛分解坏死。因此,碱性化学伤比酸性化学伤后果严重得多。但对于高浓度的化学物,无论酸性碱性都会对眼的组织结构造成严重的破坏。

碱烧伤后角膜缘的贫血程度和角膜混浊程度有提示预后的重要作用。充血眼说明血液供应尚可,而苍白缺血的表现,则意味病情可能进一步恶化,甚至发生角膜融化和穿孔。角膜混浊程度也与烧伤严重程度一致。眼压升高者,反映由于胶原收缩,前列腺素释放或炎症反应,造成房角结构的损害。

【诊断要点】

1. 询问病史,确切了解化学物的性质、受伤原因、浓度、接触时间。

2. 测定结膜囊液体的 pH 值。

3. 确定受伤范围,重点是角、结膜的受伤范围。

4. 结膜、角膜和巩膜化学伤的分期:

(1)急性期 灼伤后数秒至 24 小时。主要表现为结膜缺血、坏死,角膜上皮脱落,结膜下组织和角膜实质层水肿、混浊,角膜缘附近血管广泛血栓形成,急性虹睫炎,晶状体、玻璃体混浊,甚至全眼球炎。

(2)修复期 伤后 10 天~2 周左右。修复期间,组织上皮再生,多形核白细胞及纤维母细胞伴随新生血管侵入角膜组织,巩膜内血管逐渐再通,角膜新生血管增殖明显。

(3)并发症期 灼伤后 2~3 周后进入此期,表现为反复的角膜溃疡,睑球粘连,角膜新生血管;继发性内眼改变如葡萄膜炎、白内障和青光眼等。

【治疗对策】

1. 眼化学伤的急救处理非常重要,要求医护人员特别是眼科专业人员必须掌握。眼化学伤一旦发生应立即用大量清洁水对伤处进行冲洗。冲洗应持续到用石蕊试纸测试泪液 pH 值呈中性为止。冲洗过程中注意彻底清除残留的化学物质颗粒。伤者现场急救处理后送达医院时,应按上述方法再次冲洗。

2. 酸碱性化学伤的一般治疗原则:

(1)重视现场急救,用大量清洁水对伤处进行冲洗。切勿急于将病人送往医院而忽视现场及时的冲洗而失去了最佳的急救时机。

(2)酸性伤用 0.5％碳酸氢钠液体,碱性伤则用 3％硼酸液反复冲洗结膜囊,以中和化学物质。如果对致伤物的酸碱性不能明确,则以中性液体进行冲洗。

(3)冲洗时间应持续到泪液的 pH 值呈中性为止。

(4)适当使用散瞳剂,控制虹膜睫状体的炎症反应,防止发生虹膜后粘连。

(5)对症治疗,局部抗生素眼水点眼,防止感染。

3. 碱性化学伤还应增加以下措施:

(1)结膜下冲洗和前房穿刺　严重病例应作结膜下冲洗,以期彻底清除结膜下的碱性物质。前房穿刺的作用是放出含有碱性物质的房水,减轻对眼内组织的破坏,而且再生的房水中含有抗体,可增强局部营养和抵抗力。

(2)每日静脉滴注维生素 C2～3 g,并球结膜下注射维生素 C0.1～0.2 g,加强预防角膜溃疡的发生。

(3)对于碱性化学伤而言,自家血清的应用十分重要。可采用自家血清点眼,并以自家血清 0.5 ml 结膜下注射以增加角膜营养,预防角膜溃疡发生。自家血清的应用,除能加强眼部营养外,还有抑制角膜胶原酶活性,加快溃疡愈合和上皮修复的作用。

(4)应用 2.5％依地酸二钠、0.1 mol/L 的青霉胺溶液、10％枸橼酸钠或 2.5％～5.0％半胱氨酸等胶原酶抑制剂点眼,防止角膜穿孔。

(5)石灰烧伤者用 0.5％依地酸二钠可促使钙质排出。

4. 恢复期的治疗　眼局部应用激素眼药水或其他抑制新生血管的药物,如噻替哌等抑制新生血管。

5. 并发症的治疗　针对各种并发症进行治疗,如睑球粘连分离加唇粘膜或球结膜移植术,板层或穿透性角膜移植术,青光眼小梁切除术等。

九、电光性眼炎

电光性眼炎(flash ophthalmia)又称紫外线性眼炎,属于辐射性眼损伤。是紫外线过度照射所引起的浅表性结膜炎及角膜炎。是临床眼科急诊中常见的类型。发病急,双眼出现剧烈疼痛,异物感,眼睑痉挛,畏光,流泪等症状,处理得当效果良好。常见的紫外线损伤主要由电焊弧光、放电影用的弧光灯、水银灯、紫外线灯照射所致。少数严重的患者可发生视盘水肿及视网膜水肿。

【诊断要点】

1. 有紫外线史接触，由于照射后至发病需经历约 8 小时的潜伏期，故多数患者于夜间症状出现或加重而急诊。

2. 双眼同时发病，出现剧烈眼疼、眼睑痉挛、畏光、流泪等症状。

3. 检查见双眼混合充血，角膜荧光素染色可见点状或弥漫着色。

【治疗对策】

本病的治疗原则主要是止痛、防止感染。可给予 0.5％地卡因溶液滴眼，但不宜多滴，以免影响角膜上皮的生长。给予局部冷敷，减少局部充血。涂抗生素眼膏，防止角膜上皮损伤后继发感染。

十、雪盲

雪盲(snow blindness)又称太阳光眼炎或雪眼炎。为长时间暴露在雪地，受冰雪反射的紫外线的照射后，引起的一种浅表性结角膜炎。其特点、症状、体征、治疗同电光性眼炎。

（洪　俊　骆荣江）

第**16**章 | 常见全身病的眼底改变

第一节 高血压性视网膜病变

高血压是一种常见的心血管系统疾病,约 70%的患者有眼底改变。眼底改变与年龄、病程长短有关。高血压早期眼底可正常,随着高血压持续缓慢进行或呈急进型发展,眼底出现改变。由于视网膜中央动脉为全身唯一能在活体上直接观察到的小动脉,因此,高血压患者的眼底情况,常能反映机体心、脑、肾等器官的受损程度,对高血压的诊断和预后判断有重要意义。

【诊断步骤】

(一)病史采集要点

1. 有高血压多少年,有无伴有高血脂、糖尿病、肾病、妊娠等,有无规律治疗高血压及血压控制情况。

2. 过去有无进行过眼科检查,有无发现眼部病变。

3. 有无出现一过性视物模糊或视力下降。

(二)体格检查要点

1. 一般情况 血压、脉搏、身高、体重等。

2. 眼科情况

(1)视力。

(2)眼底 散大瞳孔检查。仔细检查有无以下异常改变。

1)病变为双眼或单眼。

2)视乳头有无边界模糊不清,有无水肿隆起。

3)视网膜动脉有无普遍或局限性缩窄、管壁反光增强,有无铜丝状或银丝状改变,有无血管白鞘;动脉、静脉管径比例如何(正常动脉/静脉管径比例为2∶3);有无动静脉交叉压迫征:偏移(Salus 征),远端膨胀(静脉斜坡)或被压呈梭形(Gunn征)等。

4)视网膜有无火焰状、线状出血,有无视网膜水肿、渗出,有无棉絮斑,黄斑区有无星芒状排列的硬性渗出,有无视网膜隆起脱离。

【诊断对策】

(一)诊断要点

1. 病史　有高血压病史。

2. 眼底　双眼眼底出现视网膜动脉普遍或局限性缩窄、反光增强,动脉/静脉管径比例变小(可合并有或无视网膜或视乳头病变),即可作出临床诊断(图 16-1)。

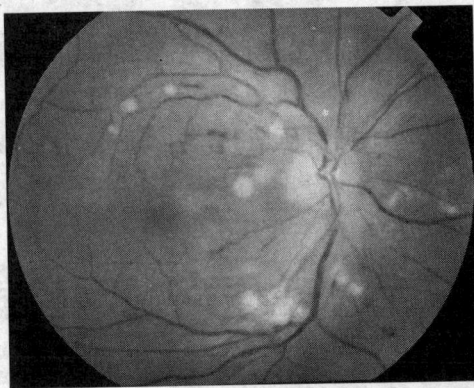

图 16-1　高血压性视网膜病变

3. 分级

(1)Ⅰ级　视网膜动脉普遍或局限性缩窄、反光增强,特别是动脉小分支。

(2)Ⅱ级　视网膜动脉普遍缩窄,呈铜丝状或银丝状,出现动静脉交叉压迫征。

(3)Ⅲ级　除有Ⅰ级、Ⅱ级的改变外,可见视网膜出血、水肿、渗出、棉絮斑等,当血压突然急剧升高,还可出现渗出性视网膜脱离。

(4)Ⅳ级　除Ⅲ级改变外,有视乳头水肿。

(二)特殊类型的高血压

1. 肾性高血压　由肾脏疾病引起的高血压,是最常见的一种继发性高血压,其眼底改变与原发性高血压眼底改变基本相同。但在病程晚期,伴有肾功能不全、尿毒症的患者,由于有严重贫血,整个眼底颜色较淡,视网膜水肿较严重,棉絮斑较多,黄斑区常出现星芒状排列的硬性渗出,视乳头水肿时颜色也较淡白。

2. 妊娠高血压综合征　妊娠高血压综合征多发生在妊娠后期,其主要病理生理改变是全身小动脉痉挛,眼底改变是睫状后动脉和视网膜中央动脉痉挛所致。其眼底表现的特点是病程早期局限性或弥漫性视网膜小动脉狭窄,当血压急剧升高时视网膜可见火焰状、线状出血,棉絮斑,严重者出现渗出性视网膜脱离、视乳头水肿,较少见动静脉交叉压迫征;这些改变在血压控制后或终止妊娠后可消退。

【治疗对策】

1. 积极治疗全身病。
2. 对症支持疗法　神经营养药、血管扩张药等药物对症治疗。

【随访】

对高血压的患者应定期随访。无眼底病变者,应每年散瞳检查眼底一次;当血压急剧变化时应及时检查眼底;出现Ⅰ级～Ⅱ级眼底改变者,每6个月检查一次;出现Ⅲ级以上眼底改变者,应根据血压情况,遵内科或产科医师医嘱检查眼底。

第二节　糖尿病视网膜病变

糖尿病可引起较多的眼部并发症,包括糖尿病视网膜病变(diabetic retinopathy,DR)、白内障、虹膜睫状体炎、虹膜新生血管、新生血管性青光眼、屈光不正、眼球运动神经麻痹等,糖尿病视网膜病变是糖尿病最常见的并发症之一,其发生发展与糖尿病的病程、血糖控制程度、高血压、高血脂、妊娠、糖尿病肾病以及糖尿病不正规的治疗密切相关。糖尿病视网膜病变的眼底改变包括视网膜血管的损害(如微动脉瘤、视网膜内毛细血管异常、毛细血管闭塞、新生血管形成、视网膜小动静脉异常、视网膜大动静脉异常等)视网膜血管外的损害(包括视网膜出血、渗出、视网膜水肿、玻璃体积血及纤维增生、视网膜脱离等)和黄斑病变(包括局限性黄斑水肿、弥漫性黄斑水肿、囊样黄斑水肿、缺血性黄斑病变、增生性黄斑病变等)。DR早期可无自觉症状,病变累及黄斑后有不同程度的视力下降。

【诊断步骤】

（一）病史采集要点

1. 有糖尿病病史多少年，有无伴有高血压、高血脂、糖尿病肾病，有无规律治疗及血糖控制情况。

2. 过去有无进行过眼科检查，有无发现眼部病变。

3. 有无出现视力下降、眼痛、复视。

（二）体格检查要点

1. 一般情况　血压、脉搏、身高、体重等。

2. 视力。

3. 眼前段裂隙灯检查　结膜有无充血；角膜是否透明；虹膜有无新生血管，特别是瞳孔缘处虹膜有无细小的新生血管；瞳孔大小、对光反射是否存在；晶状体是否混浊；前房角镜检查房角有无新生血管。

4. 眼底　散大瞳孔检查。仔细检查有无以下异常改变（图 16-2）：

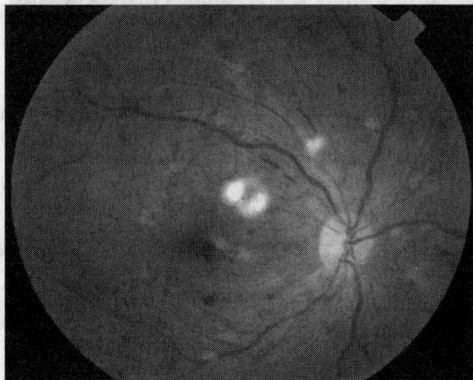

图 16-2　糖尿病视网膜病变

（1）微动脉瘤　DR 早期出现，多位于后极部。

（2）视网膜出血　火焰状、斑点状、片状和视网膜前出血。

（3）视网膜渗出　黄白色、边界清楚圆形或类圆形脂质聚集，又称硬性渗出。

（4）视网膜水肿　视网膜增厚，失去原有透明。

（5）棉絮斑　淡黄色或黄白色边界不清的棉絮状斑块。

（6）视网膜内毛细血管异常（intraretinal microvascular abnormality，IRMA）视网膜内毛细血管异常扩张、粗细不均、迂曲、呈 U 形弯曲等。

(7)视网膜小动静脉异常　视网膜小动静脉管径粗细不均,串珠样,扭曲,血管鞘形成,重者管腔闭塞。

(8)视网膜大动静脉异常　大动脉管腔细或粗细不均、闭塞、节段状扩张;大静脉迂曲、扩张、管腔粗细不均呈串珠状、腊肠状,血管白鞘。

(9)毛细血管闭塞　眼底镜下较难观察。

(10)新生血管　可发生于视盘和视网膜。

(11)玻璃体积血和纤维增生。

(12)视网膜脱离。

(13)黄斑病变　局限性或弥漫性黄斑水肿增厚、纤维增生膜形成等(图16-3)。

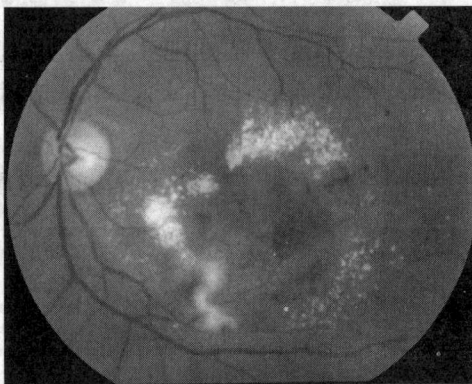

图16-3　糖尿病视网膜病变黄斑病变

5.眼压。

6.眼球运动情况。

(三)辅助检查要点

1. FFA　是检查诊断DR的主要辅助手段,能早期查见检眼镜不能看到的微血管改变,鉴别微动脉瘤与出血,了解视网膜血管损害的范围与程度,清晰显示毛细血管闭塞区,结合眼底检查,确定视网膜病变的分期,作为选择激光治疗的依据、治疗前后疗效的观察和预后判断(图16-4)。

2. OCT　对视网膜水肿的检测显示较直观。

3. 多焦ERG　无侵入性,反映每一局部视网膜的反应情况,发现后极部视网膜功能的变化。

4. 实验室检查　血常规、尿常规、血糖、糖耐量、糖化血红蛋白、血脂、血黏度、肾功能等。

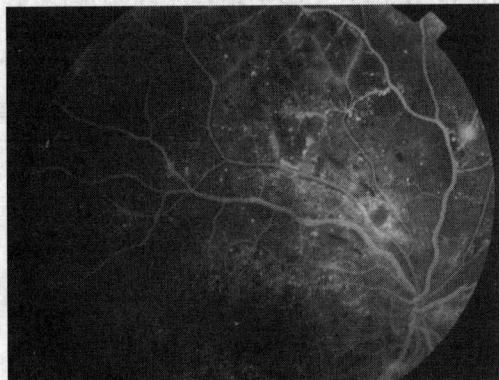

图 16-4　糖尿病视网膜病变(FFA)

【诊断对策】

(一)诊断要点

1. 病史　有糖尿病史。

2. 眼底　出现视网膜微动脉瘤或出血。

有糖尿病史,眼底出现视网膜微动脉瘤或出血即可诊断糖尿病视网膜病变,但诊断糖尿病视网膜病变后还必须进行分期。因此,眼底的其他病变和FFA的改变为糖尿病视网膜病变的诊断和分期提供依据。

(二)临床分期

1. 国内分期(表 16-1)　我国 1984 年由眼底病学术会议确定的糖尿病视网膜病变的临床分期标准分为 2 型 6 期。

表 16-1　糖尿病视网膜病变的临床分期(国内分期标准)

分型	分期	视网膜病变
单纯型	Ⅰ	微动脉瘤合并小出血
	Ⅱ	硬性渗出,合并Ⅰ期病变
	Ⅲ	棉絮状斑,合并Ⅱ期病变
增生型	Ⅳ	新生血管,或并有玻璃体出血
	Ⅴ	玻璃体纤维增生,新生血管
	Ⅵ	牵拉性视网膜脱离

2.国际分期 2002年16国有关学者拟定了便于推广、利于普查和交流的新分期标准(表16-2)和黄斑水肿分级标准(表16-3)。

表 16-2 糖尿病视网膜病变分期标准(国际分期标准)

病变严重程度	散瞳眼底检查所见
无明显视网膜病变	无异常
轻度非增生性 DR	仅有微动脉瘤
中度非增生性 DR	比仅有微动脉瘤重,但比重度者轻
重度非增生性 DR	无增生性视网膜病变表现,出现以下任何一项者: ①任一象限有 20 处以上视网膜内出血 ②2 个以上象限有静脉串珠状改变 ③1 个以上象限有明显的视网膜微血管异常
增生性 DR	有以下任一项或更多: 新生血管,玻璃体积血,视网膜前出血

表 16-3 黄斑水肿的临床分级标准

疾病严重程度	散瞳眼底检查所见
无黄斑水肿	后极部无视网膜增厚和硬性渗出
轻度糖尿病黄斑水肿	远离黄斑中心的后极部分视网膜增厚和硬性渗出
中度糖尿病黄斑水肿	视网膜增厚和硬性渗出接近黄斑中心但未累及黄斑中心
重度糖尿病黄斑水肿	视网膜增厚和硬性渗出累及黄斑中心

(三)鉴别诊断

1.视网膜中央静脉阻塞 常为单眼,突然发生视力下降,视网膜静脉明显纡曲扩张,视网膜广泛出血,初期不易看到微动脉瘤和硬性渗出,FFA 可显示视网膜循环障碍。

2.视网膜分支静脉阻塞 常为单眼,视网膜出血、渗出、水肿沿静脉分支区域分布。

3.高血压性视网膜病变 视网膜动脉显著狭窄,常见火焰状出血,少见微动脉瘤。

4. 眼缺血综合征 视网膜出血多位于中周部,且出血较少,毛细血管异常、无灌注区和微动脉瘤也多位于视网膜周边部,FFA检查可见脉络膜充盈迟缓或呈斑块状充盈。

5. 视网膜静脉周围炎 多见于青年男性,病变以视网膜周边明显,周边视网膜小血管迂曲扩张或有白鞘,其附近视网膜有出血,可伴有玻璃体积血。

【治疗对策】

治疗的基本原则是积极治疗糖尿病,控制血糖、血脂、血压,改善血液高凝状态,长期、规律用药等。

1. 药物治疗

(1)改善眼底循环的药物 减轻毛细血管通透性,减轻血小板与红细胞聚集,减轻血黏度,促进出血吸收。

(2)血管内皮细胞生长因子(VEGF)抑制剂 用于治疗糖尿病视网膜病变、黄斑水肿以及视网膜新生血管。

(3)其他 中医药等。

2. 激光治疗 激光是当今国内外治疗糖尿病视网膜病变有效的措施,对防止和延缓病变的发展有重要作用。其作用机制:封闭微动脉瘤和扩张的毛细血管,减少血管渗漏和视网膜水肿;破坏视网膜外层耗氧量高的光感受器及色素上皮细胞,使视网膜内层得到更多的氧供给;使视网膜变薄,有利于脉络膜的氧进入视网膜内层;封闭毛细血管闭塞区,改善视网膜缺血,减少新生血管因子形成。

(1)广泛视网膜光凝。

(2)局部视网膜光凝。

(3)黄斑光凝。

3. 手术治疗

(1)玻璃体腔内注射长效糖皮质激素(曲安奈德) 能减轻血-视网膜屏障的破坏及血管渗漏,抑制眼内炎症和增殖,减轻水肿,抑制视网膜新生血管的产生。

(2)玻璃体切除术。

(3)玻璃体切除+注射激素。

(4)视网膜内界膜剥离术。

(5)玻璃体切除术+网脱复位。

(6)手术+眼内激光光凝。

(7)其他。

【随访】

糖尿病患者的随访是眼科医生防盲治盲的重要任务之一,随访中定期监测糖尿病眼部并发症的发生发展,并给予及时的治疗。随诊的时间根据患者视网膜病变的严重程度而各不相同,无视网膜病变的患者应每年散瞳检查眼底;Ⅰ期患者每3～6个月散瞳检查一次;Ⅱ～Ⅲ期患者每2～3个月散瞳检查一次;增殖型患者每1～2个月散瞳检查一次。如出现突然视力明显下降,应及时就诊。

第三节 系统性红斑狼疮眼底病变

系统性红斑狼疮(SLE)是一种多系统损害的自身免疫性疾病,常合并有各种眼部病变,约15%的患者眼底表现异常,其他的眼部病变有干燥性角结膜炎、弥漫性前巩膜炎或结节状巩膜炎、慢性睑缘炎等。SLE眼底病变是多种多样的,与其他视网膜病变有许多共同的地方,需综合判断。

【诊断步骤】

(一)病史采集要点

1. 患者性别,年龄,有SLE病史多少年,有无伴有高血压、肾损害、红斑狼疮性脑病等,有无规律治疗及SLE控制情况。

2. 有无出现视力下降、眼红痛、眼干涩或异物感等眼部不适。

3. 过去有无进行过眼科检查,有无发现眼部病变。

(二)体格检查要点

1. 一般情况 血压、脉搏、身高、体重等。

2. 眼科检查

(1)视力。

(2)眼前段裂隙灯检查 睑缘有无红肿、结节、溃疡;结膜有无充血;角膜是否透明,有无点状荧光素染色;巩膜有无充血、结节,有无压痛;房水是否混浊;虹膜有无新生血管等。

(3)眼底 散大瞳孔检查。仔细检查有无以下异常改变。视乳头边界是否清晰,有无水肿隆起,有无苍白;视网膜动脉有无狭窄或呈节段状,视网膜静脉有无迂曲扩张,有无血管白鞘,有无纤维增殖;有无视网膜出血、渗出、棉絮斑,有无视网膜水肿,有无视网膜脱离,有无新生血管。

(4)玻璃体 有无玻璃体积血或混浊。

(5)泪膜破裂时间和 Schirmer 试验。

(6)眼压。

(三)辅助检查要点

1. FFA 了解视网膜损害情况。

2. ICGA 了解脉络膜受累情况。

(四)实验室检查

血常规、尿常规、抗核抗体、抗双链 DNA 抗体、补体、血沉等。

【诊断对策】

(一)诊断要点

1. 病史 多见于女性,有 SLE 病史。

2. 眼底 SLE 的眼底改变是多种多样的,可表现为以下几种:

(1)"典型的"SLE 视网膜病变 最常见,以棉絮斑为特征,可伴或不伴有视网膜出血。棉絮斑可以是单个的,也可以是散在多个或与视网膜出血同时出现(图16-5)。"典型的"眼底改变通常为双眼发病,也可与视网膜静脉充盈迂曲、毛细血管扩张或视网膜动、静脉阻塞同时出现。

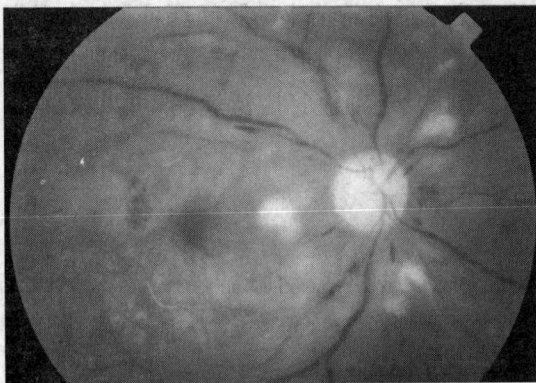

图 16-5 SLE 眼底病变

（2）视网膜大血管的阻塞（图16-6） SLE可以表现为视网膜大血管的血管阻塞，其表现与视网膜中央或分支动脉或静脉阻塞一样。

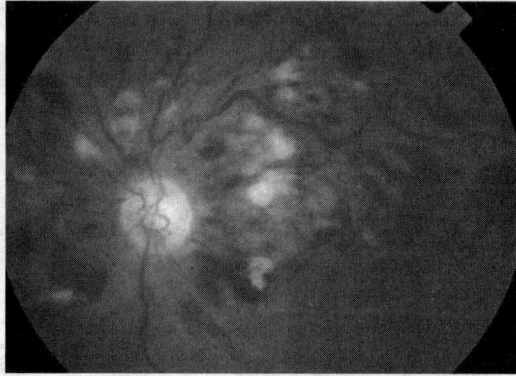

图16-6 SLE眼底血管阻塞改变

（3）增殖性视网膜病变 视网膜新生血管形成、纤维增殖；虹膜新生血管；新生血管性青光眼。

（4）脉络膜病变 较少见，可表现为多灶性浆液性视网膜色素上皮和神经上皮脱离、渗出性视网膜脱离等。

（5）视神经病变 较少见，可表现为视盘水肿、缺血性视神经病变等。SLE患者视盘水肿可以继发于高血压、视网膜中央静脉阻塞或SLE脑病所致的颅内压增高，也可以单独出现。单独出现者应行头颅CT或MRI检查排除颅内占位病变。

3. FFA 棉絮状斑为毛细血管前小动脉闭塞，FFA表现为毛细血管无灌注区形成；SLE患者视网膜血管屏障功能损害严重，在有血管病变的患者FFA可显示静脉早期即出现视网膜静脉及毛细血管广泛渗漏，可见视网膜毛细血管无灌注区形成。

4. 内科会诊。

（二）鉴别诊断

1. 高血压性视网膜病变 视网膜动脉显著狭窄，常见火焰状出血，有高血压病史，无SLE病史。视网膜动脉/静脉阻塞常为单眼，较少以棉絮斑为主，无SLE病史。

2. 视网膜静脉周围炎 多见于青年男性，病变以视网膜周边明显，周边视网膜小血管纤曲扩张或有白鞘，其附近视网膜有出血，可伴有玻璃体积血。

【治疗对策】

1. 内科全身治疗。

2. 激光　FFA发现有视网膜毛细血管无灌注区或新生血管形成、黄斑囊样水肿,则进行激光光凝治疗。

3. 手术治疗　出现增殖性玻璃体视网膜病变,可行玻璃体手术。

4. 其他眼部病变的治疗　如干燥性角结膜炎、弥漫性前巩膜炎或结节状巩膜炎、慢性睑缘炎等的治疗。

第四节　白血病的眼底表现

白血病(leukemia)引起的眼部病变多发生在血循环丰富的组织,如视网膜、脉络膜、视神经等处。多累及双眼,当黄斑受累时,发生严重视力下降。

【诊断步骤】

(一)病史采集要点

1. 有无白血病病史,红细胞、血小板数量减少的程度以及治疗情况。

2. 有无不明原因发热、全身疼痛、牙龈出血、皮下淤血、贫血等症状。

3. 有无出现单眼或双眼视力下降。

(二)体格检查要点

1. 一般情况　血压、脉搏、身高、体重、神志等。

2. 视力　包括裸眼视力和矫正视力。

3. 眼前段裂隙灯检查　有无结膜下出血,这在白血病很常见;角膜是否透明;前房是否有积血;瞳孔大小、对光反射是否存在。

4. 玻璃体　有无积血或混浊。

5. 眼底(图16-7)　白血病的眼底改变变异极大,应仔细检查有无以下异常改变:

(1)视网膜静脉充盈、纡曲、扩张,是白血病首先出现的眼底改变。有些患者眼底周边部视网膜静脉可见白鞘。

(2)视网膜出血　线状、火焰状、圆点状出血,视网膜前出血;部分出血斑中有

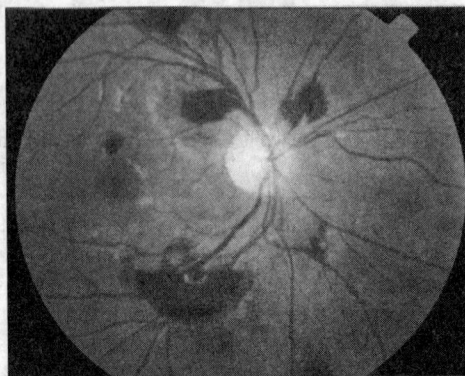

图 16-7　白血病性视网膜病变

白色中心称为 Roth 斑,是白血病眼底出血比较典型的改变。

(3)视网膜色泽改变　色泽变淡,严重时眼底呈广泛性苍白、混浊。

(4)视网膜水肿、渗出、棉絮斑、渗出性视网膜脱离。

(5)视盘边界不清、水肿隆起。

6. 眼球突出度　白血病的白细胞浸润可引起眼眶占位病变而发生眼球突出,称为"绿色瘤"(chloroma),多见于儿童(图 16-8)。

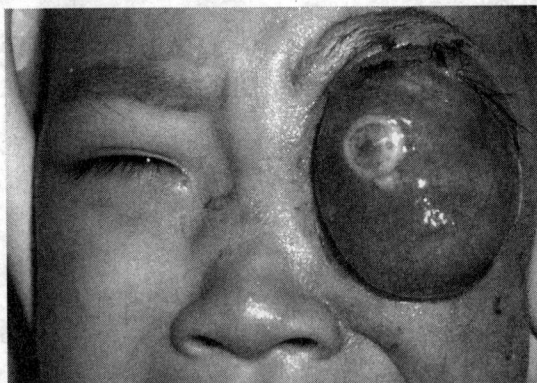

图 16-8　绿色瘤

(三)辅助检查要点

主要是实验室检查,包括:血常规、尿常规、血糖、血脂、肝功能、肾功能等。

【诊断对策】

(一)诊断要点

1. 有白血病病史,眼底检查发现上述眼底异常改变,即可诊断为白血病眼底病变。

2. 对有些患者,因视力下降或结膜下出血或其他眼部异常首诊眼科,如出现双眼眼底视网膜静脉迂曲扩张并有 Roth 斑,应高度怀疑白血病并请内科会诊。

(二)鉴别诊断

由于白血病的各种眼底表现,都不具有特异性,均可见于其他血液病和心血管疾病,因此,必须结合全身情况,排除其他内科疾病,才能正确诊断。

【治疗对策】

1. 内科治疗白血病。

2. 眼科随诊。

第五节 获得性免疫缺陷综合征的眼底表现

获得性免疫缺陷综合征(acquired immunodeficiency syndrome,AIDS)又称艾滋病,是近年来严重威胁人类生命的传染病,其病原体是人类免疫缺陷病毒(human immunodeficiency virus,HIV),HIV 感染后导致免疫系统的 CD_4T 淋巴细胞减少,免疫功能异常。感染途径包括性生活感染、通过共用注射器静脉吸毒、接触和输入污染的血液或血制品及通过宫内、产道、母乳引起母婴垂直感染等。感染HIV 后数月或数年,当免疫功能减退时出现发热、乏力、厌食、腹泻、消瘦、肌痛、皮疹、全身淋巴结肿大、全身多系统多器官感染及恶性肿瘤等全身表现,眼部表现常见有带状疱疹病毒感染,眼睑、结膜、眼眶卡波西肉瘤,结膜炎,角膜炎,巩膜炎,虹膜睫状体炎,卡式肺囊虫脉络膜病变,视网膜微血管病变,视网膜血管阻塞,巨细胞病毒性视网膜炎,急性视网膜坏死综合征等。

【诊断步骤】

(一)病史采集要点

1. 有无不洁性生活史、共用注射器静脉吸毒、输血或血制品史及与艾滋病患者密切接触史等。

2. 有无发热、消瘦、肌痛、皮疹等全身症状。

3. 有无眼红痛、畏光、视力减退、复视;单眼或双眼发病。

(二)体格检查要点

1. 一般情况　体温、血压、脉搏、身高、体重、发育等。

2. 视力　包括裸眼视力和矫正视力。

3. 眼睑和结膜　有无红肿、疱疹或结节。

4. 眼前段裂隙灯检查　角膜有无点状染色、溃疡、KP;前房有无细胞或房水闪辉;瞳孔大小、对光反射是否存在。

5. 玻璃体　有无混浊。

6. 眼底　散大瞳孔检查。仔细检查有无以下异常改变:

(1)棉絮斑、出血和白色颗粒状病灶　是 HIV 感染和艾滋病常见的眼底表现,多出现在眼底后极部。

(2)视网膜水肿、灰白色渗出或坏死。

(3)视网膜静脉纡曲扩张、血管闭塞或血管白鞘。

(4)视网膜裂孔和视网膜脱离。

(5)视乳头水肿。

7. 眼压。

8. 眼位和眼球运动情况。

(三)辅助检查要点

1. FFA　了解视网膜受累情况。

2. 请感染科及相关科室会诊。

(四)进一步检查项目

1. 免疫缺陷的实验室检查　外周血淋巴细胞计数和 CD_4 细胞计数等。

2. HIV 实验室检查　包括 HIV 抗体检测、抗原检测、病毒分离培养等。

【诊断对策】

诊断要点:

1. 有艾滋病的流行病学。

2. 临床表现和实验室检查符合我国制定的艾滋病病例诊断标准。

3. 有上述眼部病变。

【治疗对策】

1. 全身抗 HIV 治疗。

2. 促进免疫功能。

3. 眼科根据眼部感染情况进行相应治疗。

【预防】

1. 避免不洁性生活。

2. 禁止共用注射器静脉注射。

3. 使用进口血液、血液成分、血液制品时,需经严格 HIV 检测。

4. HIV 感染者避免妊娠,所生婴儿应避免母乳喂养。

5. 医务人员接触 HIV 感染或艾滋病患者的血液、体液时,要严格注意防范。

第六节 放射性视神经视网膜病变

放射性视神经视网膜病变是由于头面部放射治疗,放射线对视乳头、视网膜、脉络膜产生的迟发性、慢性进行性损害,通常与放射剂量有关。视力损害常由于黄斑水肿、黄斑出血、黄斑渗出、黄斑中心凹旁毛细血管闭塞和视盘缺血所致。

【诊断步骤】

(一)病史采集要点

1. 有无头面部放射治疗史。

2. 有无出现视力下降、视野缺损、眼痛等。

(二)体格检查要点

1. 一般情况 血压、脉搏、身高、体重等。

2. 视力。

3. 眼前段裂隙灯检查 结膜有无充血;角膜是否透明;虹膜有无新生血管;瞳孔大小、对光反射是否存在;晶状体是否混浊。

4. 眼底 散大瞳孔检查。仔细检查有无以下异常改变:

（1）微动脉瘤和毛细血管扩张　黄斑部微动脉瘤和/或毛细血管扩张是最早期和最常见的眼底表现。

（2）视网膜出血、硬性渗出、棉絮斑　常发生于后极部。

（3）黄斑水肿。

（4）视网膜血管狭窄、血管周围鞘膜和血管阻塞。

（5）视盘水肿或视神经萎缩。

（6）新生血管　可发生于视盘和视网膜。

5. 玻璃体　有无积血。

6. 眼压。

（三）辅助检查要点

1. FFA　主要观察有无毛细血管扩张、微动脉瘤、黄斑水肿、视盘荧光渗漏，有无血管阻塞等。

2. OCT　了解眼底损害特别是黄斑水肿情况。

3. VEP　了解视神经损害情况。

4. 视野　有无视野缺损。

（四）进一步检查项目

放射性视神经视网膜病变易与糖尿病、高血压等疾病引起的视网膜病变混淆，必要时应检查血常规、尿常规、血糖、糖耐量、糖化血红蛋白、血脂、血黏度、肾功能等。

【诊断对策】

（一）诊断要点

1. 有头面部放射治疗病史。

2. 眼底：出现上述眼底改变之一或以上。

（二）鉴别诊断

1. 与糖尿病视网膜病变或高血压性视网膜病变鉴别　患者无放射治疗史，而有高血压及高血糖、糖耐量、糖化血红蛋白、血脂等实验室检查异常。

2. 视神经炎、缺血性视神经病变　患者无放射治疗史，黄斑部无微动脉瘤或毛细血管扩张。

【治疗对策】

1. 神经营养药治疗。

2. 高压氧治疗。

3. **激光治疗**　对于有黄斑水肿、视网膜毛细血管闭塞、视盘或视网膜新生血管的患者,可行激光治疗。

【预防】

放疗时尽可能降低放射剂量。

第七节　垂体肿瘤的眼部表现

垂体肿瘤是常见的颅内肿瘤,当垂体肿瘤向鞍上发展可压迫视神经、视交叉甚至视束,引起一系列眼部改变,包括视力下降、视野缺损、视神经萎缩和眼球运动障碍。有不少垂体肿瘤病人是因眼部症状而首诊眼科,然而疾病早期眼底无异常,容易误诊,因此,对不明原因视力下降者,应进行详细的眼底和视野检查,并结合头颅CT 或 MRI,防止垂体肿瘤误诊。

【诊断步骤】

(一)病史采集要点

1. 有无视力下降或视野缺损。

2. 有无头痛、呕吐等颅内压增高表现。

3. 有无复视、斜视。

4. 有无伴有其他神经系统和内分泌系统功能失调症状如肥胖、月经失调、性功能减退等。

(二)体格检查要点

1. 一般情况　血压、脉搏、身高、体重、发育等。

2. 视力　包括裸眼视力和矫正视力。

3. 瞳孔　大小、直接和间接对光反射情况。

4. 眼底　视乳头边界是否模糊不清,有无充血、水肿隆起,颜色是否呈灰白、苍白色;视网膜静脉有无纡曲扩张;黄斑区有无异常。

5. 眼位和眼球运动。

6. 眼压。

(三)辅助检查要点

1. 视野　有无双颞侧偏盲或其他视野缺损。

2. 头颅 CT 或 MRI　了解有无垂体或颅内肿瘤。

(四)进一步检查项目

1. FFA　无特异性,对垂体瘤的诊断帮助不大,但当诊断不能确定时,FFA 有助于鉴别诊断。

2. VEP　VEP 检查对视路病变有一定的应用价值,对垂体肿瘤的早期诊断有一定的帮助。

【诊断对策】

(一)诊断要点

1. 病史　有视力下降或视野缺损。视力下降可双眼或单眼,程度也可不同。

2. 眼底　病程早期,眼底无异常;随着视神经的受压,大部分患者可见视盘颞侧苍白或视盘全苍白的视神经萎缩的表现,两眼的视神经萎缩程度可不同,甚至一眼视神经萎缩,另一眼眼底正常;少数患者由于肿瘤产生颅内压增高而出现视盘水肿。

3. 视野　典型的特征性视野改变为双颞侧偏盲;由于视交叉位置的变异和肿瘤大小的不同,视野的损害也不是双眼绝对对称,两眼可出现颞侧偏盲、象限性视野缺损或近全盲;也可一眼较重,而另一眼视野改变轻微或正常。

4. 头颅 CT 或 MRI　显示有垂体肿瘤或鞍区占位病变。

(二)鉴别诊断

1. 球后视神经炎　垂体肿瘤早期,眼底无异常,易误诊为球后视神经炎。但球后视神经炎患者常为突然发生视力下降,伴有眼球痛,转动眼球时加剧;瞳孔散大,直接对光反射迟钝或消失,间接对光反射存在;视野检查为中心暗点、旁中心暗点、哑铃状暗点、周边视野缩小。

2. 缺血性视神经病变　多数患者年龄大于 50 岁,伴有全身心脑血管疾病,视力突然下降,视乳头水肿呈白色,视网膜动脉较细窄,视野改变为与生理盲点相连的弧形或扇形缺损。

【治疗对策】

1. 神经外科手术治疗。

2. 眼科定期随诊,复查视力、视野、眼底。

(陈雪梅)

第17章 盲与低视力

【概述】

盲(blindness)与低视力(low vision)是由于视觉器官先天或后天的损害,引起视力低下或丧失的一种视觉状态。严格定义的盲与低视力(从社会层面称为视力残疾)是指不能用药物、手术及常规屈光方法矫正的视力低下,并导致不能正常生活、学习和参与社会活动。

根据两眼中好眼最佳矫正远视力及视野的损害状况,世界卫生组织(WHO)1973年将盲与低视力分为5级,1979年我国中华医学会第二届全国学术会议决定采用此标准。

1级:视力低于0.3,高于等于0.1;

2级:视力低于0.1,高于等于0.05(3米指数);

3级:视力低于0.05,高于等于0.02(1米指数);

4级:视力低于0.02,高于等于光感;

5级:无光感。

其中1、2级为低视力;3、4、5级属于盲。如果中心视力好但视野小者,以其注视点为中心,视野半径≤10°而>5°者为3级盲,视野半径≤5°为4级盲。目前此标准被世界大多数国家包括我国认可并应用于临床及基础研究中。

为了更有利于低视力及盲的康复和保健工作的开展,1992年在泰国曼谷召开的"儿童低视力处理"的国际研讨会中适当修改的低视力定义为:患者经过治疗或标准屈光矫正后,视力仍小于0.3至光感,或视野半径小于10°,但其残余视力仍有潜力去应用。1996年WHO在西班牙首都马德里召开的"老年人低视力保健"的国际会议中重申了这一定义和标准,并推荐各国应用曼谷定义。

目前全球视力损害人群超过1.61亿,其中90%的盲与低视力患者生活在发展中国家,我国作为世界上最大的发展中国家,是视力损害最严重的地区之一。

我国流行病学调查中盲与低视力的分级标准与世界卫生组织（WHO）分级标准不同，见表17-1，是我国第一次全国残疾人抽样调查（1987年）时采用的，2006年重新核定后仍使用于第二次全国残疾人抽样调查的国家标准：

表 17-1　我国流行病学调查盲与低视力分级标准

类别	级别	最佳矫正视力
盲	一级	无光感～＜0.02；或视野半径＜5度
	二级	≥0.02～＜0.05；或视野半径＜10度
低视力	三级	≥0.05～＜0.1
	四级	≥0.1～＜0.3

根据上述我国的标准，1987年全国残疾人抽样调查显示我国盲和低视力的患病率分别为0.43%和0.58%，2006年的第二次全国残疾人抽样调查结果表明全国视力残疾总患病率为0.94%，低视力和盲共1233万人，占全国残疾人总数的14.86%，其中盲占33%，有407万；低视力占67%，有826万。我国在流行病学调查和统计中使用了视力残疾的4级标准，但在临床诊断和学术讨论时，目前仍采用WHO推荐的5级标准，两种标准的区别见表17-2。

表 17-2　我国与 WHO（1973）视力损害分级标准的关系

类别	我国视力残疾分级标准	WHO（1973年）分级标准
盲	一级	5级
		4级
	二级	3级
低视力	三级	2级
	四级	1级

导致盲与低视力的主要眼病因年龄段不同而有差异，在儿童中主要是先天遗传性眼病如先天性白内障及白内障术后无晶体眼或重度弱视、先天性小眼球和小角膜、先天性眼球震颤等。近年得到较多关注的未成熟儿视网膜病变（ROP）已成为儿童视力损害的重要病因。在成年人尤其是中老年人，视力损害的主要眼病在发达国家是老年性黄斑病变和糖尿病性视网膜病变，在我国等发展中国家是白内障、屈光不正（高度近视）、青光眼、角膜病和黄斑病变、糖尿病性视网膜病变等。

盲与低视力不但影响患者的身心健康，对患者的学习、工作及生活造成了极大的不便,还增加了家庭及社会经济负担,影响家庭和社会的和谐。盲与低视力是各种引起不可逆转视功能障碍严重眼病的终末表现,其治疗就是全面视觉康复。全面视觉康复的概念是指通过各种手段使视力损害者充分发挥和维持视觉器官残余机能,实现最大程度的自理自立,提高生活质量并充分参与和融入社会生活。

全面视觉康复主要包括眼科的医疗检查、诊断和评估;对有残余视力者给予助视器验配和功能视力训练,针对视力损害程度的不同和患者不同的康复需要所制定的个体化康复计划,还包括改造环境、适应环境的训练、定向行走和居家生活技能(activities of daily living, ADL)训练、教育康复和职业技能培训以及心理辅导等,还需要长期跟踪随访服务。因此,全面视觉康复涉及眼科、视光学、康复医学、电子工程技术学、心理学、教育和社会学等多学科专业技术人员的跨学科综合服务,需要医院眼科和社会残疾人机构、教育机构等不同行业的相互协调、转介、分工服务,是需要政府及各行业、全社会一起关注、共同承担的一项长期艰巨的社会工程。一个临床眼科医生不一定直接从事低视力康复工作的全过程,但不能没有视觉康复的意识和对全面视觉康复概念的了解。本章重点介绍医院眼科可操作的低视力康复的前半部分,即患者的检查诊断和助视器验配。

【诊断步骤】

一、病史采集要点

1. 协助判断病人是盲还是低视力、诊断造成其视力低下的可能病因以及是否有进一步治疗价值方面的问诊:

(1)发现视力低下的年龄和持续时间。需了解视力低下是出生即存在,还是后天获得的;看不见还是看不清、看不全;持续有多长时间。如果是出生早期即有,要了解是否存在围产期异常,是否早产、低出生体重以及出生时有无窒息及长时间或高浓度吸氧史等。

(2)视力下降的起病情况。是单眼还是双眼,是急性的还是慢性的;是突然看不见,还是缓慢出现视朦并逐渐加重,期间是否有缓解或好转阶段。

(3)视力不良与照明环境是否有关,是白天还是晚上视力更差,是否有走路易碰撞或跌倒(视野损害),视网膜色素变性、原发性开角型青光眼晚期会出现夜盲伴管型视野,黄斑视锥细胞病变则会存在伴有色觉障碍的昼盲。

(4)视朦起病或期间是否伴有其他症状,比如眼红、眼痛,畏光、流泪,头痛、恶心呕吐、眼胀、虹视等。

(5)既往有哪些眼病史,是否确诊何种导致视力低下的主要眼病;曾采取何种检查和治疗措施,检查结果如何;曾采用药物还是手术治疗,了解治疗中使用的手术或药物名称和治疗效果。

(6)是否接受过规范的医学验光,有无戴镜史,眼镜是否经常戴、有否定期更换,有否做过弱视治疗。

(7)有无眼部外伤史,了解患眼受伤情况及治疗情况。

(8)是否伴有全身病,比如高血压、糖尿病、肾病等,全身病的治疗过程以及目前的状况如何。

(9)是否伴有其他残疾,如智力、听力损害等;是否存在手震?以便全面评估为患者选择适用的助视器。

(10)父母是否近亲,父母、兄弟姐妹等近亲是否有类似病史。

2. 功能视力评估是侧重了解患者视力损害程度及对日常生活的影响,用眼及日常生活行为习惯和康复需求,为患者眼病和视力损害状况评估后选择康复手段、制定康复计划方面提供帮助。

(1)患者视力损害现状对日常活动能力影响如何,日常生活能否自理,在室内或室外、熟悉或陌生环境里是否可以独立行走和活动,是否需要别人的帮助。

(2)患者就诊目的主要是什么,了解患者通过视觉康复后的用眼需求。

(3)患者视力损害前日常生活或工作中有什么用眼习惯,希望康复后使用残余视力具体是用于近读、中等距离还是远距离用眼,希望恢复何种活动能力或打算从事何种工作。

(4)平时视物或阅读喜欢的照明条件,是亮一点还是暗一点。

(5)另需问患者是否了解助视器,以往是否验配使用过哪种或哪几种助视器,使用效果怎样,是否有坚持使用,是否接受过助视器使用或其他视觉训练。

二、眼科检查要点

(一)视力检查

1. 远视力检查　采用国家标准对数视力表、国际标准视力表、Snellen 或 LogMAR 视力表,常规双眼分别检查远视力后,如果好眼的矫正视力低于 0.3,可改用专门为低视力患者设计的低视力远视力表测远视力。Feinbloom 视力表(图 17-1)高对比度的数字视标的大小范围很大,可改变检查距离,使视力极为低下的患者也能辨认而得到心理和精神上的鼓励。视力低于 0.1 者除了确定远视力外,应注意检查光定位,光定位不准提示该视网膜功能损害严重。

2. 儿童视力检查　在 6 岁以下 2 岁以上能合作者均可选用图形视力表检查,婴幼儿可通过"选择性注视法",即观察患儿在空白和不同空间频率(不同粗细)黑白条纹的两块图片前选择注视哪一块来判断患儿视力损害的程度。2 岁以内的婴儿主要是仔细观察了解是否会与母亲对视、是否能追光来判断,是否存在视觉障碍,或还可根据是否追光以及分别遮盖患儿左眼或右眼观察其是否出现厌恶反应,作出初步判断。

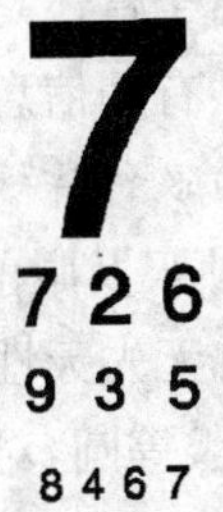

7

726

935

8467

图 17-1　Feinbloom 视力表

3. 双眼视力检查　单眼分别检查左、右眼远视力后,允许低视力患者同时使用双眼视力或采用不同的体位和注视姿势,如偏侧头位或眼位以获得最佳视力,先天性眼病如黄斑病变患者在实际中常已寻找并学会使用偏心注视。同样黄斑病变的后天获得者则需训练才能找到有用残余视力的眼球注视位置。记录视力时应注明注视的头位或眼球位置以及中心注视与否。如果改变照明,特别是用裂隙片或针孔镜矫正时可以提高远视力,则应注意给予屈光矫正。

4. 近视力检查　近视力检查可使用标准对数近视力表或汉字阅读近视力表、M 制近视力表、国际标准近视力表,按要求记录近视力和测试距离,并记录习惯的阅读距离。儿童因调节力很强,阅读或书写可贴近阅读物达到距离放大。老年人查近视力时可以根据年龄给予相应正球镜,以替代他们的调节力。

低视力患者使用 M 制近视力表会比较方便近用助视器的验配。Sloan 设计的 M 系统近视力记录法中,M 数字的大小表示该视标尺寸的高度在多远的距离能形成 5'视角,这是将 1M 等于 1 米处形成 5'视角的视标字母高度(相当 1.45 mm)进行标准化比较所得。检查时记录检查距离和结果,如 0.25 m/4M。使用 M 制近视力表的检测和记录法可以比较方便得出患者要达到的目标视力所需近用助视器的放大倍率。

5. 远、近视力异常与眼病的关系　黄斑病变、角膜或晶状体中央病变者远视力较近视力好;高度近视、不规则散光、角膜或晶状体周边混浊、眼球震颤等近视力较远视力强。

6. 视觉行为的观察　先天性眼病造成视力损害的患者行走常有低头、含胸等盲态,患者往往会以代偿头位、眼位以及利用触觉、听觉等方式辅助使用残余视力,0.1 甚至以下残余视力也可以在熟悉的环境下骑自行车、滑板等;而后天获得性视残的成年人好眼视力低于 0.2 即难以适应环境;管状视野者即使远视力 1.0 也难以独立行走。通过远、近视力及矫正视力的检查和视觉行为的观察,多可初步判断患者是属于盲还是低视力,并可在视觉康复中为患者评估、选择合适放大倍率的助视器提供有用信息。

(二)眼科常规检查

1. 外眼及眼前段检查　采用聚光手电筒和裂隙灯,注意眼部外形、眼表及其附属器有无先天性发育异常,有无眼球震颤、斜视,眼球能否正常运动和辐辏;瞳孔是否等大、等圆,对光反射是否灵敏,眼屈光间质是否混浊。

2. 内眼检查　采用直接检眼镜或间接眼底镜检查,最好能散瞳检查了解是否存在导致视力障碍的眼底病变。

3. 眼压检查　一般常规应用 Goldmann 压平眼压检查协助诊断。一般高眼压伴不能矫正的视力障碍和/或典型视野缺损、眼底视盘改变可提示为青光眼,低眼压则要注意是否存在视网膜脱离或眼球萎缩等眼病。

4. 屈光检查

(1)只要屈光间质没有明显混浊,就应给予常规屈光检查和矫正,这是视觉康复不可缺少的第一步,儿童的调节力很强,视残儿应与正常儿童一样要强调散瞳下作网膜检影镜检影验光。

(2)最好选用低视力专用远视力表,使患者置于离视力表合适的距离,如果残余视力较低、视网膜检影的红色反光不清晰或有角膜、晶体病变检影验光有困难时,可根据原有眼镜度数或测得的视力予试镜架插片的主观小瞳验光,插片可直接用±3.00～6.00 D 反复测试,也可应用角膜散光计或带屈光刻度的远用眼镜式助视器进行测试。黄斑病变、眼球震颤、斜视等患者在两眼分别检查后往往可以通过双眼注视时以代偿头位或用两眼中好眼的偏心注视获得最佳矫正视力。

(3)要求比较一下患者原有眼镜与本次验光试镜视力的差别,可通过视力表测试或通过看房间物体或家人的面孔进行比较,视力若能提高两行以上或感觉有所改善,说明可以通过屈光矫正来提高部分视力。

5. 视野检查

(1)中心视野　用自动视野计、平面视野计检测患者注视点 30°以内的周边视力,Amsler 表可用于中心 20°范围的近距离视野检查;对于视神经萎缩的病人,检测时用红绿视标比用白视标检出的暗点更明显。

(2)周边视野　指注视点 30°以外的周边视力,可以运用对比法、弧形视野计等来检查,目前多用全自动视野计来测定。

(3)在流行病学调查工作或基层社区作视力残疾筛查时多用对比法,还可用视野卡片进行初步筛查,在患者视力检查未达到视力残疾标准又怀疑有视野损害时

（如视网膜色素变性等）使用。

6. 双眼视觉和立体视觉检查　低视力残余矫正视力达到 0.2 且双眼视力接近的患者可试用线状镜、同视机、Titmus 或颜式立体视觉检查图等来判断双眼视觉、立体视觉功能，先天性或 6 岁以前获得性低视力者多不存在双眼视功能。

7. 色觉检查　可使用色觉检查图或色觉镜等来评定患者的辨色能力。

8. 对比敏感度检查　对比敏感度检查有主观检查和客观检查法，其中前者可使用空间 CSF 仪、激光干涉条纹仪、眩光测试仪和与视野检查相结合的光栅条纹仪；后者主要使用 VEP 检查 CSF 及通过微机处理由计算机系统产生的正弦波所引起的视功能眼震来确定 CSF。低视力患者对比敏感度检查有一定的困难，可给予最佳矫正视力后再做检查。此项检查有助于评估低视力患者的残余视功能以及选择有效的注视方法，对预测低视力患者的康复效果有重要意义。

（三）盲与低视力的其他辅助检查

1. 荧光眼底血管造影（FFA）　对拟诊眼底病变如先天性或老年性黄斑病变、高度近视视网膜脉络膜病变、糖尿病性视网膜病变、视网膜中央静脉阻塞和视网膜色素变性或视神经病变等所致视力损害者可采用此项检查来辅助诊断。

2. 视觉诱发电位（VEP）　VEP 反映了从视网膜节细胞到视皮层区整个视路的功能活动。检查图形 VEP 须要有 0.1 以上的视力，若视力低于 0.1 可改用闪光 VEP 检查。VEP 不作为视残病人的常规检查，一般低视力患者在怀疑眼底黄斑、视神经或视路疾病时或视力损害又未能明确诊断病因时应用 VEP，以确定是否存在视路的病变。

3. 视网膜电流图（ERG）　ERG 用于视网膜、脉络膜疾病时视网膜功能的客观检测，如遗传性视网膜变性疾病、视网膜血液循环疾病和黄斑部疾病等，可有 ERG 异常。严重的屈光间质混浊可影响 ERG 检查结果。

4. 眼超声波检查　A 超可用于先天性小眼球、高度近视、高度远视等眼轴长度的测定，B 超可了解屈光间质混浊眼的眼内情况以协助确定病因如玻璃体混浊、机化、眼内肿瘤、视网膜脱离等。

5. 眼部影像学检查（眼部 X 线、CT 扫描和 MRI）　能直接显示眼球壁、玻璃体视网膜及眼眶病变的影像学检查方法以协助眼病的诊断。

以上检查中，视力、眼前、后段常规检查、屈光和视野检查是视力低下患者的必检项目，检查重点在于明确诊断以及确定病变是否处于活动期，是否有治疗价值，如存在有视网膜功能的角膜白斑、白内障、玻璃体混浊、视网膜脱离、青光眼等均可以结合病史、选择眼科某些特殊检查，确定诊断后施行角膜移植、白内障摘除加人工晶状体植入、玻璃体切割等手术治疗。若仍不能确诊原发病因,则须针对可能的病因选择其他辅助检查项目,还包括内科全身病的其他检查手段,如血生化、脑部影像学等。

对于视力损害患者,包括屈光检查在内的眼科常规检查是一个"分水岭",可以确定对其是进行治疗还是康复或在治疗的同时根据患者需要给予一定辅助器具的康复。

【诊断对策】

因为盲与低视力不是一种疾病,而是由于一种或多种眼部疾患引起的视功能损害的终末结果,其病变可以发生在眼球组织如角膜、虹膜、晶状体、玻璃体或视网膜等,也可出现于视路或视中枢,性质可以是遗传性、先天性也可以是后天获得性,所以其诊断就显得较为复杂。

对于盲与低视力的诊断,首先是确定通过屈光矫正后,视力低下患者是否符合盲与低视力的定义,若符合,再鉴别是属于盲还是低视力。其次是要判断造成患者视力低下的原发病是什么,这种原发病通过药物或手术是否还可以使视力进一步改善,若常规的屈光矫正方法和药物、手术均不能提高患者视力时,才可确定患者是盲或低视力,最佳矫正后好眼视力<0.3而≥0.05时为低视力,若最佳矫正后好眼视力仍<0.05或中心视力好但视野小,以注视点为中心,视野半径<10°时为盲。应注意盲与低视力均是指矫正后的好眼视力,是双眼的概念,判断时可参考下表17-3:

表17-3　视力残疾与否判断标准表

右眼最佳矫正视力	左眼最佳矫正视力	诊断	结果
≥0.3	≥0.3	非盲与低视力	非视力残疾
≥0.3	≥0.05～<0.3	单眼低视力	
≥0.05～<0.3	≥0.3		
≥0.3	<0.05或视野半径<10°	单眼盲	
<0.05或视野半径<10°	≥0.3		
≥0.05～<0.3	≥0.05～<0.3	双眼低视力	视力残疾
≥0.05～<0.3	<0.05或视野半径<10°		
<0.05或视野半径<10°	≥0.05～<0.3		
<0.05或视野半径<10°	<0.05或视野半径<10°	双眼盲	

【治疗对策】

诊断明确后对于盲与低视力者的治疗(康复)重点是考虑采取什么措施能够使患者更好更充分地利用其残余视力,以及怎样帮助他提高生活、工作和学习及社会活动能力。

3级盲以上视残者(矫正视力<0.02或中心视力虽好但视野半径<5°的4、5级盲)多考虑给予定向行走等盲人的特殊康复,还可以推荐使用声纳眼镜、障碍感应发生器、激光手杖、字声机、读屏软件、盲文读物等听觉、触觉辅具帮助他们适应环境、提高他们的生活质量。

对于儿童盲及严重低视力的患者应重视早期非视觉的其他感觉训练。对于老年盲人要指导他们的家人进行居家环境的改造,有利于训练患者熟悉和适应环境,提高他们居家生活及社会生活方面的能力。而对于儿童和青少年盲人应大力提倡进入盲校或特殊学校接受盲文教育,进行教育康复和专业技能的职业培训,将来才能更好的适应和立足社会。除此以外,在康复的全过程还应重视盲与低视力患者的心理辅导,增强他们的自信心以及克服困难的勇气,找回生活的乐趣和服务社会的动力,争取重新融入主流社会。

据笔者的工作经验,认为不能因远视力差而放弃视觉康复,部分好眼只有0.02甚至低于0.02视力的3级和部分4级盲人尤其是学龄的盲童,也有可能通过验配使用助视器不同程度地提高残余视力,特别是通过电子助视器提高近视力,以便获得更多的知识、信息,更好地促进视觉认知的发育,去学习或掌握某方面的生活技巧。一般对于好眼最佳矫正视力在0.3以下包括这部分0.02甚至0.02以下的视力损害者,在眼科检查评估后可尝试给予验配不同的助视器,这往往是患者最后的康复机会。验配合适的助视器后,指导低视力患者通过训练熟练、习惯地使用助视器,并进行功能视力的康复训练、定向行走等训练。低视力儿童可在助视器的帮助下在盲校接受低视力的特殊教育,或争取在普校随班就读。下面重点介绍通过助视器验配提高视力的康复手段。

【助视器的分类及验配】

助视器(typoscope)是指凡是可以改善视力低下患者活动能力的任何一种装置,包括视觉性光学助视器、非光学助视器、电子助视器,另外还有一些助视器的辅助或补充装置,称非视觉性助视器。

视觉性助视器是通过角性放大、相对距离放大、线性放大以及投射放大等一种或多种放大原理,调整外界物体落在视网膜焦点的成像大小和清晰度,并通过非光学助视器调整视觉环境的亮度、对比度及遮蔽分散光线等方法,使低视力患者的残余视力得以充分利用。

助视器也有一定的局限性,并不能完全地代替视觉器官的各种功能,一般只能在特定的环境条件下使用,如定点远距离观察物体、静态下阅读等,所以,通常一个低视力患者需要2~3个助视器来满足远、中、近不同距离工作和生活的需要。

一、光学助视器

是一种通过其光学特性(角性放大原理)让物体成像变大,提高患者残余视觉能力的装置。分为远用和近用两类。

（一）远用光学助视器

望远镜系统是远用光学助视器中最常用的。

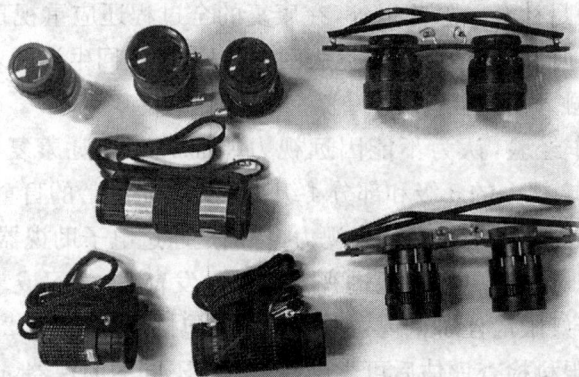

图 17-2　各种远用助视器

1. 远用助视器的验配目的　望远镜能将远处的目标拉近、放大,可用于上课看黑板、商店看商品和价格表;室外看交通信号、看路牌和汽车的站牌;看演出或体育比赛等,还有中等距离看电视、弹琴看琴谱等,验配前须先了解患者远距离的用眼需求。

2. 远用助视器的种类　根据目镜是正透镜和负透镜,分别分为开普勒式望远镜和伽利略式望远镜系统,另又分为单筒望远镜和双筒望远镜两种,一般而言,单筒的属于开普勒式望远镜,而双筒望远镜则是由伽利略式望远镜组成。其中单筒望远镜分为手持式的、卡式或指环式望远镜(图 17-3),常用的双筒望远镜有眼镜架式(常用 2.5～2.8 倍)、眼镜式和头盔式望远镜,目前还有一种较轻便、美观的双目眼镜式远用助视器(图 17-4)。

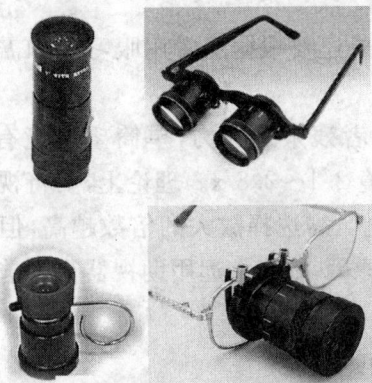

图 17-3　手持和卡式指环式望远镜

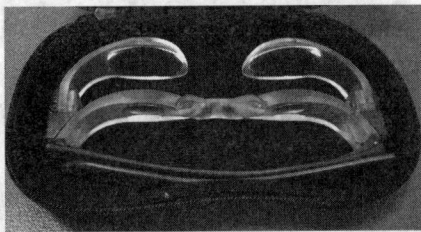

图 17-4　新式眼镜式双目远用助视器

3. 远用望远镜助视器的主要缺点

(1)视野范围小,难以捕获快速运动的物体,尤其不适宜视野缩小和偏心注视的患者使用。望远镜的放大倍数越大视野越小,一般放大 1 倍(x)相当于正透镜4.00 D。在镜筒上标注的"8x20,7°"是表示该望远镜放大 8x,物镜为 20 mm 直径,7 度视野。

(2)当患者头部转动时,助视器下可见目标快速向反方向运动,令人难以适应。

(3)所见目标与实际距离不符,因而不能帮助行走、开车等活动,只能静止状态下使用。

4. 远用望远镜助视器的验配

(1)远用助视器种类的选择

①双筒望远镜系统:因放大倍数小(2.1～3 x)仅适用于双眼视力接近并且比较好(在 0.1～0.2 以上)者使用,虽能释放双手自由活动,能双眼同时视,但眼镜架式望远镜(伽利略式)较普通眼镜重、视野窄,不宜长时间配戴。新型双层眼镜式远用助视器,是在-20 D 相当于目镜的镜片前 5 cm 加上一个相当于物镜的+10 D镜片的设计,视野较宽、较轻便美观,比较容易为患者接受。

②单筒望远镜式助视器(开普勒式):用于双眼视力相差较大,对视力较好眼的验配。由于携带方便,适合经常外出的患者使用。一种(2.5 x)带金属指环式单筒远用助视器由于小巧轻便,需要时套在手指上放在眼前就像在遮挡太阳,能满足不愿让别人知道自己视力不良的心理;

③卡式远用望远镜:如果患者屈光状态复杂,且已长期习惯了原有屈光矫正眼镜,尤其对有较大的散光(＞2.00 D)或特殊散光轴位者适用卡式远用望远镜直接加在原眼镜前;

助视器的选择除了考虑患者视力、屈光度外还要根据患者用眼习惯和需求以及患者的经济条件而选择。

(2)远用望远镜倍率的选择:多取决于患者残余远视力,单筒望远镜有 2～10x,4 x、6 x 常用,8x 及以上少用。双筒望远镜 2.1～2.8 x。理论上,要将视力从 0.1 提高到 1.0,需放大 10 倍。患者远视力越低,需选择放大的倍数越高,但由于助视器产品的局限、高倍数助视器视野过小等原因,临床上远用助视器很少选用高于 8x。按临床经验:

①好眼视力 0.3 选用 2.5x 指环式望远镜;

②0.2～0.3 选用 4x 单筒望远镜;0.1～0.2 选用 6x 单筒望远镜;

③好眼视力较差在 0.02～0.1 时可试用 8x 单筒望远镜;

④当双眼视力较好在 0.2～0.3 左右,可能存在有双眼视时才选用 2.5～2.8x 双筒望远镜。

⑤根据要达到 0.4 的目标远用视力标准的计算结果,0.05～0.3 的残余视力须配置望远镜的倍率选择见表 17-4。实际工作中,可用目标视力除以原有视力,可得到初选用的远用助视器倍率如目标视力 0.4,原好眼视力 0.04,那么,所需放大

$$倍数 = \frac{目标视力}{原好眼视力} = \frac{0.4}{0.04} = 10x。$$

表 17-4　远视力与远用望远镜倍率的关系

残余视力	0.4 行动视力远用望远镜倍率(×)
0.05	8.0
0.06	6.0
0.08	5.0
0.10	4.0
0.12	3.3
0.15	2.5
0.20	2.0
0.25	1.6
0.30	1.3

（3）望远镜验配方法

1）了解患者验配远用助视器的目的即远距离用眼的具体需求，如在家看电视还是在课室看黑板；外出乘车看站牌或是外出看球赛或演出等。

2）具体验配步骤：

①根据患者残余视力的高低和先低倍后高倍原则选择合适的放大倍率；

②向患者明确注视原视力表上可见的某行视标或患者熟悉的面孔；

③将望远镜置于患者视力较好眼前，在握持镜筒时须注意用手遮挡另眼以避免视觉干扰（图17-5）；

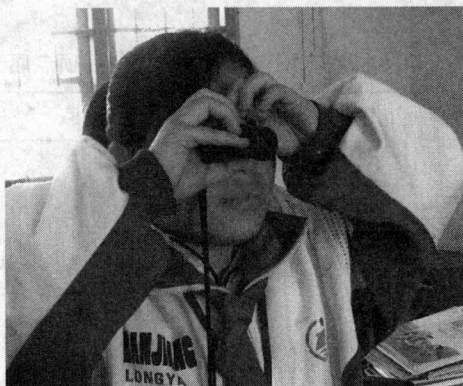

图17-5　远用助视器验配

④先指导患者慢慢顺时针旋转镜筒的定焦环；

⑤单筒望远镜的镜筒旋长看近，旋短看远。先试看远，再试看近；

当通过望远镜看到视力表上原设定的视标时，鼓励患者一边继续来回旋转一边逐渐向下辨认直至能看清的视力表最小视标；如患者验配前视力低于0.1，可在原检查视力的位置在助视器帮助下逐渐向后移动争取达到5米距离看到0.1再继续辨认视力表下方的视标；

⑥双筒望远镜可两眼分别先后测试，最后测定助视器下双眼同时看的视力；

⑦记录助视器的种类、倍数和使用后提高的最好视力。

（4）不同屈光状态在望远镜验配时的处理

1）根据屈光状态的不同在望远镜使用时改变镜筒长短即调整目镜与物镜之间的距离。

①近视眼须缩短镜筒：伽利略望远镜缩短镜筒放大倍率降低，开普勒望远镜缩短镜筒放大倍率增加。

②远视眼须伸长镜筒：伽利略望远镜伸长镜筒放大倍率增加，开普勒望远镜伸长镜筒放大率降低。

2)望远镜物镜帽：高度屈光不正尤其是高度散光的患者可以在望远镜的物镜上外加一个符合其屈光度的物镜帽。物镜帽的不同也会影响不同种类望远镜的放大倍率，近视眼物镜帽为负透镜；在物镜帽下近视眼患者使用伽利略望远镜放大倍率会下降，开普勒望远镜放大倍率会增加；远视眼物镜帽为正透镜，使用不同望远镜放大倍率的改变正好与近视眼相反。

3)如选用双筒望远镜可根据其原有屈光度在－10～＋10 D范围内调整定焦环(表17-5)。

表 17-5　2.5 倍望远镜在不同刻度上的后顶点屈光度

逆时针刻度	屈光度(D)	顺时针刻度	屈光度(D)
－1	－0.75	＋1	＋0.75
－2	－1.50	＋2	＋1.25
－3	－2.00	＋3	＋1.75
－4	－2.50	＋4	＋2.50
－5	－3.00	＋5	＋3.00
－6	－3.50	＋6	＋3.50
－7	－3.75	＋7	＋4.25
－8	－4.25	＋8	＋5.25
－9	－4.50	＋9	＋6.25
－10	－5.00	＋10	＋7.25

(二)近用光学助视器

可理解为传统的放大镜。

1. 近用助视器的验配目的　主要是阅读、书写、雕刻刺绣等近业工作或化妆、剪指甲等日常生活中的使用。

2. 近用助视器的种类　常用的有眼镜式正透镜助视器、近用望远镜式助视器、手持放大镜(带或不带光源)和立式放大镜，还有悬挂式放大镜和一些居家使用的台灯或地灯式近用助视器可与其他近用助视器联合使用。视力特别低下(0.02或以下)者、有经济条件者在光学近用助视器验配失败后可试用电子助视器。

近用助视器验配对象多为有阅读习惯的中老年患者或无晶状体眼和人工晶状

体眼患者。低视力儿童调节力强，一般宁可眼睛贴近书本阅读而拒绝使用近用助视器，多只在查阅小字号的字典、说明书时会使用放大镜。

3. 近用助视器成功验配标准　经验显示如果近视力低于0.5，就会有读写困难，因此，能达到0.5～0.6的近视力就是近用助视器成功验配标准。

视光专业者在验配工作中可以通过M系统近视力记录法了解患者目前阅读距离以及残余近视力，再根据患者此距离与视力的比值和康复后的目标视力的需求，计算出康复后等效可见最小视角的距离（Equivalent Viewing Distance，EVD），随后根据屈光度（D）＝1/距离便可算出等效可见能力即屈光度（equivalent viewing power，EVP＝1/EVD），从而便可快捷、简便地选取符合患者需要的助视器的放大倍率。

4. 不同近用助视器的优缺点和验配要点

（1）近用眼镜式助视器

1）近用眼镜助视器的优点

①类似高度数正透镜的普通眼镜（图17-6），外观容易被接受；

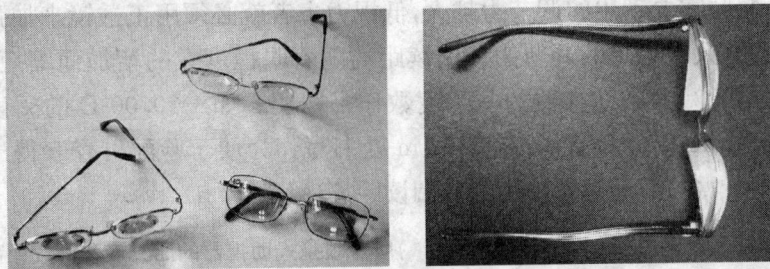

图17-6　近用眼镜式助视器

②有固定或恒定的放大作用，常用屈光度

范围＋6.00 D～＋24.00 D（即放大1.5～6倍）；

③是正透镜助视器中视野最宽的一种，视野常为一般放大镜的2～3倍；

④佩戴后可空出双手做其他操作；

⑤半月型或双焦点眼镜式助视器方便裸眼或矫正后有一定远视力的患者使用，上方看远、下方阅读；

⑥可单眼或双眼使用；可与其他助视器如手持或立式放大镜联合使用；

2）近用眼镜助视器的缺点

①阅读距离近：凸透镜度数越大，距离越近，超过＋10.00 D即阅读距离小于

10 cm 时会造成书写不便；

②常有周边畸变；景深短；

③须通过镜片固定的光学中心阅读，不适于旁中心注视者；

④视野随屈光度数的增大而缩小，＋20 D（5 倍）以上的助视器视野较小、阅读速度减慢；

⑤由于阅读距离近，照明要求较高；

⑥＋12 D 内须加底向内棱镜或镜片光心内移，减轻辐辏可延长阅读时间；＞＋12 D 无法保持双眼视。

3）近用眼镜助视器的验配要点

①了解患者原有视力、屈光度和常用阅读物字体大小的需求；

②先低倍后高倍，逐步增加凸透镜度数，相应地改变阅读距离，直到患者在最舒适状态下能阅读 0.5 的视标；

③近用眼镜助视器主要是利用距离放大。一般视标在视网膜成像的大小与其离眼的距离成反比，即可通过缩短阅读距离就能增大目标在视网膜成的像，而阅读距离越近，眼睛需要动用的调节力越大，低视力患者就必须用正透镜来加强放大率并补偿或代替人眼不足的调节力。阅读距离随着眼镜度数的增加而缩短，不方便书写，通常给予阅读用助视器的一半度数作书写用。如＋20.00 D 的阅读距离约在 5 cm，改用＋10.00 D 就可以在 10 cm 处书写。为便于验配可查表得出不同视力损害程度所需的凸透镜屈光度数和阅读距离（见表 17-6）。

表 17-6　看近达到 0.5（系数为 1.6＊[1]）所需眼镜式助视器的屈光度和阅读距离

患者矫正远视力	远视力的倒数（RV）＊[2]	屈光度(D)＊[3]	阅读距离(cm)
0.05	20	32	2.8
0.06	16	25	4
0.08	12.5	20	5
0.1	10	16	6
0.2	5	8	12.5
0.3	3.3	5	20

＊[1]看清 0.5 的系数——标准视力表看清 0.5 的距离的倒数。标准近视力表左侧是视力值、右侧是设计距离，正常看清 0.5 的距离是 60 cm，系数是 1.6(100/60)

＊[2] RV——远视力的倒数，如表中，0.05 的倒数是 20(100/5)

＊[3]所需助视器的屈光度——近视力 0.5 的系数 1.6 乘以 RV 得出

（2）近用望远镜式助视器：在眼镜架式远用望远镜的物镜上加一个＋4.00 D～＋14.00 D的正透镜阅读帽（图17-7），即可变远用望远镜为近或中等距离使用，其近用距离完全取决于正透镜的阅读帽的屈光度数。

1）近用望远镜的优点

①近用低视力望远镜既能看近又能看远；

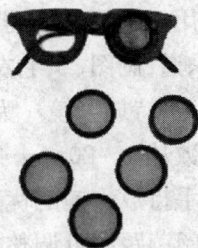

图 17-7　近用望远镜式助视器

②比同样放大倍数的近用眼镜助视器下有较宽的阅读或近业工作距离；

③易获得较好照明；

④双手可自由活动；

2）近用望远镜的缺点　视野小；景深短。

3）近用望远镜的验配要点　通常是单眼验配；与远用望远镜的验配一样，需要先学习对焦距，一般向外旋看远、内旋看近；让患者自己从远距离开始逐渐将焦距调至中、近距离。

如果患者双眼视力相近，又有双眼单视，可选择双联式阅读帽套到双眼望远镜目镜上，阅读帽已根据度数预加了双眼底向内的三棱镜，以防止近距离阅读导致的双眼过度集合。

如患者戴上 2.5 倍眼镜式望远镜，根据阅读距离选择合适的阅读帽。阅读帽焦度与阅读距离见表17-7。

表 17-7　阅读帽焦度与阅读距离*

阅读帽焦度（D）	总焦度（D）	阅读距离（cm）
＋2.0	＋5.0	50.0
＋3.0	＋7.5	33.3
＋4.0	＋10.0	25.0
＋5.0	＋12.5	20.0
＋6.0	＋15.0	16.5
＋8.0	＋20.0	12.5
＋10.0	＋25.0	10.0
＋12.0	＋30.0	8.5
＋16.0	＋40.0	6.5

近用望远镜助视器有较宽的工作距离,用于阅读较少,可考虑在需要操作电脑、读乐谱、画图、织毛衣等中等距离时使用。

(3)手持放大镜 为一种手持可随意改变阅读距离和相应放大倍数的正透镜,放大倍数从 1~20x(+4~+80 D)。常用 1~5x(+4~+20 D)。

1)手持放大镜的优点

①阅读距离可调整的范围较宽,且可根据需要随意改变,比一般眼镜助视器的阅读距离要远;除可选择不同放大倍数的放大镜外还可通过调整目标与放大镜距离来改变放大倍数;

②可有多种大小、形状选择,折叠式的方便携带,适合短时间内使用及阅读细小读物;

③适于旁中心注视者;

④对照明要求不高,可有自带光源(图 17-8);

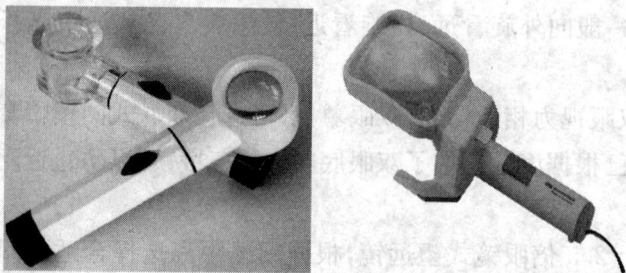

图 17-8 带光源手持放大镜

⑤价格便宜,可与眼镜助视器同时使用。

2)手持放大镜的缺点

①需占用一只手,不适宜手抖的老人及握持不持久的儿童,不方便书写;

②放大镜的直径越大,放大倍数越小,反之,放大倍数越大,直径越小;

③视野比眼镜式助视器小,尤其在高倍放大时;

④不易有双眼单视;阅读速度慢。

3)手持放大镜的验配要点 将手持放大镜放在阅读物平面上,慢慢抬起离开阅读物,直到影像最清晰。患眼与放大镜之间的距离可以自行在 25~40 cm 范围调整到最佳。

手持放大镜的放大倍数不宜选择太高,因为放大镜度数高于+20.00 D(5x)时阅读物虽然放大明显,但视野也明显缩小,患者须把眼凑到放大镜前才能获得理想视野,另外放大倍率太大,手持放大镜稍有移动,影像大小和位置就有很大改变,影响阅读效率。

(4)立式放大镜 固定于支架上的凸透镜(图17-9);有不同形状的架式或可折叠式,有固定焦距或可调焦式,有带光源或不带光源,有条形、圆形、方形镇纸式(图17-10)等等,目标或读物与透镜距离恒定(常用2.5~8倍)。

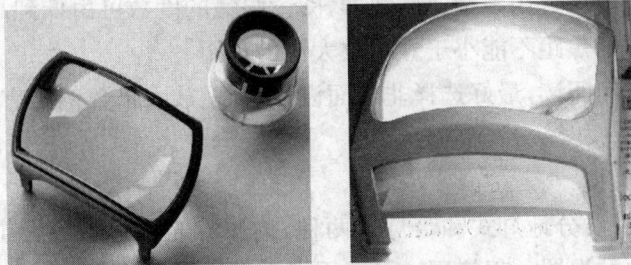

图 17-9 立式放大镜

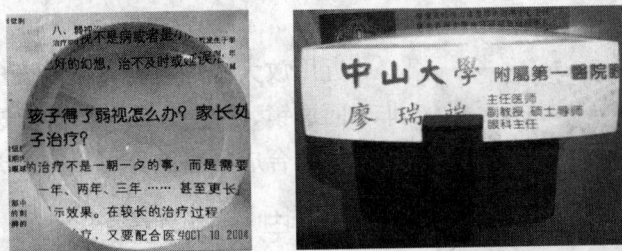

图 17-10 镇纸式放大镜

1)立式放大镜的优点

①放大倍数和阅读距离恒定;

②可用于阅读或短时间的细致工作;

③使用方便,适用于手持放大镜不稳的老人或拿不动(不持久)的儿童;

④可以与眼镜助视器联合应用。

2)立式放大镜的缺点

①放大倍数越大光学面越小、视野越小;

②阅读姿势差,阅读文字易跳行、易疲劳;

③眼与放大镜之间有角度可引起畸变;

④携带不太方便;

⑤对照明要求高。

3)立式放大镜的验配要点

①将立式放大镜放在阅读物上,调节好外在或自带的照明,指导患者从镜面垂直方向阅读;

②缓慢水平移动放大镜,避免放大镜离开读物;

③最好配合使用近用眼镜式助视器,阅读眼镜的度数可由低到高逐渐增加,但近用眼镜助视器的焦距不能小于立式放大镜的焦距。

为方便长时间阅读,最好选择非球面设计、合适放大倍数但又有较大直径的立式放大镜。

(5)其他放大镜

①灯式放大镜:分地灯式和台灯式两种,均属冷光源显微放大工作灯,可单独使用或联合其他助视器一起使用。可以用来看报纸、阅读和做手工制作。

②悬挂式放大镜(图 17-11):放大倍数 3~4 倍,为非球面镜,用绳子系在颈部并支撑在患者胸前,根据需要调节绳的长短。使用者可以空出双手来做手工、剪指甲、阅读及洗菜等等。

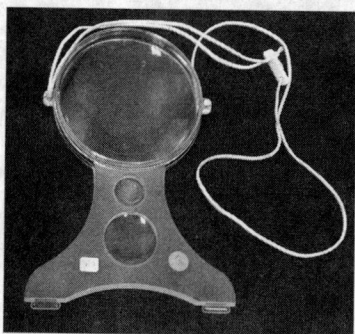

图 17-11　近用悬挂式助视器

近用放大镜均可有光学畸变的缺点,如选择非球面透镜、消球差的一组双合透镜,并采用一种以上的合成材料制作可以减少光学畸变。

二、电子助视器

也称闭路电视系统(closed-circuit television system,CCTS),是摄像机和电视机或电脑有机结合的一种电子视讯装置。通过摄像系统等电子设备将近或远处资料信息传送并放大显示到电视或电脑屏幕上,电子助视器是融合了眼视光学、康复医学、电子信息学、机械及人体力学等学科为一体的高科技在低视力康复中的应用。

(一)电子助视器种类

由于经济、科技的进步和对低视力弱势群体康复工作的重视,电子助视器的研发不断深入,电子助视器种类越来越多、性能越来越先进。有桌上型(台式)(图 17-12)和便携式,也称作掌上或口袋式电子助视器(图 17-13);若按使用距离分类,可以分为近用、远用或远、近两用电子助视器;另可分阅读用或阅读、书写两用;台式电子助视器一般为 17~22 吋显示屏的黑白或彩色助视器;携带型有各式可折叠的、方便学生上学携带的5.6～12吋笔记本电脑助视器,眼镜屏幕式教室远、近两用的电子助视器(图 17-14);以及可选择单页、单行、单字不同速度滚动,方便眼球震颤等重度视残、或伴有肢残者阅读使用的人工智能自动阅读机(图 17-15);还有利用虚拟影像技术,对观察的目标拉近、放大但显示清晰、自然,目标的颜色、亮度和对比度良好,没有光辐射危害的中、远距离自动对焦的头戴屏幕式电子助视器(图 17-16),可以帮助克服视野缺损和需要在熟悉的小范围活动(如交谈)等患者使用。近年来电子视助视器愈来愈向轻便化发展,使用简单,轻巧便于携带。如1.8～4.3吋显示屏的各种小巧的黑白或彩色便携口袋型电子助视器、低视力电子眼等。另外,计算机技术的进步使助视器功能越来越强大,屏幕冻结、屏幕切割功能、定位线、定位视窗及红外线定向追踪、拍照等功能;还有在计算机上使用的放大软件系统(图 17-17)方便了有残余视力患者的职业技能培训和就业。

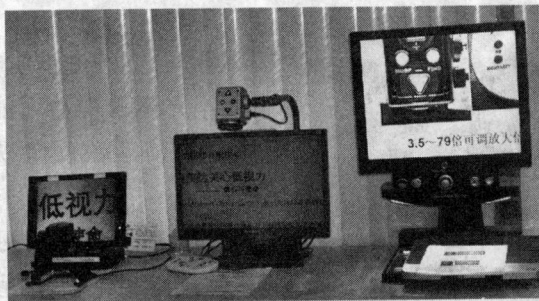

图 17-12　各式台式电子助视器

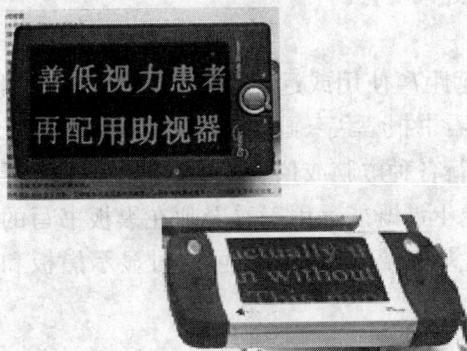

图 17-13　小型掌上式近用电子助视器

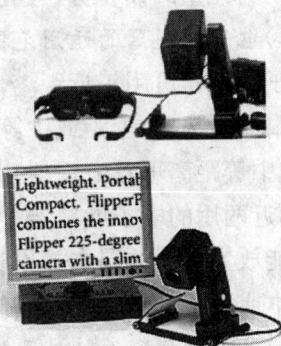

图 17-14　眼镜架式、屏幕式电子助视器

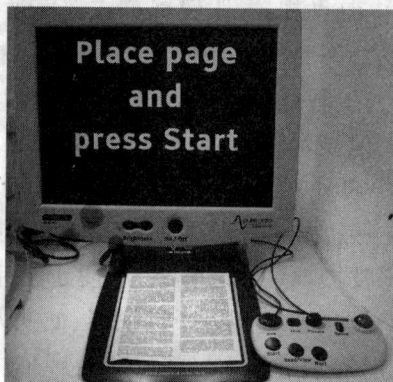

图 17-15 人工智能自动阅读电子助视器

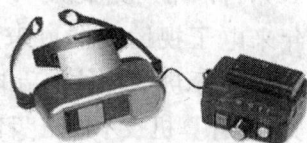

图 17-16 头戴屏幕式远近自动
对焦电子助视器两用电子助视器

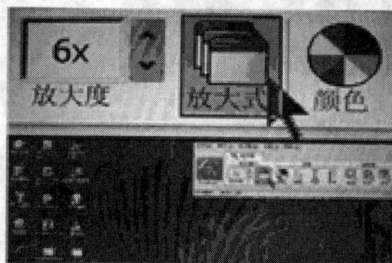

图 17-17 放大软件系统

科技和社会的进步使电子助视器日渐普及，为原本光学助视器无能为力的仅有 0.01 甚至只有眼前指数残余视力的患者带来了希望。

虽然儿童因其调节力强一般宁愿鼻尖贴着书本阅读也拒绝使用近用助视器，但如果能使用电子助视器特别是台式电子助视器，不但可以减轻视残患者的视觉负担，还可以改善低视力儿童阅读姿势，有利于其身体的健康发育。

（二）电子助视器的适用范围

电子助视器可用于近距离，也可以中、远距离使用或远、近两用。验配时根据患者用眼需要选择，近距或中等距离可用于看书报、写字、画图和绣花、雕刻等手工操作；或中等距离可看电视、与电脑相联，进行各种电脑或仪表上的操作、弹琴看琴谱等；远近两用的电子助视器，可用于课室内上课既能远用于看老师在黑板书写的内容又能放大桌上的课本并作笔记，双摄像头和屏幕分割功能可同时显示黑板和桌面书本或笔记本的画面以方便学习。

（三）电子助视器的特性和优点

1. 放大倍数可调范围大（1～74X），放大倍数还可随显示屏的大小及阅读的距离而改变。

2. 可控制亮度、对比度和变换不同背景模式。

3. 能自动对焦或固定焦点。

4. 双眼阅读,视野较大,有大而宽阔的工作空间。

5. 电子助视器周边像不发生畸变。

6. 有电子划线功能与遮挡功能或荧幕切割功能,如有两个摄像镜头,可在荧幕上同时呈现两个影像。

7. 可调整舒适的阅读姿势和距离、宽阔的工作空间,符合人体力学,不易疲劳,适合较长时间阅读。(表 17-8)

表 17-8 光学助视器与电子助视器阅读距离的比较

屈光度	焦距	阅读距离		
		40 cm	30 cm	20 cm
+10D	10	4X	3X	2X
+16D	7	6X	5X	3X
+20D	5	8X	6X	4X
+32D	3.3	12~13X	10X	6X
+39D	2.5	15~16X	12X	8X
+50D	2	20X	16X	10X
+74D	1	30X	22X	15X

电子助视器在 40 cm 舒适的阅读距离只要任意调放大倍数到 4X~30X,均可获得光学助视器在 10~1 cm 视距下 2.5X~18.5X(+10 D~+74 D)的放大效果。

(四)电子助视器与近用光学助视器的比较(表 17-9)

表 17-9 电子助视器与近用光学助视器的比较

	光学助视器	电子助视器
阅读距离和姿势	很近,不舒适	较远,可调整,舒适
放大倍数和范围	较小,多固定	较大,可以调整
周边影像畸变	有	无
亮度与对比度	无或固定	可调
背景色	固定	有多种选择
视野	小	宽大
单眼或双眼阅读	多单眼阅读	可双眼阅读

	光学助视器	电子助视器
功能	较单一	多功能
价格	较低廉，易普及	较昂贵，难推广
携带	较轻便易携带	部分不便携带
结构及维修	简单	复杂

如果患者经济状况许可,视觉质量要求又高的患者,可以考虑验配台式和掌上式等多种电子助视器。

如果患者双眼视力比较接近,习惯双眼阅读,光学助视器又不能满足双眼阅读时,或者学习、工作要求比较宽阔的工作距离,尤其是对有较大量的、持久近距离阅读需求的患者而凸透镜等光学近用助视器不能满足其学习、工作要求且有经济条件者,均可以推荐验配使用电子助视器。

由于电子助视器放大倍数范围大,对于视力低于 0.02 或视野严重损害又不能从光学助视器中获益的患者来说,电子助视器可能是唯一的选择。

(五)电子助视器验配要点

1. 先给予传统光学助视器验配后,根据患者的用眼需求和条件再选择试用电子助视器。

2. 验配时应选用患者熟悉的报纸和杂志作为阅读材料。

3. 根据患者残余视力和阅读习惯,在习惯和舒适的阅读距离下,将阅读物字体调整到患者可接受的放大倍数;视力低于 0.05 的病人多需选择较高的倍率,但管型视野缺损的病人则不宜选择过大的放大倍数。

4. 根据患者具体病情指导患者根据自觉舒适度来调整屏幕的亮度和对比度。

5. 让患者选择最舒适的对比度和背景模式。大多数电子助视器都有黑底白字模式和白底黑字模式,对于屈光间质混浊的患者,为减轻眩光带来的阅读不适,可以考虑使用电子助视器中的黑底白字模式减少反光,因黄斑锥细胞病变有昼盲的病人也可选用黑底白字的背景。

6. 在选好放大倍数和背景模式后缓慢移动读物观察患者的阅读速度。

7. 用带有线条的纸作为书写用纸,让患者用粗头笔尝试在助视器下学习书写。

8. 在患者确定所选用的电子助视器型号后,培训患者或其家人如何操作和维护电子助视器。

三、非光学性助视器

是指通过改善周围环境状况或使被观察物体本身的线性放大来增强视觉功能的设施和装置。可单独或与其他光学助视器联合使用。

1. 特殊照明　利用各种灯具照明是视力低下患者最基本的康复手段,有条件者还可在诊室或居家改造室内可调亮度的照明。低视力患者根据病因的不同改善室内照明的及使用各种灯具。控制照明对某些患者帮助很大,一般情况下需用助视器加照明控制,在特殊的照明下部分患者甚至可以不必使用其他光学助视器。

(1)增强照明　适合于老年人、黄斑病变、视神经萎缩、病理性近视、视网膜色素变性等。

(2)低度照明　适合于白化病、先天性无虹膜、黄斑锥细胞营养不良所致的昼盲、角膜中央或晶状体核性混浊以及已出现眩光的白内障术后无晶体眼。

(3)灯具的选用和注意点　可选用有关节可伸缩的壁灯或台灯,可通过改变光源与目标的距离调整亮度。还可选择灯具亮度本身可调、带有放大镜的地灯或台灯等特殊照明器具。注意光源带有半透明灯罩,光线在眼水平以下不会直射入眼内。

2. 控制反射光　包括滤光器和阅读裂口器等。

(1)滤光器(light filter)　带有沿太阳帽、眼镜遮光板,均可阻挡或滤过周边部的光线,避免其直接射入眼内。使用滤光镜或镀膜镜片及宽边眼镜、有顶和边侧的防护屏眼镜等方法控制光线反射,滤过各种短波光,减少眩光、增加成像对比度并降低患者适应时间,进而改善患者视功能;滤光镜有不同颜色:茶色、灰色、墨绿色,还有红色、黄色等,浅灰色、茶色或墨绿色可减少光线强度,黄色或琥珀色可改善对比度,偏振光镜片有助于减少眩光。验配时可让患者选择戴上后在阳光下感觉最舒适的一款。

(2)阅读书写裂口器(图17-18)　是帮助低视力患者在阅读、书写中减少反光、增加对比度、避免串行跳行的有用辅具。

3. 加强对比度　选择黑白对比或色彩比强烈的阅读物,在白纸上写黑字,在淡色背景上写上彩色字或使用带荧光、对比强烈的彩色能够加强对比度。低视力诊室、盲校和视力障碍患者居家的环境、家具设施如地板与墙壁、墙壁与门窗、桌

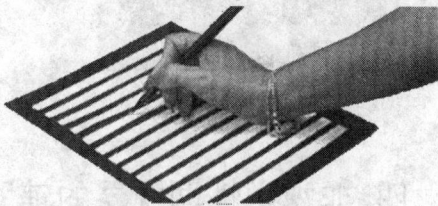

图17-18　阅读书写裂口器

椅,桌面与桌上物品等均要注意选择采用色彩反差大和较强对比度的颜色。

4. 线性放大(linear amplification) 大字号印刷的书籍或报刊、大屏幕大号字强对比度的手机,大字号的电话拨号盘、计算器、钟表及扑克等(图 17-19),适合低视力患者的日常用具和娱乐用具。

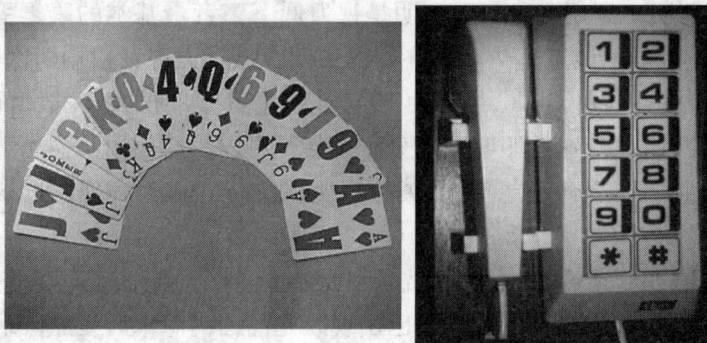

图 17-19 线性放大用品

5. 书写辅具 可利用粗黑线条分行的纸、粗头笔、书写控制板等帮助写字。

6. 阅读架(reading hander)(图 17-20) 一种能近距离阅读的书架,使患者体位舒适,减轻头颈、腰背的疲劳,帮助延长阅读时间。特别是调节力强可以单纯靠距离放大阅读书写的低视力患儿,为其制作合适体位的阅读书写架或倾斜桌面的书桌,可提高学习效率并从身体力学的角度有利于低视力儿童的体格发育。

7. 浮标提示器(图 17-21) 容器内装有软木浮标作容量提示。

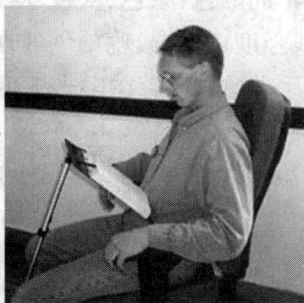

图 17-20 阅读架

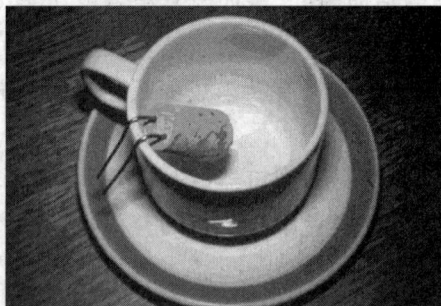

图 17-21 浮标提示器

四、非视觉性助视器的辅助设备或装置

是通过听觉、触觉来补偿视力缺陷的方法:

1. 盲杖,电子导盲辅具如超声、激光导盲杖、眼镜式超声波导向仪、夜盲助视器、电子指南针多语音定向播报系统、还有导盲犬以及发音交通灯等都是盲和严重低视力者定向行走可以借助的辅具。

2. 盲文(braille)、盲文电子显示器、靠触觉的阅读仪器、盲人语音地图、有声计算器、语音手机和各类读屏软件等可帮助视力障碍者学习和认识环境。

3. 日常生活中的语音或靠触觉的报时钟、表,电子浮标提示器(图 17-22)在杯子水满时发出警示声、服药用语音录音卡等帮助盲与视力低下者在不同环境下提高生活质量。

五、视觉康复训练及心理辅导

对于盲与低视力患者,检查诊断、评估后配发辅具和验配助视器只是康复的一部分,视觉康复的后半部分包括助视器使用训练、ADL 训练、定向行走训练以及对有残余视力者给予功能视力训练,这些训练以及跟踪服务主要依靠残疾人康复机构和

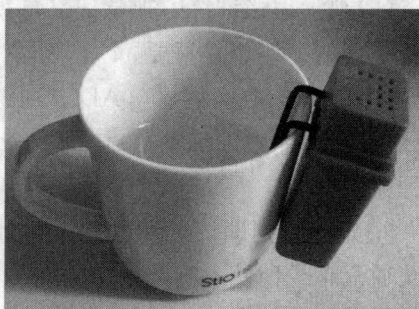

图 17-22　水杯电子浮标提示器

视觉康复专业机构的康复治疗师,以及社区康复工作人员、社工进行,眼科医生也应该有所了解。

功能视力(functional vision)是指为特殊目的需使用的视力。这种特殊目的或目的行为,包括了日常生活中的阅读学习、工作、看电视、游戏、娱乐等各种特定行为。在验配和学会使用助视器后,通过远、近距离的视觉辨认(visuognosis)、目标定位注视训练、视觉追踪、视觉搜寻(图 17-23)等训练内容,为患者提供看的机会、学习看的技巧、积累看的经验,形成视觉记忆,提高其使用残余视力的能力。此训练主要是针对儿童进行,但所有低视力患者都可以进行这些功能视力的训练。

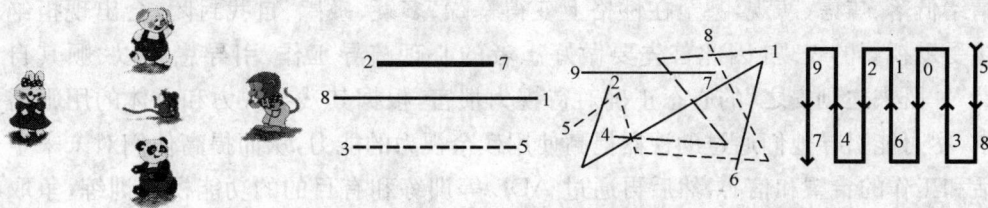

图 17-23　视觉定位注视、视觉追踪、垂直视觉搜寻训练图

1. 功能视力训练　目前主要是利用不同的图谱进行训练。

(1)注视训练　即集中注意力看清一个目标的训练。

(2)视觉认识训练　视觉认识是视功能发展的基础,即能够识别颜色物体形态等基本的视觉功能;此训练多适用于缺乏视觉经验的儿童患者。

(3)视觉追踪训练　即使视线追随物体的训练。

(4)视觉辨认训练　此训练是上三种训练的综合,能较好的提高视觉识别功能。

(5)视觉搜寻训练　即练习跟踪、辨认为一体的训练。

(6)视觉记忆训练　视觉记忆是视功能发展的高级阶段,它对患者更准确地了解所看到的一切非常重要。

2. 日常居家生活技能(ADL)训练　通过专门为视障患者设计的居家生活技能、生活自理能力训练室,来培训视障患者的生活自理能力,如洗衣服、做饭、使用各种家用电器。

3. 定向行走训练　训练盲与视力低下者如何上下楼梯、乘电梯、过马路、乘公共交通汽车或地铁上街购物等。

4. 不同年龄低视力患者的心理辅导要点

(1)老年低视力　对于视力逐渐丢失的老年人,大多数能较平静地接受视力残疾的现实,但由于希望能生活自理,不想成为子女负担的心理,会积极的去寻求助视器;另外"放大镜"作为最方便的助视器在老年人中的普遍应用性,也帮助他们更容易去接受和使用其他类型的助视器;而且老年人具有丰富的视觉经验及生活经验,在验配了助视器后只要经过一定的功能视力训练,加上 ADL 训练并给予适宜的居家环境改造建议,大多数患者是能够逐渐提高环境和生活的适应能力,改善生活质量的。

(2)中、青年低视力　对于学习、工作中突然遭到不可逆转视力损害的青少年、成年人,因为突如其来的灾难造成的打击及对未来生活、工作的担心,使这类患者情绪低落、焦虑、悲观,甚至在性格上变得暴躁、多疑、敏感、自我封闭,会出现拒绝接受助视器的表现,因此首先要做好患者的心理疏导工作,引导患者以"顺其自然"、"既来之则安之"的心态正确对待视力损害,根据其残余视力和个体的用眼需求,尽可能引导他们通过助视器提高使用残余视力的能力,从而提高他们对未来生活和工作的希望和信心,然后再通过 ADL 等训练和有目的的功能视力训练,争取使他们能够早日重新适应环境、重返学习、工作岗位。即使没有条件使用电子助视器,即使用视野窄小的 4 倍或 6 倍单筒远用望远镜,经过上述视觉搜寻、追踪等训练,也可以达到熟练注视老师板书,重返课堂的目的。

(3)儿童低视力 视觉中枢枕叶占大脑皮层总面积的3%,但与视觉活动相关的皮层神经元数量占全部皮层神经元总数的10%,涉及枕叶以外各个脑区。视觉信息占了大脑所有传入信息的80%以上,而0～3岁是皮层神经元细胞突触密度急剧增加的高峰期,因此出生早期正常的视觉环境和视觉通路对于儿童大脑皮层各功能区的健全发育,尤其是空间和运动觉的发育有着不可替代的重要位置,因此,0～6岁的低视力儿童需要尽可能早地给予筛查和干预,科学评估后进行抢救性的视觉康复。早期的视觉康复,针对不同的个体制定康复计划,利用一切可行的辅具和助视器帮助有残余视力的学龄前和学龄儿童摆脱灰暗朦胧,尽可能早、尽可能多地通过助视器观察客观世界,接受更多的视觉信息,以期大脑视觉认知和各种相关功能得到更好的发育。

对于先天性视觉损害的儿童,虽然多数能自然地面对与生俱有的视力残疾,正确引导下他们的生活适应能力会比较强。这些儿童对助视器比较敏感,一旦发现能帮助他们看清周围的世界会马上爱不释手。为了更好地玩耍和学习,他们迫切的想要看得更清,因此会以雀跃的心情去接受助视器,但如果助视器帮助不大即会马上拒绝使用。因此,在低视力儿童最初的助视器康复中,使他们愉快地获得看得清晰的体验很重要,同时要帮助他们克服使用助视器会被别人耻笑、觉得自己是异类的心理难关;另外还需排解这类患儿家长的心理障碍,消除他们焦虑、烦躁、对患儿产生不耐烦甚至厌恶或者过度溺爱的心理,鼓励他们建立支持患儿治疗康复的信心。

先天性、遗传性眼疾所致的低视力儿童自幼视残,缺乏视觉经验,往往处于能看看不清,想看不会看的状态,给予助视器使用训练、ADL训练、定向行走训练,特别是功能视力训练尤其重要,必须通过医生、视觉训练师、老师、家长和社工长期耐心的辅导训练,由易到难,由简单到复杂,训练方式要多样化,使儿童轻松愉快的接受教育,让他们在训练中获得成功感,从而提高训练的兴趣和信心,通过功能性视觉训练,熟练掌握助视器的使用方法,提供各种看的机会,鼓励低视力儿童更好地利用残余视力,掌握视觉技巧,更好地适应环境、适应日常生活及学习的需要,尽可能地挖掘他们的潜能,早期给予听觉、触觉、运动觉等多感官训练,为他们的智力发育、空间定位和运动等各种认知以及与视觉之外的各种功能相互联系的发展创造和提供更好的条件。

对低视力患者的全面康复主要是在合理评估后,制定个性化的康复计划并定期跟踪。在配用合适的一种或多种助视器改善视觉功能后,进行日常生活、学习和工作方面的视觉康复训练，重视心理关怀和辅导，给予教育康复和职业技能培训，使患者充分使用和维护残余视力，最大限度地实现自理自立，改善生活质量，争取自信地重返社会、融入社会。

造成盲与低视力的很多眼病如白内障、角膜病、青光眼等是可防、可治、可避免的，各级政府、卫生部门、临床眼科医生、残疾人机构和社区医疗保健康复工作者、教育系统及全体公民共同努力，对威胁视力的各种眼病尽可能早地进行预防、筛查、诊断和治疗，广泛开展眼保健和视觉康复知识的宣传普及，提高全民对眼病的认识，增强防范和康复意识，主动就医，配合康复。我们期待社会保障体系和健康服务网络逐步完善和健全，使得各地区人民均有能力就医、有条件康复，真正实现"人人享有看见的权力"。

（廖瑞端）

附录一　眼球有关正常值

一、解剖生理部分

1. 眼球　前后径(外径)24 mm,水平径 23.5 mm,垂直径 23 mm。

眼球内轴长 22.12 mm,赤道部周长 74.91 mm,眼球容积约为 6.5 ml。

2. 角膜　横径 11.5～12 mm,垂直径 10.5～11 mm。

厚度:中央 0.5～0.57 mm,周边 1 mm。

曲率半径:前表面 7.8 mm,后表面 6.8 mm。

屈光力:前表面＋48.83 D,后面－5.88 D,总屈光力＋43 D。

屈光指数:1.3771。

角膜缘宽度(mm)。

上方 1.9～2.67,平均 2.37。

下方 1.83～2.4,平均 2.15。

颞侧 1～1.67,平均 1.35。

鼻侧 0.83～1.58,平均 1.29。

3. 巩膜厚度　后极部 1 mm,赤道部 0.4～0.6 mm,直肌附着处 0.3 mm。

4. 前房　中央深度 2.5～3 mm。

5. 房水　总量 0.15～0.3 ml,比重 1.002～1.012,pH 值 7.3～7.5。

屈光指数:1.3374。

6. 瞳孔　直径 2.5～4 mm,幼儿及老年人稍小。

间距:男性 60.9±0.18 mm,女性 58.3±0.13 mm。

7. 晶状体　直径 9～10 mm,厚度 4～5 mm,容积 0.2 ml。

曲率半径:前表面 10 mm,后表面 6 mm。

屈光指数:1.4371。

屈光力:前表面＋7 D,后表面＋11.66 D,总屈光力＋18.46 D。

8. 玻璃体　容积约 4.5 ml,屈光指数 1.336。

9. 视网膜　视乳头直径 1.5 mm。

黄斑直径 1～3 mm;黄斑中心凹位于视乳头颞侧缘 3 mm,视乳头中心水平线下 0.8 mm。

视网膜中央动脉直径 0.096～0.112 mm,视网膜中央静脉直径0.123～0.142 mm。

视网膜动静脉管径比例为动脉∶静脉＝2∶3。

视网膜中央动脉于眼球后 9～12 mm 处穿入视神经。

10. 视神经 全长 42～50 mm,球内段长约 1 mm,眶内段长 25～30 mm,管内段长 6～10 mm,颅内段长约 10 mm。

11. 眼球表面各部分与角膜缘最短距离(弧长,mm)。

内直肌 5.5;下直肌 6.5;外直肌 6.9;上直肌 7.7。

锯齿缘约 8.5。

赤道部约 14.5。

视神经颞侧约 30;视神经鼻侧约 25。

涡状静脉 内上 20.5(上直肌内缘)。

内下 20.5(下直肌内缘旁 1 mm)。

外下 20(下直肌外缘深面)。

外上 22.5(上直肌外缘旁 2 mm,上斜肌深面)。

黄斑部与下斜肌最短距离 2.2 mm。

眼外肌肌腱宽度(mm)。

内直肌 10.3;外直肌 9.2。

上直肌 10.8;下直肌 9.8。

上斜肌 9.4;下斜肌 9.4。

12. 睑裂大小及内外眦距离(mm)。

宽度 7～10,平均 8。

长度 26～30,平均 28。

两侧内眦距离 30～35,平均 34。

两侧外眦距离 88～92,平均 90。

13. 睫毛 上睑 100 根～150 根,下睑 50 根～75 根。

睁眼平视时上睑睫毛倾斜度为 110°～120°下睑为 100°～120°。

14. 睑板 上睑板中部宽男性为 7～9 mm,女性 6～8 mm;下睑板中部宽 5 mm;睑板长约 29,厚为 1mm。

15. 结膜 结膜囊深度(睑缘至穹窿部深处)上方 20 mm,下方 10 mm,穹窿结膜与角膜缘距离上下方均为 8～10 mm,颞侧为 14 mm,鼻侧为 7 mm。

16. 泪器。

泪小点　直径 0.2～0.3 mm,上泪小点在内眦外侧 6 mm,下泪小点在内眦外侧 6.5 mm。

泪小管　管径 0.5～0.8 mm,垂直部长度 2 mm,横部长度 8 mm,总长 10 mm 泪小管能扩张 3 倍。

泪囊　长 12 mm,前后宽 4～7 mm,左右宽 2～3 mm。其上 1/3 位于内眦韧带上方、余 2/3 在内眦韧带下方。

鼻泪管　骨内部长 12.4 mm,鼻内部长约 5.32 mm,全长约 18 mm;管径成人平均为 4 mm,小儿为 2 mm。鼻泪管下口位于鼻前孔外侧缘后方 30～40 mm。

泪囊窝　长 17.86 mm,宽 8.01 mm。

泪腺　眶部 20 mm×11 mm×5 mm,重 0.75g。

睑部　15 mm～7 mm×3 mm,重 0.2g。

泪液　正常清醒状态下,泪腺分泌泪液量每 16 小时 0.5～0.6 ml(0.9～2.2 μl/min),泪液比重 1.008,pH 值 7.35～7.45,屈光指数 2.336。

17. 眼球突出度　12～14 mm;两眼相差不超过 2 mm。

18. 骨性眼眶(mm)

眶宽　男 39.1,女 38.5。

眶高　男 35.4,女 34.8。

眶深　男 48.3,女 47.3。

内眶距　男 20.8,女 20.3。

外眶距　男 96,女 93。

眶容积(ml)　男 28,女 25.1。

眶指数(眶率)=(眶高×100)/眶宽　男 88.3,女 90.3。

视神经管长约 4～9 mm。

视神经孔直径约 4～6 mm。

19. 简化眼的光学常数

屈光指数 1.336。

角膜曲率半径 5.73 mm。

结点在角膜后 7.08 mm(即在晶状体之后,相当于简化眼角膜之球心)。

前焦点在角膜前 15.7 mm。

后焦点在角膜后 24.13 mm(正好在视网膜上)。

全眼屈光度 58.6 D。

二、检查部分

1. 各年龄最大调节力与近点距离见附表 1-1。

附表 1-1

年龄（岁）	10	20	30	40	50	60	70	75
调节力（屈光度 D）	14	10	7	4.5	2.5	1.0	0.25	0
近点距离（cm）	7.1	10	14.3	22.2	40	100	400	∞

2. Schirmer 泪液分泌试验　正常为 10～15 mm；<10 mm 为低分泌；<5 mm 为干眼。

3. 泪膜破裂时间　正常为 10～45 秒，短于 10 秒表明泪液分泌不足。

4. Kowa 干眼计检查　G1 和 G2 正常，G3 和 G4 为异常。

5. 角膜内皮镜检查　正常值为 2400 个/mm^2 以上。

6. 正常视野平均值　用 3/330 色标及 Goldman 视野计检查，白色视野颞侧 90°、鼻侧 60°、上方 55°、下方 70°；蓝色、红色、绿色视野依次递减 10°。

7. 生理盲点呈长椭圆形，垂直径 7.5±2°，横径 5.5±2°，其中心在注视点外侧 15.5°，水平线下 1.5°。

8. 全自动中心视野检查

平均缺损值（MD）：−2～+2 dB。

缺损方差（LV）：0～6 dB^2。

矫正缺损方差（CLV）：0～4 dB^2。

短期波动（SF）：0～2 dB。

Humphrey：平均偏差（MD）：P>5‰或 S>P5。

9. 眼底荧光血管造影　臂-脉络膜循环时间平均为 8.4 秒，臂-视网膜中央动脉循环时间为 10～15 秒。

10. 有关眼压和青光眼的各项数据

眼压：正常值：1.47～2.79kPa（11～21 mmHg）。

杯/盘（C/D）：正常≤0.3，异常 0.6；两眼相差≤0.2。

巩膜硬度（E）正常值：0.0215。

房水流畅系数（C）正常值：0.19～0.65，病理值：≤0.12。

房水流量（F）正常值：1.838±0.05，>4.5 为分泌过高。

压畅比（Po/C）正常值：≤100，病理值>120。

24 小时眼压：波动　正常值≤0.665 kPa（5 mmHg）。

病理值：≥1.064 kPa(8 mmHg)。

双眼眼压差：正常值≤0.532 kPa(4 mmHg)。

病理值：≥0.665 kPa(5 mmHg)。

暗室试验　试验前后眼压相差正常值：≤0.665 kPa(5 mmHg)。

病理值：≥1.064 kPa(8 mmHg)。

暗室加俯卧试验　试验前后眼压相差正常值：≤0.665 kPa(5 mmHg。)

病理值：≥1.064 kPa(8 mmg)。

11. 视网膜中央动脉血压(弹簧式视网膜血管血压计)。

正常值：7.999～10.666 kPa/3.999～5.333 kPa。（60～80 mmHg/30～40 mmHg)。

12. 立体视觉　立体视锐度≤60 弧秒。

13. 超声生物显微镜检查

睫状体厚度：815±81 μm；睫状突厚度：201±32 μm。

睫状体晶状体距离：646±122 μm；前房深度：2510±239 μm。

小梁睫状体距离：763±239 μm；虹膜睫状体：168±147 μm。

虹膜厚度(根部)：407±79 μm；虹膜厚度(瞳孔缘)：605±88 μm。

虹膜悬韧带距离：528±92 μm；虹膜晶状体接触距离：613±180 μm。

小梁虹膜夹角：27.31±4.87°；虹膜晶状体夹角：14.15±2.56°。

巩膜虹膜夹角：30.93±5.13°；巩膜睫状体夹角：40.83±7.09°。

14. 光学相干断层成像(OCT 检查视网膜厚度，μm)：

颞侧：90.09±10.81；鼻侧：85.03±14.01。

上方：140.26±10.60；下方：140.27±9.70。

15. 视网膜厚度分析(RTA 检查)：

视盘面积：1.98±0.35 mm^2；视杯面积：0.44±0.29 mm^2。

杯盘比：0.21±0.12；盘沿面积：1.55±0.3 mm^2。

视杯深度：0.19±0.072 mm。

后极部视网膜厚度：167.65±15.88 μm。

环黄斑中心凹视网膜厚度：174.65±16.67 μm。

黄斑中心凹视网膜厚度：147.55±15.57 μm。

黄斑中心凹厚度个体差异：9.20±4.36 μm。

（引自葛坚．眼科学．北京：高等教育出版社，2004)

附录二　常见眼科综合征

（一）Adie's syndrome 瞳孔强直症（假性脊髓痨瞳孔紧张症）

【病因】

病因不明，为一种非梅毒性引起四肢腱反射消失或减弱，伴瞳孔反应障碍的疾病。多见于 20～30 岁的女性，常单眼发病。

【眼部症状】

1. 单侧瞳孔扩大（占 80％的病例）。
2. 直接或间接光反射迟缓或消失。
3. 调节辐辏反射迟缓。
4. 对扩瞳与缩瞳剂反应敏捷。

【全身症状】

1. 腱反射异常，尤以膝踝关节。
2. 植物神经系统紊乱等表现，如肌肉疲劳，多汗，心搏迟缓等。
3. 血清华康氏反应阴性。

（二）Amaurosis fugax syndrome 阵发性黑蒙症

【病因】

最常见起于恶性高血压，由于脑血管痉挛，视网膜缺血所致。

【眼部症状】

1. 突然引起暂时的部分性或完全性黑蒙。
2. 闪光性盲点。
3. 视网膜动脉痉挛。

【全身症状】

1. 恶性高血压。

2. 动脉粥样硬化。

3. 发病可有预兆,如头痛,头昏,眼前发雾等

（三）Argyll-Robertson syndrome 阿-罗(瞳孔)综合征

【病因】

本征系副交感神经支配障碍所致。常见为梅毒、少见有脑肿瘤,慢性酒精中毒,流行性脑膜炎,播散性硬化症,脊髓空洞症以及外伤等。

【眼部症状】

1. 瞳孔直接或间接光反应消失,但调节反应存在,多数为双侧性,视力不受影响。

2. 瞳孔通常缩小,不规则,两侧瞳孔不对称。

3. 毒扁豆碱可进一步缩小瞳孔,而阿托品扩瞳作用差。

【全身症状】

1. 其他梅毒症状。

2. 全身瘫痪,麻痹性痴呆。

3. 脊髓痨。

（四）Batten-Mayou syndrome 家族性遗传性黑蒙性痴呆症

【病因】

病因不明。可能系类脂质代谢紊乱所致。常染色体隐性遗传,多见于儿童。

【眼部症状】

1. 进行性视力减退,直至全盲。

2. 视网膜、脉络膜色素紊乱,类似视网膜色素变性。

3. 进行性原发性视神经萎缩。

【全身症状】

1. 精神紊乱,惊厥,搐搦。
2. 面部淡漠,无表情。
3. 易激动。
4. 运动失调,震颤,上行或下行运动神经原性麻痹。

(五)Behcet's syndrome 眼-口-生殖器综合征

【病因】

可能系病毒感染所致,也有说是胶元病或自身免疫病,累及黏膜,皮肤与眼部。男性遗传以成年人为多见。系一顽固性疾患,常反复发作,可导致视力逐渐丧失。

【眼部症状】

1. 反复发作葡萄膜炎常有前房积脓。
2. 视网膜出血,坏死,变性。
3. 玻璃体混浊。
4. 角膜炎,结膜炎。
5. 偶见眼球震颤与眼外肌麻痹。

【全身症状】

1. 口腔或生殖器黏膜鹅口疮样损害。
2. 多形性大疱性皮肤红斑。
3. 消化道溃疡,关节炎。
4. 尿道炎。
5. 不同程度的中枢神经系统症状。

(六)Bernard's syndrome 颈交感神经刺激眼面综合征

【病因】

系颈交感神经系统受刺激所致,如肿瘤、血管瘤、感染、或在交感神经径路上任意部位出现的机械性压迫,早期呈刺激而晚期呈现麻痹症状。

【眼部症状】

1. 同侧瞳孔扩大。

2. 睑裂增宽,瞬目减少。

3. 上睑后缩。

4. 眼球稍突。

5. 泪液分泌增加。

【全身症状】

1. 同侧颜面有血管收缩表现。

2. 局部温度下降。

3. 出汗。

(七)Bourneville disease 结节性硬化症

【病因】

属母斑病,有家族史,常见于儿童,女性较多,预后差。癫痫、智力低下及皮脂腺瘤为临床三大特征;并伴眼部病变,多为不完全型,但诊断此病不得少于两个症状。

【眼部症状】

1. 眼底主要为视网膜肿瘤,呈灰白色伞菌样肿块,黄白色结节状隆起,伴有小出血点及囊样改变,颅内压增高时,可见视乳头水肿。

2. 睑结膜上可见小肉芽样灰白色肿块。

3. 青光眼。

4. 晶状体与玻璃体混浊。

5. 角膜混浊,伴角膜上皮下新生血管形成。

6. 内眦赘皮。

【全身症状】

1. 癫痫。

2. 精神变化,从低能、迟钝到痴呆。

3. 发育异常,表现有小指短弯,耳廓畸形等。

4. 皮肤有皮脂腺瘤改变。

5. 心、肾先天性肿瘤。

6. 脊柱裂。

7. X 线见脑室有结节，硬化斑，主要在一侧脑室的表面，脑回扩大与硬化。

（八）carotid artery cavermous sinus fistula syndrome 颈动脉海绵窦瘘综合征

【病因】

又名搏动性眼球突出综合征，多数由外伤引起，少数系颈动脉血管瘤的自发性破裂与先天性疾患。无特殊治疗，预后差，须与 Foix's 综合征相鉴别。

【眼部症状】

1. 进行性搏动性突眼。

2. 视神经乳头水肿，视网膜静脉扩大，出血，晚期病例可见视神经萎缩。

3. 眼肌麻痹。

4. 可有继发性青光眼。

【全身症状】

1. 严重单侧头痛。

2. 压迫患者颈动脉时患者耳际嗡嗡声减轻或消失。

3. X 线见蝶鞍蝶骨与眶骨糜烂，动脉描记可证实瘘管或动脉瘘。

（九）Charlin's syndrome 眼鼻区综合征

【病因】

为三叉神经鼻神经炎，可侵犯鼻神经，鼻睫状神经与筛前神经，经治疗预后良好。

【眼部症状】

1. 严重的眼与眼眶疼痛，眼球压痛。

2. 假膜性结膜炎，前色素膜炎，角膜炎，角膜溃疡等。

【全身症状】

鼻分泌物多，鼻翼疼痛。

（十）Cogan's（Ⅰ）syndrome *非梅毒性角膜基质炎*

【病因】

病因不明，有说与全身过敏反应，血管性疾病，血管运动神经紊乱，病毒感染与结节性动脉周围炎有关，多见于青年，突发为其特征。

【眼部症状】

1. 单侧或双侧角膜基质炎，颗粒状浸润，深层基质斑点状混浊，晚期新生血管形成。
2. 结膜充血，结膜下出血。
3. 眼睑痉挛，流泪，视力模糊。
4. 前房可有少许反应。

【全身症状】

1. 有美尼尔综合征症状，眩晕，恶心与呕吐。
2. 急性进行性耳聋。
3. 结节性动脉周围炎。
4. 惊厥发作。
5. 血沉升高，白细胞增加。

（十一）Crouzon's syndrome *颅面骨形成不全症（尖头畸形症）*

【病因】

系颅面骨缝过早愈合所致。为遗传性疾病（规则或不规则地显性遗传），生时就有，具家族性。严重者可导致失明。

【眼部症状】

1. 轴性突眼，瞳距扩大。
2. 斜睑裂，外眦斜向下方。
3. 眼球震颤，外斜。
4. 视神经孔处，下方视神经受压牵拉，上方视野缺损。眼底见视乳头水肿，继发性视神经萎缩。
5. 蓝巩膜，少数病例有白内障，暴露性角膜炎。

【全身症状】

1. 颌突畸形，上颌发育不全。
2. 颅骨冠状纹与人字纹骨性联合，颅骨前后径短，颞窝宽，脑积水。
3. 听觉减退，智力发育异常，头痛，鹦鹉鼻。
4. X线见颅底骨后突，颅前窝浅，脑回压迹深，蝶鞍大，缝合线缺如。

（十二）Cushing（Ⅲ）syndrome 视交叉综合征

【病因】

为蝶鞍上方或蝶鞍内肿瘤引起，有时后颅窝损害也可引起。发病于成人，女性多见。

【眼部症状】

1. 双眼进行性颞侧偏盲。
2. 中心视力减退，原发性视神经萎缩。

【全身症状】

颅内损害的相应全身症状。

（十三）Dejean's syndrome 眶底综合征

【病因】

由于外伤骨折、赘生物、感染以及颅腔内病变，最常为上颌窦病变侵犯眶底时引起。

【眼部症状】

1. 突眼，复视。
2. 眼睑血肿。
3. 视神经乳头水肿，视力下降。

【全身症状】

1. 上颌区上部剧痛。
2. 三叉神经第Ⅰ支和第Ⅱ支的感觉减退和异常。

（十四）Devic's disease 视神经脊髓炎

【病因】

病因不明，发病在 20～50 岁多见，死亡率达 50％，经及时治疗，视力可有不同程度的恢复。病理为神经脱髓鞘损害，伴有神经轴破坏，微小胶质增生；星形细胞及血管周围淋巴细胞浸润。

【眼部症状】

1. 双侧视神经炎，进行性视力减退，直到部分或完全致盲。
2. 因视神经损害造成视野缺损。
3. 晚期呈现视神经萎缩。

【全身症状】

1. 由上行性脊髓炎所造成的疼痛，麻木虚弱与四肢麻痹。
2. 视神经炎的发生总是早于脊髓炎的症状。

（十五）Down's syndrome 唐氏综合征（先天愚型）

【病因】

与先天性发育异常或遗传有关，因染色体异常，胚胎性脑发育不全所致。

【眼部症状】

1. 两眼分开过宽，睑裂斜而小，内眦赘皮。
2. 晶状体混浊，屈光不正与色盲。
3. 眼球震颤，斜视。
4. 睑缘炎，结膜炎，虹膜上可见黄色斑点。

【全身症状】

1. 智力迟缓。
2. 骨骼畸形，尤其头颅与长骨，小指短。
3. 伸舌张口，舌大而厚，流涎。
4. 心脏畸形。
5. 关节过度伸直。

6. 手掌脚底有特殊斑纹。

（十六）Duane's syndrome 眼球后退综合征

【病因】

病因不明，系先天发育异常，女性较多，可予手术治疗。病理见患眼外直肌大多为结缔组织腱索样物所代替，肌肉缺乏伸展力。

【眼部症状】

1. 眼球内外转动受限。内转时眼球向后退缩，睑裂缩小，同时伴眼球上转或下转，外转时眼球稍突，睑裂稍开大。

2. 屈光异常。

3. 少数病人尚有眼球震颤，虹膜异色，小角膜，瞳孔偏位等。

【全身症状】

1. 颜面部半侧发育异常。

2. 少数病例有脊柱侧弯，手、耳、齿畸形，面神经麻痹，轻度斜颈，甚至伴有先天性短颈畸形症。

（十七）Erb-Goldflam syndrome 重症肌无力症

【病因】

病因不明，是一种肌神经节传导障碍而致的慢性疾病。可能系胆碱脂酶过多或乙酰胆碱代谢紊乱所致。见于任何年龄，而 20～40 岁常见，女多于男。

【眼部症状】

1. 上睑下垂（一侧或双侧）。

2. 复视或其他眼外肌麻痹。

【全身症状】

1. 咀嚼肌无力，吞咽困难。

2. 发音困难。

3. 全身肌肉易疲劳。

4. 深反射减低或消失。

5. 50%以上的病人胸腺肥大。

(十八)Foix's syndrome 海绵窦外侧壁综合征

【病因】

由蝶骨或侧窦壁肿瘤,颅内血管瘤,海绵窦与侧窦血栓形成所致,炎症性病变也可引起。

【眼部症状】

1. 突眼,眶与眶上部疼痛。

2. 眼睑与结膜水肿。

3. Ⅲ、Ⅳ、Ⅴ、Ⅵ脑神经不全或完全麻痹,三叉神经痛。

4. 视乳头水肿,视神经萎缩。

【全身症状】

1. 可能有耳廓后水肿。

2. 病变侧颈外静脉较少扩张。

3. 病变侧头痛呈锯样音响。

(十九)Foster-Kennedy's syndrome 额叶基底部综合征(福斯特·肯尼迪综合征)

【病因】

多见于额叶底部肿瘤或脓肿。其他如颈内动脉梭形扩张,颈内动脉硬化,颅前窝部外伤以及蜘蛛膜炎,后粘连也可引起。

【眼部症状】

1. 患侧视神经萎缩,出现中心盲点。

2. 对侧视乳头水肿,盲点扩大,周边视野缩小。

【全身症状】

1. 嗅觉丧失。

2. 精神障碍。

3. 头痛,眩晕,恶心。

(二十)Fröhlich's syndrome 肥胖、生殖无能、营养不良综合征

【病因】

病因常为垂体嫌色性肿瘤,拉克氏囊状肿瘤,颅咽管瘤,蝶鞍上肿瘤,外伤等。最多见于青春发育期,男多于女。

【眼部症状】

1. 双眼颞侧偏盲。
2. 暗适应差。
3. 颅内压增高症时,呈现视乳头水肿,视神经萎缩。

【全身症状】

1. 肥胖,全身发育迟缓。
2. 生殖器发育不全;女性闭经或在发育后期中止;男性隐睾,阴部似女性。
3. 多饮多尿,偶有开龋与精神幼稚现象。
4. X 线检查示蝶鞍扩大或破坏。

(二十一)Fuchs syndrome 虹膜异色症

【病因】

病因不明,可能系退行性变或营养衰竭病变,常单眼发病,30～40 岁为多见。

【眼部症状】

1. 一侧虹膜异色,有睫状体炎。
2. 角膜后可见白色细小沉淀物,Tyndall 弱阳性,并发性白内障,玻璃体混浊。
3. 偶见周边脉络膜炎。

(二十二)Godtfredsen syndrome 海绵窦-鼻咽部肿瘤综合征

【病因】

由于鼻咽部恶性肿瘤向颅内海绵窦转移发展所致,三叉和外展神经受累转移到咽后淋巴结。舌下神经管内第Ⅻ对颅神经受压出现一系列症状。

【眼部症状】

1. 眼肌麻痹,以外展神经最常见,呈现内斜。

2. 早期第Ⅲ、Ⅳ颅神经麻痹也可见。

3. 尚有眼球疼痛,角膜感觉丧失。

【全身症状】

1. 三叉神经第 2 支分布区疼痛或麻木。

2. 颈部饱满,颈淋巴腺病变。

3. 一侧舌下神经麻痹,舌偏患侧。

4. 鼻部阻塞,中耳炎。

(二十三)Gradenigo's syndrome 颞部综合征

【病因】

由中耳炎扩散而致颞骨岩部炎症,外伤、脑膜炎及脑膜出血也可引起,预后良好。

【眼部症状】

1. 患侧外展神经麻痹,内直肌痉挛,偶见Ⅲ、Ⅳ脑神经暂时性受累。

2. 三叉神经眼支分布区严重头痛,畏光流泪,角膜知觉减退。

【全身症状】

1. 内耳感染,乳突炎。

2. 体温升高。

3. 可能出现面部轻瘫,脑膜炎症状。

4. 颜面部与颞部疼痛。

(二十四)Graves 病(Basedow syndrome)突眼性甲状腺肿(甲状腺功能亢进症)

【病因】

系甲状腺分泌过多所致,原因不明。有原发性增生或继发于脑下垂体病理性促甲状腺激素过多两类,为单纯的常染色体隐性遗传,多见于 20~40 岁的女性。

【眼部症状】

1. 突眼(多双侧)。

2. 睑裂增宽，眼睑肿胀，运动迟缓，瞬目减少。

3. 下视时，上睑退缩，向上看则下睑动作迟缓，且无额纹。

4. 突眼严重，时久可引起暴露性角膜炎。

5. 集合力不全。

6. 可呈现视乳头水肿与球后视神经炎等。

【全身症状】

1. 心悸，神经过敏，情绪不稳。

2. 消瘦，怕热，多汗。

3. 甲状腺肿大。

4. 微弱肌震颤。

5. 基础代谢增加。

（二十五）Heerfordt's syndrome 葡萄膜、腮腺炎症

【病因】

病因不明，多数病人为结节病所致。女性多见，主要发生在青年人。病理见淋巴结显示网状内皮细胞增生，结核性肉芽组织。

【眼部症状】

1. 双侧肉芽肿性葡萄膜炎。

2. 部分病人有虹膜结节。

3. 瞳孔不等大。

4. 视网膜上也可呈现结节，玻璃体混浊。

【全身症状】

1. 腮腺肿胀，舌下与颌下腺也可累及。

2. 低热，淋巴腺病，皮肤与皮下小结。

3. 纵隔淋巴腺样病变。

（二十六）Horner's syndrome 颈交感神经麻痹综合征

【病因】

因肿瘤、外伤、出血及手术等原因使颈交感神经麻痹所致。

【眼部症状】

1. 眼球内陷。

2. 上睑下垂或睑裂狭窄。

3. 瞳孔缩小。

4. 泪溢或泪少。

5. 低眼压，虹膜异色。

【全身症状】

1. 患侧面颈部汗闭，面部萎缩。

2. 面部温度短暂上升。

3. 睫状脊髓（正常时任何感觉区之痛觉刺激均可使瞳孔散大）反射消失。

（二十七）Hurler's syndrome 脂肪软骨营养不良症

【病因】

病因不明，由黏多糖代谢障碍所致。男性较多，除出生时即有角膜混浊与头大外，全症状群皆在周岁后呈现，预后差。病理见肝、脾、淋巴结、角膜有类脂质样物质沉着，可能系碳水化合物。

【眼部症状】

1. 双侧角膜呈弥漫性进行性混浊，病变位于基质层，呈黄灰色或乳白色细点状混浊，无新生血管。

2. 内斜，睑肥大，轻度上睑下垂，白内障。

3. 眼底见黄斑水肿，中心凹光反射消失，视网膜脱离，视神经萎缩。

【全身症状】

1. 腰脊柱后凸，头畸形，鞍鼻，阔锁骨，脊柱裂。

2. 肝脾肿大，腹部粗隆。

3. 短肢，短颈，手肥胖而半屈。

4. 发育迟缓，齿生长晚，巨舌，幼稚型。

5. 多毛，常见于眉毛，睫毛及手背上臂处。

6. X线见蝶鞍变宽，胸部畸形，趾骨短阔，骨骺延缓发育。

（二十八）Jacod's syndrome 岩蝶间隙综合征

【病因】

常见由鼻咽部恶性肿瘤所致。肿瘤侵入颅内始于海绵窦附近,后蔓延到圆孔、卵圆孔、眶上裂到颅底,致第Ⅱ～Ⅵ对脑神经受累。

【眼部症状】

1. 眼肌麻痹。
2. 眶及周围神经痛。
3. 视神经受累萎缩则视力受损害。

【全身症状】

1. 三叉神经痛。
2. 单侧或双侧颈淋巴结肿大。
3. 耳聋,腭麻痹。

（二十九）Launois syndrome 垂体巨大畸形综合征

【病因】

本征系生长激素分泌过多,由于垂体嫌色性细胞腺瘤伴有促性腺激素,促甲状腺素和促肾上腺皮质激素分泌减少的颅咽管瘤引起。

【眼部症状】

1. 视野缺损。
2. 视乳头颞侧苍白,视神经萎缩。

【全身症状】

1. 生长发育迅速,身材过高,四肢肥大。
2. 颧骨圆凸,下颌前突。
3. 性发育不良。
4. 出汗。

（三十）Laurence-Moon-Biedl syndrome 视网膜色素变性-肥胖-多指综合征

【病因】

病因不明,与遗传有关,可能系间脑、视丘下部、视网膜神经上皮变性或脑下垂体前叶功能减退所致。男性较多,幼时得病。治疗以对症为主,睾丸酮或绒毛促性腺激素有治标作用。预后较好,死因多系继发感染。

【眼部症状】

1. 视网膜色素变性,眼底常见视神经萎缩,视乳头蜡黄样改变,黄斑变性。夜盲,可逐渐发展到丧失视力。

2. 向心性视野缩小。

3. 其他有白内障,小眼球,锥形角膜,瞳孔变形,麻痹性斜视,眼球震颤及内眦赘皮等。

【全身症状】

1. 肥胖。

2. 生殖器发育不全。

3. 多指(趾)畸形。

4. 智力迟钝(上述四症与视网膜色素变性组成完全型的综合征)。

5. 另有尖头畸形,耳聋,侏儒、肛门闭锁,代谢障碍,尿道先天畸形与先天性心脏病等。

(三十一)Leber's disease 遗传性家族性视神经萎缩症

【病因】

本病有明显的家族性遗传倾向,男性多见,病因不明,多数认为系先天性代谢缺陷所致。

【眼部症状】

1. 视力减退。

2. 双侧进行性视神经炎,视乳头可有水肿,出血与渗出,起病时较轻,最后部分性或完全性视神经萎缩。

3. 视网膜脉络膜可有出血,渗出水肿及血管鞘。

【全身症状】

1. 头痛与眩晕。
2. 常可有家族性遗传性共济失调。

（三十二）Marchesani's syndrome 先天性中胚层发育障碍症

【病因】

病因不明，可能系胚胎期中胚层发育缺陷所致，多见于儿童。双侧对称性遗传病，累及眼与骨骼系统，与 Marfan's 征形成对照。

【眼部症状】

1. 晶状体脱位，球形晶状体，小晶状体，白内障。
2. 小角膜。
3. 虹膜震颤。
4. 晶状体性近视，可致全盲。

【全身症状】

1. 侏儒征。
2. 短指（趾）畸形。
3. 低额短颈。
4. 体型矮胖，胸廓阔，肌肉肥厚。
5. 听觉减退。
6. 关节强直偶见。

（三十三）Marcus-Gunn's syndrome 下颌-瞬目综合征

【病因】

有家族史，男性多见。外侧翼状肌与提上睑肌的神经支配发生异常的联合动作，病因不明。

【眼部症状】

1. 上睑下垂。
2. 主要为眼外肌不全麻痹，以上直肌为多见。

【全身症状】

张嘴或下颌移动时眼睑上提。

（三十四）Marfan's syndrome 蜘蛛足样指（趾）综合征

【病因】

病因不明。与遗传有关，可能系单纯性生化传递缺损引起，常呈不完全表现。预后一般好，婴儿死亡率较高。

【眼部症状】

（1）晶状体脱位，球形晶状体，白内障较少见。

（2）高度屈光不正。

（3）巨角膜，青光眼，虹膜震荡，瞳孔缩小，瞳孔残膜。

（4）辐散性斜视，眼球震颤，调节麻痹。

（5）葡萄膜缺损，黄斑缺损，脉络膜硬化。

（6）视网膜脱离，色素变性。

（7）视神经缺损。

【全身症状】

（1）蜘蛛状指（趾）。

（2）先天性心脏病。

（3）幼稚形。

（4）瘦长体形，胸廓不对称，全身肌肉发育不好，皮下脂肪少，突耳，腭高拱。

（5）少数有脊柱裂及主动脉瘤。

（三十五）Meniere's syndrome 阵发性迷路性眩晕症（梅尼埃综合征）

【病因】

病因不明，为内耳病变，可能由于淋巴液分泌过多或正常吸收功能障碍所引起，男性较多，常见于 40 岁以后，预后好。

【眼部症状】

眼球震颤，快相向健侧。

【全身症状】

1. 阵发性眩晕，恶心，呕吐与倾倒。
2. 单侧神经性耳聋与耳鸣。

（三十六）Mikulicz's syndrome 腮、泪腺肥大症

【病因】

本病可能与白血病，淋巴肉瘤，结节病，霍奇金病，或原因不明的淋巴瘤有关，病程缓慢，可反复发作。

【眼部症状】

1. 双侧性无痛性泪腺增大。
2. 泪液减少或缺乏，眼干燥感。

【全身症状】

1. 唾液腺与腮腺肿大。
2. 口腔与喉部干燥。
3. 淋巴结及肝脾肿大。

（三十七）Osler-Vaquex syndrome 真性红细胞增多症

【病因】

系红细胞增多症的一种，慢性发绀，合并脾脏肿大。病因可原发或继发，皆因缺氧引起，如高山病，先天性心脏病。

【眼部症状】

1. 结膜血管扩张，呈深红色。
2. 眼底见视网膜静脉显著扩张迂曲，血柱呈紫红色。

【全身症状】

1. 90%病例肝脾肿大。
2. 皮肤黏膜呈紫色。
3. 倦怠，眩晕，耳鸣，感觉异常等。

4. 指(趾)弯曲。

(三十八)Parkinson's syndrome 肌震颤综合征

【病因】

系锥体外系慢性进行性疾病,发病多中年以上。确实致病原因不明,但常与动脉硬化共存;此外流行性甲型脑炎晚期,脑外伤,锰、一氧化碳、二硫化碳中毒时也可出现同样症状。预后差。

【眼部症状】

1. 眼睑跳动,睑痉挛,少数病人有睑麻痹。

2. 眼球震颤,集合麻痹。

3. 调节与瞳孔障碍,瞳孔扩大或两侧不等。

【全身症状】

1. 运动慢,步态短。

2. 面部无表情。

3. 节律性震颤。

4. 肢体齿轮样强直。

5. 皮肤有营养性病变。

(三十九)Posner-Schlossman syndrome 青光眼睫状体炎综合征

【病因】

病因不明,可能系过敏引起睫状体非肉芽肿性炎症所致。发作时可持续数小时到数周。

【眼部症状】

1. 眼压升高(一侧性),无痛,视力轻度模糊。

2. 瞳孔大,前房深,Tyndall 轻度阳性,KP 少许。

3. 房角为宽角,无永久性视野缺损,也不出现青光眼性乳头凹陷。

【全身症状】

过敏反应。

(四十)Reiter's syndrome 结膜-尿道-滑膜综合征

【病因】

病因不明,有说系病毒引起。多见于男性,常在青中年间发病。预后良好,但不及时治疗可发生关节毁坏。

【眼部症状】

1. 无菌性化脓性结膜炎。
2. 偶有角膜炎,虹膜炎。

【全身症状】

1. 尿道炎,生殖器溃疡。
2. 关节伴红肿痛热。
3. 发热伴恶心呕吐,食欲减退。
4. 咳嗽,胸膜炎,周边淋巴结病变。

(四十一)Rollet syndrome 眶尖综合征

【病因】

本征可由外伤,囊肿,肿瘤,结核,感染,出血和非特异性海绵窦炎等波及蝶骨裂所引起,其症状与眶上裂及蝶海绵窦综合征相似。

【眼部症状】

1. 程度不同的突眼,上睑下垂,眼肌麻痹。
2. 视力不同程度的丧失。
3. 瞳孔一般扩大,反应丧失。
4. 三叉神经眼支分布区疼痛。
5. 视乳头水肿,视神经萎缩。

【全身症状】

1. 额颞鼻两侧皮肤感觉异常,过敏或降低。
2. 血管舒缩紊乱。

(四十二)Sjögren syndrome 口眼干燥-关节炎综合征(干燥性角结膜炎)

【病因】

病因不明,可能系内分泌功能紊乱所致,也可能为先天性或家族性,绝大多数为女性,常中年发病。

【眼部症状】

1. 泪液分泌缺乏,泪液中无溶菌酶存在,泪腺组织被密集的小淋巴细胞和透明的结缔组织所代替。
2. 干燥性角、结膜炎,结膜上皮角化,睑结膜纤维样分泌物,角膜溃疡。

【全身症状】

1. 口腔与其他黏膜干燥。
2. 多发性关节炎,关节疼痛。肌肉软弱,反射消失。
3. 硬皮样变化,脱发。
4. 腮腺肿大,吞咽困难,肝脾肿大,紫癜。
5. 动脉炎,阴道炎。

(四十三)Stevens-Johnson's syndrome 渗出性多形红斑症

【病因】

常见于男性青年,一般约数月中可恢复,但可反复发作,严重者可致命。病因不明,可能与病毒感染或药物过敏有关。

【眼部症状】

1. 结膜炎,伴小泡样与大泡样损害及溃疡,结膜水肿。
2. 角膜炎,前房积脓,少数病人有角膜溃疡或虹膜炎。

【全身症状】

1. 高热,寒战,头痛。
2. 急性呼吸道感染,阿弗他性口炎。
3. 严重的皮肤粘连,多形性红斑。
4. 鼻炎,龟头炎,尿道炎。
5. 肌肉痛,关节痛,多发性关节炎。

（四十四）Sturge-Weber's syndrome 脑三叉神经血管瘤

【病因】

此病以血管瘤表现为主；与癫痫，青光眼为临床三大特征，是否属遗传性疾病尚未定论，系胚胎时血管系统发育不良所致。

【眼部症状】

1. 单侧继发性青光眼。
2. 虹膜异色症。
3. 结膜血管瘤或血管扩张。
4. 巩膜炎或血管扩张。
5. 视神经胶质瘤，视网膜脱离，脉络膜血管瘤，血管增生。

【全身症状】

1. 身体各部的血管痣。
2. 肥胖，肢端肥大症，智力迟钝，局限性癫痫。
3. 因颅内血管瘤位置的不同，可出现对侧轻瘫，偏身萎缩，颜面半侧肥大。
4. X线检查，可见血管钙化斑，沿脑回有线条状钙化影。

（四十五）Symond's syndrome 耳炎性脑积水综合征

【病因】

病因不明，多见于青少年，预后良好，可自行恢复。

【眼部症状】

1. 外展神经麻痹，复视。
2. 眼底出血，视乳头水肿，视神经萎缩。

【全身症状】

1. 脑脊液压力增高，但细胞与蛋白成分正常。
2. 中耳炎，乳突炎。
3. 脑膜炎，脑脓肿。

（四十六）Vogt-Koyanagi Syndrome 小柳-原田综合征（葡萄膜大脑炎）

【病因】

为葡萄膜炎的一种特殊类型,有大脑刺激症状。可能系病毒感染所致。小柳病以中年为多,男多于女。原田病常见于青年。病程较长,可持续数月,常引起视力与听力的严重降低,但视力常可有一定的恢复。

【眼部症状】

1. 双侧葡萄膜炎。

2. 原田病以后部为主,伴有渗出性脉络膜炎及浆液性视网膜脱离,偶而有乳头水肿。

3. 小柳病以前部为主,常引起角膜雾状水肿,白内障,继发性青光眼,睫毛变白。二型可彼此移行,症状可介于二型之间,仅程度差异,无本质区别。

【全身症状】

1. 秃发。

2. 白斑病。

3. 重听或听力丧失。

4. 脑膜刺激症状。

5. 脑脊液中可见蛋白与淋巴细胞增多,压力稍增,脑电图显示大脑弥漫性侵袭。

（四十七）Von-Hipple-Lindaus syndrome 视网膜血管瘤病

【病因】

部分病人有明显家族遗传史。血管瘤最常见于小脑第四脑室壁,其次为脑干与脊髓;囊肿可见于肾,少见于肾上腺、卵巢、肝与脾。

【眼部症状】

1. 视网膜血管瘤病,视网膜静脉迂曲扩大,可有渗出与出血,增生性视网膜炎。

2. 虹膜血管瘤。

3. 继发性青光眼。

4. 玻璃体出血。

5. 眼球震颤。

【全身症状】

1. 大小脑及脊髓血管瘤性囊肿和肿瘤生长。
2. 癫痫。
3. 精神障碍,痴呆。
4. 运动失调。

(四十八)von-Recklinghausen's disease 神经纤维瘤病

【病因】

有遗传性,生时即可有;在青春期,怀孕或绝经期变为明显。

【眼部症状】

1. 眼球突出异位,可有搏动。
2. 上睑下垂,丛状瘤与色素斑。
3. 眼外肌麻痹。
4. 虹膜结节。
5. 先天性青光眼。
6. 眼底可见弥漫性增厚的结节。
7. 视神经孔扩大,视乳头可见成神经纤维瘤,水肿或继发性萎缩。

【全身症状】

1. 皮肤色素沉着。
2. 软性纤维瘤,脂肪瘤,皮脂腺瘤。
3. 生长发育异常。
4. 自发性骨折。
5. 颞侧面部肥厚。

(四十九)Wilson's disease 肝豆状核变性

【病因】

系铜代谢障碍所致。主要病变为脑及豆状核变性损害。有一定遗传性,多发生在儿童,男稍多于女。

【眼部症状】

角膜环(Kayser-Fletcher's 环),在角膜后层。从角膜周边部伸出金黄色,灰绿色或浅红色细条带;裂隙灯见位于角膜后弹力层内。

【全身症状】

1. 肝硬化。
2. 震颤,吞咽咀嚼困难,早期说话困难,流涎。
3. 性格改变,智力障碍。
4. 肌肉强直。

(五十)咽结膜热病

【病因】

由腺病毒Ⅲ型感染所致,多见于儿童。典型者伴高热,咽炎与结膜炎,预后尚佳。

【眼部症状】

1. 急性滤泡性结膜炎。
2. 有时伴角膜上皮下浸润。

【全身症状】

1. 发热,头痛,咽炎与倦怠。
2. 中耳炎。
3. 耳前、颌下、颈淋巴结肿大。
4. 肌肉和关节疼痛。

(引自上海医科大学主编.眼科手册.第2版.上海:上海科学技术出版社,1992)

参考文献

1　杨培增,陈家祺,葛坚,吴德正.眼科学基础与临床.北京:人民卫生出版社,2006

2　葛坚,崔浩.眼科学.北京:人民卫生出版社,2002

3　李凤鸣.眼科全书.北京:人民卫生出版社,1996

4　葛坚.眼科学.北京:高等教育出版社,2004

5　杨培增.临床葡萄膜炎.北京:人民卫生出版社,2004

6　中华医学会编.临床技术操作规范眼科学分册.北京:人民军医出版社,2007

7　葛坚.眼科学.北京:人民卫生出版社,2005

8　李绍珍.眼科手术学.第2版.北京:人民卫生出版社,2000

9　施殿雄.实用眼科诊断.上海:上海科学技术出版社,2005

10　杨培增.葡萄膜炎研究若干进展及其评价.中华眼底病杂志,2005,21(6):347—349

11　杨培增.我国近5年葡萄膜炎临床与基础研究.中华眼科杂志,2005,41(8):743—747

12　杨培增.准确诊断和合理治疗葡萄膜炎.中华眼科杂志.2004,40(8):505—506

13　葛坚.我国近五年青光眼临床与基础研究进展.中华眼科杂志,2005,41(8):710~712

14　Yenice O,Temel A,Incili B,et al. Short-wavelength automated perimetry in patients with migraine. Graefes Arch Clin Exp Ophthalmol,2006,244(3):589~595

15　张承芬.眼底病学.北京:人民卫生出版社,1998

16　梁树今,廖菊生,高育英.眼底荧光血管造影释义.河北:河北人民出版社,1984

17　吴乐正,吴德正.临床视觉电生理学.北京:科学出版社,1999

18　黄叔仁,张晓峰.眼底病诊断与治疗.北京:人民卫生出版社,2003

19　刘杏.眼科临床光学相干断层成像学.广东:广东科技出版社,2006

20　葛坚,赵家良,崔浩.眼科学.人民卫生出版社:2005

21　谢培英,迟惠.眼视光医学检查和验配程序.北京大学医学出版社,2006:128—130

22　麦光焕.现代斜视治疗学.北京:人民军医出版社,1999

23　孙葆忱.临床低视力学.北京:华夏出版社,1999

24　孙葆忱.低视力学.北京:人民卫生出版社,2004

25　杨致宽.临床视光学.北京:科学出版社,2008

26　孙俊明,江明旭.广东残疾人口现状与发展研究.中山大学出版社,2008

27　王幼生,廖瑞端,刘泉,甄兆忠现.代眼视光学.广东科技出版社,2004:232—238

28　吴淑英,郭源芬,李筱荣.儿童低视力保健学天津科技翻译出版公司,2007

29　刘建兴.助视器家族大集合.中国残疾人,2007,7:40

30 朱图陵.残疾人辅助器具基础与应用.北京:求真出版社,2010:70~81

31 王思慧.谢培英.低视力学.北京大学医学出版社,2003:50

32 Gilbert C,Foster A. Childhood blindness in the context of vision 2020-the right to sight. Bull World Health Organ,2001,79:227—232

33 Hornby SJ,Xiao Y,Gilbert CE. Causes of childhood blindness in the People's Republic of China:results from 1131 blind school students in 18 provinces. Br J Ophthalmol,1999Aug,83(8):929—932

34 2006年第二次全国残疾人抽样调查主要数据公报.人民日报,2006

35 廖瑞端,李荣需,黄静文等.广州市盲校学生盲与低视力状况调查.中国康复理论与实践,2008,14(8):795—796

36 刘娟,陈雯,等.近20年我国视力残疾的状况和康复成效.中国康复,2007,22(5):362—364

37 冯涓涓,李容需,廖瑞端,等.不同程度视力残疾儿童应用助视器康复的研究.中华眼视光与视觉科学杂志,2010,12(3):172—174

38 Feng Wen,Xuemei Chen,Ruiduan Liao. Branch Retinal Artery Occlusion After Thyroid Artery. american journal of ophthalmology,2000,129(5):690—691

39 陈雪梅,文峰,廖瑞端.甲状腺动脉介入栓塞并发视网膜分支动脉阻塞一例.中华眼底病杂志,1999,15(4):270

40 张惠蓉.掌握视网膜静脉阻塞的规律提高其治疗水平.中华眼底病杂志,1998,14(3):1—2

41 张惠蓉,王欣,鹿新荣,等.视网膜静脉阻塞致黄斑水肿患者相干光断层扫描和视力预后观察.中华眼科杂志,2005,41(10):910—916

42 张薇,牛改玲,张英华,等.眼部缺血综合征临床观察.眼科,2005,14(4)249~253

43 吕林,张静琳.正确看待视网膜静脉阻塞的各种治疗.眼科,2005,14(4)224~227

44 姜燕荣,李凯,黎晓新.曲安奈德玻璃体腔注射治疗视网膜静脉阻塞继发黄斑水肿的疗效观察.眼科研究,2006,24(6)639—642

45 吕林,李永浩,丁小燕.动静脉鞘膜切开术治疗视网膜分支静脉阻塞的初步报告.中华眼底病杂志,2002,18(1):6—9

46 姜燕荣,陶勇,黎晓新.放射状视神经切开术治疗视网膜中央静脉阻塞的研究现状.中华眼科杂志,2005,41(11)1053—1056

47 早产儿治疗用氧和视网膜病变防治指南.卫生部卫医发[2004]104号

48 黎晓新.我国早产儿视网膜病变特点和筛查指南.中华眼底病杂志,2004,20(6)384—386

49 王光璐,魏文斌,史雪辉,等.FFA和OCT结合对老年性黄斑变性脉络膜新生血管分型的评估.眼科,2006,15(4)233—236

50 张美霞,陆方,严密,等.光动力疗法治疗渗出型老年性黄斑变性四年临床观察总结.中华眼底病杂志,2004,20(5):275—279

51　张承芬,李志清,董方田,等．经瞳孔温热疗法治疗老年性黄斑变性合并中心凹下脉络膜新生血管．中华眼底病杂志,2004,20(5):280－284

52　文峰,吴德正,陈艳丽,等．渗出型老年性黄斑变性与息肉状脉络膜血管病变眼底形态学的对比分析．中华眼底病杂志,2004,20(5):307－309

53　文峰,窦晓燕,吴德正,等．特发性黄斑视网膜前膜的眼底分析．眼科研究,1999,17(5):364－366

54　钟毅敏,于强,欧杰雄,等．缺血性视神经病变临床分析．中国实用眼科杂志,2003,21(4):269－272

55　陈雪梅,廖瑞端,张雪芬,等．糖尿病并发视网膜静脉阻塞临床分析．中山大学学报:医学科学版,2004,25(B07):297－298

56　陈雪梅,文峰,欧杰雄,等．系统性红斑狼疮眼底病变25例临床分析．中华眼底病杂志,2004,20(4)206－208

57　陈雪梅,文峰,欧杰雄,等．系统性红斑狼疮并发视网膜静脉阻塞的临床分析．中华眼底病杂志,2003,19(4):208－210

58　陈雪梅,文峰,廖瑞端,等．获得性免疫缺陷综合征并发双眼视网膜中央静脉阻塞一例．中华眼底病杂志,2001,17(1):16－17

59　陈之昭,张梅．获得性免疫缺陷综合征的眼部表现．中华眼科杂志,2005,41(6):563－571

60　李梅,欧杰雄,罗伟,等．鼻咽癌放疗后放射性视网膜病变的临床分析．中国实用眼科杂志,1999,17(12):731～732

61　陈雪梅,廖瑞端,周建华,等．52例垂体瘤CT检查结果与眼部表现的相关分析．中国现代医学杂志,2003,13(12):73－75

62　方秋云,黄勤,等．视野检查在CT漏诊的垂体腺瘤诊断中的应用．中国现代医学杂志,2001,11(7):92－93

63　Schein OD,Munoz B,Tielsch JM,Bandeen-Roche K,West S. Prevalence of dry eye among the elderly. Am J Ophthalmol,1997,124:723－728

64　Preliminary criteria for the classification on of Sjogren's syndrome. Results of a prospective concerted action supported by the European Community. Arthritis Rheum,1993,36:340

65　Tseng SCG. Staging of conjunctivial squamous metaplasia by impression cytology. Ophthalmology,1985,92:728－733

66　Lemp MA. The 1998 Castroviejo Lecture:new strategies in the treatment of dry-eye states. Cornea,1999,18:625－632

67　Harrad RA,Graham CM,Collin JR. Amblyopia and strabismus in congenital ptosis. Eye (Lond),1988,2(Pt 6):625－627

68　Oral Y,Ozgur OR,Akcay L,Ozbas M,Dogan OK. Congenital ptosis and amblyopia. J Pediatr Ophthalmol Strabismus,2010,47(2):101－104

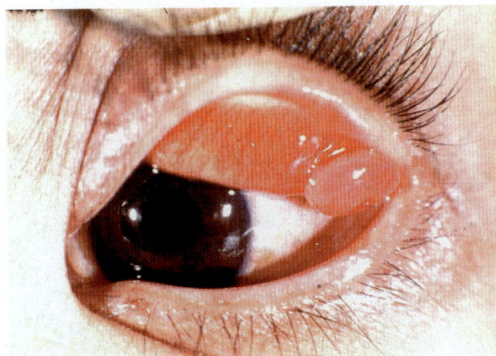

图 2-1　睑板腺囊肿（肉芽肿形成）

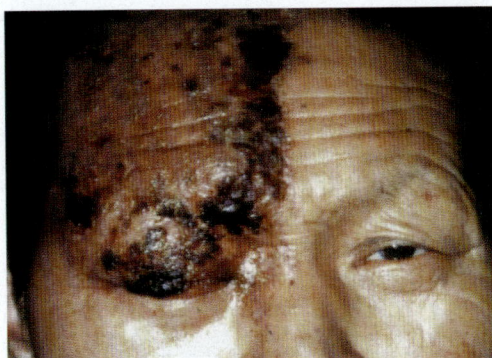

图 2-2　带状疱疹性睑皮炎

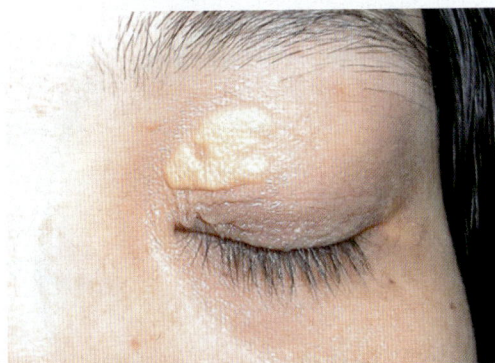

图 2-6　黄色瘤

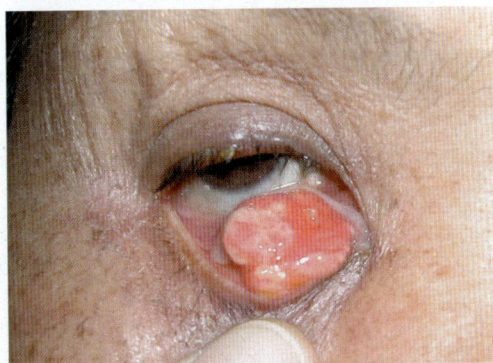

图 2-7　睑板腺癌

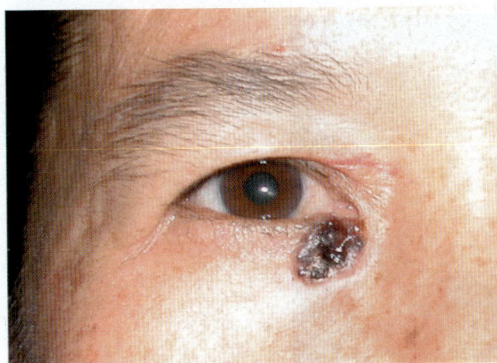

图 2-8　基底细胞癌

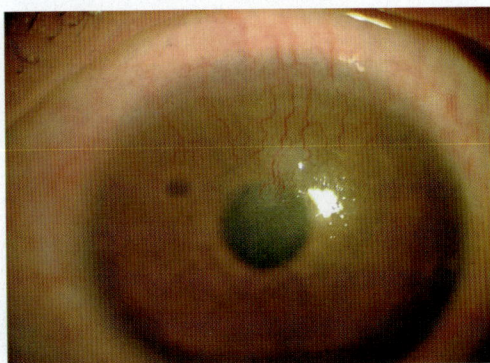

图 4-1　沙眼角膜血管翳

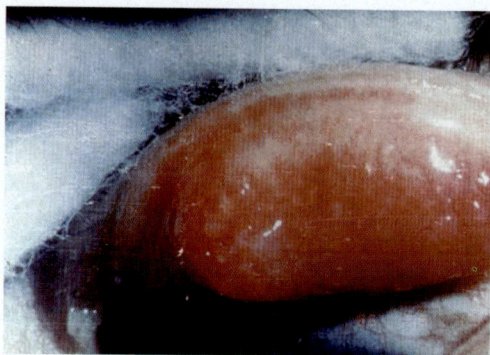

图 4-2　沙眼进行期

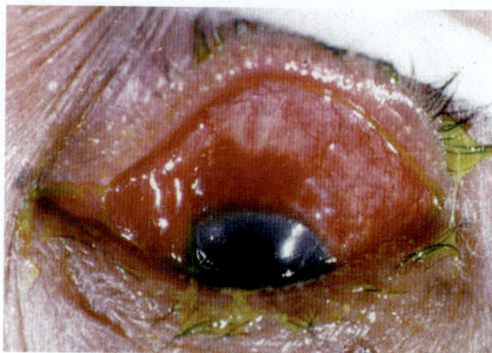

图 4-3　流行性出血性结膜炎

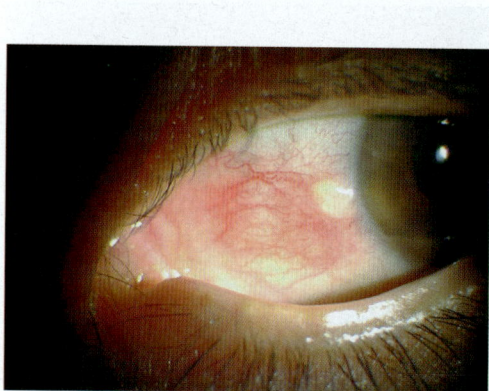

图 4-4　泡性结膜炎

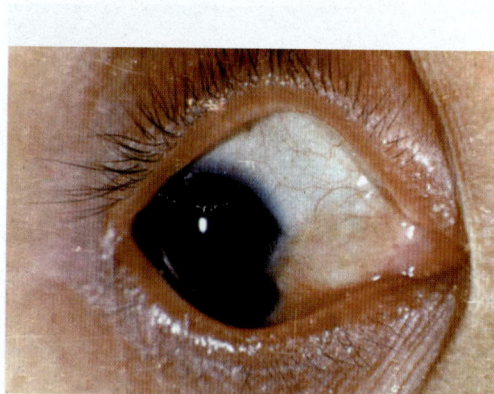

图 4-5　翼状胬肉

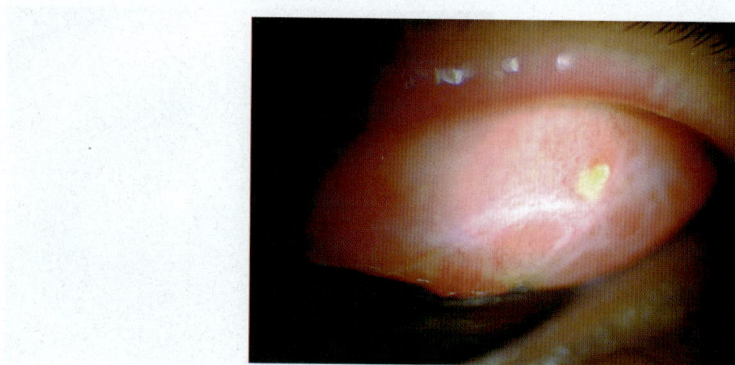

图 4-6　结膜结石和瘢痕

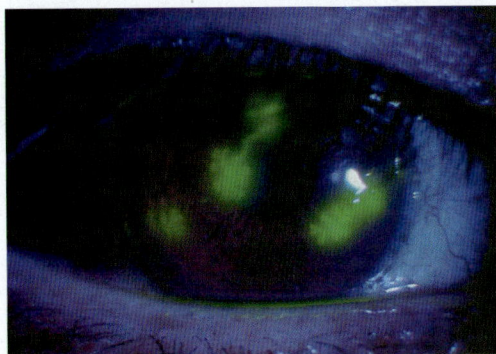

图 5-1　树枝状角膜溃疡（染色）

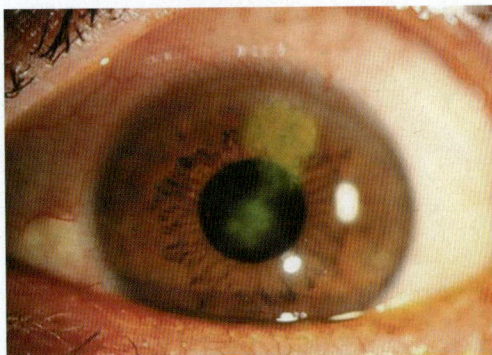

图 5-2　地图状角膜溃疡

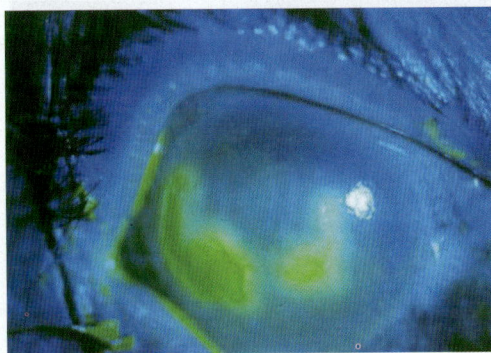

图 5-3　地图状角膜溃疡（染色）

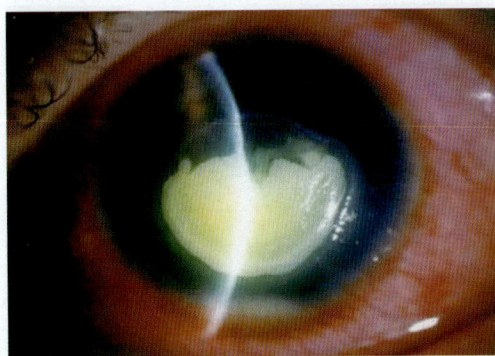

图 5-4　真菌性角膜炎

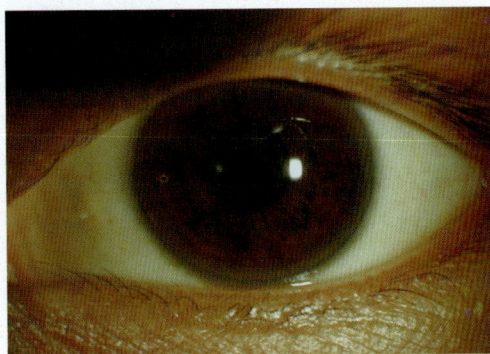

图 5-5　K-F 环

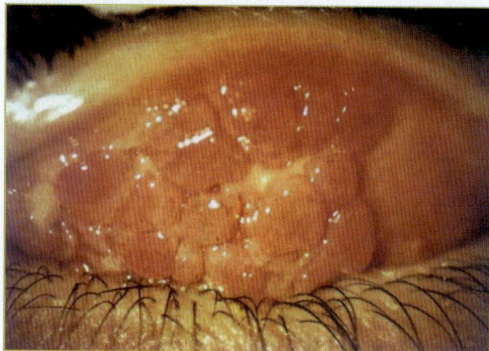

图 5-6 巨乳头性结膜炎

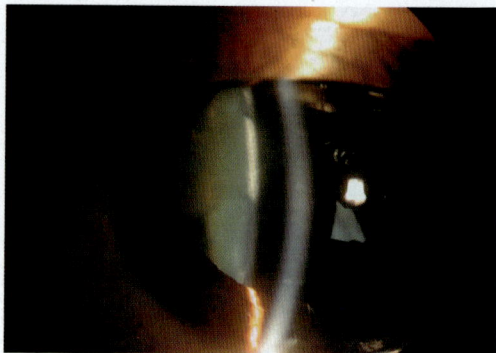

图 6-1 晶状体前皮质楔形混浊

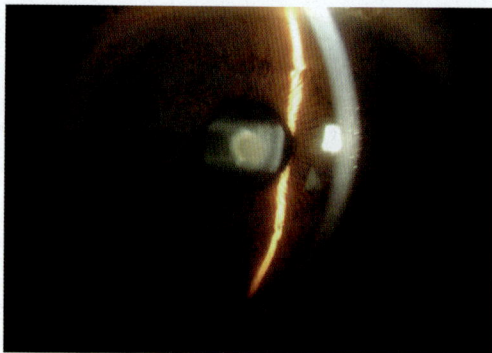

图 6-2 先天性前极性白内障

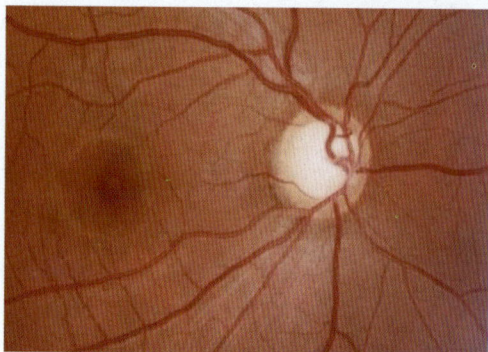

图 8-8 青光眼大视杯

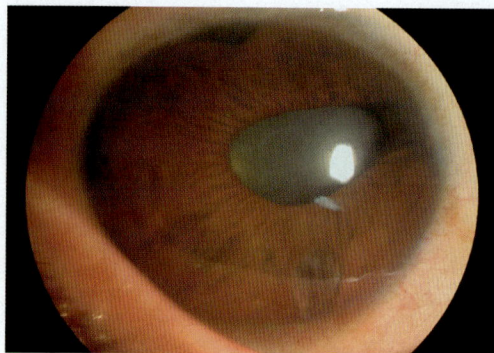

图 8-10 ICE 综合征

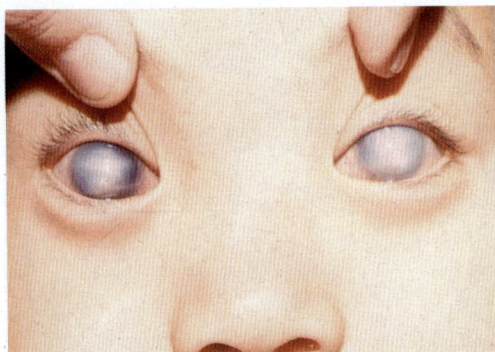

图 8—11　先天性青光眼

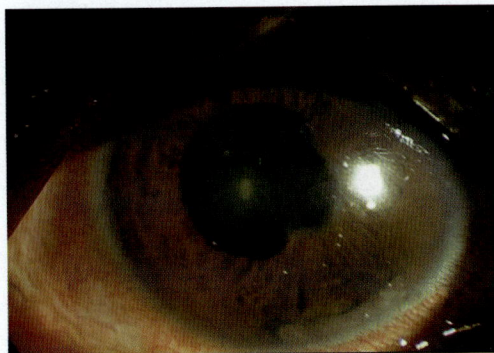

图 9—1　虹膜后粘连

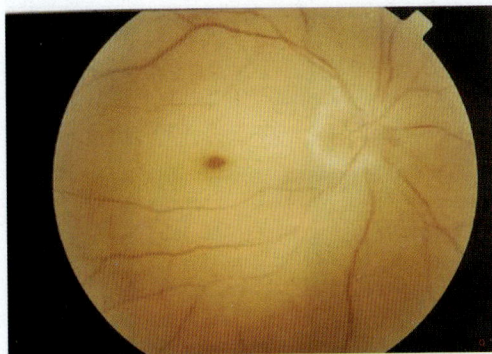

图 10—1　视网膜中央动脉阻塞

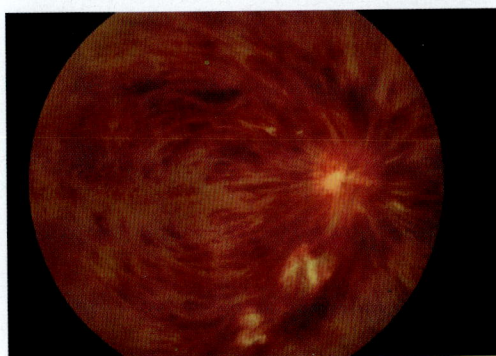

图 10—2　视网膜中央静脉阻塞

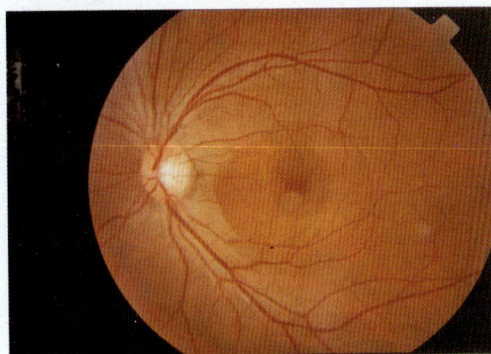

图 10—3　中心性浆液性脉络膜视网膜病变

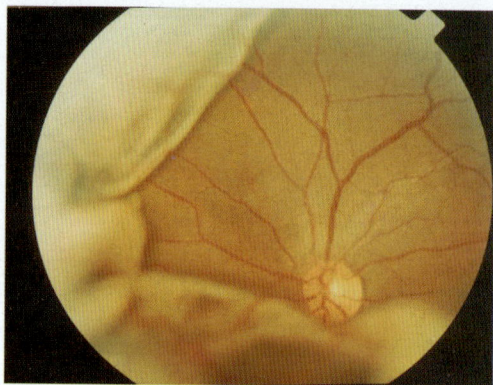

图 10-4　视网膜脱离

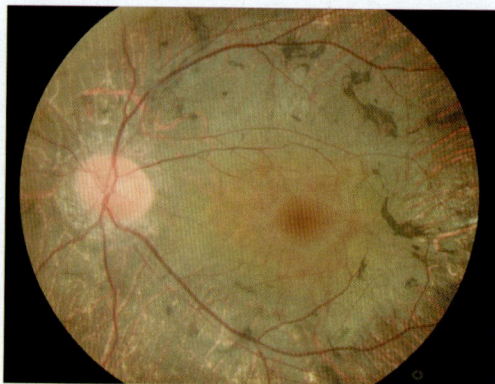

图 10-5　视网膜色素变性

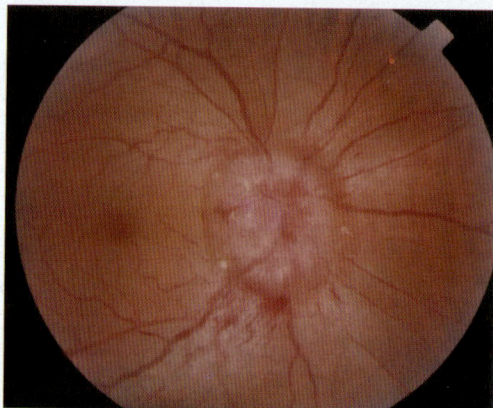

图 11-1　视乳头水肿

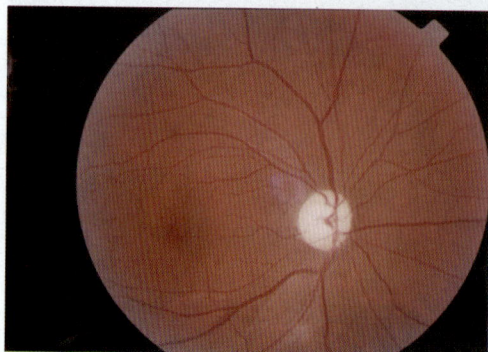

图 11-2　视神经萎缩

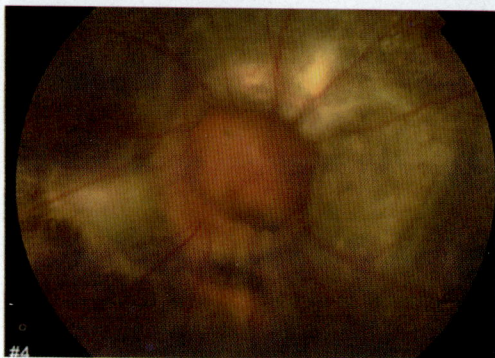

图 11-3　牵牛花综合征

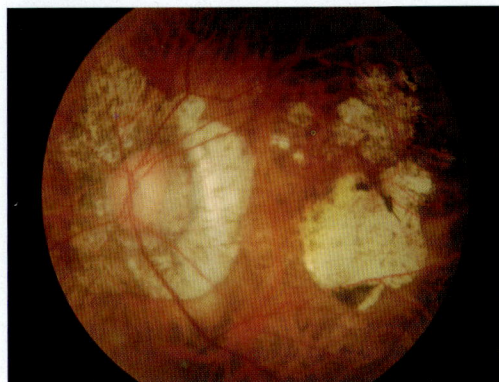

图 12-2　高度近视眼底改变

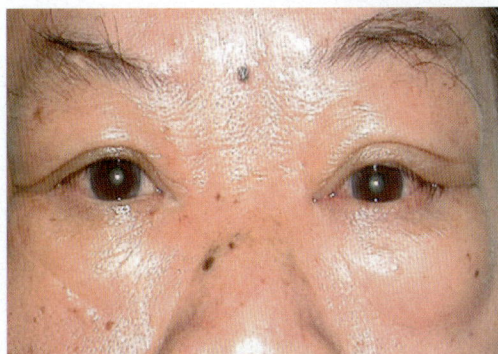

图 14-1　炎性假瘤（外观）

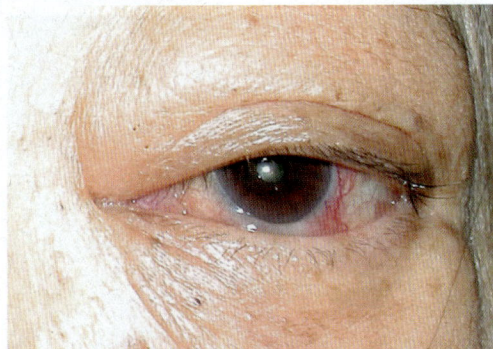

图 14-3　海绵窦瘘的外观

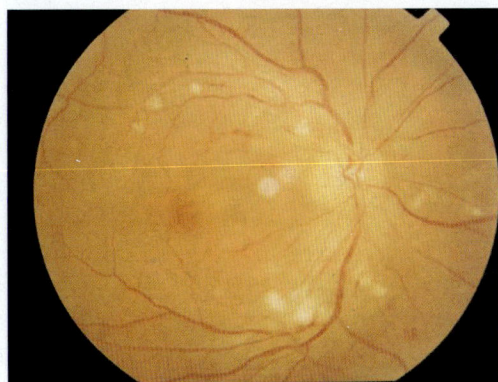

图 16-1　高血压性视网膜病变

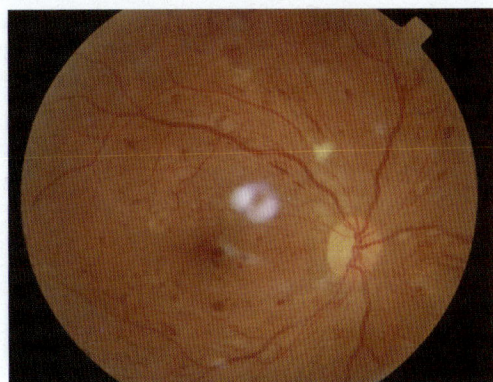

图 16-2　糖尿病视网膜病变

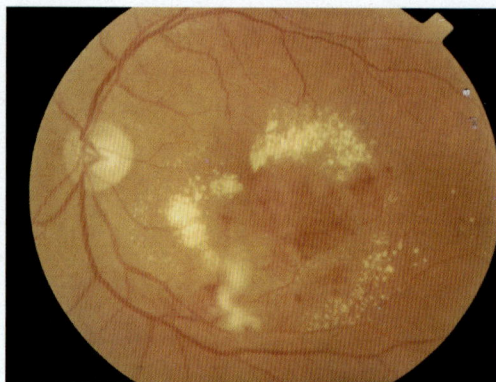

图 16-3　糖尿病视网膜病变黄斑病变

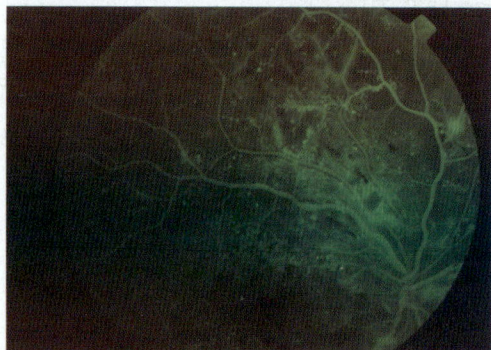

图 16-4　糖尿病视网膜病变（FFA）

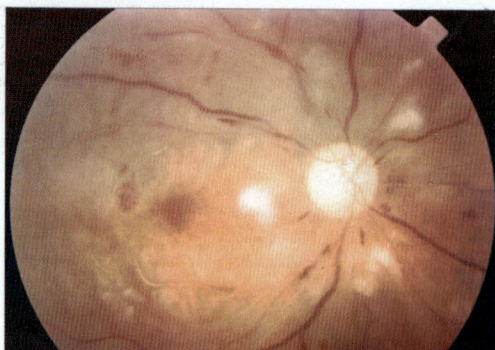

图 16-5　SLE 眼底病变

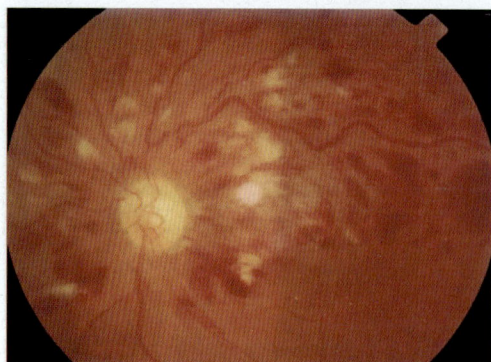

图 16-6　SLE 眼底血管阻塞改变

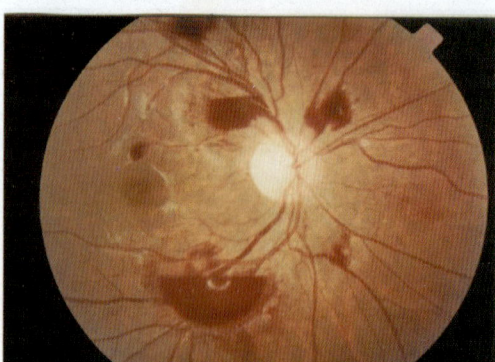

图 16-7　白血病性视网膜病变